Suplementação Nutricional Exercício e Sistema Imunológico

Suplementação Nutricional Exercício e Sistema Imunológico

Antonio Herbert Lancha Junior • Barbara de Moura Mello Antunes
• Fábio Santos Lira • José Cesar Rosa-Neto
• Ronaldo Vagner Thomatieli dos Santos

editora dos Editores

Suplementação Nutricional, Exercício e Sistema Imunológico

Produção editorial: 3Pontos Apoio Editorial Ltda.

Revisão: Bartira Costa Neves

Diagramação: 3Pontos Apoio Editorial Ltda.

Capa: 3Pontos Apoio Editorial Ltda.

© 2023 Editora dos Editores

Todos os direitos reservados. Nenhuma parte deste livro poderá ser reproduzida, sejam quais forem os meios empregados, sem a permissão, por escrito, das editoras. Aos infratores aplicam-se as sanções previstas nos artigos 102, 104, 106 e 107 da Lei nº 9.610, de 19 de fevereiro de 1998.

ISBN: 978-85-85162-74-0

Editora dos Editores

São Paulo: Rua Marquês de Itu, 408 - sala 104 – Centro.
(11) 2538-3117

Rio de Janeiro: Rua Visconde de Pirajá, 547 - sala 1121 – Ipanema.
www.editoradoseditores.com.br

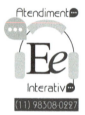

Impresso no Brasil
Printed in Brazil
1ª impressão – 2023

Este livro foi criteriosamente selecionado e aprovado por um Editor científico da área em que se inclui. A Editora dos Editores assume o compromisso de delegar a decisão da publicação de seus livros a professores e formadores de opinião com notório saber em suas respectivas áreas de atuação profissional e acadêmica, sem a interferência de seus controladores e gestores, cujo objetivo é lhe entregar o melhor conteúdo para sua formação e atualização profissional.
Desejamos-lhe uma boa leitura!

Dados Internacionais de Catalogação na Publicação (CIP)
(Câmara Brasileira do Livro, SP, Brasil)

Suplementação nutricional exercício e sistema imunológico / Antonio Herbert Lancha Júnior...[et al.].-- 1. ed.-- São Paulo : Editora dos Editores, 2023.

Outros autores: Barbara de Moura Mello Antunes, Fábio Santos Lira, José Cesar Rosa-Neto, Ronaldo Vagner Thomatielli dos Santos.
Vários colaboradores.
Bibliografia.
ISBN 978-85-85162-74-0

1. Exercícios físicos 2. Fisiologia humana 3. Nutrição- Aspectos da saúde 4. Sistema imunológico 5. Suplementação dietética I. Lancha Júnior, Antonio Herbert. II. Antunes, Barbara de Moura Mello. III. Lira, Fábio Santos. IV. Rosa-Neto, José Cesar. V. Santos, Ronaldo Vagner Thomatielli dos.

23-158852   CDD-612.3

Índices para catálogo sistemático:
1. Nutrição : Fisiologia humana 612.3
Aline Graziele Benitez- Bibliotecária- CRB-1/3129

Dedicatória

Esta obra é dedicada ao Prof. Dr. Luis Fernando Bicudo Pereira Costa Rosa, que, apesar da partida precoce, deixou um legado de lealdade e paixão pela ciência e pela vida.

Com amor, respeito e admiração,

Os autores

Sobre os organizadores

Antonio Herbert Lancha Junior
Licenciado em Educação Física pela Universidade de São Paulo/USP. Mestre em Nutrição Experimental pela Faculdade de Ciências Farmacêuticas/USP. Doutor em Nutrição Experimental pela Faculdade de Ciências Farmacêuticas/USP. Pós-Doutor na Washington University School of Medicine em Medicina Interna. Livre-Docência em Nutrição Aplicada à Atividade Motora pela Escola de Educação Física e Esporte/USP. Professor Visitante do Human Nutrition Research Center on Aging - Tufts University (Boston, EUA). Professor Convidado do Programa de Pós-graduação da Universidad de Playa Ancha - Chile. Pesquisador convidado do Institut National de la Recherche Agronomique, Agro Paris Tech, França. Atualmente é professor Titular da USP. Pesquisador Associado do LIM 26 Departamento de Cirurgia Médica da Faculdade de Medicina da USP. Tem experiência na área de Ensino Superior de Graduação e Pós-graduação em Educação Física, atuando principalmente nos seguintes temas: Nutrição, Suplementação Nutricional, Obesidade, Atividade Física e Coaching de Bem-Estar e Saúde.

Bárbara de Moura Mello Antunes
Graduada em Educação Física pela Universidade Estadual Paulista Júlio de Mesquita Filho (UNESP) - campus de Presidente Prudente. Mestra e Doutora pelo programa de Pós-graduação em Ciências da Motricidade da UNESP - campus de Rio Claro. Realizou Doutorado sanduíche na Universidad de Córdoba (Espanha), com auxílio da Bolsa Estágio de Pesquisa no Exterior/Fundação de Amparo à Pesquisa do Estado de São Paulo (BEPE/FAPESP). Pós-doutor na UNESP - campus de Bauru. É integrante do Grupo de Estudo em Imunometabolismo e do Laboratório de Fisiologia Celular do Exercício (LAFICE) vinculado à UNESP - Presidente Prudente, e do Laboratório de Fisiologia e Desempenho Esportivo (LAFIDE) vinculado à UNESP – Bauru. Membro da *International* Society of Exercise and Immunology, Linha de Pesquisa: Inflamação, Imunometabolismo, Exercício Físico como Estratégia Anti-inflamatória, Sistema Imune e Saúde.

Fábio Santos Lira
Bacharel em Educação Física pela Universidade Presbiteriana Mackenzie. Mestre em Ciências pelo Departamento de Biologia Celular e Tecidual do Instituto de Ciências Biomédicas da Universidade de São Paulo (ICB-USP). Doutor em Ciências pelo Programa de Pós-graduação em Nutrição na Universidade Federal de São Paulo (UNIFESP). Pós-doutor pelo Departamento de Psicobiologia da UNIFESP. Estágio Sabático no Department of Exercise Science - Université du Québec à Montréal (UQAM) - Canadá) e na Faculty of Sport Sciences and Physical Education, University of Coimbra, Coimbra, Portugal. Professor Assistente Doutor no Departamento de Educação Física da Faculdade de Ciências e Tecnologia - Universidade Estadual Paulista (UNESP), campus Presidente Prudente.

José Cesar Rosa-Neto

Professor Doutor nível MS3 no Departamento de Biologia Celular e do Desenvolvimento do Instituto de Ciências Biológicas da Universidade de São Paulo (ICB-USP). Graduado em Esporte pela USP. Doutor em Ciências pela Universidade Federal de São Paulo (UNIFESP), Departamento de Fisiologia, na disciplina de Nutrição. Pós-doutorado iniciado no ICB-USP, em regime de dedicação exclusiva, com bolsa da Fundação de Amparo à Pesquisa do Estado de São Paulo (FAPESP), no Departamento de Fisiologia e Biofísica. Tem experiência na área de Bioquímica, Metabolismo, Imunologia e Fisiologia. Linha de pesquisa: Estudo do Metabolismo Oxidativo sobre a atenuação da Resposta Inflamatória na Obesidade e Câncer.

Ronaldo Vagner Thomatieli dos Santos

Bacharel em Educação Física pela Universidade Estadual Paulista (UNESP) de Rio Claro. Doutor em Fisiologia Humana pelo Instituto de Ciências Biomédicas da Universidade de São Paulo (ICB/USP). Pós-doutor pelo Departamento de Psicobiologia da Universidade Federal de São Paulo (UNIFESP). Professor Associado do Departamento de Biociências da UNIFESP, campus Baixada Santista.

Sobre os colaboradores

Adelino Sanchez Ramos da Silva
Graduado em Licenciatura em Educação Física pela Universidade Estadual Paulista Júlio de Mesquita Filho (UNIFESP). Doutor na área de Biodinâmica da Motricidade Humana pela UNIFESP. Pós-doutorado no Laboratório de Investigação Clínica em Resistência à Insulina da Faculdade de Ciências Médias da Universidade Estadual de Campinas (FCM/UNICAMP). Pós-doutorado no Nutrition, Exercise Physiology, and Sarcopenia Laboratory, Tufts University (Boston, EUA). Membro da Sociedade Brasileira de Fisiologia (SBFis) e da International Society of Exercise and Immunology. Professor Associado pelo Regime de Dedicação Integral à Docência e à Pesquisa (RDIDP) da Universidade de São Paulo (USP) - Escola de Educação Física e Esporte de Ribeirão Preto (EEFERP).

Alessandra Peres
Licenciada em Ciências Biológicas pela Pontifícia Universidade Católica do Rio Grande do Sul (PUCRS). Mestre em Ciências Biológicas, Bioquímica pela Universidade Federal do Rio Grande do Sul (UFRS). Doutora em Ciências pelo Programa de Pós-graduação em Genética e Biologia Molecular da UFRS. Pós-doutor pelo Programa de Pós-graduação em Geriatria e Gerontologia, Hospital São Lucas da PUCRS. Professora Adjunta IV no Departamento de Ciências Básicas da Saúde - Universidade Federal de Ciências da Saúde de Porto Alegre (UFCSPA).

Alexandre Abílio de Souza Teixeira
Licenciado e Bacharel em Educação Física pelas Faculdades Integradas de Santo André (FEFISA). Especialista em Atividade Física, Exercício Físico e os Aspectos Psicobiológicos pela Universidade Federal de São Paulo (UNIFESP/CEPE) - Departamento de Psicobiologia. Mestre em Ciências da Saúde pelo Departamento de Biologia Celular e do Desenvolvimento do Instituto de Ciências Biomédicas da Universidade de São Paulo (USP). Estágio na Faculdade de Ciências do Desporto e Educação Física da Universidade de Coimbra, Coimbra, Portugal. Doutor em Ciências da Saúde pelo Departamento de Biologia Celular e do Desenvolvimento do Instituto de Ciências Biomédicas (USP).

Aline Venticinque Caris
Bacharel em Nutrição pela Universidade Federal de São Paulo (Unifesp). Especialista em Fisiologia do Exercício Aplicada à Clínica. Mestre em Ciências pelo Programa de Pós-graduação em Nutrição na Universidade Federal de São Paulo (Unifesp). Doutora em Ciências pelo Programa de Pós-graduação em Psicobiologia (Unifesp).

Alisson Luiz da Rocha

Bacharel em Educação Física e Esporte pela Universidade de São Paulo (USP). Mestre em Ciências pelo Programa de Pós-graduação em Reabilitação e Desempenho Funcional pela Faculdade de Medicina de Ribeirão Preto (USP). Doutorado em andamento em Ciências pelo Programa de Pós-graduação em Reabilitação e Desempenho Funcional pela Faculdade de Medicina de Ribeirão Preto (USP). Estágio na Faculdade de Motricidade Humana - Universidade Técnica de Lisboa, Portugal.

Ana Maria Teixeira

Licenciada em Bioquímica pela Faculdade de Ciências e Tecnologia da Universidade de Coimbra, Portugal. Mestre em Imunologia pelo Instituto de Ciências Biomédicas Abel Salazar (ICBAS), Universidade do Porto, Portugal. Doutora em Ciências da Saúde pela University College London (UCL), University of London, Reino Unido. Professora Associada com Agregação da Faculdade de Ciências do Desporto e Educação Física da Universidade de Coimbra (FCDEF-UC), Coimbra, Portugal. Coordenadora do Curso de Doutoramento em Ciências do Desporto da FCDEF-UC. Presidente da International Society of Exercise and Immunology (ISEI).

Ana Paula Pinto

Nutricionista pela Universidade de SãoPaulo (USP), Ribeirão Preto. Mestra em Ciências pelo Programa de Reabilitação e Desempenho Funcional da USP, Ribeirão Preto. Doutoranda em Ciências pelo Programa de Reabilitação e Desempenho Funcional da USP, Ribeirão Preto. Estágio no exterior pela University of Waterloo (UW) - Canadá.

André de Oliveira Werneck

Bacharel em Educação Física pela Universidade Estadual de Londrina (UEL). Mestre em Ciências da Motricidade pela Faculdade de Ciências e Tecnologia da Universidade Estadual Paulista Júlio de Mesquita Filho (UNESP), campus de Presidente Prudente. Período sanduíche realizado no Centre for Diet and Activity Research (CEDAR) da University of Cambridge, Reino Unido. Doutorando em Nutrição em Saúde Pública pela Faculdade de Saúde Pública da Universidade de São Paulo (FSP/USP).

ANDRÉ LUIS ARAUJO MINARI

Bacharel em Educação Física pela Universidade Federal de São Paulo (Unifesp). Mestre em Ciências Interdisciplinares pelo Departamento de Biociências da Unifesp. Doutor em Ciências pelo Departamento de Psicobiologia pela Unifesp. Pós-doutor pelo Departamento de Educação Física da Universidade Estadual Paulista Júlio de Mesquita Filho (UNESP).

Ayane de Sá Resende

Graduada em Nutrição pelo Departamento de Nutrição da Universidade Federal de Sergipe (UFS). Mestre em Ciências pela Escola de Educação Física e Esporte da Universidade de São Paulo (EEFE/USP). Pesquisadora Associada ao Laboratório de Biologia e Imunologia do Câncer e Leishmania (LABICEL) da UFS.

Bruna Melo Giglio

Nutricionista pela Faculdade de Nutrição da Universidade Federal de Goiás (UFG). Pós-graduada em Nutrição Clínica pela Universidade Cruzeiro do Sul. Mestre em Nutrição e Saúde pelo Programa de Pós-graduação em Nutrição e Saúde da UFG.

Bruno Rodrigues
Graduado em Educação Física pela Universidade Estadual de Londrina (UEL). Doutor em Ciências pela Faculdade de Medicina da Universidade de São Paulo (FMUSP). Pós-doutor em Cardiologia pelo Instituto do Coração (InCor), da FMUSP. Docente do Departamento de Estudos da Atividade Física Adaptada, Faculdade de Educação Física, Universidade Estadual de Campinas (UNICAMP).

Caique Figueiredo
Bacharel e licenciado em Educação Física pela Universidade Estadual Paulista – UNESP, campus de Presidente Prudente. Doutorando no Programa de Pós-graduação em Ciências do Movimento da Universidade Estadual Paulista - UNESP.

Camila Bosquiero Papini
Graduada em Licenciatura Plena em Educação Física pela Universidade Estadual Paulista (UNIFESP), campus Rio Claro. Mestre em Ciências da Motricidade pelo Programa de Pós-graduação em Ciências da Motricidade da UNIFESP, campus Rio Claro. Doutora em Ciências da Motricidade pelo Programa de Pós-graduação em Ciências da Motricidade da UNIFESP, campus Rio Claro. Pós-doutorado no Departamento de Educação Física da UNIFESP, campus Rio Claro. Professora Adjunta do Departamento de Ciências do Esporte da Universidade Federal do Triângulo Mineiro (UFTM).

Camila de Souza Padilha
Bacharel em Educação Física pela Universidade Norte do Paraná (UNOPAR). Doutora em Educação Física pelo Programa de Pós-graduação Associado em Educação Física da Universidade Estadual de Lontrina (UEL)/Universidade Estadual de Maringá (UEM). Estágio Doutorado Sanduíche na Faculdade do Desporto da Universidade do Porto, Portugal. Pós-doutor pelo Departamento de Educação Física da Universidade Estadual Paulista Júlio de Mesquita Filho (UNESP).

Camila Oliveira de Souza
Bacharel em Biomedicina pela Universidade Estadual de Londrina (UEL). Mestre em Ciências Fisiológicas pela UEL. Estágio de Pesquisa no Exterior - University of Southampton, Southampton, Inglaterra. Doutora em Ciências pela Universidade de São Paulo (USP). Pós-doutoranda no Touchstone Diabetes Center - UT Southwestern Medical Center, Dallas, EUA.

Daniela Caetano Gonçalves
Bacharel em Nutrição pelo Centro Universitário São Camilo. Doutora e Pós-doutora em Ciências pelo Departamento de Biologia Celular e Tecidual do Instituto de Ciências Biomédicas da Universidade de São Paulo (ICB/USP). Doutorado Sanduíche no Departamento de Bioquímica da Nutrição da Universidade de Potsdam, Alemanha. Professora Adjunta no Departamento de Biociências, curso de Nutrição da Universidade Federal de São Paulo (UNIFESP), campus Baixada Santista.

Daniela Sayuri Inoue Yoshimura
Licenciatura plena em Educação Física pelas Faculdades Metropolitanas Unidas (FMU). Mestre em Ciências pelo Programa de Pós-graduação em Nutrição na Universidade Federal de São Paulo (UNIFESP). Doutora em Ciências da Motricidade pelo Programa de Pós-gra-

duação de Ciências do Movimento Interunidades da Universidade Estadual Paulista Júlio de Mesquita Filho (UNESP), campus de Presidente Prudente. Período sanduíche na The University of Sydney/Austrália. Pesquisadora Associada do Laboratório de Fisiologia Celular do Exercício da UNESP, campus de Presidente Prudente.

Danilo Rodrigues Bertucci

Licenciado em Educação Física pelo Centro Universitário do Noroeste Paulista - UNORP. Especialista em Fisiologia do Exercício: Fundamentos para a Performance, Reabilitação e Emagrecimento pela Universidade Federal de São Carlos (UFSCar). Mestre em Ciências da Motricidade pelo Programa de Pós-graduação em Ciências da Motricidade da Universidade Estadual Paulista (UNESP), campus Rio Claro. Doutor em Ciências da Motricidade pelo Programa de Pós-graduação em Ciências da Motricidade da UNESP, campus Rio Claro. Professor Substituto no Departamento de Educação Física da Universidade Federal do Triângulo Mineiro (UFTM), Uberaba - MG.

Edgar Tavares da Silva

Bacharel em Educação Física pela Universidade Federal de São Paulo (UNIFESP). Mestre em Ciências pelo Programa de Pós-graduação Interdisciplinar em Ciências da Saúde pela UNIFESP. Doutor em Ciências pelo Programa de Pós-graduação em Psicobiologia pela UNIFESP.

Edmar Lacerda Mendes

Graduado em Educação Física pela Universidade Federal de Viçosa (UFV). Especialista em Exercício Físico Aplicado à Reabilitação Cardíaca pela Universidade Gama Filho (UGF). Mestre em Ciência da Nutrição pela UFV. Doutor em Biologia Celular e Estrutural pela UFV. Pós-doutor pela Faculdade de Desporto da Universidade do Porto, Portugal. Professor Associado da Universidade Federal do Triângulo Mineiro (UFTM).

Edson Alves de Lima Junior

Doutor em Ciências pelo Departamento de Biologia Celular e do Desenvolvimento do Instituto de Ciências Biomédicas (ICB), da Universidade de São Paulo (USP). Parte do doutorado realizado no laboratório de Bioquímica e Biologia Molecular do Câncer na Universidade de Barcelona. Mestre pela USP. Graduado em Educação Física e Nutrição pela - Faculdades Integradas de Santo André (FEFISA). Iniciação científica realizada no Departamento de Fisiologia no Instituto de Ciências Biomédicas da Universidade de São Paulo (ICB/USP).

Eduardo Zapaterra Campos

Graduado em Educação Física pela Universidade Estadual Paulista (UNESP), campus Presidente Prudente. Mestre em Fisioterapia pelo Programa de Pós-graduação em Fisioterapia do Departamento de Fisioterapia da UNESP, campus Presidente Prudente. Doutor em Ciências da Motricidade pelo Programa de Pós-graduação da UNESP. Pós-doutor pelo Departamento de Educação Física da UNESP. Professor Assistente Doutor no Departamento de Educação Física da Universidade Federal de Pernambuco (UFPE), campus Recife.

Erick Prado de Oliveira

Graduado em Nutrição pela Universidade Metodista de Piracicaba (UNIMEP). Mestre e Doutor em Patologia pela Universidade Estadual Paulista (UNESP). Docente na Universidade Federal de Uberlândia (UFU). Coordenador do Laboratório de Nutrição, Exercício e Saúde (LaNES) da UFU.

Érico Chagas Caperuto
Bacharel em Educação Física pela Universidade de São Paulo (USP). Mestre em Ciências pelo Departamento de Fisiologia Humana do Instituto de Ciências Biomédicas da Universidade de São Paulo (ICB/USP). Doutor em Ciências pelo Programa de Biologia Celular do ICB/USP. Professor Assistente Doutor no Departamento de Educação Física do Programa de Pós-graduação da Universidade São Judas Tadeu (USJ), campus Moóca.

Érique de Castro
Bacharel em Ciências Biológicas pela Universidade Federal de São Carlos (UFSCar), campus de São Carlos. Doutor em Ciências (Fisiologia Humana) pelo Departamento de Fisiologia e Biofísica do Instituto de Ciências Biomédicas da Universidade de São Paulo (ICB/USP). Pós-doutor pelo Departamento de Fisiologia e Biofísica do (ICB/USP).

Fabrício Eduardo Rossi
Graduado Pleno em Educação Física pela Universidade Estadual Paulista Júlio de Mesquita Filho (UNESP). Pós-graduado no nível de Especialização em Avaliação, Prescrição e Orientação de Programas de Exercício Físico pela Universidade Estadual de Londrina (UEL). Mestre em Fisioterapia pela UNESP. Doutor em Ciências da Motricidade pela UNESP. Programa de Doutorado Sanduíche no Exterior, no Department of Kinesiology, Coastal Carolina University, Conway, South Carolina, USA. Pós-doutor pela UNESP. Professor em regime de dedicação exclusiva do Departamento de Educação Física, Centro de Ciências da Saúde da Universidade Federal do Piauí (UFPI). Orientador do Programa de Pós-graduação Stricto Sensu em Ciências e Saúde; área de atuação: Treinamento Físico, Nutrição e Metabolismo.

Flávia Moure Simões de Branco
Graduada em Nutrição pela Universidade Federal de Uberlândia (UFU). Mestre em Ciências da Saúde pela UFU. Doutor em Ciências da Saúde pela UFU. Membro do Laboratório de Nutrição, Exercício e Saúde (LaNES) da UFU.

Geovana Silva Fogaça Leite
Bacharel em Educação Física pelo Departamento de Biociências da Universidade Federal de São Paulo (UNIFESP). Mestre em Ciências pelo Departamento de Biociências da Universidade Estadual Paulista (UNESP). Doutora em Ciências pela Escola de Educação Física e Esporte da Universidade de São Paulo (EEFE/USP). Pesquisadora Associada do Laboratório de Alimentos Fermentados Funcionais, Faculdade de Ciências Farmacêuticas da Universidade de São Paulo (FCF/USP).

Gilson Pires Dorneles
Bacharel em Educação Física pelo Centro Universitário Metodista (IPA). Especialista em Fisiologia do Exercício pela Universidade Federal do Rio Grande do Sul (UFRS). Mestre em Biociências e Reabilitação pelo IPA. Doutor pelo Programa de Pós-graduação em Ciências da Saúde, área Biologia Molecular e Celular, na Universidade Federal de Ciências da Saúde de Porto Alegre (UFCSPA). Pós-doutor pela Pós-graduação na UFCSPA.

Gustavo Duarte Pimentel
Nutricionista pela Universidade Metodista de Piracicaba (UNIMEP), Lins/SP. Especialização em Cuidados Nutricionais do Paciente e do Desportista pela Universidade Estadual Paulista (UNESP), campus Botucatu. Mestre em Ciências pela Universidade Federal de São Paulo (UNIFESP). Doutor em Ciências pela Universidade Estadual de Campinas (UNICAMP). Período sanduíche na Universidad de Santiago de Compostela, Espanha. Professor da Universidade Federal de Goiás (UFG). Orientador de Mestrado e Doutorado em Nutrição pela Faculdade de Nutrição da UFG e pela Faculdade de Medicina da UFG.

Heitor Oliveira Santos
Graduado em Nutrição pela Universidade Federal de Uberlândia (UFU). Mestre e doutorando em Ciências da Saúde na UFU. Membro do Laboratório de Nutrição, Exercício e Saúde (LaNES) da UFU.

Helena Angélica Pereira Batatinha
Bacharel em Educação Física pela Universidade Presbiteriana Mackenzie. Mestre em Ciências pelo Departamento de Biologia Celular e Tecidual do Instituto de Ciências Biomédicas da Universidade de São Paulo (ICB/USP). Doutora em Ciências pelo Departamento de Biologia Celular e Tecidual do (ICB/USP). Estágio de Pesquisa no Exterior - University of Arizona, Tucson, EUA. Pós-doutoranda em Imunologia do Exercício, Department of Nutritional Sciences, University of Arizona, Tucson, EUA.

Jeferson Oliveira Santana
Bacharel em Educação Física pela Universidade São Judas Tadeu . Licenciatura em Educação Física pela Universidade São Judas Tadeu. Mestre em Educação Física pela Universidade São Judas Tadeu. Doutor em Educação Física pela Universidade São Judas Tadeu. Docente nos cursos de Educação Física e Engenharia Biomédica do Centro Universitário das Américas (FAM).

José Gerosa-Neto
Graduado em Educação Física pela Universidade Estadual Paulista (UNESP), Campus Presidente Prudente. Mestre em Fisioterapia pelo Programa de Pós-graduação em Fisioterapia do Departamento de Fisioterapia da UNESP, campus Presidente Prudente. Doutor em Ciências da Motricidade pelo Programa de Pós-graduação da UNESP. Professor no Departamento de Educação Física do Centro Universitário de Maringá (UniCesumar), campus Maringá.

Larissa Silva Limirio
Bacharel em Nutrição pela Universidade Federal de Uberlândia (UFU). Mestre pelo Programa de Pós-graduação em Ciências da Saúde da Faculdade de Medicina da Universidade Federal de Uberlândia (FAMED/UFU). Doutoranda pelo Programa de Pós-graduação em Ciências da Saúde FAMED/UFU. Membro do Laboratório de Nutrição, Exercício e Saúde (LaNES) da UFU.

Loreana Sanches Silveira
Licenciada em Educação Física pela Universidade Estadual Paulista Júlio de Mesquita Filho (UNESP). Mestre em Fisioterapia pela UNESP. Doutora em Ciências do Movimento no Programa de Pós-graduação em Ciências da Motricidade pela UNESP. Doutorado Sanduíche no Department of Human Development & Health - University of Southampton, Inglaterra. Pós-doutoranda no Laboratório de Imunometabolismo do Instituto de Ciências Biomédicas da Universidade de São Paulo (ICB/USP).

Luana Amorim Biondo
Nutricionista pela Universidade Federal de São Paulo (UNIFESP). Mestre e doutoranda em Ciências pela Universidade de São Paulo (USP). Atuante no Laboratório de Imunometabolismo, Departamento de Biologia Celular e do Desenvolvimento, Instituto de Ciências Biomédicas (UCB/USP).

Luciane Magri-Tomaz
Licenciatura plena em Educação Física pelo Centro Universitário do Noroeste Paulista (UNORP). Especialista em Fisiologia do Exercício pelo Departamento de Fisiologia da Universidade Federal de São Carlos (UFSCar). Mestre e Doutora em Ciências Fisiológicas pelo Centro de Ciências Biológicas e da Saúde da UFSCar. Doutorado com período no exterior realizado no Departamento de Cinesiologia da Universidade de Montreal, Canadá. Pós-doutor pelo Departamento de Ciência do Exercício da Universidade de Quebec, em Montreal, Canadá, e pelo Departamento de Educação Física da Faculdade de Ciência e Tecnologia da Universidade do Estado de São Paulo (UNESP), em Presidente Prudente.

Luciele Guerra Minuzzi
Licenciada em Educação Física pela Universidade Federal de Santa Maria (UFSM). Mestre em Educação Física pela Universidade Federal do Paraná (UFPR). Doutora em Ciências do Desporto com ênfase em Atividade Física e Saúde pela Universidade de Coimbra, com título reconhecido pela Universidade Estadual de Campinas (UNICAMP). Pós-doutor no Programa de Ciências da Nutrição, do Esporte e Metabolismo da UNICAMP, campus Limeira. Pós-doutorado no Centro de Neurociências e Biologia Celular da Universidade de Coimbra, Coimbra, Portugal. Bolsista Jovem Talento com Experiência no Exterior no Departamento de Educação Física da Faculdade de Ciências e Tecnologia Universidade Estadual Paulista Júlio Mesquita Filho (UNESP). Pesquisadora em estágio de Pós-doutorado no Laboratório de Fisiologia Celular do Exercício da UNESP, Presidente Prudente.

Luiz Augusto Buoro Perandini
Bacharel em Educação Física pela Universidade Estadual Paulista Júlio de Mesquita Filho (UNESP), campus de Rio Claro. Mestre em Educação Física pelo Programa de Pós-graduação em Educação Física da Universidade Estadual de Londrina (UEL). Doutor em Ciências Médicas pela Faculdade de Medicina da Universidade de São Paulo (FMUSP). Pesquisador visitante - Department of Neurology and Neurological Sciences - Stanford University, Palo Alto, Estados Unidos. Pós-doutor pelo Departamento de Imunologia do Instituto de Ciências Biomédicas da Universidade de São Paulo (ICB/USP). Pós-doutor pelo Departamento de Fisiologia e Biofísica do Instituto de Ciências Biomédicas da Universidade de São Paulo (ICB/USP).

Marcelo Conrado de Freitas
Bacharel em Educação Física pela Universidade de Dracena (UNIFADRA). Mestre em Fisioterapia da Faculdade de Ciências e Tecnologia pela Universidade Estadual Paulista (UNESP), campus de Presidente Prudente. Doutor em Ciências da Motricidade da Faculdade de Ciências e Tecnologia pela UNESP, campus de Presidente Prudente. Professor no Departamento de Educação Física da Faculdade do Ensino Superior de São Miguel do Iguaçu (UNIGUAÇU).

Olívia Moraes Ruberti
Graduada em Educação Física pela Universidade Estadual de Campinas (UNICAMP). Mestre em Biologia Funcional e Molecular pela UNICAMP. Doutoranda em Biologia Funcional e Molecular pela UNICAMP.

Patrícia Chimin
Bacharel em Educação Física pela Universidade Estadual Paulista Júlio de Mesquita Filho (UNESP), campus de Rio Claro. Mestre em Educação Física pelo Programa de Pós-graduação em Educação Física da Universidade Estadual de Londrina (UEL). Doutora em Ciências (Fisiologia Humana) pelo Departamento de Fisiologia e Biofísica do Instituto de Ciências Biomédicas da Universidade de São Paulo (ICB/USP). Pós-doutora pelo Departamento de Fisiologia e Biofísica ICB/USP. Professora Adjunta B no Departamento de Educação Física da UEL.

Patrícia Cristina Barreto Lobo
Nutricionista pela Faculdade de Nutrição da Universidade Federal de Goiás (UFG). Residência em Urgência e Emergência pelo Hospital das Clínicas da UFG. Mestre em Ciências da Saúde pelo Programa de Pós-graduação em Ciências da Saúde da Faculdade de Medicina da UFG. Doutoranda em Nutrição e Saúde pelo Programa de Pós-Graduação em Nutrição e Saúde da UFG.

Paula Alves Monteiro Parmezzani
Graduada em Educação Física pela Universidade Estadual Paulista Júlio de Mesquita Filho (UNESP), campus de Presidente Prudente. Mestre em Fisioterapia pela UNESP, campus de Presidente Prudente. Doutora em Fisioterapia pela UNESP, campus de Presidente Prudente, com período sanduíche no National Institutes of Health (NIH) - Bethesda, Maryland (USA). Pós-doutora em Ciências da Motricidade pelo Programa de Pós-graduação de Ciências do Movimento Interunidades da UNESP, Campus de Presidente Prudente. Pesquisadora Associada do Laboratório de Fisiologia Celular do Exercício da UNESP, campus de Presidente Prudente.

Rafael Deminice
Licenciatura Plena em Educação Física pela Universidade Estadual Paulista (UNESP), campus de Bauru. Especialista em Fisiologia do Exercício pela Universidade Federal de São Carlos (UFSCar) e em Nutrição pelo Hospital das Clínicas da Faculdade de Medicina de Ribeirão Preto da Universidade de São Paulo (FMRP/USP). Mestre e Doutor em Ciências Médicas pela FMRP/USP, com período de estágio sanduíche na Memorial University of Newfoundland, Canadá. Pós-doutor pelo Laboratório de Nutrição e Metabolismo da FMRP/USP. Estágio Sabático no Department of Kinesioloy, University of Florida, Estados Unidos. Professor Associado do Departamento de Educação Física da Universidade Estadual de Londrina (UEL).

Ricardo Ribeiro Agostinete
Graduado em Educação Física pela Universidade Estadual Paulista (UNESP), campus de Presidente Prudente. Mestre em Fisioterapia pela UNESP, campus de Presidente Prudente, com período sanduíche realizado na Faculdade de Ciências do Desporto e Educação Física da Universidade de Coimbra, Portugal. Doutorando em Ciências da Motricidade pela UNESP, campus de Presidente Prudente, com período sanduíche realizado no Children's Health and Exercise Research Centre (CHERC), da University of Exeter, Reino Unido.

Thiago Barros Estanislau
Graduado em Nutrição pela Universidade Federal de São Paulo (UNIFESP). Mestre em Ciências pelo Programa de Pós-graduação em Alimentos, Nutrição e Saúde (PPGANS) da UNIFESP. Especialista em Nutrição Aplicada ao Exercício Físico pela Escola de Educação Física e Esportes da Universidade de São Paulo (EEFE/USP).

Tiago Olean-Oliveira
Bacharel em Educação Física pela Universidade Estadual Paulista (UNESP), campus de Presidente Prudente. Mestrando no programa de Pós-graduação em Ciências do Movimento da UNESP.

Vitor Hugo Fernando de Oliveira
Licenciatura Plena em Educação Física pela Universidade Federal de Santa Catarina (UFSC). Especialista em Treinamento Personalizado e Musculação pela Universidade Norte do Paraná (Unopar). Mestre e Doutor em Educação Física pelo Programa de Pós-graduação Associado em Educação Física da Universidade Estadual de Maringá/Universidade Estadual de Londrina (UEM/UEL). Pós-doutor pela Escola de Enfermagem da Case Western Reserve University, Cleveland, Estados Unidos. Pós-doutorando pelo Department of Child, Family and Population Health Nursing da Universidade de Washington, Seattle, Estados Unidos.

Prefácio

Sinto-me privilegiada em contribuir para a introdução de uma publicação de excelência e que traz ao leitor uma visão integrativa dos complexos processos e vias que subsidiam as respostas do organismo aos nutrientes e à atividade física. Mais do que uma compilação de *expertise* e conhecimentos de profissionais de mérito acadêmico invulgar, o livro *Suplementação nutricional, exercício e sistema imunológico* oferece uma abordagem de inequívoco valor, que é o resultado de colaborações de longa data entre os autores. Essa perspectiva de continuada discussão e elaboração na área da ciência integra aspectos bioquímicos, moleculares, fisiológicos, imunológicos e morfológicos do impacto da atividade física e dos nutrientes sobre o organismo, de acordo com uma abordagem multidisciplinar e holística.

Diante da percepção de que a ciência sofre um processo de segmentação, reducionismo e compartimentalização cada vez mais contundente, a originalidade e a relevância da publicação ficam claras. O organismo não funciona por meio de compartimentos isolados, tampouco apenas dos efeitos epigenéticos de estratégias farmacológicas e não farmacológicas. Diante disso, precisamos retornar, ainda que conhecedores das vias moleculares em diferentes células e tecidos, à uma perspectiva integrativa, fiel aos processos biológicos. A presente publicação oferece a visão de orquestração dos fenômenos orgânicos e de sua resposta à manipulação da dieta e ao movimento. No transcorrer da leitura dos capítulos, o leitor logra construir uma visão que parte do micro e chega, de forma paulatina e consistente, ao macro.

Os autores dos 20 capítulos, cuja excelente formação acadêmica se reflete em sua contribuição consistente à ciência, têm dedicado suas carreiras e, mais que isso, suas vidas, a desvendar os mecanismos biológicos que atuam na saúde e na doença e a propor (mais do que simplesmente estudar) estratégias terapêuticas com ação sistêmica, compartilhando o entendimento de que a doença não é um processo de um órgão ou um sistema, mas, sim, do organismo. Nesse sentido, a nutrição e a atividade física acomodam-se perfeitamente na concepção segundo a qual, para que haja sucesso na promoção de saúde, as estratégias devem conceber efeitos amplos, da periferia ao sistema nervoso central, passando pela modulação humoral. A equipe de autores, além de partilhar esse entendimento no desenvolvimento de sua pesquisa científica, tem como objetivo comunicar essa visão.

Os editores da publicação, profissionais que conheço pessoalmente há décadas, reúnem as qualidades que muito prezo em ciência: seriedade, ética, visão multidisciplinar, formação excelente e, sobretudo, preocupação com trazer à sociedade informação de alta qualidade, com base no que há de mais recente e original no estado da arte em ciência.

MARÍLIA SEELAENDER
Grupo de Metabolismo do Câncer
Departamento de Cirurgia, Faculdade de Medicina e Laboratório de
Cirurgia Experimental, LIM 26- Hospital das Clínicas, Universidade de São Paulo

Sumário

Capítulo 1 Bases Moleculares da Função Imunológica 1
Alessandra Peres • Gilson Pires Dorneles

Capítulo 2 Princípios da Bioenergética celular 25
Luciane Magri-Tomaz • Caíque de Figueiredo • Tiago Olean • Fábio Lira

Capítulo 3 Inatividade Física e Comportamento Sedentário Metabolismo e
Sistema Imunológico 73
Camila Bosquiero Papini • Danilo Rodrigues Bertucci
• Edmar Lacerda Mendes

Capítulo 4 Epidemiologia da Atividade Física e Sistema Imunológico 87
André O. Werneck • Ricardo R. Agostinete

Capítulo 5 Relação Entre Exercício Físico, Sistema Imunológico e
Metabolismo Celular 101
André Luis Araujo Minari • Helena P. Batatinha • Loreana S. Silveira

Capítulo 6 Fisiologia do Tecido Adiposo, Treinamento Físico e Sua
Relação com o Sistema Imunológico 113
Patricia Chimin • Érique Castro • Luiz Augusto Buoro Perandini

Capítulo 7 Metabolismo Energético nos Diferentes Modelos de
Treinamento Físico Papel das Interleucinas 133
José Gerosa Neto • Eduardo Zapaterra Campos

Capítulo 8 Remodelamento da Musculatura Esquelética Induzido pelo
Exercício de Força 143
Fabrício Eduardo Rossi • Marcelo Conrado de Freitas

Capítulo 9 Programas de Treinamento Físico para Indivíduos com
Sobrepeso e Obesidade 159
Daniela Sayuri Inoue Yoshimura • Paula Alves Monteiro

Capítulo 10 *Overtraining* e Sistema Imunológico 177
    Alisson Luiz da Rocha • Ana Paula Pinto • Adelino Sanchez Ramos da Silva

Capítulo 11 Microbiota Intestinal e Prática Esportiva 193
    Geovana Leite • Ayane de Sá Resende

Capítulo 12 Ácidos graxos, Exercício e Sistema Imunológico 211
    Edson Alves de Lima Junior • Camila Oliveira de Souza

Capítulo 13 Suplementação de CHO, Exercício e Sistema Imunológico 229
    Aline Venticinque Caris • Edgar Tavares • Ronaldo Thomatieli

Capítulo 14 Suplementação proteica, exercício e sistema imunológico 241
    Camila de Souza Padilha • Vitor Hugo Fernando de Oliveira
    • Rafael Deminice

Capítulo 15 Outros suplementos na prática esportiva e sistema imunológico 253
    Flávia M. S. de Branco • Larissa S. Limirio • Heitor O. Santos e
    Erick P. de Oliveira

Capítulo 16 Dietas e Comportamento Alimentar para Perda de Peso 263
    Bruna Melo Giglio • Patrícia Cristina Barreto Lobo
    • Gustavo Duarte Pimentel

Capítulo 17 Doenças Metabólicas Nutrigenômica e Exercício Físico como
    Estratégia de Tratamento 275
    Daniela Caetano Gonçalves • Thiago Barros Estanislau

Capítulo 18 Metformina e Imunometabolismo 291
    Alexandre Abilio de Souza Teixeira • Luana Amorim Biondo

Capítulo 19 Neuroinflamação, Nutrição e Exercício Físico 307
    Bruno Rodrigues • Olívia Moraes Ruberti • Jeferson Oliveira Santana
    • Érico Chagas Caperuto

Capítulo 20 Imunosenescência e Atletas Master 319
    Ana Maria Teixeira • Luciele Guerra Minuzzi

• Alessandra Peres • Gilson Pires Dorneles

Bases Moleculares da Função Imunológica

OBJETIVOS DO CAPÍTULO

- Descrever os principais componentes celulares e moleculares do sistema imune e suas funções.
- Distinguir a resposta imune inata e a resposta imune adaptativa.
- Diferenciar o reconhecimento de moléculas próprias e não-próprias.
- Compreender os principais componentes efetores da resposta inata.
- Diferenciar a resposta imune adaptativa humoral da resposta adaptativa celular.

CONCEITOS-CHAVE DO CAPÍTULO

- O sistema imune realiza a distinção entre moléculas e partículas do próprio versus do não--próprio, reconhece, protege o hospedeiro, ataca e destrói agentes estranhos, bem como micro-organismos. Ele pode ser conceitualmente dividido em dois subsistemas: o inato (não--específico e natural) e o adaptativo (adquirido, específico).
- Os componentes celulares do sistema imune são divididos em: granulóticos (neutrófilos, eo-sinófilos e basófilos) e células mononucleares (células Natural Killers, monócitos/macrófagos, células dendríticas, linfócitos T e B). Os componentes solúveis do sistema imune incluem citocinas, proteínas de fase aguda, proteínas do complemento e imunoglobulinas.
- A imunidade inata é a primeira linha de ação do sistema imune. Seus mecanismos consistem em barreiras físico-químicas, células fagocíticas e apresentadoras de antígeno, secreção de mediadores solúveis, capacidade de fagocitose e apresentação de antígeno para o sistema imune adaptativo.

- A imunidade adaptativa é mediada por linfócitos B secretores de imunoglobulinas, linfócitos T auxiliares CD4+, que coordenam a resposta imune adaptativa por meio da secreção de citocinas, e linfócitos T citotóxicos CD8+ com alta capacidade de ataque contra células do hospedeiro que foram infectadas.
- A resposta imune humoral é coordenada por linfócitos B que secretam uma gama de anticorpos específicos e células T CD4+ com fenótipo Th2, a qual é direcionada contra helmintos e fungos. Já a resposta imune celular é mediada por células T CD4+ de fenótipo Th1 e células T CD8+ contra vírus e bactérias intracelulares.

INTRODUÇÃO

Quando comparada a outras áreas das Ciências Biológicas, como a Fisiologia e a Bioquímica, a Imunologia é um ramo de estudo relativamente recente. Classicamente, as primeiras menções ao sistema imune remontam à praga de Atenas em 430 a.C., quando Tucídides observou que pessoas que se recuperaram de uma infecção prévia da doença poderiam cuidar de novos pacientes doentes sem contraírem a doença pela segunda vez, o que indicava a presença de um sistema de memória para o combate de infecções. A origem do campo de estudos da Imunologia é atribuída, por alguns autores, a Edward Jenner, que, em 1796, verificou uma proteção induzida pelo vírus da varíola bovina (*cowpox*) contra a varíola humana e descreveu um processo rudimentar de vacinação. Já o termo "sistema imune" foi cunhado por Ilya Ilyich Mechnikov, cientista russo ganhador do Prêmio Nobel por seus trabalhos sobre o sistema de defesa do corpo humano em 1908. Mechnikov descreveu o processo de fagocitose por células imunes por meio do estudo da resposta ativa de larvas de estrelas do mar contra pequenos espinhos. No entanto, um evento muito importante para a resposta imune, conhecido como inflamação, e os seus sinais clínicos (dor, calor, rubor e edema) foram previamente descritos pelo médico romano Cornelius Celsus (30 a.C. – 38 d.C.), enquanto a "perda de função" do tecido foi adicionada tardiamente por Aelius Galen (130 d.C. – 210 d.C.) e ratificada por cientistas contemporâneos, como Thomas Sydenham e Virchow.

O sistema imune é constituído por um conjunto de moléculas, células, tecidos e órgãos presentes em humanos e em outros seres vivos com o objetivo de identificar e eliminar agentes estressores não pertencentes ao organismo, denominados como não-próprios (vírus, bactérias, parasitas, células danificadas e diversas moléculas e estruturas). Além disso, ele mantém um sistema de proteção e reparo de estruturas, células e tecidos do organismo, denominadas como próprias (isto é, que são reconhecidas como estruturas do próprio hospedeiro), com a finalidade de manter a homeostase do organismo. Esse mecanismo de preservação do organismo requer a coordenação precisa de diferentes tipos de células e mensageiros moleculares, para que a diferenciação entre o próprio e não-próprio ocorra de forma correta e sejam evitados danos ao organismo. Assim, o sistema imune é particularmente importante para defender o corpo contra micro-organismos e agentes patogênicos, inclusive bactérias, protozoários, vírus e fungos. No entanto, evidências emergentes indicam que diversos tipos de leucócitos — as células do sistema imune — são capazes de reconhecer estruturas como lipídios e carboidratos por meio de diversos receptores presentes na sua superfície celular, o que enfatiza o impacto de sensores energéticos na indução da resposta inflamatória.

Em humanos, o papel crítico da resposta imune torna-se aparente quando esta é inefetiva, pois isso aumenta a susceptibilidade para infecções inerentes ou adquiridas devido a um estado de imunodeficiência. O sistema imune também se torna vital para a defesa contra condições como um agente estressor intrínseco, por exemplo, o câncer, por meio da identificação e do efetivo ataque contra uma célula tumoral. No entanto, muitas vezes, a indução da resposta inflamatória pode ser exagerada e danificar estruturas do próprio corpo, tornando uma resposta imune danosa mais do que protetiva. Muitas vezes, essas respostas exacerbadas estão associadas a uma condição de doença autoimune, na qual células imunes inapropriadamente atacam tecidos e órgãos, ou ainda em condições de reações de hipersensibilidade, em que uma resposta exagerada induz um alto nível de inflamação e leva à perda de função do tecido.

COMPONENTES CELULARES DO SISTEMA IMUNE

O sistema imune é composto por mecanismos teciduais, celulares e solúveis altamente coordenados, com o intuito de diferenciar o próprio do não-próprio e conter a invasão do agente estranho no organismo do hospedeiro. Funcionalmente, o sistema imune é dividido em: sistema inato, composto por fagócitos, eosinófilos, mastócitos, basófilos, células *natural killer*, bem como por barreiras químico-físicas e mediadores solúveis; e sistema imune adaptativo, composto principalmente por linfócitos T e B e mediadores solúveis, como anticorpos.

A primeira linha de defesa do sistema imune é constituída por uma série de barreiras epiteliais presentes em estruturas como a pele, o trato gastrointestinal, o trato respiratório, o trato urogenital e os olhos. Essas barreiras têm ações mecânicas, como o fluxo de líquidos, de muco e de ar, em conjunto com fatores químicos e microbiológicos, dentre os quais pode ser citada a microbiota normal do tecido. Uma vez que a barreira epitelial não é suficientemente eficaz para deter a invasão do patógeno, o componente celular torna-se o principal agente para a resposta imunológica.

A resposta imune, tanto inata quanto adaptativa, é mediada por uma variedade de tipos de células, originados de um progenitor hematopoiético comum, e por moléculas que essas células expressam e secretam. Leucócitos é a denominação do grupo de células que desempenham as principais funções da resposta imune, mas outras células, incluindo as endoteliais e os fibroblastos, também participam da resposta imunitária tecidual e sistêmica enviando e recebendo estímulos de leucócitos. Os leucócitos são originados na medula óssea, e a maioria dos tipos celulares pertencentes a esta classe de células evolui para a fase adulta. Após sua formação e maturação, diversas classes de leucócitos migram através da circulação sanguínea para tecidos periféricos, sendo que algumas células, como macrófagos, tornam-se residentes nesses tecidos e ali realizam as funções de imunovigilância.

Neste capítulo, iremos nos focar, sobretudo, nas células oriundas dos progenitores mieloides e linfoides, para o entendimento da regulação imunitária **(Tabela 1.1)**.

COMPONENTES SOLÚVEIS DO SISTEMA IMUNE

Diversas moléculas e proteínas são secretadas não apenas por leucócitos, como também por tecidos metabólicos, para atuar na potencialização ou regulação da resposta imune de diversas formas: ativando células imunes, neutralizando agentes estranhos e patógenos ou direcionando o tipo de resposta imune. As moléculas mais bem caracterizadas são as citocinas, glicoproteínas de baixo peso molecular que realizam ações autócrinas, parácrinas e endócrinas e que são secretadas prioritariamente por leucócitos. Essas mensageiras

Tabela 1.1 Principais características de leucócitos e ações imunes de fatores solúveis, como citocinas, proteínas de fase aguda e imunoglobulinas, identificadas no sistema imunológico humano.

Leucócito	Principais características
Granulócitos	Compõe 60-70% dos leucócitos
• Neutrófilos	> 90% dos granulócitos
	Fagocitose de agentes estranhos
	Receptor para imunoglobulina
	Baixa capacidade de modificar capacidade fagocitária após ativação
• Eosinófilos	2-5% dos granulócitos
	Fagocita parasitas
	Secreta produtos lisossomais tóxicos após ativação por IgG
• Basófilos	0-2% dos granulócitos
	Secreta fatores quimiotáticos
Monócitos/macrófagos	5-15% dos leucócitos
	Migram para tecidos periféricos e diferenciam-se em sua forma madura, os macrófagos
	Fagocitose de agentes estranhos
	Secreção de citocinas
	Apresentação de antígeno para imunidade adaptativa
Linfócitos	15-25% dos leucócitos
	Células T maturam no timo e diferenciam-se em células T CD4+ auxiliares (produtoras de citocinas) e células T CD8+ citotóxicas (atividade citotoxicidade para imunidade celular)
	Células B maturam na medula óssea e diferenciam-se em plasmócitos na circulação, secretam imunoglobulinas
	Reconhecem antígenos
	Exibem memória
	Exibem citotoxicidade
Fatores solúveis	**Funções imunes**
Citocinas	Glicoproteínas de baixo peso molecular secretadas por leucócitos, possuem ações imunoreguladoras
• IL-1	Secretada por células inatas ativadas (principalmente macrófagos), possui ações pró-inflamatórias
	Vasodilatação, hipertermia, hiperalgesia, estimulação de produção de prostaglandinas
	Proliferação de células B e T, ativação de macrófagos
• IL-2	Secretada principalmente por células T CD4+
	Proliferação de células B e T e ativação e padrão citotóxico de células NK
	Estimula secreção de IFN-γ por células T

Continua ▶

Tabela 1.1 (Cont.) Principais características de leucócitos e ações imunes de fatores solúveis, como citocinas, proteínas de fase aguda e imunoglobulinas, identificadas no sistema imunológico humano.

Leucócito	Principais características
• IL-6	Secretada por células T CD4+, macrófagos e fibroblastos
	Vasodilatação, hipertermia, hiperalgesia, estimulação de produção de prostaglandinas
• TNF-α	Secretada por macrófagos, células T, células B e células NK
	Vasodilatação, indução de apoptose, estímulo para atividade citotóxica e antiviral, ativação de leucócitos
• IFN-γ	Secretada por linfócitos T
	Estímulo para imunidade mediada por células, ativação da atividade antiviral de células NK e linfócitos T CD8+
Proteínas de fase aguda	Secretadas pelo fígado em resposta a inflamação aguda
	Modula migração celular, mobilização de substratos energéticos e ativa sistema do complementos
Proteínas do complemento	Conteúdo de 20 ou mais proteínas
	Estímulo para fagocitose, apresentação de antígeno e neutralização de células infectadas.
Imunoglobulinas	
• IgM	Fixação do complemento, resposta imune recente, estimulação da ingestão de partículas por células apresentadoras de antígeno
• IgG	Fixação do complemento, opsonização, citotoxicidade mediada por célula, ultrapassa barreira placentária
• IgA	Encontrado em mucosas, previne colonização por patógenos
• IgD	Receptor de antígenos em células B virgens
• IgE	Ligação em alérgenos, ativação de mastócitos, estimulação para secreção de histaminas

IL, interleucina; TNF-α, fator de necrose tumoral alfa; IFN-γ, interferon gamma; Ig, imunoglobulina.

químicas estimulam a maturação, a proliferação, a diferenciação e a atividade funcional de diversos leucócitos por meio de receptores específicos, tanto na própria célula secretora (efeito autócrino) quanto em células próximas (efeito parácrino). Além disso, diversas citocinas, como a IL-6, podem atuar em tecidos periféricos para amplificar a resposta imune por meio do estímulo de regulação da temperatura corporal ou de direcionamento do substrato metabólico. Dentre as citocinas, podemos destacar as interleucinas, o interferon, o fator de necrose tumoral e o fator de crescimento transformante.

Há, ainda, outros fatores solúveis que incluem o sistema do complemento, as proteínas de fase aguda (como a proteína C-reativa), os lisozimas e as secreções da mucosa e anticorpos específicos que são secretados por células B. Na tabela abaixo, mencionamos algumas moléculas solúveis habitualmente estudadas em Imunologia.

SISTEMA IMUNE INATO

As células do sistema imune inato são originárias de um progenitor comum mieloide, o que resulta na geração de granulócitos, fagócitos mononucleareas (monócitos/macrófagos), células dendríticas, mastócitos, basófilos e plaquetas. Os granulócitos são um grupo heterogêneo de células que apresentam grânulos em seu citoplasma, também conhecidos como leucócitos polimorfonucleares devido às formas de seus núcleos. Existem três tipos de granulócitos: neutrófilos, eosinófilos e basófilos. Os eosinófilos são importantes na resposta a infecções parasitárias e/ou processos alérgicos, enquanto os basófilos têm funções similares e complementares às dos eosinófilos e mastócitos.

Os neutrófilos constituem cerca de 90% do total de granulócitos no sangue humano e cerca de 50 a 70% do total de leucócitos no sangue e têm um tempo de vida de 4 a 6 horas. Uma vez que os neutrófilos tenham recebido os sinais apropriados (sobretudo interleucina-8, fragmentos do complemento C5a e leucotrieno B4), eles são capazes de sair da circulação sanguínea (processo conhecido como extravasamento) e migrar para o sítio de infecção em minutos em um processo conhecido como quimiotaxia, que demonstra sua rápida capacidade de resposta a um agente estressor. No entanto, neutrófilos não retornam ao sangue após a resolução da inflamação, eles morrem e transformam-se em um exsudato conhecido como pus. As estratégias de ataque de neutrófilos a patógenos são basicamente a fagocitose, a liberação de substâncias solúveis antimicrobianas e a geração das denominadas *Neutrophil extracelular traps* (NETs). Durante o processo de internalização do patógeno e a formação do fagossoma, os neutrófilos geram um grande conteúdo de espécies reativas de oxigênio (EROs) e enzimas hidrolíticas, processo descrito como explosão oxidativa (*oxidative burst*). A explosão oxidativa envolve a ativação da enzima NADPH oxidase, que produz uma grande quantidade de ânion superóxido, uma molécula altamente reativa, em conjunto a ação de proteases. Os neutrófilos ainda podem ativar outras células inatas, como monócitos, por meio da secreção de proteínas que estimulam a fagocitose e a formação de EROs. Os grânulos primários dos neutrófilos contêm: proteínas catiônicas e defensinas usadas no processo de morte de bactérias; proteases e cathepsina G, para a lise de proteínas de membrana de bactérias; lisozimas e mieloperoxidases. Os grânulos secundários de neutrófilos estão envolvidos na formação de EROs, lisozima e lactoferrina.

Os monócitos são grandes leucócitos identificados no sangue periférico que apresentam um núcleo largo, grande área citoplasmática e diversas vesículas internas para processar o material estranho identificado. Os monócitos constituem aproximadamente 5 a 15% do total de leucócitos circulantes e apresentam um tempo de vida de 1 a 3 dias, quando, tipicamente, migram para tecidos inflamados ou tornam-se células residentes em tecidos metabólicos. Os monócitos que migram para tecidos periféricos em resposta a sinais químicos maturam em macrófagos. Os monócitos/macrófagos têm grande capacidade de fagocitose e morte intracelular do patógeno, além de realizarem processos como apresentação de antígenos para linfócitos e secreção de citocinas. Monócitos podem fagocitar agentes estranhos por meio de proteínas de opsonização intermediárias, como anticorpos e fragmentos do complemento, ou reconhecendo diretamente padrões moleculares associados a patógenos (PAMPs, *pathogen-associated molecular pattern*) por meio de receptores de reconhecimento de padrões (PRR, *pattern recognition receptors*), por exemplo, os receptores do tipo Toll (TLR). Os antígenos, fragmentos de patógenos obtidos da digestão, são incorporados a estruturas dos monócitos e a células dendríticas, conhecidas como Complexo Principal de Histocompatibilidade (MHC) classe II, que sofrerá translocação para a membrana celular, de modo a apresentar o fragmento obtido para linfócitos, ativando-os e induzindo uma resposta imune específica para o tipo de patógeno reconhecido com base no antígeno.

Monócitos ainda podem ser subdivididos de acordo com a expressão dos marcadores de superfície celular (CD *Cluster of Differentiation*), como CD14 e CD16; e em relação ao seu estágio de desenvolvimento e à sua capacidade inflamatória: monócitos clássicos (CD14+CD16-), monócitos intermediários (CD14+CD16+) e monócitos não-clássicos (CD14-CD16+). Da mesma forma, macrófagos apresentam diferentes subtipos que são adquiridos em um processo conhecido como polarização, com base em sinais identificados no tecido. Em uma condição de inflamação e de alto conteúdo de substâncias estranhas, macrófagos assumem um perfil conhecido como M1, classicamente ativado, que secreta grande quantidade de mediadores inflamatórios e apresenta uma grande capacidade microbicida. Já macrófagos de fenótipo M2 exercem um importante papel na resolução da inflamação e da regeneração tecidual, pois secretam fatores como IL-10 e arginase.

As células dendríticas derivam de um progenitor mieloide comum com funções primordiais no processamento e na apresentação de antígenos para linfócitos T, sendo, por isso, consideradas importantes Células Apresentadoras de Antígenos (APCs), por meio da alta expressão de MHC de classe II. Nesse sentido, células dendríticas são consideradas um importante vínculo entre a imunidade inata e a adaptativa. As células dendríticas permanecem em tecidos metabólicos (como o tecido hepático), em contato com o meio externo (como a pele) e o revestimento interno de estruturas (como nariz, pulmão e intestino). Além disso, um percentual relativamente pequeno de células dendríticas imaturas pode ser encontrado no sangue periférico. Enquanto imaturas, as células dendríticas têm a função de procurar constantemente patógenos no tecido no qual residem. Uma vez reconhecido e processado o patógeno, as células dendríticas maturam e migram para linfonodos (órgão linfoide secundário especializado onde é encontrado um percentual significativo de células B e T) e interagem com linfócitos T para apresentar o antígeno.

RECONHECIMENTO DE AGENTES NÃO-PRÓPRIOS

Os principais mecanismos da imunidade inata, isto é, a fagocitose, a liberação de mediadores inflamatórios e a ativação de proteínas do complemento, bem como a síntese e a secreção de proteínas de fase aguda, citocinas e quimiocinas, são ativados por estímulos específicos, representados por estruturas moleculares de ocorrência comum em micro-organismos, mas que não são encontrados em mamíferos. Esse sistema de reconhecimento de agentes estranhos é, de certo modo, padronizado em todos os indivíduos saudáveis e não apresenta uma capacidade de memorização do agente reconhecido, ou seja, a reexposição ao mesmo tipo de micro-organismo induz uma resposta imune de padrão e magnitude similares à resposta anterior. Essas moléculas, conhecidas como PAMPs, são uma classe extremamente diversificada de estruturas encontradas em vários tipos de micro-organismos, como bactérias, e incluem lipopolissacarídeos, ácidos nucleicos, peptídeos bacterianos, peptideoglicanos, lipoproteínas, resíduos de manose e ácidos teicoicos. Enquanto muitas dessas estruturas são identificadas na superfície celular de micro-organismos, algumas estruturas, denominadas Padrões Moleculares Associadas ao Dano (DAMPs, do inglês *Danger Associated Molecular Patterns*), relacionadas ao dano tecidual, também podem ser reconhecidas de um modo similar por células inatas.

Assim como os PAMPs os DAMPs são reconhecidos pelos PRRs, sensores hospedeiros codificados por uma linhagem germinativa, presentes em larga escala sobretudo em neutrófilos, monócitos/macrófagos e células dendríticas. Há diversos subgrupos de PRRs que são classificados quanto à especificidade do ligante, função, à localização e a relações evolutivas. Dessa forma, basicamente podemos mencionar PRRs identificados em membranas celulares (como receptores tipo Toll, TLR, e receptores de lectina tipo C) e receptores citoplasmáticos (como algumas subclasses de TLR, receptores do tipo-NOD e receptores tipo I-RIG). Os TLR (atualmente, já foram descritas 11 subclasses de TLR) são os receptores mais bem estudados atualmente e capazes de reconhecer estruturas conservadas associadas aos patógenos, incluindo lipopolissacarídeos (por TLR-4), lipoproteínas (por TLR-2), flagelina (por TLR-5) e resíduos de RNA (por TLR-3). Alguns TLRs são citoplasmáticos, como o TLR-9, o que possibilita o reconhecimento de patógenos intracelulares. Da mesma forma, outras classes de PRRs podem identificar bactérias intracelulares, como os receptores tipo NOD, ou RNAs virais por meio do receptor tipo I-RIG.

Uma vez que PAMPs não são expressos em células de organismos hospedeiros, os PRR permitem a discriminação do próprio e do não-próprio pela imunidade inata. A identificação de PAMPs/DAMPs por PRRs induz a ativação da resposta imune inata, estimulando eventos como fagocitose e a produção de citocinas inflamatórias por meio da ativação de uma cascata de fatores intracelulares, além de estimular a ativação da resposta imune adaptativa.

ATIVAÇÃO INTRACELULAR

Os PRRs como o TLR, RIG-I e os receptores NOD realizam o reconhecimento inicial dos componentes do agente estranho, seja ele PAMP ou DAMP, de modo a induzir uma cascata de sinalização intracelular que culmina na ativação de fatores de transcrição pró-inflamatórios, como o fator de transcrição nuclear kappB (NF-Kb), o fator regulador de interferon (IRF) e a proteína ativador-1 (AP-1), que induzem diversos genes codificadores de uma ampla variedade de citocinas, quimiocinas, peptídeos antimicrobianos e interferons.

Os TLR são moléculas transmembranas que induzem sinalizações pela via dependente do fator MyD88 ou de modo independente do MyD88, mas dependente da via de TRIF, o que leva, subsequentemente, à ativação da MAP quinase, via NF-Kb e IRF, induzindo a produção de citocinas pró-inflamatórios e de interferons. A ativação de diferentes vias dependerá do tipo de PAMP ou DAMP identificado e do subtipo de TLR ativado. Sabe-se, também, que a sinalização via TLR induz uma sinalização do eixo Mst1-Mst2-Rac que ativa padrões intracelulares de atividade microbicida.

Os receptores do tipo RIG-I são PRRs intracelulares que reconhecem uma variedade de vírus e são receptores-chaves para o controle da replicação e da disseminação viral. RIG-I e outros PRRs de sua família (conhecidos como RLR) podem reconhecer dsRNA virais e recrutar CARD contendo proteína adaptadora MAVS (também conhecidas como IPS-1, CARDIF ou VISA), o que leva à ativação do IRF e à produção de interferons tipo I. Há outros grupos de sensores intracelulares voltados para detecção de diversas classes de vírus que também desempenham papéis importantes na indução da resposta antiviral por meio do estimulador da proteína adaptadora dos genes do interferon (STING, também conhecido como MITA, ERIS ou MPYS) ou pelos padrões MAVS.

O inflamassoma é uma larga plataforma multimolecular que recruta a proteína adaptadora ASC para ativar CASPASE-1 e leva à maturação e à secreção de IL-18 e IL-1β e à morte celular piroptótica, contribuindo para a resposta inflamatória inata a DAMPs e PAMPs.

Os NLR (receptores tipo NOD) consistem em uma série de receptores intracelulares que incluem os NOD (*nucleotide-binding oligomerization domains*), NLRPs *(LRR- and pyrin-domain (PYD)-containing protein)*, CIITA (*Class II, major histocompatibility complex, transactivator*), IPAF (*ICE protease-activating ator*) e NAIPs (*neuronal apoptosis inhibitory protein*) que apresentam como diferenciais o domínio efetor utilizado para transduzir a sinalização intracelular. Os receptores NOD1 e NOD2, respectivamente, reconhecem ácido meso-diaminopimelico (Meso-DAP) e dipeptídeo muramil de bactérias intracelulares para induzir as defesas intracelulares bactericidas por meio padrões MAPK e NF-Kb. NOD1 e NOD2 também recrutam ATG16L1 para a membrana plasmática e para o sítio de entrada bacteriana, para induzir a autofagia, um processo crítico para o controle da invasão bacteriana.

Diversas classes de receptores TLR, RLR e NLR têm alvos comuns e interagem intensamente por meio de uma rede de sinalizações intracelulares para ativar a defesa imune contra patógenos. A comunicação entre os padrões de reconhecimento de patógenos permite que distintos PRRs, em diferentes espécies, tecidos e células, possam parcialmente amplificar, complementar ou compensar o reconhecimento de PAMPs durante uma condição inflamatória **(Figura 1.1)**.

FAGOCITOSE

As células do sistema imune inato, sobretudo neutrófilos, células dendríticas e monócitos/macrófagos, são também descritas como fagócitos em literaturas mais antigas. Por definição clássica, a fagocitose é o processo pelo qual uma célula utiliza sua membrana plasmática para englobar, internalizar e digerir partículas grandes. Dessa forma, podemos inferir que fagócitos são capazes de movimentos do tipo ameboide e podem internalizar partículas estranhas, inclusive micro-organismos inteiros, e formar um vacúolo citoplasmático chamado de fagossoma. Vesículas com alta quantidade de enzimas digestivas, sobretudo proteases e peroxidases, fundem-se ao fagossoma formando uma estrutura chamada de fagolisossoma e liberando seu material contra o patógeno ou material estranho englobado. Ao mesmo tempo, um aumento na geração de espécies reativas de oxigênio e nitrogênio (ERONs), sobretudo radical superóxido, peróxido de hidrogênio e óxido nítrico, é identificado em um processo conhecido como *oxidative burst*, o que contribui para a lise e a morte do patógeno. Nesse sentido, a inibição na geração de ERONs determina uma grave insuficiência na capacidade de imunovigilância de fagócitos.

10 Suplementação Nutricional, Exercício e Sistema Imunológico

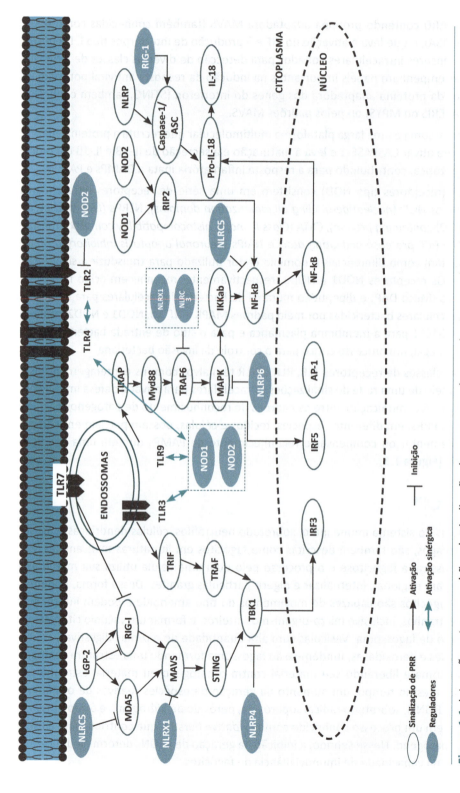

Figura 1.1 Interação entre os padrões de sinalização de receptores de reconhecimento de padrões, sobretudo receptores do tipo Toll (TLR), receptores do tipo RIG-I (RLR) e receptores do tipo NOD (NLR). Após o reconhecimento do padrão específico da classe de patógeno, as vias de sinalização acionadas por TLR, RLR e NLR exibem alta complexidade de ativação e interagem entre si de modo a amplificar ou inibir determinadas vias.

Diversas reações imunes, como o envolvimento de imunoglobulinas em receptores da porção Fc ou em receptores do sistema do complemento em fagócitos, ativam a fagocitose e estimulam a eliminação do micro-organismo invasor. No entanto, alguns patógenos conseguem evitar a resposta inata, de modo que o corpo humano necessite da ativação e da participação da resposta adaptativa, por meio da secreção de citocinas e imunoglobulinas, para amplificar e redirecionar a resposta de fagócitos contra o patógeno invasor. Assim, devemos considerar que os sistemas imunes inato e adaptativo não são independentes e, ao contrário, apresentam uma intrínseca relação de estimulação e inibição que determinarão a efetividade da resposta imune (Figura 1.2).

CÉLULAS NK

As células NK são um tipo de célula de origem linfoide citotóxica com vital importância para a imunidade inata. As células NKs são identificadas pela ausência da molécula CD3 e do TCR em sua membrana celular, porém com expressão da molécula CD56, e possibilitam uma resposta rápida para células infectadas por vírus e contra tumores. Uma das principais características das células NKs é a capacidade de reconhecer células estressadas na ausência de anticorpos ou da expressão do MHC de classe I e permitir uma resposta extremamente rápida. Após sua ativação, as células NKs liberam seu conteúdo granular, que inclui citolisinas e perforinas, para induzir altas taxas de citotoxicidade nas células infectadas ou no tumor sem a necessidade de sensibilização prévia levando a morte por apoptose (morte celular programa).

SISTEMA IMUNE ADAPTATIVO

O progrenitor linfoide comum dá origem aos linfócitos e a células *natural killers*, células inatas com características linfoides voltadas para a defesa imunitária antitumoral e antiviral. Os linfócitos constituem cerca de 15 a 25% dos leucócitos sanguíneos e podem ser divididos em linfócitos largos granulares (células NKs) e pequenos linfócitos (células B e T), quando identificados em microscopia ótica. Além disso, técnicas de microscopia eletrônica possibilitam a identificação de poliribossomos, diversos ribossomos, presentes em linfócitos. O alto número de ribossomos está envolvido na síntese proteica de anticorpos e citocinas por essas células. É impossível diferenciar linfócitos B e T no sangue periférico, exceto pela avaliação dos marcadores de superfície celular denominados CD. Assim, é possível diferenciar células B e células T utilizando anticorpos específicos que detectam proteínas específicas da superfície celular em uma técnica com princípio na interação antígeno-anticorpo.

Linfócitos T são identificados por meio da expressão da proteína CD3, um complexo proteico formado por uma cadeia gama, uma cadeia delta e duas cadeias épsilon, associado ao receptor de células T (TCR) e à cadeia zeta, o que induz o estágio inicial de ativação do linfócito T. Já o linfócito B é identificado pelo marcador de superfície CD19, uma glicoproteína transmembrana com diversas funções durante o estágio de desenvolvimento de linfócitos B, que regula e interage com o receptor de células B (BCR) para a indução da proliferação, a diferenciação e a produção de anticorpos. As funções de linfócitos T e B são vol-

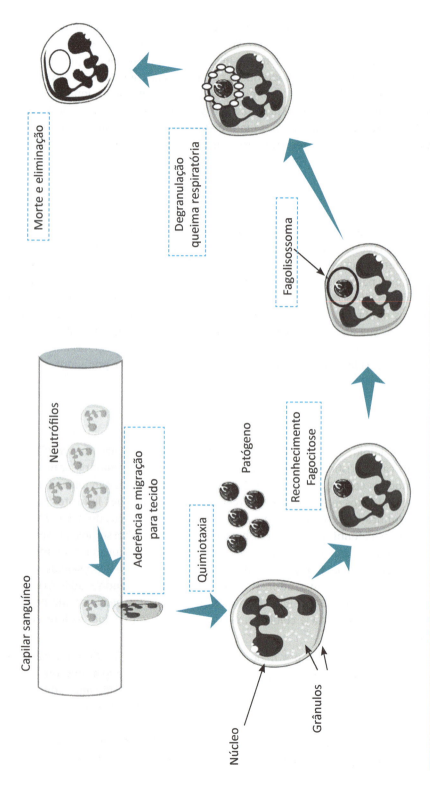

Figura 1.2 Processo de migração de células inatas (neutrófilos e monócitos/macrófagos) para o tecido inflamado por meio de quimiotaxia e extravasamento, reconhecimento do agente estranho e formação do fagossoma e consequente fagocitose.

tadas para a capacidade de reconhecer e responder a antígenos específicos não-próprios durante o processo de apresentação de antígeno. Uma vez que eles reconhecem o agente estranho, os linfócitos têm a capacidade de proliferar, em uma atividade conhecida como expansão clonal, e geram respostas específicas que garantem a efetiva eliminação dos patógenos específicos ou das células infectadas.

Os linfócitos B (de bursa ou bolsa de Fabricius, nas aves, e derivadas da medula óssea em mamíferos) são produzidos, maturados e diferenciados na própria medula óssea. Essas células, quando ativadas, proliferam e se diferenciam em plasmócitos, que são os linfócitos B efetores, cuja principal função é a secreção de anticorpos. A secreção de anticorpos por células B procuram neutralizar moléculas estranhas (como toxinas) ou micro-organismos. Já os linfócitos T recebem essa denominação porque, após sua geração na medula óssea, eles migram para o timo onde sofrem o processo de maturação e diferenciação em duas classes principais: as células T CD4+ descritas como auxiliares e atuam na ativação de outras células (como linfócitos B e macrófagos) por meio da coordenação e polarização da resposta imune de acordo com o antígeno reconhecido, a outra classe denominada como células T CD8+ são células T citotóxicas que produzem grânulos tóxicos que contêm enzimas com alta capacidade proteolítica para eliminar células infectadas por patógenos ou células tumorais.

O BCR é uma forma de anticorpo ligada à membrana que o linfócito B passa a produzir e secretar após sua ativação e diferenciação. Os anticorpos são diversas moléculas agrupadas em uma classe denominada imunoglobulinas. A imunidade humoral é a principal função das células B, que consiste em secretar anticorpos, o que resulta em efeitos protetores e amplifica a resposta imune humoral. Já o TCR constitui uma classe heterogênea de proteínas de membrana, cuja função é detectar antígenos derivados de moléculas não-próprias ou patógenos que entram em células hospedeiras. O TCR nunca é secretado, de modo que o linfócito T deve receber sinais e a própria apresentação do antígeno a partir das APCs (macrófagos, células dendríticas e células B) para exercer sua atividade efetora na imunidade celular.

Os linfócitos recém-saídos da medula ou do timo são denominados de linfócitos virgens e têm uma sobrevida muito curta, pois são programados para morrer em poucos dias após sua produção. No entanto, uma vez ativados os linfócitos, passam a sofrer diversos ciclos de divisão celular (expansão clonal) e assumem um fenótipo efetor. Após a resolução da resposta imune, a maior parte dos linfócitos morre por apoptose. No entanto, algumas células retomam o estado de repouso, tornando-se células de memória, que podem sobreviver por anos de modo a induzir uma resposta imune mais rápida e efetiva caso o micro-organismo (ou agente estranho) seja reconhecido novamente no futuro. Basicamente, essas células de memória "relembram" cada antígeno específico identificado e são capazes de montar uma resposta rápida e mais forte se o mesmo antígeno for reconhecido novamente. Os linfócitos são encontrados, além do sangue periférico, sobretudo em órgãos linfoides secundários, onde ocorre a maior parte da apresentação de antígenos por APCs para os linfócitos, de modo a iniciar a resposta imune específica.

As células NKs são células de origem linfoide desprovidas de receptores antígeno-específicos e parte do sistema inato de defesa. Essas células exercem papel fundamental na resposta imune contra vírus e tumores, devido a sua capacidade de distinguir células não-infectadas de células infectadas por meio de modificações na proteína de superfície MHC de classe I. As células NKs são ativadas por mediadores químicos (citocinas) conhecidos como interferons e liberam enzimas citotóxicas (como granzimas e perforinas) de seus grânulos intracelulares para destruir células alteradas. Além disso são capazes de secretar interferon gama que estimula macrófagos a aumentar o processo de fagocitose e de expressão de moléculas de MHC de classe II na sua superfície.

O PAPEL DA APRESENTAÇÃO DE ANTÍGENO

Algumas células do sistema imune inato, conhecidas como APCs profissionais (macrófagos e células dendríticas), têm a capacidade de estimular linfócitos T maduros, mas ainda não ativados, e então iniciar a resposta adaptativa primária. O aumento na expressão do MHC de classe II na superfície celular das APCs ocorre após o reconhecimento do agente estranho por meio de PRRs e de internalização e processamento do antígeno. As proteínas de MHC II contêm uma região conhecida por seu alto grau de polimorfismo, onde antígenos derivados dos patógenos digeridos podem ser complexados ao MHC II e apresentados aos linfócitos T. Dessa forma, o TCR reconhece especificamente a sequência curta de peptídeos imunogênica do antígeno.

Neste momento, é importante frisar que apenas as APCs expressam proteínas MHC-II e todas as outras células mamíferas, com exceção das hemácias, expressam na sua superfície a molécula de MHC de classe I. A habilidade da imunidade adaptativa de distinguir o próprio do não-próprio depende, principalmente, da conformação e da estrutura das moléculas de MHC, que são extremamente diferentes entre os indivíduos.

O antígeno é processado e obtido pelas APCs após a ação de fagocitose e a das enzimas lisossômicas (como proteases) para conter e destruir o agente estranho internalizado. Então, após o processo de fagocitose, o antígeno é incorporado à estrutura polimórfica do MHC II e translocado até a superfície celular da APC, onde será apresentado aos linfócitos, em especial, ao linfócitos T CD4+, por meio do TCR. Devemos relembrar que as células T CD4+ coordenam a resposta imune adaptativa, além de amplificar a inata, por meio da secreção de citocinas para ativar e modular a atividade de outras células imunes. No entanto, para que ocorra a ativação dos linfócitos T, após o reconhecimento do peptídeo pelo TCR, há a necessidade de um segundo sinal, que é mediado pela interação de várias outras moléculas coestimulatórias encontradas na superfície de células T e APCs. Caso essa coestimulação não ocorra, a indução da resposta adaptativa será fraca e o linfócito T não será ativado, tornando-se anérgico (célula bloqueada de respostas). Destaca-se a interação CD80/86 presente na célula APC com a molécula CD28 presente na célula T como um dos principais sinais coestimulatórios durante a ativação de células da imunidade adaptativa. Por esse motivo, células T CD4+ e CD8+ que expressam CD28+ são consideradas células T ativadas.

Já a estimulação de células B maduras induz uma maior atividade proliferativa e a diferenciação em células secretoras de anticorpos. As imunoglobulinas secretadas pelas células B ativadas modulam o reconhecimento de antígeno e a aquisição de memória celular para uma re-exposição tardia ao mesmo antígeno específico, além de aumentar a imunidade de mucosas **(Figura 1.3)**.

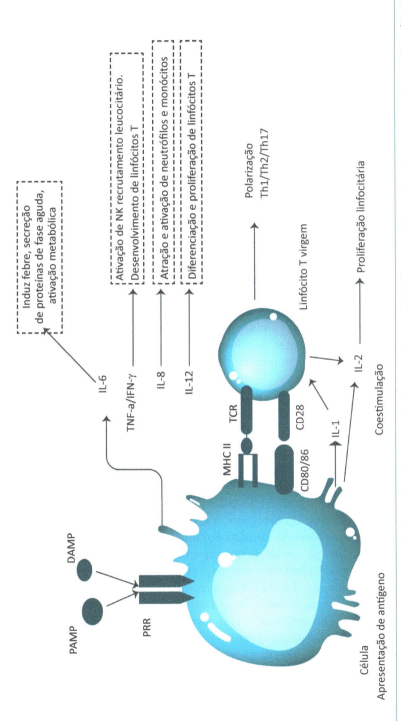

Figura 1.3 O reconhecimento de padrões moleculares associados a patógenos (PAMP) ou padrões moleculares associados ao dano (DAMP) por receptores de reconhecimento de padrões (PRR) induz a ativação de células apresentadoras de antígeno (APC) e subsequente ativação de células T auxiliares CD4+ por meio do reconhecimento do determinante antigênico pelo receptor de célula T (TCR) e sua interação com o complexo maior de histocompatibilidade tipo II (MHC II) e sinalizações coestimulatórias (como a interação entre as moléculas CD80/86 e CD28 ou a secreção de citocinas). Após ativação da célula T CD4+ por APC, ocorre uma diferenciação e uma polarização do linfócito para a determinar o tipo de citocina secretada e o padrão de resposta imune adaptativa contra o agente estranho. As citocinas produzidas por APC ou pela célula CD4+ resultam em proliferação celular, ativação de outros componentes celulares, amplificação ou inibição da resposta inflamatória, além de na indução efeitos metabólicos locais e sistêmicos.

MECANISMOS GERAIS DA RESPOSTA ADAPTATIVA

A resposta imune adaptativa é dependente da natureza do antígeno e, consequentemente, do patógeno apresentado pelas APCs. Podemos dividir seus efeitos, basicamente, em: resposta imune humoral e reações imunes mediadas por células (resposta celular).

RESPOSTA HUMORAL

A resposta imune adaptativa humoral é mediada, sobretudo, por linfócitos B efetores diferenciados em células produtoras de anticorpos. Essencialmente, células B efetoras são capazes de secretar cinco subclasses de anticorpos, denominados imunoglobulinas (Ig), para a circulação: IgA, IgD, IgE, IgG e IgM. Devemos lembrar que o BCR é uma forma de Ig ligada à membrana celular e produzida pela mesma célula. A adesão da Ig de superfície ao antígeno correspondente em conjunto com um estímulo de células T auxiliares (CD4) é o passo inicial para a diferenciação de células B e a expansão clonal (evento caracterizado pela proliferação de linfócitos, em que a divisão mitótica gera diversos clones do linfócito inicial), que resulta em células B plasmáticas (plasmócitos) que irão produzir e secretar grandes quantidades de anticorpos com a mesma especificidade do BCR inicialmente expresso pelo linfócito B progenitor. Dessa forma, é importante lembrar que alguns antígenos ativam as células B apenas quando estas são estimuladas por citocinas derivadas de células T CD4+, em uma reação conhecida como antígenos dependentes de células T. Por outro lado, diversos antígenos são independentes de células T, e suas estruturas ligam-se ao BCR de modo independente. Porém, nesse tipo de resposta aos antígenos T independentes, não é gerada memória imunológica.

Os eventos de maturação, diferenciação e expansão clonal resultam em células B de memória capazes de secretar largas quantidades de Igs durante o seu tempo de meia vida, isto é, de 4 a 5 dias. Os anticorpos circulantes no sangue periférico e na linfa ligam-se ao antígeno para contribuir para a destruição do agente estranho. Algumas subclasses de anticorpos podem entrar dentro da célula infectada e unir-se a vírus, iniciando a resposta imune antiviral por meio de mecanismos citoplasmáticos.

As moléculas de anticorpos têm basicamente duas funções: a) ligar-se a um antígeno específico; e b) auxiliar na destruição do patógeno. A estrutura do anticorpo, uma glicoproteína tetramérica, é fundamentalmente formada por duas cadeias polipeptídicas leves e duas cadeias pesadas unidas por pontes de dissulfetos intracadeia ou intercadeias. A extremidade que se liga aos antígenos apresenta terminações aminas, que são denominadas sítio de ligação do antígeno e compostas por cadeias leves de domínio variável e constante (de 110 aminoácidos) e cadeias pesadas com domínios variável e constante (de 330 – 440 aminoácidos). Já a porção inferior do anticorpo é formada apenas por cadeias pesadas com domínios constantes, que têm como ligação as células da imunidade inata, como fagócitos e moléculas do sistema complemento. Porém a ligação da célula específica é dependente da classe do anticorpo.

Didaticamente, podemos compreender a estrutura de um anticorpo na forma de uma letra Y, na qual as regiões variáveis de cadeias pesadas e leves encontram-se na extremidade de ambos os braços da molécula e formam os locais de ligação com o antígeno, denominados porções Fab. O restante da molécula de um anticorpo é formado por cadeias pesadas e conhecido como porção Fc, responsável pela determinação da função efetora do anticorpo. Há cinco tipos de regiões constantes que possibilitam a classificação das cinco principais classes de anticorpos: IgA, IgD, IgE, IgG e IgM. Dentro de cada classe, há uma infinitude de subpopulações de anticorpos específicas para cada antígeno reconhecido pela célula B. O local de secreção da Ig também determinará sua função, sendo identificada uma maior concentração de IgG e IgM na imunidade humoral sistêmica e de IgA em fluídos de mucosa.

Devemos ressaltar novamente que os anticorpos não têm o poder de destruir diretamente o agente estranho, mas são capazes de identificar moléculas e células estranhas e amplificar a resposta imune. Dessa forma, os anticorpos são capazes de neutralizar possíveis ações tóxicas de antígenos, gerar eventos de aglutinação, formar complexos anticorpo-antígeno de modo a estimular maior fagocitose por células inatas, ativas a função do complemento e opsonizar o micro-organismo invasor, de modo a facilitar a sinalização para os fagócitos ou, ainda, a sinalizar parasitas para que eosinófilos exerçam sua função citotóxica (Figura 1.4).

RESPOSTA CELULAR

Além da resposta humoral, o sistema imune adaptativo tem um sistema de defesa contra vírus, bactérias e fungos (tanto intracelular quanto extracelular), conhecido como imunidade celular. A resposta celular é governada principalmente por linfócitos T auxiliares, que secretam citocinas para determinar o padrão da resposta e amplificar a ação de células auxiliares, e citotóxicos, que realizam a efetiva resposta contra o agente estressor. Células T ativadas, incluindo células de memória central e memória efetora, atacam e direcionam a produção de grânulos citotóxicos contra a célula infectada ou o micro-organismo. A imunidade mediada por células se desenvolve por meio de uma rede de interações que resulta em defesa contra micro-organismos que foram fagocitados pelas APCs ou que sobrevivem dentro de células do hospedeiro.

Quando a célula T CD4+ é apresentada a um determinante antigênico específico por meio de proteínas de MHC de classe II presente na superfície celular de APCs, a célula inata passa a secretar uma série de citocinas (como a IL-1) que estimulam o crescimento e a proliferação da célula T. Essa célula T ativada produz e libera a citocina IL-2, cuja principal função é o fornecimento de um sinal positivo para a proliferação, o crescimento e a maturação de mais células T CD4+ e CD8+.

Novamente, é importante compreendermos que as células T CD8+ reconhecem e direcionam sua atividade citotóxica para células que têm antígenos específicos expressos no complexo de MHC de classe I liberando perforinas e granzimas que causam a morte das células infectadas por meio da atividade de lise celular, o que as leva à morte por apoptose. Os fragmentos de restos celulares precisam ser digeridos por fagócitos para a limpeza e a contenção de vírus que tenham mantido sua estrutura e capacidade infectante.

Dessa forma, células CD8+ secretam interferon-gamma (IFN-γ), que estimula a atividade fagocitária de macrófagos, inibe diretamente a replicação viral e estimula uma maior

18 Suplementação Nutricional, Exercício e Sistema Imunológico

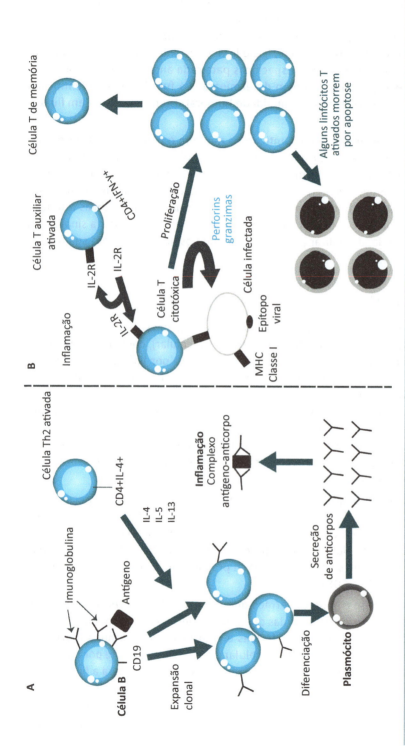

Figura 1.4 A resposta imunológica do sistema adaptativo pode ser conceitualmente dividida em resposta humoral (Fig. 4A) e resposta celular (Fig. 4B). A) Na imunidade humoral, a maturação do linfócito B por ações como a secreção de citocinas (p. ex., IL-4) por linfócitos T CD4+ de padrão Th2 resulta na proliferação e na diferenciação de células B em plasmócitos secretoras de imunoglobulinas. B) Na imunidade celular, células T CD4+ de fenótipo Th1, ativadas por uma resposta inflamatória, passam a secretar citocinas que estimulam a ativação e a proliferação de células T CD8+ citotóxicas com grande capacidade de ataque contra células do hospedeiro que foram infectadas por algum patógeno. Após a resolução da inflamação, uma parte dos clones de linfócitos T que foram gerados específicos para o antígeno reconhecido são mortos por apoptose, enquanto uma menor frequência de células migra para o linfonodo e torna-se células T de memória contra o antígeno previamente reconhecido.

expressão de MHC I. Um segundo mecanismo de resposta imune celular envolve a integração da molécula ligante de Faz (Fas-L) com a molécula Fas, presente na célula-alvo. Essa interação leva à apoptose da célula-alvo, em um mecanismo semelhante à ação das granzimas. Nesse evento, as células condensam o citoplasma e a cromatina, formando corpos apoptóticos, que serão fagocitados rapidamente pelas células inatas sem a exacerbação da resposta inflamatória.

A MEMÓRIA IMUNOLÓGICA

O conceito de memória imunológica refere-se à capacidade do sistema imune adaptativo, em um novo evento de infecção ou de ativo da resposta imune, de reconhecer de forma mais rápida e específica um antígeno de um agente estressor previamente já identificado e combatido em um evento passado. O contato inicial com um patógeno e a subsequente geração da resposta inflamatória inata levam à apresentação do antígeno por APCs para o sistema imune adaptativo, causando uma resposta imune primária. Nesse momento, é importante observar que há um período de diversos dias de atraso para a ativação, a diferenciação e a proliferação dos linfócitos específicos para o antígeno apresentado em linfócitos T e B efetores.

Em relação aos linfócitos B, é necessário um período de vários dias (em geral, de 5 a 7 dias) para que imunoglobulinas específicas sejam secretadas para a circulação sistêmica, e são necessárias algumas semanas para que níveis máximos de anticorpos sejam detectados no sangue periférico. Os anticorpos de classe IgM são produzidos, preferencialmente, na resposta primária após a exposição ao antígeno. Dessa forma, anticorpos IgM específicos ao antígeno servem como importante ferramenta de exposição recente ao agente estranho. Nesse momento, a apresentação de antígenos para células T virgens induz a sua diferenciação e a proliferação em células T efetoras, o que amplifica a resposta imune adaptativa direcionada ao antígeno e patógeno identificado. Por outro lado, durante um período de latência, os níveis de IgM apresentam progressiva queda em seus valores, o que poderia possibilitar o surgimento de novas infecções ou multiplicação de micro-organismos que estavam quiescentes no hospedeiro. Assim que a resposta imune inicial é finalizada, uma parte considerável das células efetoras é eliminada, enquanto um pequeno número de células T e B migra para linfonodos secundários (como o baço), tornando-se linfócitos de memória.

Quando ocorre uma segunda exposição ao mesmo antígeno, uma resposta imune secundária mais rápida e eficaz é identificada. Essa resposta terá a participação das células T e B de memória geradas na exposição antigênica primária. Enquanto os linfócitos efetores são eliminados rapidamente com a eliminação e a resolução do agente estressor, as células de memória podem permanecer quiescentes por anos até a sua mobilização. Quando há uma nova exposição ao mesmo antígeno, as células de memória se multiplicam rapidamente e se diferenciam para gerar uma grande quantidade de células efetoras de memória, e a porção de células B passa a secretar uma grande quantidade de anticorpos IgG, dedicados a combater o agente estranho identificado por meio do antígeno. Dessa maneira, a resposta imune torna-se efetiva após a primeira exposição a um agente estranho e atenua os efeitos prejudiciais de uma nova exposição ao mesmo tipo de patógeno.

POLARIZAÇÃO DA RESPOSTA IMUNE

A coordenação e o correto direcionamento da resposta imune, tanto humoral quanto celular, dependerão largamente do perfil de citocinas secretadas por células T CD4+ ativadas. Assim, a imunidade celular será ativada por meio do chamado perfil de citocinas de células T tipo 1 (T1 ou Th1, do inglês *T-helper type 1 cells*), principalmente IFN-γ, IL-2 e TNF-α. Dentre alguns efeitos dessas citocinas, podemos citar a sua capacidade de: ativar macrófagos, aumentar a taxa de fagocitose, aumentar a expressão de MHC de classe II e estimular mecanismos citotóxicos de células T CD8+. Por outro lado, o perfil de imunidade tipo 2 (T2 ou Th2) inclui principalmente as citocinas IL-4, IL-5, IL-10 e IL-3, necessárias para a ativação de linfócitos B e a promoção da imunidade humoral, reações alérgicas mediadas por IgE e pela ativação de eosinófilos. Recentemente, outros padrões de resposta imune inflamatória adaptativa foram descritos, por exemplo, o padrão Th17, envolvido no eixo da resposta imune celular e mediado, sobretudo, pela produção elevada da citocina IL-17, padrões Th9 e Th22.

De modo interessante, as APC exercem importante papel na polarização do fenótipo da resposta adaptativa ao modular o perfil de células T virgens no momento da apresentação do antígeno. Em parte, isso ocorre devido ao nível de expressão de diversas moléculas coestimulatórias na superfície celular em células dendríticas e macrófagos ativados e exerce um papel determinante na indução da resposta adaptativa. A interação da molécula CD28 de células T com a molécula CD80, expressa nas APC, juntamente com a liberação da citocina IL-12 pela APC, parece favorecer o padrão T1 de resposta imune; enquanto a interação CD28-CD86 aliada à liberação da citocina IL-4 pela APC parece induzir uma polarização para o padrão T2. De modo semelhante, há tanto reações autócrinas quanto inibitórias das citocinas secretas pelas células CD4+ para favorecer a polarização da resposta imune: enquanto a IL-4 promove expansão do padrão T2 e inibe fatores de transcrição relacionados ao padrão T1, o IFN-γ realiza o efeito oposto. Podemos compreender que o padrão de citocinas secretadas representa um fator preponderante na indução de um microambiente favorável para a polarização da resposta adaptativa. De maneira similar ao papel desempenhado por moléculas coestimulatórias, as citocinas secretadas pela imunidade inata, como a IL-4 e a IL-12, servem como fatores iniciais para a ativação e a aquisição do "perfil" de resposta adaptativa da célula T virgem.

Outros estímulos também são importantes para a polarização da resposta imune. Por exemplo, produtos derivados de patógenos, fatores genéticos e a interação antígeno-MHC-TCR também influenciam a diferenciação da resposta adaptativa; antígenos de natureza bacteriana e viral promovem a diferenciação para a resposta de tipo 1; e antígenos derivados de helmintos e alérgenos favorecem o padrão tipo 2. Assim, de modo resumido e simplista, podemos identificar o padrão de tipo 1 como o promotor da resposta imune mediada por células contra patógenos intracelulares; enquanto a resposta de tipo 2 ativa principalmente a resposta humoral e a produção de anticorpos contra patógenos extracelulares.

Além da regulação da polarização imune pelos fatores citados acima, sobretudo por citocinas, um subconjunto específico de células T CD4+, denominadas células T regularas (Tregs), também coordena e restringe a resposta imune. As células Tregs são responsáveis pela manutenção da autotolerância imunológica e pelo controle de condições autoimunes, pois regulam a resposta inflamatória (tanto inata quanto adaptativa) por meio de dois mecanismos: interação célula-a-célula por receptores inibitórios (como o CTLA-4) e secreção de citocinas anti-inflamatórias, sobretudo a IL-10 e o fator transformante de crescimento-β **(Figura 1.5)**.

Capítulo 1   Bases Moleculares da Função Imunológica   21

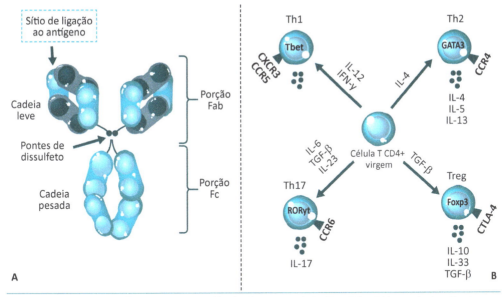

Figura 1.5 Estrutura básica de uma molécula de imunoglobulina (Fig. 5A) e polarização da resposta imune adaptativa (Fig. 5B). A) Uma molécula de imunoglobulina consiste em quatro cadeias polipeptídicas, sendo duas cadeias leves e duas cadeias pesadas. Cada cadeia pesada é ligada a uma cadeia leve, e as cadeias pesadas são conectadas entre si por pontes de dissulfeto. O fragmento de ligação ao antígeno (Porção Fab) contém dois sítios com alta variabilidade gênica que se recombinam para reconhecer epítopos e determinantes antigênicos. A molécula de imunoglobulina se liga a células efetoras e outras moléculas (partículas do complemento) por meio do fragmento cristalizado (Porção Fc). B) Polarização da resposta imune adaptativa por meio da ativação de linfócitos T CD4+ e aumento de fatores de transcrição de acordo com o tipo de resposta imune necessária: o fenótipo Th1 apresenta aumento no fator de transcrição Tbet, expressão de receptores de quimiocina CXCR3 e CCR5 e secreção de citocinas como IFN-γ e TNF-α; o fenótipo Th2 é induzido pelo fator de transcrição GATA3, maior secreção de citocinas anti-inflamatórias IL-4, IL-5 e IL-13 e expressão do receptor de quimiocina CCR4; o fenótipo Th17 está relacionado com a exacerbação da resposta inflamatória, sendo induzido pelo fator de transcrição RORyt, expressão do receptor de quimiocina CCR6 e secreção de citocinas como a IL-17; o fenótipo imunosupressivo linfócito T regulador apresenta a expressão do fator de transcrição Foxp3, a molécula inibitória CTLA-4 na membrana celular e secreção de citocinas como a IL-10, IL-33 e TGF-β.

CONCLUSÃO

Este capítulo procurou proporcionar uma visão geral sobre o sistema imune humano e possibilitar ao leitor uma introdução sobre temas e termos que serão mencionados e adotados nos capítulos posteriores deste livro sobre imunologia do exercício e imunonutrição. Obviamente, alguns trechos deste capítulo procuraram simplificar as bases da resposta imune para uma melhor compreensão do assunto, pois a dimensão e a complexidade dos sistemas inato e adaptativo, assim como as suas interconexões, não devem ser subestimadas.

RESUMO

O sistema imune evoluiu rapidamente para proteger o hospedeiro de uma variedade de micro-organismos patogênicos e de outras partículas estranhas potencialmente agressivas ao corpo humano. De vital importância para o sistema imunológico, a capacidade de mobilizar uma resposta imunológica por meio de células e mediadores solúveis contra um patógeno, toxina ou alérgeno invasor, deve, também, apresentar um eficiente mecanismo de distinguir as partículas próprias do corpo humano daquelas não-próprias. Neste capítulo, são apresentadas: uma visão geral do sistema imune humano, com descrição e diferenciação das bases da resposta imunológica por meio de seus dois principais eixos: o sistema imune inato e o sistema imune adaptativo; as principais vias de atividade celular, como o reconhecimento de antígenos de micro-organismos, a fagocitose, a apresentação de antígeno, a respostas adaptativas humoral e celular; e a memória imunológica e a capacidade de polarização do fenótipo e da atividade de células imunes de acordo com sinalizações sistêmicas e teciduais (como hormônios, citocinas e neurotransmissores) para amplificar e regular a resposta ao agente estranho.

EXERCÍCIOS DE AUTOAVALIAÇÃO

1. Células NK são:
   a) células B especiais que podem matar sem o auxílio do sistema complemento.
   b) células T citotóxicas especiais.
   c) induzidas por imunização.
   d) capazes de matar células infectada por vírus sem sensibilização prévia.

2. A primeira célula residente a ser ativada após a entrada de patógenos é:
   a) macrófago.
   b) linfócito B.
   c) basófilo.
   d) neutrófilo.

3. Use a letra H para indicar resposta imune humoral ou MC para indicar resposta imune mediada por células nas situações apresentadas abaixo.
   Envolve as moléculas do MHC de classe I _____. Responde à infecção viral _____.
   Envolve as células T auxiliares _____. Envolve os antígenos processados _____.
   Envolve as células T citotóxicas _____. Envolve as células B _____.
   Envolve as células T _____. Envolve anticorpos secretados _____.
   Mata células infectadas por vírus _____. Responde a infecção bacteriana extracelular_____.

4. Relacione os tipos de célula ou as moléculas indicadas pelas letras com as descrições logo abaixo. Observação: cada letra pode ser utilizada mais de uma vez e mais de uma letra pode ser aceita em cada descrição.
   a) Células B
   b) Todas as células
   c) Antígenos
   d) Macrófagos e células B
   e) Células T citotóxicas
   f) Lisossoma
   g) Células T auxiliares
   h) sistema complemento
   i) Histamina

   Descrições:
   _____ São apresentados pelas moléculas de MHC classe II.
   _____ Apresentam moléculas de MHC de classe II em sua superfície.
   _____ São apresentados pelas moléculas de MHC de classe I.
   _____ Apresentam moléculas de MHC de classe I em sua superfície.
   _____ Reconhecem moléculas de MHC de classe I complexados ao antígeno.
   _____ Reconhecem uma célula do corpo infectada por vírus e destrói.
   _____ Secretam grandes quantidades de anticorpos.
   _____ São proteínas no sangue que rompem células estranhas.
   _____ Uma enzima da lágrima, a qual destrói a parede da célula das bactérias.
   _____ Causa a dilatação dos capilares.

5. São considerados componentes do sistema imune inato:
   a) células T auxiliares e sistema complemento.
   b) pele e sistema complemento.
   c) células T e macrófagos.
   d) células B e suor.

REFERÊNCIAS

1. Blanco A, Blanco G. Molecular Basis of Immunity. In: Medical Biochemistry. Elsevier; 2017.
2. Chaplin DD. Overview of the Immune Response. In: J Allergy Clin Immunol. 2010;125:S3-S23.
3. Cruvinel WM, et al. Sistema Imunitário – Parte I Fundamentos da imunidade inata com ênfase nos mecanismos moleculares e celulares da resposta inflamatória. In: Rev Bras Reumatol. 2010;50:434-61.
4. Junior DM, et al. Sistema Imunitário – Parte II Fundamentos da resposta imunológica mediada por linfócitos T e B. In: Rev Bras Reumatol. 2010;50:552-80.
5. Liu J, Cao X. Cellular and molecular regulation of innate inflammatory responses. In: Cell & Molecular Immunol. 2016;13:711-21.

2

• Luciane Magri-Tomaz • Caíque de Figueiredo • Tiago Olean • Fábio Lira

Princípios da Bioenergética celular

OBJETIVOS DO CAPÍTULO

- Compreender a estrutura base dos nutrientes para a metabolização dos substratos e o direcionamento das vias metabólicas.
- Apresentar as diversas vias relacionadas ao metabolismo de carboidratos, lipídeos e proteínas e como elas interagem de maneira dinâmica com outras vias intracelulares.
- Identificar a importância funcional da formação e biodisponibilidade de cada metabólito.
- Compreender as vias que convergem em direção às mitocôndrias, especificamente o ciclo do ácido cítrico e a fosforilação oxidativa.

CONCEITOS-CHAVE DO CAPÍTULO

- Os aspectos centrais da escrita deste capítulo retratam as funções dos substratos energéticos. Isso permite uma melhor interpretação dos caminhos e das interações de cada via metabólica, por exemplo: como as moléculas de glicose e ácido graxo são digeridas do alimento e, após serem captadas pelas células, são degradas em ATP ou armazenadas? Além disso, a descrição do passo a passo de algumas etapas permitirá a compreensão mais detalhada de como cada macronutriente pode interagir nos processos metabólicos de cada tecido para a manutenção da vida. Ao incorporar esses conceitos de bioenergética, o profissional da saúde estará mais bem preparado para lidar com a transdisciplinaridade das profissões.
- A glicólise, acontece virtualmente em todas as células dos seres humanos e, nessa reação, a primeira metade das reações utiliza energia e, apenas na última metade das reações, é gerada energia.

- A via da gliconeogênese é um processo custoso, que necessita grande quantidade de ATP por molécula de glicose (aproximadamente 6) e tem seu início na mitocôndria e seu término no citoplasma.
- A via da pentose fosfato é a fonte de NADPH e ribose, utilizados na biossíntese redutiva e na síntese de ácidos nucleicos, respectivamente.
- A produção de colesterol exige grande biodisponibilidade de ATP e acetil-coenzima A (acetil--CoA). Não é um processo simples, mas determinante para o organismo. Pode ser iniciado na mitocôndria ou no citoplasma das células com esta capacidade.
- O ciclo do ácido cítrico (ciclo de Krebs) é um processo de várias etapas que utiliza os grupos acetil derivados de carboidratos, lipídios e aminoácidos para produzir NADH. $FADH_2$ e GTP.
- A cadeia transportadora de elétrons e a fosforilação oxidativa são organizadas dentro de cinco complexos (I-V), que são acoplados e funcionam de maneira dinâmica. Além disso, com base na teoria quimiosmótica, nós conseguimos entender como um gradiente de prótons liga o transporte de elétrons à síntese de ATP.

 INTRODUÇÃO

Reações bioquímicas são necessárias para a manutenção da sobrevivência e das funções celulares. Do ponto de vista histórico, o ser humano foi capaz de caçar e se proteger, plantar e se alimentar ou pensar e criar, em razão das milhares reações bioquímicas existentes em cada unidade celular do seu corpo, seja nos miócitos do músculo esquelético para o lançamento de uma lança em um peixe, nas células das glândulas salivares para iniciar a degradação alimentar do trigo ingerido, ou nos neurônios do cérebro para processar informações e criar este livro que vocês estão lendo. De maneira magistral, para que todas as atividades citadas aconteçam, somos capazes de converter energia contida numa variedade de alimentos de origem animal (como carnes, peixes e ovos), de origem vegetal (como frutas, legumes e verduras) ou de ambas as origens processadas (como vários alimentos industrializados) em energia biológica, aqui chamada de ATP (trifosfato adenosina, do inglês *adenosine triphosphate*). O ATP é essencial para o funcionamento de grande parte das funções celulares e sua ressíntese depende, exclusivamente, de substratos energéticos, como carboidratos, lipídeos e proteínas, contidos nos alimentos ou vastamente encontrados no corpo humano. A ausência ou o excesso dos substratos energéticos, modulada(o), principalmente, pela dieta e pelo movimento corporal, reflete diretamente na ativação e na inibição de processos metabólicos que ressintetizam o ATP.

CARBOIDRATOS

O carboidrato é um dos substratos mais importantes para o corpo, que providencia energia rápida para realização das mais diversas funções celulares. Carboidratos são açúcares formados por átomos de carbono, hidrogênio e oxigênio, que apresentam formas com importância fisiológica denominadas monossacarídeos, dissacarídeo e polissacarídeo.

Monossacarídeo é uma molécula simples, que contém na sua estrutura de anel seis átomos de carbono ($C_6H_{12}O_6$). A glicose, que compõe a maior parte dos monossacarídeos da dieta, frutose, encontrada no mel e nas frutas, e galactose, constituinte de grande parte dos produtos lácteos, são exemplos de monossacarídeos que se diferem em alguns aspectos na estrutura molecular.

Outra classe de açúcar presente na dieta são os dissacarídeos, formados pela ligação glicosídica de duas moléculas de monossacarídeos que, dessa forma, variam sua estrutura de acordo com os monossacarídeos que os compõem. Os dissacarídeos podem ser representados pela maltose (combinação de duas moléculas de glicose), pela sacarose (combinação de uma molécula de glicose e outra de frutose) e pela lactose (combinação da molécula de glicose e outra de galactose). Devido à incapacidade do trato gastrointestinal para a absorção direta dos dissacarídeos, estes necessitam ser clivados a monossacarídeos por enzimas específicas para serem disponibilizados na circulação sanguínea e absorvidos pelos tecidos.

A terceira classe de açúcares são os polissacarídeos, representados por cadeias complexas formadas pela ligação glicosídica de mais de dez monossacarídeos. O glicogênio é um bom exemplo de polissacarídeo, pois é composto pela ligação de diversas moléculas de glicose. Em animais, o glicogênio representa a única forma de estoque de carboidratos, incrivelmente formada por milhares de moléculas de glicose interligadas. A síntese (glicogênese) e a mobilização (glicogenólise) desse estoque serão abordadas mais adiante.

Do ponto de vista metabólico, a glicose é o açúcar que pode ser utilizado de forma direta para a obtenção de energia. Entretanto, como ainda veremos, nosso organismo é capaz de absorver as outras classes de monossacarídeos e, posteriormente, converter a glicose obtida deles no fígado. Em mamíferos, a molécula de glicose pode ser direcionada a quatro caminhos:

1. oxidação na via glicolítica a piruvato, para fornecer energia na forma de ATP e intermediários metabólicos;
2. armazenamento na célula como cadeias de polissacarídeo (glicogênio) por meio de processos anabólicos;
3. síntese de compostos com funções estruturais nas células (p. ex.: glicosaminoglicanos); e
4. participação na síntese de nucleotídeos e NADPH, moléculas utilizadas para a biossíntese de outras moléculas por meio da via pentoses-fosfato.

GLICÓLISE

A glicólise é a via inicial do metabolismo da glicose. A origem da palavra glicólise vem do grego *glykys*, que significa doce, e *lysis*, que significa quebra ou degradação. A glicólise foi a primeira via metabólica a ser esclarecida e, provavelmente, a mais bem entendida atualmente. As células captam a glicose sanguínea por meio de transportadores de membrana (GLUT, do inglês *glucose transporter*) que permitem a difusão facilitada para o citoplasma. Após a captação, dez reações enzimáticas **(Figura 2.1)** que acontecem ainda no citoplasma permitem que a molécula de glicose contendo seis carbonos seja convertida em duas moléculas de piruvato com três carbonos, além da formação de duas moléculas de ATP. Posteriormente, as moléculas de piruvato podem ser direcionadas para a mitocôndria para serem completamente oxidadas e originar uma maior quantidade de ATP. Em células que não têm mitocôndrias ou que apresentam limitações na disponibilidade de oxigênio, o produto da via glicolítica é o lactato. Os intermediários metabólicos gerados durante glicólise são importantes, pois podem participar na regulação de outras vias metabólicas, na síntese de ácidos graxos e aminoácidos. A seguir, serão apresentadas as reações enzimáticas e os fatores que regulam essa via.

Etapas da glicólise

As reações químicas que veremos a seguir são divididas em duas etapas: fase preparatória (Figura 2.1) e fase de pagamento (Figura 2.2).

Quando a célula apresenta uma demanda energética necessária para a realização das suas funções, a via glicolítica é acionada, e então:

1. A glicose intracelular é primeiramente fosforilada em glicose-6-fosfato, por meio da enzima hexocinase (que pode variar sua isoforma de acordo com o tecido, por exemplo, no músculo esquelético hexocinase I e no fígado hexocinase IV), e há necessariamente a utilização de ATP para a doação do grupo fosforil (início da fase preparatória). É importante salientar que esta etapa envolvendo a utilização de ATP é irreversível, devido à grande necessidade energética da reação.

2. Glicose-6-fosfato segue a via para ser convertida em seu isômero frutose-6-fosfato, reação catalisada pela enzima fosfo-hexose-isomerase.

3. A reação seguinte compromete a glicose para a via glicolítica e requer novamente utilização da molécula de ATP para fosforilação de frutose-6-fosfato a frutose-1,6--bifosfato por meio da enzima fosfofrutocinase 1 (PFK-1).

4. Na última reação da fase preparatória, a enzima aldose converte frutose-1,6-bifosfato com seis carbonos em gliceraldeído-3-fosfato e dihidroxiacetona-fosfato, contendo três moléculas de carbono cada.

5. A molécula de dihidroxiacetona-fosfato é convertida pela enzima tiosefosfato-isomerase também em gliceraldeído-3-fosfato, finalizando assim a fase preparatória. É importante enfatizar que, na fase de pagamento, as reações serão dobradas e acontecerão igualmente nas duas moléculas de três carbonos derivadas da fase preparatória.

6. A próxima reação acontece com base na fosforilação oxidativa de gliceraldeído-3--fosfato, que é convertida em 1,3-bifosfoglicerato, catalisado pela enzima gliceraldeído-3-fosfato-desidrogenase. Nesta reação, também há conservação de energia, por meio da redução da coenzima NAD$^+$ (dinucleótido de nicotinamida e adenina), que participa como aceptora de elétrons e gera NADH.

7. Depois, ocorre o primeiro pagamento das moléculas de ATP, no qual 1,3-bifosfoglicerato é convertido em 3-fosfoglicerato e o grupo fosforil é transferido para o difosfato de adenosina (ADP), formando ATP, por meio da ação enzimática de fosfoglicerato cinase.

8. A reação seguinte converte 3-fosfoglicerato em 2-fosfoglicerato por meio da enzima fosfoglicerato-mutase.

9. Posteriormente, ocorre a remoção de uma molécula de H$_2$O (desidratação) catalisada pela enzima enolase de 2-fosfoglicerato, o que forma o fosfoenolpiruvato (PEP).
10. A última etapa da glicólise converte PEP em piruvato por meio da enzima piruvato-cinase e transfere o grupo fosforil para o ADP, gerando ATP.

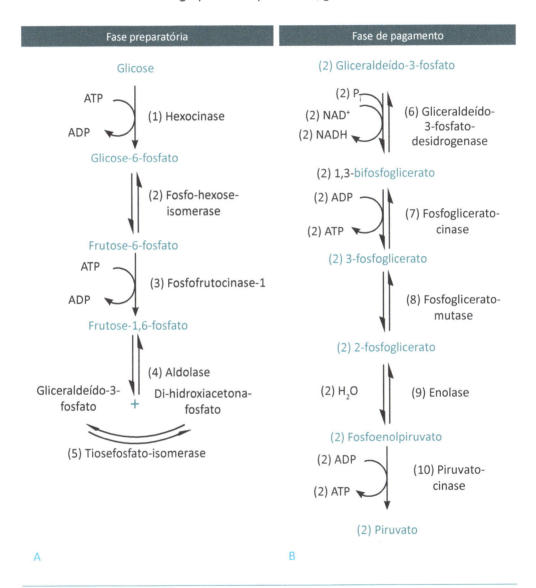

Figura 2.1 Fase preparatória e de pagamento. A fase preparatória (A) é composta por cinco reações enzimáticas (1 - 5) que convertem glicose em gliceraldeído-3-fosfato. A fase de pagamento (B) contém cinco reações enzimáticas (6-10), converte duas moléculas de gliceraldeído-3-fosfato em duas de piruvato.

Pi = fosfato inorgânico, NAD+ = dinucleótido de nicotinamida, NADH = dinucleótido de nicotinamida reduzido, H$_2$O = molécula de água. ADP = difosfato adenosina, ATP = trifosfato adenosina.

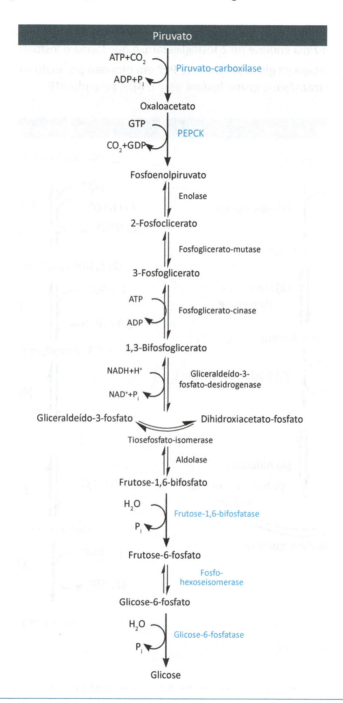

Figura 2.2 Etapas da gliconeogênese. Em azul, estão as reações que são necessárias para contornar a glicólise.

PEPCK = fosfoenolpiruvato carboxiquinase, Pi = fosfato inorgânico, NAD+ = dinucleótido de nicotinamida, NADH = dinucleótido de nicotinamida reduzido, H_2O = molécula de água. ADP = difosfato adenosina, ATP = trifosfato adenosina, GTP = trifosfato guanosina, H^+ = próton.

De forma geral, ao final dessa via, ocorre a geração de quatro moléculas de ATP. Porém, relembramos o investimento na fase preparatória, na qual duas moléculas de ATP foram consumidas, o que totaliza um ganho líquido de duas moléculas de ATP por molécula de glicose.

Destinos do piruvato

O piruvato desempenha um papel central em diversas vias metabólicas. Essa molécula pode ser reduzida a lactato, convertida na via gliconeogênica em oxaloacetato e, em uma reação anaplerótica no ciclo do ácido tricarboxílico, transaminada em alanina ou convertida em acetil-CoA e direcionada para a fosforilação oxidativa, formando H_2O e CO_2. Acetil-CoA por sua vez, pode ser utilizado para a síntese de colesterol ou ácidos graxos (o que será abordado nos tópicos seguintes).

Nas células em condições aeróbias, ou seja, com O_2 disponível e mitocôndrias funcionais, a glicólise é apenas o primeiro estágio da degradação completa da glicose. O piruvato formado na via glicolítica é transportado por proteínas transportadoras de ácido monocarboxílico (MCT1) para o interior da mitocôndria e sofre descarboxilação pelo complexo piruvato desidrogenase (PDH) em reações irreversíveis, produzindo acetil-CoA, NADH e CO_2. O destino da acetil-CoA é o ciclo do ácido tricarboxílico (conhecido também como ciclo de Krebs), no qual diversas reações enzimáticas reduzem moléculas carreadoras (NAD^+ e FAD). Os elétrons produzidos nessas reações são transferidos das moléculas carreadoras para a cadeia transportadora de elétrons e participam da síntese de ATP. O ciclo do ácido tricarboxílico **(Figura 2.6)** e a cadeia de transporte de elétrons **(Figura 2.7)** serão discutidos posteriormente neste capítulo.

Nas células em condições anaeróbias, representadas pelo ambiente hipóxico ou sem capacidade de oxidar substratos, o piruvato é reduzido em uma reação reversível catalisada pela enzima lactato desidrogenase (LDH), na qual transfere o íon H^+ do NADH para a formação do lactato. O lactato pode sair da célula por meio de transportadores de ácidos monocarboxílicos (MCT) e entrar na corrente sanguínea. Tecidos como coração, musculatura esquelética, entre outros, são capazes de captar lactato e utilizá-lo como substrato, oxidando-o ou absorvendo-o pelas células hepáticas (ciclo de Cori) para a formação de novas moléculas de glicose (gliconeogênese). Além da transferência de elétrons para a redução do piruvato, o NADH formado durante a oxidação do gliceraldeído-3-fosfato também pode ser direcionado para a cadeia transportadora de elétrons. Após a transferência dos elétrons, a molécula é reoxidada em NAD^+.

A regulação da via glicolítica é bem coordenada para manter as concentrações constantes de ATP na célula (os intermediários dessa via também, pois podem seguir outras vias celulares). A complexa regulação dessa via se dá por meio da taxa de consumo de ATP, regeneração de NADH e regulação alostérica de diversas enzimas por meio da concentração de metabólitos intermediários que sinalizam o estado energético da célula.

Regulação da glicólise

Mecanismos que regulam a glicólise se alteram de acordo com o tecido. Dessa forma, hormônios secretados na corrente sanguínea, como a insulina (estimula o uso e o estoque da glicose), o glucagon (estimula a produção endógena de glicose), a epinefrina e a norepinefrina (promovem a utilização de glicose pelos tecidos), desempenham um papel importante na regulação do metabolismo glicolítico e de outros substratos energéticos.

Outro mecanismo que permite a regulação precisa da glicólise é o controle das enzimas que catalisam reações irreversíveis. Por exemplo, hexocinase, fosfofrutocinase-1 (PFK-1) e piruvato cinase alteram sua atividade de acordo com efetores alostéricos.

A enzima hexocinase-I (expressa no músculo esquelético) é regulada negativamente pelo aumento da concentração de glicose-6-fosfato. Entretanto, a isoforma hexocinase-IV (expressa no fígado) não reduz sua atividade devido ao aumento da concentração de glicose-6-fosfato. Mas, em contrapartida, quando ocorre um aumento na concentração sanguínea de glicose, a hexocinase-IV tem sua atividade reduzida. Isso pode ser explicado pelo importante papel desempenhado pelo fígado na manutenção da homeostase da glicemia.

A PFK-1 é induzida alostericamente e altamente regulada, o que reduz sua afinidade por frutose-6-fosfato em resposta ao aumento de ATP e citrato intracelular. No fígado, frutose-2,6-bifosfato é um potente regulador, diminui a inibição da PFK-1 pelo aumento de ATP e aumenta sua afinidade por frutose-6-fosfato. No músculo em contração, as baixas concentrações de ATP e o consequente aumento de monofosfato de adenosina (AMP) e ADP ativam PFK-1.

A atividade da enzima piruvato cinase é regulada alostericamente pelas concentrações de frutose 1,6-bifosfato e ATP. Este é um importante mecanismo para que os intermediários metabólicos da via glicolítica permaneçam constantes e disponíveis para outras vias paralelas (por exemplo, a gliconeogênese). No músculo esquelético, o fosfoenolpiruvato aumenta a atividade da piruvato cinase, enquanto a ATP reduz. No fígado, quando ocorre aumento na concentração de frutose 1,6-bifosfato, a atividade enzimática da piruvato cinase aumenta e, consequentemente, evita o acúmulo excessivo na via.

O estado energético da célula é refletido pela razão ATP:AMP. Sendo assim, quando a concentração de ATP está baixa, a concentração de AMP é maior e, consequentemente, essa maior concentração ativa a proteína cinase ativada por AMP (AMPK). AMPK atua regulando as vias do metabolismo de glicose e ácidos graxos (por exemplo, glicólise e fosforilação oxidativa) e restaurando as concentrações de ATP intracelular.

Metabolismo de frutose

Frutose é um monossacarídeo encontrado em frutas, no mel e no açúcar doméstico (sacarose). No trato digestivo, enzimas específicas clivam sacarose em glicose e frutose. O fígado capta a frutose, e a enzima citosólica frutocinase fosforila a frutose e forma frutose-1-fosfato. Posteriormente, frutose-1-fosfato é clivada em gliceraldeído e di-hidroxiacetona-fosfato por meio da enzima frutose-1-fosfato-aldolase (aldose B); a di-hidroxiaceto-fosfato é convertida em gliceraldeído-3-fosfato pela enzima triose-fosfato-isomerase. A gliceraldeído também forma gliceraldeído-3-fosfato por meio da fosforilação pela enzima triose-cinase. Dessa forma, as moléculas de frutose são convertidas em gliceraldeído-3--fosfato e podem entrar na via glicolítica.

Metabolismo da galactose

Galactose é um carboidrato encontrado em produtos lácteos derivados, cuja maior parte, é digerida na forma de dissacarídeo lactose. A clivagem de lactose por enzimas específicas (lactase) no trato digestivo produz glicose e galactose, que, posteriormente, são liberadas na corrente sanguínea. Ambas são direcionados para o fígado para serem metabolizadas. Nos hepatócitos, a galactose é fosforilada pela enzima galactocinase e convertida em galactose-1-fosfato, reação que utiliza a energia contida em uma molécula de ATP. Na próxima etapa, catalisada pela enzima galactose-1-fosfato-uridil transferase (GALT), ocorre a transferência de um grupo de monofosfato de uridina (UMP) da uridina difosfato-glicose (UDP) para a galactose-1-fosfato, formando glicose-1-fosfato e difosfato de uridina-galactose (UDP-galactose). Por sua vez, a glicose-1-fosfato pode, então, ser direcionada para vias metabólicas relacionadas com a glicose. A enzima UDP-glicose 4-epimerase converte UDP-galactose em UDP-glicose, o que possibilita novamente a reação da transferase (GALT).

GLICONEOGÊNESE

A gliconeogênese ("formação de novo açúcar") é um processo anabólico que acontece, principalmente, no fígado e permite a síntese endógena de glicose a partir de precursores não glicídicos. Esses precursores utilizados na via são compostos de três carbonos, por exemplo: lactato, piruvato, glicerol e alguns aminoácidos específicos (alanina, glutamina, entre outros).

Em mamíferos, no metabolismo das células do sistema nervoso central e periférico, de eritrócitos, dos testículos, entre outros, a glicose sanguínea é a principal ou a única fonte de energia. Dessa forma, a gliconeogênese pode suprir a necessidade de glicose quando a ingestão dietética é insuficiente. Interessantemente, somente o cérebro humano requer aproximadamente 120 gramas de glicose diárias, que representam mais da metade de toda a glicose estocada no fígado e no músculo na forma de glicogênio.

Em algumas situações, estoques endógenos, como a glicose livre no sangue e o glicogênio armazenado, não conseguem suprir as exigências do organismo por glicose, por exemplo, durante períodos longos de jejum ou após exercício físico exaustivo. Para contornar essa situação, a gliconeogênese desempenha um mecanismo importante para repor as necessidades de glicose do organismo e evitar a escassez de substrato para a produção de energia no sistema nervoso central. Após uma sessão de exercício exaustivo, ocorre um excesso de produção de lactato e a remoção desse metabólito de forma prejudicada e/ou ineficaz pode promover acidose metabólica. Portanto, um conhecido mecanismo de remoção do excesso de lactato são os processos de gliconeogênese no chamado **ciclo de Cori**, por meio do qual o lactato é direcionado para o fígado e utilizado como precursor para a ressíntese de glicose.

Etapas da gliconeogênese

No fígado, a gliconeogênese e a glicólise são vias semelhantes, pois compartilham algumas enzimas (sete das dez), mas se diferenciam em enzimas que catalisam reações irreversíveis. Isso ocorre porque uma grande quantidade de energia é necessária para que a gliconeogênese aconteça, bem como as reações aconteçam em direções antagônicas (anabolismo e catabolismo, respectivamente). São três etapas irreversíveis da glicólise: (1) conversão de glicose em glicose-6-fosfato pela hexocinase; (2) fosforilação frutose-6--fosfato pela enzima fosfofrutocinase-1 (PFK-1) em frutose-1,6-bifosfato; (3) conversão de fosfoenolpiruvato em piruvato por meio da enzima piruvato-cinase. Desse modo, enzimas específicas que catalisam reações irreversíveis que requerem alto custo energético na gliconeogênese são necessárias para contornar essas etapas da glicólise para sintetizar glicose.

Nos primeiros passos da gliconeogênese, a catálise enzimática converte o piruvato em fosfoenolpiruvato (PEP) por meio da interação de enzimáticas citosólicas e mitocondriais. Posteriormente, o piruvato é translocado do citosol para a mitocôndria por um sistema transportador de membrana, a piruvato translocase. Na mitocôndria, a enzima piruvato--carboxilase converte piruvato em oxaloacetato utilizando duas moléculas: a coenzima biotina e a energia contida em uma molécula de ATP.

As mitocôndrias não têm transportadores na membrana mitocondrial para direcionar o oxaloacetato para o citosol. Dessa forma, é necessário converter oxaloacetato em malato ou em aspartato. Essa reação é catalisada pela enzima malato-desidrogenase e requer a utilização de uma molécula NADH. Assim, proteínas transportadoras específicas presentes nas membranas mitocondriais transportam malato para o citosol, onde ele é reoxidado pelo NAD+ citosólico e obtém como produtos da reação o oxaloacetato e a molécula de NADH (forma reduzida). O oxaloacetato é, então, fosforilado em fosfoenolpiruvato (PEP) pela enzima citosólica fosfoenolpiruvato-carboxicinase (PEPCK), reação que requer uma molécula de alta energia GTP (trifosfato de guanosina) para doar o grupo fosforil.

A próxima etapa importante nessa via é a conversão de frutose 1,6-bifosfato em frutose-6-fosfato. Essa etapa difere da via glicolítica, na qual a reação catalisada pela enzima PFK-1 requer a utilização de ATP. Na gliconeogênese, a formação de frutose-6-fosfato a partir de frutose-1,6-bifosfato necessita de uma enzima específica, a frutose 1,6-bifosfatase (FBPase-1), que, por meio de reação de hidrólise irreversível, retira o grupo fosforil da molécula de frutose-1,6-bifosfato e permite a reversão da reação e a formação da frutose-6--fosfato, possibilitando a sequência dos processos gliconeogênicos.

A última etapa gliconeogênica é a desfosforilação de glicose-6-fosfato para a formação da molécula de glicose. Para isso, uma reação de hidrólise é catalisada pela enzima glicose-6-fosfatase, responsável por contornar a reação da hexocinase (via glicolítica). A glicose sintetizada nos hepatócitos pode, então, ser disponibilizada na corrente sanguínea para suprir as necessidades de outros tecidos. É importante ressaltar que a enzima glicose-6--fosfatase está ausente no músculo esquelético, o que o incapacita para sintetizar glicose. Entretanto, tanto o músculo esquelético como o fígado são capazes de utilizar glicose-6--fosfato para a síntese de glicogênio.

A gliconeogênese é um processo relativamente dispendioso: para cada molécula de glicose sintetizada nessa via, são precisos seis grupos fosfato de alta energia, dois de GTP, quatro de ATP e duas moléculas de NADH para a redução de 1,3-bifosfoglicerato. Ou seja, é uma via bem mais custosa do que a conversão de glicose em piruvato (glicólise, que custa duas moléculas de ATP). Esses processos são necessários para que a gliconeogênese seja irreversível, promovendo uma importante vantagem ao organismo evitando desperdícios de substratos, visto que os precursores da gliconeogênese exibem potencial energético maior por serem completamente oxidados, diferente de outros precursores que metabolizados parcialmente (liberando menos energia de ligação).

Outros precursores gliconeogênicos

Em condições em que não há suprimento de O_2 suficiente para a musculatura em contração, como durante exercício intenso ou por especificidade da musculatura, o **lactato** é formado ao final da glicólise e transportado para a corrente sanguínea e absorvido pelo fígado. No citosol dos hepatócitos, o lactato é oxidado em piruvato, o que promove um aumento da proporção $NADH/NAD^+$ por meio da transferência do íon H^+ para o carreador. Essa reação é catalisada pela lactato desidrogenase (LDH). Desse modo, não há necessidade de transportar equivalentes redutores (NADH) para fora da mitocôndria. Posteriormente, o piruvato é transportado para a mitocôndria e convertido em oxaloacetato, como abordado anteriormente. Na mitocôndria, oxaloacetato é convertido em PEP de forma direta (diferentemente da conversão a partir de piruvato), por meio da isoenzima mitocondrial fosfoenolpiruvato-carboxicinase, e transportado para o citosol, com posterior entrada na via gliconeogênica.

Alanina é um dos principais aminoácidos gliconeogênicos que são transportadas dos tecidos extra-hepáticos para o fígado. Nos hepatócitos, as mitocôndrias removem os grupos amino e os esqueletos de carbono remanescentes são convertidos a glicose na via da gliconeogênese. No citosol dos hepatócitos, a enzima alanina-aminotransferase transfere o grupo amino da alanina para o α-cetoglutarato, produzindo glutamato e piruvato, que pode, então, ser direcionado para via gliconeogênica. Nessa reação, diferentemente do que acontece com o lactato, não ocorre a redução citosólica, sendo necessário o transporte de malato e seus redutores equivalentes para a reação enzimática da gliceraldeído-fosfato desidrogenase (requer NADH).

Em seres humanos, não há a conversão de ácido graxo em glicose. Quando ocorre o catabolismo de ácido graxo e a produção de acetil-CoA, o corpo não é capaz de utilizar essa molécula como precursor gliconeogênico, devido à reação irreversível da enzima piruvato desidrogenase. Entretanto, o glicerol derivado da hidrólise do triacilglicerol pode ser utilizado na via gliconeogênica de forma menos frequente. No fígado e nos rins, o glicerol é convertido em glicerol-3-fosfato pela enzima glicerol cinase. Posteriormente, o glicerol-3--fosfato é oxidado em dihidroxiacetona fosfato pela enzima glicerol-3-fosfato desidrogenase. A dihidroxiacetona fosfato é direcionada para a via gliconeogênica.

Regulação da gliconeogênese

A gliconeogênese é finamente regulada para evitar o excesso de formação de glicose a partir de outros substratos. Essa via nunca é completamente suprimida, mas pode se tornar mais ativa para restabelecer situações de hipoglicemia. Durante períodos prolongados de jejum ou durante exercícios prolongados extenuantes, a gliconeogênese evita o consumo de aminoácidos oriundos de proteínas corporais e possibilita a formação de glicose a partir diferentes substratos. Em situações de excesso de nutrientes, como após refeições ricas em carboidratos, essa via é menos ativa por um período de aproximadamente uma a duas horas. O controle dessa via acontece por meio de hormônios como glucagon, cortisol, adrenalina e hormônios tireoidianos, que estimulam a via gliconeogênica, enquanto a insulina reduz a atividade. Outro mecanismo de controle se dá por meio de enzimas reguladoras da via que catalisam reações irreversíveis, como a piruvato carboxilase, PEPCK, frutose 1,6-bifosfatase e glicose-6-fosfatase.

Controles de curto prazo têm efeito moderado na via e incluem ações dos hormônios insulina, glucagon e adrenalina sob a enzima frutose 1-6, bifosfatase. Além disso, a acetil-CoA pode exercer um efeito alostérico na atividade da enzima piruvato carboxilase. Por outro lado, os hormônios também exercem o controle a longo prazo da via gliconeogênica, uma vez que regulam a transcrição de enzimas relacionadas, como as transaminases, PEPCK e glicose-6-fosfatase.

Hormônios reguladores da gliconeogênese

O glucagon é secretado em resposta à hipoglicemia e estimula a gliconeogênese hepática por meio da ligação em seu receptor de membrana específico. A adrenalina é secretada em resposta à hipoglicemia ou ao exercício e estimula a gliconeogênese por meio dos β-receptores. O cortisol varia de acordo com o ciclo circadiano, apresentando menores concentrações no início da noite e maiores concentrações no início da manhã. Interessantemente, em jejum durante períodos vespertinos e noturnos, o glucagon estimula a secreção de cortisol, bem como o exercício físico intenso estimula sua liberação. O cortisol se liga a receptores de glicocorticoides que, em último caso, conduzem à transcrição de enzimas transaminases. Concentrações do hormônio tireoidiano T3 (triiodotironina) aumentam durante períodos longos de jejum, e ele se liga aos seus receptores específicos, aumentando a transcrição de genes ligados com a resposta dos hormônios tireoideos. Quanto à insulina, é secretada em respostas a altas concentrações de glicose e aminoácidos sanguíneos (período pós-prandial). Após se ligar ao seu receptor de membrana, ela promove a diminuição da gliconeogênese.

A piruvato-carboxilase é uma enzima-chave que regula a via gliconeogênica. A acetil-CoA é um regulador alostérico, pouco ativado na ausência desse intermediário. O acúmulo de acetil-CoA sinaliza um estado energético positivo, evitando que piruvato seja completamente oxidado na mitocôndria. O glutamato inibe alostericamente a piruvato cinase. Essa inibição é importante, pois a geração de oxaloacetato em excesso no TCA pode congestionar a via e resultaria no acúmulo de α-ketoglutarato e glutamato.

A PEPCK é uma enzima-chave para o controle da taxa de gliconeogênese e sofre controle a longo prazo pela ação hormonal. Hormônios como o glucagon e glicocorticoides aumentam sua transcrição. Por outro lado, a alimentação e a insulina exercem efeitos opostos, reduzindo as concentrações. Alterações nas concentrações de produtos da via gliconeogênica, como oxaloacetato e GTP, aumentam a taxa de atividade da PEPCK, enquanto o acúmulo de fosfoenolpiruvato e GDP reduz.

A enzima frutose 1,6-fosfatase (FBPas-1), que catalisa a reação da conversão de frutose-1,6-bifosfato em frutose-6-fosfato, é inibida por AMP e fosfato inorgânico, que sinalizam a redução da energia intracelular. Adicionalmente, a frutose 2,6-bifosfato reduz a afinidade da FBPase-1 pelo seu substrato frutose 1,6-bifosfato. Essas moléculas citadas anteriormente são reguladoras positivas PFK-1, enzima concorrente da via glicolítica, que impede a ativação simultânea das duas enzimas.

O glucagon, o glicocorticoides e os hormônios tireoidianos regulam positivamente a atividade da glicose-6-fosfatase pelo aumento nas concentrações de glicose-6-fosfato.

GLICOGÊNIO

Nosso organismo adquiriu a capacidade de converter o excesso de glicose em polímeros especializados para armazenamento: no caso dos mamíferos, glicogênio. Esta molécula é um polissacarídeo ramificado com cerca de 10 mil a 50 mil resíduos de glicose por molécula de glicogênio. Essa organização tem a finalidade de reduzir a osmolaridade intracelular. Dessa forma, a célula se torna capaz de armazenar maiores quantidades de glicose. Outro importante papel desempenhado pelo glicogênio é a capacidade de ser mobilizado prontamente em períodos de necessidade metabólica, para garantir substratos aos tecidos que dependem exclusivamente de glicose.

Em mamíferos, os tecidos hepáticos e musculoesqueléticos apresentam os maiores estoques de glicogênio, do qual o fígado de um adulto pode armazenar aproximadamente 100 g (aproximadamente 10% do peso do tecido), mobilizando-o durantes períodos de escassez de glicose (entre refeições e jejuns prolongados) para manter as concentrações de glicose sanguíneas estáveis. O glicogênio muscular em repouso pode pesar aproximadamente 400 g (aproximadamente 1% do peso do tecido) e é utilizado durante exercício intenso para manter a contração muscular. Entretanto, o tecido muscular não é capaz de disponibilizar glicose na corrente sanguínea.

Os mecanismos de regulação para a síntese ou a mobilização dos estoques de glicogênio estão intimamente relacionados e são realizados opostamente: na maior parte do tempo, agem antagonicamente, ou seja, quando a mobilização é acionada, a capacidade é inibida e vice-versa.

Nas cadeias lineares, os resíduos de glicose são conectados por ligações glicosídicas α (1-4) e os pontos de ramificações são conectados por ligações glicídicas α (1-6). Essa característica ramificada permite a rápida degradação do glicogênio, liberando moléculas de glicose nas extremidades de forma simultânea por meio da degradação das diversas ramificações.

Glicogênese

Para a síntese de glicogênio, a glicose é o principal precursor, mas lactato e alanina podem também serem utilizados como precursores glicogênicos. A glicose presente na corrente sanguínea é captada pela célula por meio de transportadores de glicose (GLUT) que facilitam a absorção do substrato para o interior da célula. Quando a molécula de glicose é internalizada, a enzima hexocinase fosforila a glicose em glicose-6-fosfato. Posteriormente, glicose-6-fosfato é convertido em glicose-1-fosfato pela enzima fosfoglicomutase. A próxima etapa da via requer alto custo energético para ser realizada, dessa forma, a energia de ligação contida na molécula de trifosfato de uridina (UTP) possibilita que a glicose-1-fosfato seja ativada para formar UDP-glicose (glicose uridina difosfato), e a enzima UDP-glicose pirofosforilase catalisa a reação. Desse modo, a enzima glicogênio sintase realiza uma nova ligação α (1 – 4) com a glicose da molécula UDP-glicose na extremidade não redutora da molécula de glicogênio preexistente, aumentando seu tamanho. A enzima glicogênio sintase não pode realizar pontos de ramificações α (1 – 6) e necessita de uma enzima de ramificação específica (glicosil-(4-6) -transferase ou amilo (1,4 – 1,6)-transglicosilase). Essa enzima possibilita a formação um novo ponto de ramificação, transferindo seis ou sete resíduos de glicose da extremidade não redutora de uma ramificação de glicogênio (contendo pelo menos 11 resíduos de glicose) para uma posição mais interna e criando um ponto de ramificação.

A enzima glicogênio sintase não consegue iniciar uma nova cadeia de glicogênio *de novo* e necessita de uma molécula de glicogênio preexistente com pelo menos oito resíduos de glicose ou uma molécula com cadeia poliglicosídica em α (1 - 4). A proteína glicogenina é a responsável por iniciar a nova molécula de glicogênio, sendo adicionadas a ela as moléculas de glicose derivadas da transferência da molécula UDP-glicose, em resíduos específicos da glicogenina. Por fim, ocorre a adição sequencial de sete resíduos de glicose pela própria proteína glicogenina, posteriormente a enzima glicogênio sintase age, alongando ainda mais a molécula.

GLICOGENÓLISE

No fígado e no músculo esquelético, a enzima glicogênio-fosforilase catalisa uma quebra na ligação glicosídica α (1 - 4) em pontos de ligação entre duas glicoses na extremidade não redutora, formando glicose-1-fosfato. Esta enzima cliva repetidamente o glicogênio até alcançar quatro resíduos de glicose ligados a um ponto de ramificação α (1 - 6). Há um controle da degradação das ligações α (1 – 6), por meio de outra enzima de desramificação, oligo (α 1,6) a (α 1,4) glican-transferase, possibilitando ação da glicogênio-fosforilase. A glicose-1-fosfato é convertida em glicose-6-fosfato por meio da reação reversível da enzima fosfoglicomutase. A glicose-6-fosfato pode, assim, ser direcionado para a via glicolítica ou para outras vias como pentose fosfato.

Em situações de fosforilação do glicogênio com subsequente formação de glicose-6--fosfato e direcionamento para a via glicolítica, há economia de uma molécula de ATP, pois a etapa de fosforilação da glicose a glicose-6-fosfato pela enzima hexocinase é superada. Dessa forma, o saldo líquido é de três moléculas de ATP por monômero de glicose oriunda do glicogênio.

Regulação da síntese e degradação do glicogênio

A glicogênio-fosforilase é regulada por mecanismos alostéricos e hormonais, que são capazes de alterar a sua estrutura e, consequentemente, sua atividade. Essa enzima se encontra presente em duas formas: a glicogênio-fosforilase *α* e glicogênio-fosforilase *β*, mais ativa e menos ativa, respectivamente. Para que ocorra essa alteração, os hormônios glucagon (no tecido hepático) e adrenalina (no tecido muscular) ativam a enzima fosforilase-β-cinase, que é responsável por transferir um grupo fosforil para o resíduo de serina do glicogênio-fosforilase β, transformando-a em sua forma ativa (glicogênio-fosforilase α). O mecanismo de ativação da fosforilase-β-cinase se dá por meio do segundo mensageiro cAMP (AMP cíclico), que, ao ter a concentração aumentada pelos hormônios citados acima, ativa a proteína cinase A (PKA), que posteriormente fosforila a fosforilase-β-cinase no resíduo de serina, ativando-a.

No músculo, os mecanismos alostéricos se sobrepõe à regulação das fosforilases. O Ca^{2+} liberado do retículo sarcoplasmático durante a contração muscular se liga à fosforilase-β-cinase, ativando-a. O acúmulo de AMP citosólico durante a contração muscular vigorosa fornece um sinal de desfavorecimento energético, que promove ativação da fosforilase-β-cinase. Consequentemente, ocorre fosforilação do glicogênio-fosforilase β para sua forma mais ativa, glicogênio-fosforilase α, mobilizando os estoques de glicogênio. Quando ocorre o restabelecimento energético com aumento da concentração de ATP, essa molécula se liga ao sítio alostérico do AMP, o que promove bloqueio da ativação desta enzima. Ao final do exercício, com a musculatura esquelética em repouso, entra em ação a enzima fosforilase-α-fosfatase, também chamada de fosfoproteína-fosfatase 1 (PP1), que é responsável por retirar o grupo fosforil da enzima glicogênio-fosforilase α e retorná-la para sua forma menos ativa β.

O fígado e o músculo esquelético são regulados de forma semelhante, por mecanismos hormonais (fosforilação-desfosforilação) e alostéricos. Quando ocorre redução das concentrações de glicose sanguíneas, o glucagon é liberado na corrente sanguínea. No fígado, esse hormônio é responsável por ativar a enzima fosforilase-β-cinase e desencadear a ativação glicogênio-fosforilase β para sua forma ativa, que promove a liberação de glicose para corrente sanguínea. Quando são restabelecidas as concentrações de glicose no sangue, os hepatócitos aumentam a captação desse substrato. A glicose intracelular se liga ao sítio alostérico responsável por inibir a glicogênio fosforilase α e expõe dos resíduos de serina fosforilados à fosfatase PP1, tornando a glicogênio-fosforilase menos ativa (β).

A enzima glicogênio-sintase, similarmente à glicogênio-fosforilase, é encontrada em duas formas: ativa (*glicogênio-sintase α*), que é desfosforilada; e a inativa (*glicogênio-sintase β*), que é fosforilada. Quando fosforilada em diversos resíduos de serina, ocorre a conversão da forma α para β. Diversas proteínas cinases podem fosforilar glicogênio-sintase, mas a mais importante é enzima glicogênio sintase cinase 3 (GSK3), que adiciona grupos fosfato em três resíduos de serina do glicogênio-sintase, promovendo inativação desta enzima. Entretanto, a GSK3 só é capaz de realizar a fosforilação após a chamada fase de preparação, por meio da enzima caseína cinase II (CCII), que adiciona fosfato em um resíduo de tirosina próximo e permite a ação da GSK3.

No fígado, a glicogênio-sintase β é ativada pela enzima PP1, que remove os grupos fosfato da sintase β e a torna ativa (α). O aumento das concentrações de glicose-6-fosfato regula alostericamente glicogênio-sintase β, ligando-se ao sítio alostérico da enzima e tornando-a mais propensa à atividade de desfosforilação da PP1. No músculo, uma enzima fosfatase parecida com a PP1 desempenha o mesmo papel. A insulina secretada após refeições ricas em carboidratos é capaz de inativar GSK3 nos hepatócitos e impedir que GSK3 se ligue ao sítio de preparação, favorecendo a desfosforilação realizada pela enzima PP1 e a consequente ativação da glicogênio-sintase α.

VIA DA PENTOSE FOSFATO

A via pentose fosfato (também chamada de via do fosfogliconato ou desvio da hexose-monofosfato) é uma via alternativa para a oxidação de glicose-6-fosfato e ocorre no citosol, sem a formação de ATP. Diversas células do nosso organismo utilizam ativamente a via da pentose fosfato, cujo papel varia de acordo com as funções realizadas por cada tecido, como a utilização de ribose-5-fosfato (produto da via pentose fosfato) por células que apresentam altas taxas de divisão celular para síntese de nucleotídeos (p. ex.: pele, medula óssea, mucosa gástrica), formação de NADPH (NADP+, fosfato de dinucleótido de nicotinamida e adenina), um aceptor de elétrons nessa via) para a síntese de ácidos graxos (p. ex.: fígado, tecido adiposo, glândulas mamárias em lactação), colesterol (p. ex.: fígado, córtex adrenal, pele, intestino, gônadas), hormônios esteroides (p. ex.: gônadas, medula adrenal) e catecolaminas (p. ex.: sistema nervoso e medula adrenal). Outro papel celular desempenhado por NADPH é a manutenção do sistema antioxidante (ambiente redutor) em tecidos que são expostos a altas concentrações de espécies reativas de oxigênio (ROS) (p. ex.: córnea, eritrócitos) e células fagocíticas (que apresentam função bactericida, gerando ânions de peróxido de hidrogênio e superóxido).

Para facilitar a compreensão, essa via pode ser pensada em duas fases: oxidativa e não-oxidativa.

Fase oxidativa

O ponto de início da fase oxidativa é a molécula glicose-6-fosfato, gerada na via glicolítica e glicogenólise. A glicose-6-fosfato é oxidada em 6-fosfoglicona-δ-lactona e promove, também, a redução de NADP+ para NADPH, reação catalisada pela enzima glicose-6-fosfato desidrogenase. A segunda reação nessa fase é a hidrolização de 6-fosfoglicona-δ-lactona a 6-fosfogliconato pela enzima 6-fosfogliconolactona. Na etapa seguinte, 6-fosfogliconato é descarboxilado oxidativamente pela enzima 6-fosfogliconato desidrogenase e libera CO_2, formando ribulose-5-fosfato e NADPH. Ao final dessa fase, a cada molécula de glicose-6-fosfato que entra na via, duas moléculas de NADPH são produzidas.

Fase não-oxidativa

A fase não-oxidativa é composta por reações livremente reversíveis. Nesta primeira etapa, a ribulose-5-fosfato produzida anteriormente é convertida em ribose-5-fosfato por meio da catalise pela enzima pentose 5-fosfato isomerase ou em xilulose 5-fosfato pela catalise enzimática da pentose-5-fosfato epimerase. A regulação dessa conversão depende da necessidade da célula. Se a prioridade for a síntese de nucleotídeos, ribose-5-fosfato é produzida em maiores quantidades. No entanto, se a molécula requerida for NADPH, xilulose-5-fosfato e ribose-5-fosfato são produzidas em uma razão 2:1 e convertidas em intermediários glicolíticos nas reações seguintes.

Nesta etapa, cada três moléculas de ribulose-5-fosfato formadas são convertidas em duas moléculas de xilulose-5-fosfato e uma de ribose-5-fosfato. Elas, então, são recicladas por meio das transferências de carbonos por reações catalisadas por enzimas transcetolase e transaldolase em duas moléculas de seis carbonos (frutose-6-fosfato) e uma de 3C (gliceraldeído-3-fosfato). A transcetolase transfere um fragmento de dois carbonos da xilulose-5-fosfato (5C) para ribose-5-fosfato (5C), produz sedoeptulose-7-fosfato (7C), e o remanescente de xilulose-5-fosfato se torna gliceraldeído-3-fosfato (3C). Em seguida, a enzima transaldolase transfere um fragmento de três carbonos da sedoeptulose-7-fosfato (7C) para gliceraldeído-3-fosfato (3C) e forma, assim, frutose-6-fosfato (6C) e eritrose-4-fosfato (4C). Novamente a enzima transcetolase catalisa a reação de conversão eritrose-4-fosfato (4C) e xilulose-5--fosfato (5C) para formar frutose-6-fosfato (6C) e gliceraldeído-3-fosfato (3C).

Desse modo, os principais produtos da via pentose fosfato são ribose-5-fosfato e NADPH. O excesso de ribose-5-fosfato é convertido em intermediários glicolíticos por meio da transaldolase e da transcetolase, quando a necessidade de NADPH para biossíntese supera a de ribose-5-fosfato para a geração de nucleotídeos. Gliceraldeído 3-fosfato e frutose-6--fosfato podem seguir para via glicolítica e de fosforilação oxidativa ou ser reciclados na via gliconeogênica e gerar glicose-6-fosfato.

Por outro lado, quando a necessidade de ribose-5-fosfato excede a de NADPH, frutose-6-fosfato e gliceraldeído-3-fosfato podem ser redirecionados da via glicolítica e reciclados para a síntese de ribose-5-fosfato, por meio da reversão das reações enzimáticas de transaldolase e transcetolase.

LIPÍDIOS

Lipídios são moléculas extremamente importantes para a vida, encontradas em microrganismos como vírus e bactérias, fungos, vegetais e animais. O processo de desenvolvimento do ser humano é estritamente relacionado com sua capacidade de procurar, ingerir e utilizar os alimentos como fonte de energia, em especial, a energia contida na estrutura dos lipídios. Com derivados de origem animal (carnes, laticínios, óleos e ovos) ou vegetal (grãos, frutas e legumes), a ingestão alimentar dos lipídios passa por um processo sincronizado de digestão no trato gastrointestinal para a utilização dessa macromolécula como fonte e reserva de energia (tecido adiposo), isolamento térmico (tecido epitelial), síntese de moléculas sinalizadoras (hormônios e adipocinas), formação da bicamada lipídica celular (membrana plasmática), dentre outras funções.

Definição dos lipídios

De origem grega, a palavra lipídio (*lipos*, que significa gordura) representa um grupo de moléculas que apresentam solubilidade no meio apolar (hidrofóbicas), ou seja, diferentemente de estruturas hidrofílicas (solubilidade no meio polar), como carboidratos e proteínas que podem ser transportados livremente pelo sangue, os lipídios necessitam de carreadores para que isso aconteça, como no transporte plasmático pela proteína albumina da estrutura fundamental dos lipídios, denominada ácidos graxos, ou no transporte de colesterol sanguíneo por vesículas de lipoproteínas sintetizadas, em partes, no fígado.

Também existem estruturas de lipídios com propriedades anfipáticas. Em outras palavras, uma parte da molécula é hidrofóbica, e a outra parte, hidrofílica, característica que permite que os lipídios se dissolvam no meio aquoso após adquirir formatos vesiculares ou de membrana. A parte hidrofóbica é voltada para o interior da estrutura e sua parte hidrofílica estabelece contato com o meio aquoso. A membrana plasmática celular humana é um bom exemplo de estrutura formada por lipídios anfipáticos, uma vez que tem bicamada de fosfolipídios, nos quais um grupo fosfato é voltado para o meio aquoso interno (líquido intracelular) e outro grupo fosfato voltado para o meio aquoso externo (líquido extracelular). Por sua vez, o componente hidrofóbico lipídico (moléculas de ácidos graxos) fica em contato, formando, assim, uma espécie de capa que compatibiliza o interior da célula.

Classificação e estrutura química dos lipídios

Os lipídios podem ser classificados de acordo com sua estrutura em três grupos: lipídios simples, lipídios compostos e lipídios derivados.

O grupo de lipídios simples ou "gorduras neutras" é representado pelos triacilgliceróis, que são moléculas formadas a partir de ácidos carboxílicos associados a cadeias hidrocarbonadas, os ácidos graxos. Armazenados no tecido adiposo, especificamente em células denominadas adipócitos e, em menor extensão, em outros tecidos, como o muscular esquelético, o triacilglicerol apresenta em sua estrutura três moléculas de ácidos graxos esterificadas aos três grupos hidroxilas do glicerol. O armazenamento de ácidos graxos na forma de triacilglicerol representa uma maneira simples e eficaz do corpo humano estocar grande quantidade de energia, uma vez que diferente do glicogênio, o triacilglicerol não necessita ser armazenado com água, característica que garante menor peso de transporte. Além disso, para um grama de ácido graxo, são liberadas aproximadamente nove quilocalorias de energia, mais que o dobro da energia liberada pela mesma massa de glicose e aminoácidos.

Os **lipídios compostos** são representados por moléculas como os fosfolipídios, glicolipídios e lipoproteínas. Diferente do triacilglicerol, os fosfolipídios e os glicolipídios geralmente apresentam duas cadeias (caldas hidrofóbicas) de ácidos graxos ligadas a grupamentos hidroxila da molécula de glicerol, com o terceiro grupamento hidroxila do glicerol associado ao ácido fosfórico (fosfolipídio) ou ao carboidrato (glicolipídios). Grande parte dos fosfolipídios são encontrados na estrutura das membranas celulares, onde são importantes para a integridade e a interação com meio intra e extracelular. Além disso, os fosfolipídios estão presentes na bainha de mielina que envolve as fibras nervosas, facilitando a passagem do sinal elétrico entre os neurônios, bem como participam de processos da coagulação sanguínea. Quanto aos glicolipídios, largamente encontrados na membrana celular dos eucariotos, são importantes para estabilidade da membrana e estabelecem conexões da célula com o meio externo, favorecendo, por exemplo, a comunicação com o sistema imunológico. Por outro lado, lipoproteínas são moléculas esféricas compostas por proteínas compatibilizadas com lipídios como o triacilglicerol, o fosfolipídio e o colesterol. As principais funções das lipoproteínas são transportar as partículas de lipídios para os tecidos periféricos para serem armazenadas ou dos tecidos periféricos para o fígado para serem reutilizadas.

Já os lipídios derivados podem ser sintetizados a partir de lipídios simples e compostos. O principal lipídio derivado é o colesterol, adquirido na alimentação ou sintetizado em alguns tecidos corporais, especialmente o fígado. A molécula de colesterol livre não apresenta ácido graxo em sua estrutura, mas é considerada lipídio devido a suas características físico-químicas. As principais funções do colesterol envolvem: a síntese de hormônios sexuais, suprarrenais e vitamina D; a formação das membranas celulares e de estruturas corporais como tecidos e órgãos durante a fase fetal; bem como a síntese da bile, líquido indispensável para a digestão e a absorção adequada dos lipídios (emulsificação).

Digestão e absorção dos lipídios

Grande parte dos lipídios contidos na dieta humana são triacilgliceróis, mas pequenas quantidades de fosfolipídios, colesterol e ésteres de colesterol (colesterol esterificado com ácido graxo) também são encontradas. Essas moléculas passam por um processo digestivo sincronizado, iniciado no estômago e finalizado no intestino delgado.

No ato da mastigação dos alimentos, as glândulas linguais liberam uma enzima denominada lipase lingual, que é deglutida junto com o bolo alimentar. No estômago, a lipase lingual associada às secreções gástricas participa do processo inicial da quebra da gordura em blocos lipídicos menores. Esse processo é considerado pouco relevante, pois a digestão das gorduras no estômago é menor que 10%.

No estômago, a quimo (formada a partir das secreções gástricas e bolo alimentar) é transportada para o intestino delgado, mais precisamente no duodeno, onde ocorrem as principais etapas da digestão. A chegada da refeição gordurosa ao intestino delgado estimula a liberação de um líquido chamado bile, derivado da vesícula biliar e que desemboca no lúmen intestinal. A bile é rica em sais biliares e lecitina, compostos anfipáticos que se ligam aos glóbulos de lipídios por meio da estrutural apolar (lipossolúvel) e projetam parte de sua estrutura polar (hidrossolúvel) para o líquido intestinal. Essa capacidade possibilita a formação de estruturas globulares com centro hidrofóbico denominadas micelas. A formação das micelas possibilita duas funções importantes no processo de digestão da gordura: emulsificação e solubilidade.

A emulsificação (fragmentação) dos lipídios em frações menores ocorre por meio de agitação com água intestinal e compatibilização dessas partículas. Dessa forma, menores partículas de lipídios facilitam a ação de enzimas pancreáticas e intestinais hidrossolúveis liberadas no lúmen intestinal, que irão hidrolisar (quebrar) as moléculas de lipídios em estruturas ainda menores (ácidos graxos, monoacilgliceróis e diacilgliceróis, principalmente).

Devido à solubilidade na quimo, as micelas possibilitam o transporte dos lipídios digeridos para a borda das células epiteliais intestinais, onde sofrerão difusão e depois serão absorvidos para a corrente sanguínea ou o sistema linfático.

As principais enzimas que agem sobre a hidrólise dos lipídios são a lipase pancreática (triacilglicerol), a hidrolase de éster de colesterol (éster de colesterol) e a fosfolipase A_2 (fosfolipídios). Os produtos da degradação lipídica são, maioritariamente, moléculas de ácidos graxos ou associadas a ele, uma vez que o triacilglicerol é a principal fonte de lipídio na dieta humana e os fosfolipídios e ésteres de colesterol também têm ácidos graxos em suas estruturas. Essas moléculas se difundem para dentro das células intestinais, são processadas e absorvidas para o sistema linfático de acordo com os seguintes passos:

1. A aproximação das micelas sobre a borda em escova das células intestinais em um ambiente que está em constante movimento, facilita a difusão dos lipídios para dentro dessas células, uma vez que eles são solúveis na membrana intestinal.
2. Os ácidos graxos, os monoacilgliceróis e os diacilgliceróis são processados no retículo endoplasmático liso das células epiteliais e convertidos em triacilglicerol e, em menor proporção, em fosfolipídios e ésteres de colesterol.
3. Ainda nas células intestinais, os triacilglicerois, os fosfolipídios e o colesterol (esterificado ou não) são empacotados em gotículas lipídicas lipoproteicas denominadas quilomícrons, com mais de ¾ de sua estrutura formada por triacilglicerol, com pequenas porcentagens de fosfolipídios, colesterol e apolipoproteínas (proteínas sinalizadoras da absorção e metabolismo das lipoproteínas). Os quilomícrons são absorvidos pelos vasos linfáticos que circundam as células intestinais e transportados pelo ducto linfático torácico até a corrente sanguínea.
4. Alguns ácidos graxos de cadeia curta não podem ser convertidos em triacilglicerol nas células intestinais, esses ácidos graxos são absorvidos diretamente para a corrente sanguínea por meio dos vasos sanguíneos que circundam as vilosidades intestinais.

Transporte e depósito dos lipídios

Após a alimentação, a digestão e a absorção dos lipídios, a concentração plasmática de quilomícrons pode aumentar cerca de 1% a 2%. Entretanto, os quilomícrons são rapidamente reduzidos na circulação sanguínea, uma vez que liberam seu conteúdo de triacilglicerol e fosfolipídios nos tecidos periféricos ou sofrem processamento no fígado para a formação de lipoproteínas com densidades diferentes, que também são especializadas em transportar, depositar ou remover grupos de lipídios.

Apesar de alguns tecidos, como o muscular e o hepático, serem capazes de armazenar pequenas quantidades de lipídios, o principal reservatório corporal é o tecido adiposo. Ele é formado por células especializadas em armazenar ácidos graxos em forma de triacilglicerol, os adipócitos, nas quais cerca de 95% dos lipídios do corpo são encontrados. Durante o transporte dos quilomícrons pela circulação sanguínea no período absortivo, mais precisamente pelos capilares dos adipócitos, algumas moléculas de fosfolipídios e, principalmente, o triacilglicerol, são hidrolisadas pela enzima extracelular denominada lipase lipoproteica (LPL). A LPL é sintetizada pelos próprios adipócitos e seu transporte, seu ancoramento e sua atividade no lúmen endotelial são mediados pela GPIHBP1 (do inglês, *glycosylphosphatidylinositol-anchored high-density lipoprotein binding protein 1*), uma glicoproteína expressa em células endoteliais dos capilares. Na passagem dos quilomícrons pelos capilares, sua porção proteica apolipoproteína C-II (apoC-II) ativa a LPL. A ação da LPL é essencial para a hidrólise dos triacilgliceróis contidos nos quilomícrons e posterior absorção dos ácidos graxos e glicerol para dentro das células, onde podem ser armazenados novamente em forma de triacilglicerol (síntese de triacilglicerol), ou, caso necessário, ser utilizados para a produção de energia (oxidação dos ácidos graxos).

O remanescente de quilomícrons contendo colesterol, apolipoproteínas e, em menor porcentagem, triacilglicerol é transportado para o fígado e se liga a receptores sensíveis às apolipoproteínas contidas em sua estrutura, estimulando a endocitose da partícula de quilomícrons. No fígado, o triacilglicerol dos quilomícrons pode ser hidrolisado e seus ácidos graxos oxidados para produção de energia ou precursores de outras moléculas como corpos cetônicos. Além disso, em dietas que apresentam ingestão de triacilglicerol exacerbada, o fígado "empacota" o excesso de lipídios em outras lipoproteínas com densidades diferentes, por exemplo, as lipoproteínas de muito baixa densidade (VLDL). As VLDL são liberadas na circulação e passam pelo mesmo processo descrito anteriormente com os quilomícrons. Por outro lado, o colesterol contido nos quilomícrons pode ser utilizado para a síntese de sais biliares ou também ser empacotado em outras lipoproteínas (principalmente a LDL) e ser transportado para tecidos periféricos. Interessantemente, a porcentagem de lipídios contida nas mais variadas lipoproteínas sanguíneas é alterada no próprio plasma, por meio de interações lipoproteína-lipoproteína ou na medida que elas depositam seu conteúdo nos tecidos periféricos.

É importante salientar que após refeição rica em nutrientes, o aumento exacerbado de substratos energéticos (glicose, ácidos graxos e aminoácidos) na corrente sanguínea favorece a ampliação dos estoques energéticos corporais, principalmente de triacilglicerol nos adipócitos, devido a alguns pontos importantes, como:

1. Necessidade limitada de ressíntese de ATP, ou seja, inibição das vias de sinalização catabólicas que quebram os substratos;
2. Aumento das concentrações plasmáticas de insulina, potente hormônio anabólico e inibidor de enzimas catabólicas; e
3. Limitação do estoque de glicogênio e da utilização dos aminoácidos (síntese proteica, por exemplo), o que leva os ácidos graxos a serem rapidamente absorvidos pelo tecido adiposo e outros tecidos, para serem condensados com a molécula de glicerol para formação do triacilglicerol.

Além disso, a estrutura carbônica do excedente de glicose e aminoácidos pode ser utilizada para a formação de novas moléculas de ácidos graxos com consequente síntese de triacilglicerol, processo denominado lipogênese ou síntese *de novo* de ácidos graxos.

Síntese de triacilglicerol

Como abordado anteriormente, após a absorção dos ácidos graxos contidos na refeição e a formação de lipoproteínas transportadoras ricas em triacilglicerol (quilomícrons e VLDL), o triacilglicerol contido nas lipoproteínas é hidrolisado nos capilares dos tecidos, principalmente o adiposo, para sua posterior entrada dos ácidos graxos e glicerol na célula. Os ácidos graxos podem seguir dois caminhos principais, o armazenamento ou a utilização como fonte energética. Sabe-se que grande parte das dietas, principalmente de habitantes do Ocidente, exibe grande porcentagem de lipídios e carboidratos simples, característica que estimula o primeiro caminho citado, ou seja, o armazenamento representado pela síntese de triacilglicerol.

A síntese de triacilglicerol no tecido adiposo acontece por meio de quatro passos coordenados:

1. Entrada do ácido graxo no adipócito mediada por proteínas transportadoras integradas a membrana como a proteína de transporte de ácidos graxos (FATP) e o homólogo humano da translocase de ácidos graxos murinos FAT (FAT/CD36);
2. Transporte dos ácidos graxos para sítios de reação enzimática pelas proteínas de ligação a ácidos graxos (FABP);
3. Reação de esterificação do ácido graxo e coenzima A em acil-coenzima A (acil-CoA) catalisada pela enzima acil-CoA sintetase; e
4. Reações enzimáticas que catalisam a esterificação de cada molécula de acil-CoA nos três sítios ativos da molécula de glicerol-3-fosfato, que pode ser derivado da glicólise ou de moléculas gliconeogênicas como o piruvato. Além disso, ácidos graxos que entram no processo biossintético de triacilglicerol são derivados não apenas das lipoproteínas ricas em triacilglicerol, mas também de sua forma não esterificada transportada pela albumina na corrente sanguínea.

Síntese de novo de ácido graxo

Situações em que o consumo energético é muito alto e ultrapassa a necessidade energética celular, como o aumento da relação ATP/AMP, favorecem a inibição do ciclo do ácido cítrico, inviabilizando a oxidação da acetil-CoA e, consequentemente, promovendo seu aumento na matriz mitocondrial. Devido à incapacidade da célula de potencializar a ressíntese de ATP a partir da via oxidativa, o aumento exacerbado de acetil-CoA direciona a síntese de novas moléculas de ácidos graxos, em outras palavras, a síntese *de novo ácido graxo* para que o excedente energético seja armazenado na forma de triacilglicerol.

Para que a síntese *de novo* aconteça, os esqueletos carbônicos da acetil-CoA devem ser transportados para o citosol sob a forma do primeiro intermediário do ciclo do ácido cítrico, o citrato (produto da junção entre oxaloacetato e o grupo acil da molécula de acetil-CoA), uma vez que a coenzima A presente na estrutura da acetil-CoA não permite a passagem dessa molécula na membrana interna mitocondrial. Já no citosol, o citrato recebe novamente uma coenzima A e é reconvertido em acetil-CoA, mas, antes, desempenha duas funções importantes: a ativação da primeira enzima da síntese de ácidos graxos (acetil-CoA-carboxilase (ACC)) e a inibição da glicólise via inibição da enzima fosfofrutoquinase. Essas reações refletem mecanismos de *feedback* negativo com o intuito de reduzir as concentrações de acetil-CoA celular independente da ressíntese de ATP.

A síntese *de novo ácido graxo* é iniciada com a formação de uma molécula de três carbonos, denominada malonil-CoA, a partir da molécula de acetil-CoA no citosol e outra de bicarbonato. A reação química acontece por meio da transferência da molécula de CO_2 do bicarbonato para a molécula de acetil-CoA e é catalisada pela enzima ACC com gasto de uma molécula de ATP e tendo como produto a formação da malonil-CoA. Posteriormente, a malonil-CoA passa por ciclos de quatro etapas de reações químicas catalisadas pelo complexo enzimático denominado ácido graxo sintase 1 (do inglês, *fatty acid synthase* – FAS). A FAS garante que, em cada passagem no ciclo, serão adicionados dois carbonos na estrutura da malonil-CoA, formando, dessa maneira, a cadeia do futuro ácido graxo saturado.

Mobilização das reservas de lipídio mediada pela lipólise

Até o momento, foram descritos processos metabólicos representados pelo armazenamento do triacilglicerol no tecido adiposo, ou seja, foi abordado contexto de síntese/formação de moléculas por meio do aumento de substratos energéticos na corrente sanguínea, especialmente, os ácidos graxos. Por outro lado, o corpo humano exibe processos metabólicos que permitem a mobilização dos ácidos graxos contidos nos adipócitos, tanto em repouso quanto em situações que necessitam de maior energia. Para que eles atinjam a circulação e cheguem aos mais diversos tecidos, o triacilglicerol armazenado é hidrolisado por enzimas lipolíticas em suas três moléculas de ácidos graxo e glicerol, processo denominado lipólise. Posteriormente, os ácidos graxos são liberados na circulação e carreados por seu transportador, a proteína albumina, aos tecidos que necessitam de sua energia de oxidação. A prática de exercício físico é um bom exemplo de atividade que aumenta a lipólise do tecido adiposo, por exemplo, exercícios contínuos, como corrida, ciclismo e natação de intensidades leve a moderada (25 a 65% do VO_{2max}), ou até mesmo protocolos de exercício físico mais intensos, como corridas intervaladas acima de 90% do VO_{2max}.

Para entender o processo de lipólise, primeiro é necessário entendermos como o tecido adiposo mantém armazenadas as gotículas lipídicas e quais os estímulos necessários para que ocorra a hidrólise dessas moléculas.

As gotículas lipídicas se encontram no citoplasma das células adiposas e são compostas por moléculas de triacilglicerol e ésteres de colesterol revestidos por uma monocamada de fosfolipídios, que, por sua vez, são circundados por um grupo de proteínas denominadas perilipinas. A principal função das perilipinas é manter as gotículas lipídicas protegidas no citoplasma dos adipócitos, principalmente de enzimas hidrolíticas que lá se encontram. Dessa forma, situações em que a necessidade de mobilização dos ácidos graxos é reduzida como períodos pós-alimentação, as perilipinas se encontram fortemente ligadas à porção polar dos fosfolipídios da gotícula lipídica. Entretanto, no contexto de déficit energético como exercício físico, a ligação das perilipinas é afrouxada, permitindo que lipases citoplasmáticas hidrolisem o triacilglicerol da gotícula lipídica **(Figura 2.3)**. As modificações para que a mobilização aconteça são marcadas pelas seguintes características:

1. O aumento do déficit energético, como a prática de exercício físico ou dietas hipocalóricas, estimula a liberação de hormônios contrarreguladores da ação da insulina, ou seja, hormônios catabólicos como as catecolaminas liberadas pela medula da glândula suprarrenal.
2. Adipócitos apresentam grande expressão dos receptores β-adrenérgicos subtipo 1 e 2 (β-Ad 1-2), o que facilita a ligação das catecolaminas liberadas, em especial, a adrenalina.
3. O complexo adrenalina-receptor ativa a proteína G estimulatória (proteína Gi) associada ao receptor β-Ad que, por sua vez, fosforila a enzima adenilil ciclase na

membrana do adipócito. A adenilil ciclase catalisa a conversão da molécula de ATP em AMP cíclico, o segundo mensageiro da via adrenérgica que amplifica o sinal por meio da fosforilação da proteína quinase A (PKA).

4. A PKA fosforila a perilipina 1 (PLIN1) encontrada na camada das perilipinas. Esse evento é essencial para a modificação na estrutura das perilipinas e da gotícula lipídica, pois facilita o acesso das lipases. Além disso, a fosforilação da PLIN1 estimula a dissociação da proteína identificação comparativa gene 58 (CGI-58), um importante coativador da atividade lipolítica da lipase de triacilglicerol do adipócito (ATGL), outra enzima ativada pela PKA. Por fim, a PKA também fosforila a lipase sensível a hormônio (HSL), ativando suas respectivas subunidades catalíticas para a hidrólise do triacilglicerol.

5. A ATGL hidrolisa o triacilglicerol em diacilglicerol (DAG); posteriormente, a HSL hidrolisa o DAG em monoacilglicerol (MAG); e, por fim, a molécula de glicerol é separada do terceiro ácido graxo por ação da lipase de monoacilglicerol (MGL), outra enzima hidrolítica abundante no citoplasma do adipócito.

6. Situações em que o adipócito não necessita das moléculas de ácidos graxos e glicerol como fonte de energia facilitam a liberação dos ácidos graxos pela FABP e do glicerol pela família de canais proteicos denominados aquaporina.

7. Os ácidos graxos são transportados, principalmente, para os tecidos mais ativos (p. ex.: musculatura esquelética) para serem oxidados, e o glicerol pode ser convertido em glicose no fígado e liberado na circulação para ser utilizado como fonte energética.

Os mecanismos de lipólise são essenciais para a manutenção da prática de exercício físico nas mais diversas intensidades, porque as reservas de glicogênio e fosfocreatina na musculatura são limitadas. Dessa forma, os ácidos graxos liberados entram na musculatura esquelética e são transportados para a mitocôndria, onde passarão por processos de descarboxilação (β-oxidação) e oxidação (ciclo do ácido tricarboxílico). Esses dois processos são essenciais para que a energia de ligação contida na estrutura dos ácidos graxos seja utilizada para a ressíntese de ATP na cadeia de transporte de elétrons, um complexo proteico-férrico encontrado na membrana interna mitocondrial.

TRANSPORTE DOS ÁCIDOS GRAXOS PARA A MATRIZ MITOCONDRIAL

Após a chegada dos ácidos graxos nos capilares da musculatura esquelética, esses lipídios rapidamente se dissociam da albumina e atravessam a membrana plasmática do músculo por meio de transportadores específicos de ácidos graxos. No citosol do miócito em constante atividade durante a prática de exercício físico, o ácido graxo é rapidamente mobilizado para o interior da mitocôndria, onde coexistem diversas enzimas para oxidá-lo e, consequentemente, utilizar sua energia para a ressíntese de ATP. Os ácidos graxos que têm caudas maiores que 14 carbonos não são capazes de passar pelas duas membranas mitocondriais livremente. Dessa forma, essas moléculas passam por um breve ciclo de esterificação (ligação com CoA) e transesterificação (ligação com a carnitina).

O passo de esterificação do ácido graxo é mediado pela enzima acil-CoA-sintetase e obtém como produto da reação a molécula acil-graxo-CoA. Próximo da membrana externa da mitocôndria, o acil-graxo-CoA sofre reação enzimática de transesterificação, mediada pela enzima carnitina acil-transferase I. Essa reação permite que a molécula de carnitina se ligue ao grupo acil-graxo, com simultânea dissociação da CoA e formação do acil-graxo--carnitina. Além disso, a ligação da carnitina ao esqueleto do ácido graxo é um passo importante para comprometer o ácido graxo a chegar ao seu destino, a matriz mitocondrial, porque o então éster de acil-graxo-carnitina atravessa a membrana externa da mitocôndria por poros formados pela proteína porina e, do espaço intermembrana mitocondrial (espaço entre a membrana interna e externa), ele se desloca para a matriz mitocondrial passando pela membrana interna por difusão facilitada pelo transportador acil carnitina/carnitina. Na matriz mitocondrial, o acil-graxo-CoA é reciclado novamente por meio da reação enzimática de dissociação da carnitina e adição da CoA, reação catalisada pela enzima carnitina-aciltransferase II. Dessa forma, o acil-graxo-CoA chega a seu destino para entrar no processo de β-oxidação (Figura 2.3).

β-OXIDAÇÃO

A β-oxidação representa o primeiro passo de reações oxidativas sobre as moléculas de acil-graxo-CoA que chegam à matriz mitocondrial e permitem a transferência dos elétrons para os transportadoras de elétrons (FAD e NAD⁺), produzindo a acetil-CoA como produto. Para que possamos explicar o passo a passo das reações enzimáticas na β-oxidação, iremos tomar como exemplo a chegada de um acil-graxo-CoA saturado de 16 carbonos à matriz mitocondrial, o palmitoil-CoA (palmitato), uma vez que ácidos graxos graxos poli-insaturados ou que têm número de átomos de carbono ímpar (incomuns em humanos) requerem algumas reações extras.

Basicamente, a β-oxidação é caracterizada por quatro reações enzimáticas que, ao final, retiram duas moléculas de carbono do palmitoil-CoA e as condensam com a CoA, formando a acetil-CoA. Abaixo se encontra a descrição de cada etapa.

- **Etapa 1** Desidrogenação dos carbonos α e β (C-2 e C-3) do palmitoil-CoA pela enzima acil-CoA-desidrogenase ligada ao grupo prostético FAD. Dessa forma, os elétrons removidos são transferidos para o FAD (reduzindo-o a FADH$_2$), que, imediatamente, doa os elétrons para a cadeia transportadora de elétrons mitocondriais para a ressíntese de ATP a partir das moléculas de ADP e Pi. Além disso, após a reação enzimática, é formado a trans-Δ²-Enoil-CoA.
- **Etapa 2** A enzima enoil-CoA hidratase catalisa a reação de hidratação (adição de uma molécula de água) na ligação dupla da trans-Δ²-Enoil-CoA para formar o estereoisômero L da β-hidroxiacil-CoA (3-hidroxiacil-CoA).
- **Etapa 3** Desidrogenação do L-β-hidroxiacil-CoA pela enzima β-hidroxiacil-CoA-desidrogenase ligada ao NAD⁺ para formar β-cetoacil-CoA. O NADH formado doa os elétrons para a cadeia transportadora de elétrons mitocondriais para uma ação semelhante à do FADH$_2$ no passo 1.
- **Etapa 4** A enzima acil-CoA-aceiltransferase catalisa a reação entre a molécula de CoA e o β-cetoacil-CoA e transfere dois carbonos para a molécula de CoA, forman-

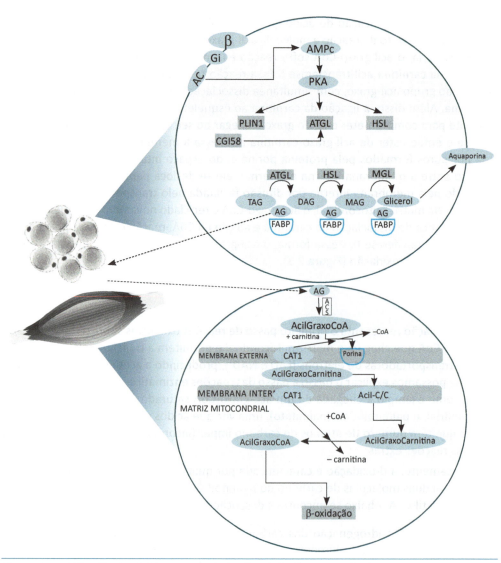

Figura 3 Mobilização dos ácidos graxos derivados da lipólise nos adipócitos para a matriz mitocondrial dos miócitos.

AC = adenilil ciclase, Gi = proteína G estimulatória, β = receptor β-adrenérgico, AMPc = 3´5´-adenosina-monofosfato-cíclico, PKA = proteína quinase A, Plin 1 = perilipina 1, ATGL = lipase de triacilglicerol do adipócito, HSL = lipase sensível a hormônio, MGL = lipase de monoacilglicerol, CGI58 = identificação comparativa gene 58, TAG = tracilglicerol, DAG = diacilglicerol, MAG = monoacilglicerol, AG = ácido graxo, FABP = proteína de ligação ao ácido graxo, ACS = acil-CoA-sintetase, CoA = coenzima A, CAT1 = carnitina acil-transferase I, CAT2 = carnitina acil-transferase II, Acil-C/C = transportador acil carnitina/carnitina.

do a acetil-CoA. O outro produto é a molécula de palmitoil-CoA reduzida em dois carbonos (miristato, 14 carbonos). O palmitoil-CoA encurtado entra de novo na sequência de reações.

Dessa forma, para que toda estrutura carbônica do palmitoil-CoA passe pelas quatro reações, é necessário que o ciclo se repita mais seis vezes, ao passo que os dois últimos carbonos do palmitoil-CoA restantes permaneçam como Acetil-CoA. Finalmente, o balanço geral entre reagentes utilizados e produtos formados na β-oxidação a partir de uma molécula de palmitoil-CoA será:

Reagentes	Palmitoil-CoA + 7CoA + 7FAD + 7NAD$^+$ + 7H$_2$O
Produtos	8 acetil-CoA + 7FADH$_2$ + 7NADH + 7H$^+$

Posteriormente, a acetil-CoA pode ser oxidada em H$_2$O e CO$_2$, no ciclo do ácido tricarboxílico, um maquinário enzimático que representa o segundo passo da oxidação dos ácidos graxos. Quanto às moléculas de FAD e NAD$^+$ reduzidas (FADH$_2$ e NADH), após receberem elétrons na β-oxidação e no ciclo do ácido tricarboxílico, transportam os elétrons para cadeia de transporte de elétrons, um maquinário-chave que converte parte da energia liberada durante a reações oxidativas em energia de ligação na molécula de ATP. O ciclo do ácido tricarboxílico (Figura 2.6) e a cadeia de transporte de elétrons (Figura 2.7) são discutidos posteriormente neste capítulo.

METABOLISMO DO COLESTEROL

O colesterol é uma molécula biológica de extrema importância para a homeostase do organismo, pois é a base da estrutura da membrana celular, da síntese de hormônios esteroides, da formação dos ácidos biliares e da vitamina D e se faz necessária desde as fases iniciais do desenvolvimento intrauterino. A molécula de colesterol está presente na vida dos mamíferos desde o seu desenvolvimento fetal até seu fim.

O controle da quantidade de colesterol ocorre pela relação inversamente proporcional da biossíntese hepática com os ésteres de colesterol advindos da absorção intestinal, ou seja, quanto maior a absorção intestinal menor deve ser a produção hepática. Pouco menos da metade do colesterol deriva da biossíntese *de novo*. A biossíntese no fígado é responsável por aproximadamente 10% e o intestino por 15% da quantidade produzida diariamente.

A molécula de colesterol é um álcool policíclico de cadeia longa composto por 27 átomos de carbono, todos provenientes da acetil-CoA. Esse é um ponto-chave para entendermos a bioenergética do colesterol proposta neste capítulo.

O colesterol está presente no nosso organismo em duas formas:

- colesterol livre; e
- ésteres de colesterol.

O colesterol livre é a forma ativa e o éster de colesterol é a forma inativa. Os ésteres de colesterol são formados quando o colesterol é esterificado com ácidos graxos. A principal importância da conversão do colesterol em ésteres de colesterol é a de facilitar o transporte do colesterol. Essa conversão aumenta a quantidade de colesterol que pode ser empacotada no interior de uma lipoproteína, como as LDL, HDL e VLDL, que mais adiante abordaremos de forma mais aprofundada e facilitam o transporte do colesterol no sangue. Para ser transportado em sua forma livre, o colesterol se ligaria apenas à superfície externa da lipoproteína, possibilitando uma quantidade muito menor para ser transportada no sangue.

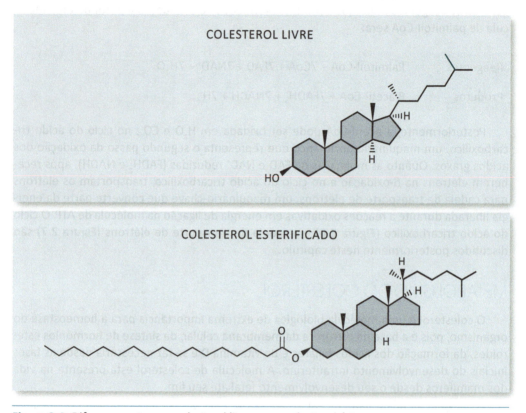

Figura 2.4 Diferença entre um colesterol livre e um colesterol éster.

Síntese do colesterol

Como já apresentadas algumas vezes no decorrer deste capítulo, a síntese de colesterol é necessária para o organismo desempenhar diversas funções, como a síntese de hormônios e de membranas celulares e a produção de sais biliares e lipoproteínas. Os tecidos capazes de sintetizar o colesterol são: fígado e intestino, em maiores proporções; e, em proporções bem menores, as gônadas e a região cortical da suprarrenal. A via da biossíntese do colesterol envolve enzimas presentes no citoplasma, retículo endoplasmático e peroxissomos. Para que o colesterol seja sintetizado, o organismo precisa estar em um estado em que há grande disponibilidade de ATP, pois o contexto metabólico de síntese desta molécula ocorre quando houver a biodisponibilidade de acetil-CoA, assim os períodos pós-prandiais são os momentos de maior síntese de colesterol.

O processo de síntese do colesterol pode ser composto por cinco etapas principais pontuadas de forma sucinta logo abaixo. Devemos lembrar que a molécula precursora do colesterol é o acetil-coenzima A, como a maioria dos lipídios biológicos que se iniciam com o grupo acetato de dois carbonos da acetil-CoA. Na síntese do colesterol, essa via é também conhecida como via do **mevalonato**, que culmina com a síntese da molécula de isoprenoide, pirofosfato de isopentenil (IPP), que será descrita a seguir:

1. Conversão das acetil-CoAs em 3-hidroxi-3-metilglutaril-CoA (HMG-CoA);
2. Conversão do HMG-CoA em mevalonato;
3. Conversão do mevalonato em pirofosfato de isopentenil (IPP);
4. Conversão de IPP em esqualeno; e
5. Conversão de esqualeno em colesterol.

- **Etapa 1:** Conversão das acetil-CoAs em 3-hidroxi-3-metilglutaril-CoA (HMG-CoA)

  O acetil-CoA utilizado para a biossíntese do colesterol é derivado de uma reação de oxidação (p. ex.: ácidos graxos ou piruvato) nas mitocôndrias e é transportado para o citoplasma pelo mesmo processo descrito para a síntese de ácidos graxos. Todas as reações de redução da biossíntese do colesterol usam a nicotinamida adenina dinucleótido fosfato (NADPH) como cofator. O NADPH é a forma reduzida de NADP+ e se difere de NAD+ devido à presença de um grupo fosfato adicional que transporta o grupamento adenina. O NADPH é um receptor de elétrons presente nas reações da via das pentoses-fosfato e na transformação de malato em piruvato.

  O processo para a metabolização das moléculas de acetil-CoA de dentro da mitocôndria para o citoplasma ocorre a partir da reação catalisada pela enzima malato desidrogenase e gera NADPH, que pode ser usado para a síntese de ácidos graxos e colesterol. A conversão de acetil-CoA se inicia no citoplasma celular a partir da fusão de duas moléculas de acetil-CoA e da ação da enzima tiolase, que formam a acetoacetil-CoA, que se une a uma terceira molécula de acetil-CoA devido à ação da enzima β-hidroxi-β-metilglutaril-CoA sintetase e produz o β-hidroxi-β-metilglutaril-CoA (HMG-CoA). É possível observar que a formação da HMG-CoA é um produto comum da cetogênese, a qual produz os corpos cetônicos. No entanto, as enzimas precursoras são diferentes, assim como o início da síntese de colesterol que ocorre fora da mitocôndria, no citoplasma das células.

- **Etapa 2:** Conversão do HMG-CoA em mevalonato

  Esta pode ser considerada uma das reações enzimáticas mais importantes do metabolismo de todo o organismo. Também conhecida como *"rate limiting step"*, etapa de taxa limitante, pois é a etapa que determina a quantidade de colesterol que será produzida.

  A enzima **β-hidroxi-β-metilglutaril-CoA redutase (HMG-CoA redutase)** é determinante para a produção de colesterol. Muitos fármacos são produzidos com o objetivo de bloquear a ação dessa enzima e reduzir a produção endógena de colesterol. Esta etapa é definida por uma única reação enzimática, a conversão de HMG-CoA em mevalonato por meio da enzima HMG-CoA redutase localizada no retículo endoplasmático (RE). Para essa reação se faz necessária a biodisponibilidade dos cofatores NADPH que são consumidos durante a conversão de HMG-CoA em mevalonato.

Dada sua grande relevância metabólica, é importante também a compreensão da regulação proteolítica da HMG-CoA redutase, a qual é mediada pelas alterações da taxa de fluxo por meio da síntese do mevalonato. Quando o fluxo é alto, a taxa de degradação HMG-CoA redutase também é alta. Quando o fluxo é baixo, a degradação da HMG-CoA redutase diminui. Quando os níveis de esterol aumentam nas células, há um aumento concomitante na taxa de degradação de HMG-CoA redutase. A degradação do HMG-CoA redutase ocorre dentro do proteassoma, um complexo multiproteico dedicado à degradação de proteínas. O principal esterol que regula a degradação de HMG-CoA redutase é o próprio colesterol, ou seja, à medida que os níveis de colesterol livre aumentam nas células, a taxa de degradação da HMG-CoA redutase aumenta.

- **Etapa 3:** Conversão do mevalonato em pirofosfato de isopentenil (IPP)

  O mevalonato é ativado por duas fosforilações sucessivas pelas enzimas catalizadoras, mevalonato quinase e fosfomevalonato quinase, e produz sequencialmente 5-fosfato de mevalonato e 5-difosfato de mevalonato. Este último composto também pode ser chamado simplesmente de mevalonato. Após a formação do mevalonato, uma descarboxilação dependente de ATP produz pirofosfato de isopentenil (IPP), que é uma molécula de isoprenoide ativada. A importância dessa etapa se deve às múltiplas funções do IPP, pois esse produto pode ser precursor da síntese de vitaminas A, E, K, ubiquinona e carotenoides.

- **Etapa 4:** Conversão de IPP em esqualeno

  O isopentenil é um composto formado por 5 carbonos, também chamado de unidade isoprênica. Para a formação de colesterol, são necessárias 21 reações e várias moléculas de IPP são condensadas, formando compostos de 10, 15, 20, 25 carbonos, até formar o escaleno com 30 carbonos.

- **Etapa 5:** Conversão de esqualeno em colesterol

  Devido à ação da enzima ciclase, o escaleno se condensa, fechando os anéis e formando no lanosterol. O lanosterol tem sua importância, pois é o composto a partir do qual todos os esteroides são derivados. Após cerca de 19 reações, dentre elas a demetilação do carbono 14 pelo citocromo P450, o lanosterol dá origem ao colesterol.

A síntese e a utilização do colesterol devem ser rigorosamente reguladas, a fim de evitar excesso de acúmulo e deposição anormal no organismo, pois as complicações advindas dessa deposição anormal são precursoras de muitas complicações metabólicas conhecidas. Ao produzir uma quantidade maior de colesterol, o organismo promove ajustes com o objetivo de se reduzir essa produção sinalizando aos órgãos produtores de colesterol o transporte reverso do colesterol (TRC), ou seja, retornando o colesterol circulantes ao fígado via lipoproteína de baixa densidade (LDL).

Lipoproteínas e o transporte do colesterol

Para que o corpo faça uso de lipídios na dieta, eles devem, primeiro, ser absorvidos pelo intestino delgado. A forma predominante de lipídio na dieta humana é o triacilglicerol. Como essas moléculas são óleos, elas são essencialmente insolúveis no ambiente aquoso do intestino. A solubilização (ou emulsificação) dos lipídios da dieta é realizada principalmente no intestino delgado, por meio dos ácidos biliares. Os ácidos biliares são sintetizados a partir do colesterol no fígado e armazenados na vesícula biliar. Após a ingestão de alimentos, os ácidos biliares são liberados e secretados no intestino. Alguma emulsificação lipídica ocorre no estômago devido à ação agitadora desse órgão, que torna parte do lipídio acessível à lipase gástrica. Essa temática será um pouco mais aprofundada no tópico a seguir.

Os triglicerídeos e o colesterol dietéticos, assim como triglicerídeos e colesterol sintetizados pelo fígado, são solubilizados em complexos lipoproteicos. Esses complexos contêm gotículas de lipídios triglicerídeos e ésteres de colesterol rodeados pelos fosfolipídios polares e proteínas identificadas como apolipoproteínas e variam em seu conteúdo de lipídios e proteínas como apresentado no Quadro 2.1, a seguir.

Quadro 2.1 Composição dos principais complexos lipoproteicos

Lipoproteína	Fonte	Dens. (g/mL)	%Ptn[a]	%TG[b]	%FL[c]	%EC[d]	%CL[e]	%AGL[f]
Quilomícrons	Intestino	< 0,95	1-2	85-88	8	3	1	0
VLDL	Fígado	0,95-1,006	7-10	50-55	18-20	12-15	8-10	1
IDL	VLDL	1,006-1,019	10-12	25-30	25-27	32-35	8-10	1
LDL	VLDL	1,063-1,125	33-35	5-15	32-43	20-30	5-10	0
HDL2*	Intestino, fígado, (quilomícrons e VLDL)	1,063-1,125	33-35	5-15	32-43	20-30	5-10	0
HDL3*	Intestino fígado, (quilomícrons e VLDL)	1,125-1,21	55-57	3-13	26-46	15-30	2-6	6
Albumina-AGL	Tecido adiposo	>1,281	99	0	0	0	0	100

[a] Proteína, [b] Triglicerídeos, [c] Fosfolipídios, [d] Ésteres de colesterol, [e] Colesterol livre, [f] Ácidos graxos livre.

*HDL2 e HDL3 são derivados do HDL nascente como resultado da aquisição de inúmeras proteínas (como apolipoproteínas), ésteres de colesterol e triglicerídeos.

QUILOMÍCRONS

Os quilomícrons estão presentes na mucosa intestinal como um meio de transportar o colesterol e triglicerídeos da dieta para o resto do corpo. Os quilomícrons são, portanto, as moléculas especializadas por mobilizar os lipídios da dieta (exógenos) para a circulação sanguínea. Os lipídios predominantes dos quilomícrons são triglicerídeos (veja a Tabela anterior). As apolipoproteínas que predominam antes de os quilomícrons entrarem na circulação incluem apoB-48, apoA-I, apoA-II e apoA-IV. ApoB-48 combina apenas com quilomícrons. A incorporação de apoB-48 na formação de quilomícrons envolve a função do complexo heterodimérico associado ao retículo endoplasmático (ER), chamado proteína de transferência de triglicerídeos microssômicos, MTTP (também identificado como MTP). Os quilomícrons deixam o intestino por meio do sistema linfático e entram na circulação na veia subclávia esquerda. Na corrente sanguínea, os quilomícrons adquirem a apoE a partir do HDL plasmático.

VLDL, IDL e LDL

A ingestão alimentar de gorduras e carboidratos além das necessidades do corpo leva à sua conversão em triglicerídeos no fígado. Esses triglicerídeos são empacotados em VLDL e liberados na circulação para ser entregues aos vários tecidos, principalmente os tecidos muscular e adiposo, para armazenamento ou produção de energia por oxidação. As VLDL são moléculas formadas para transportar triglicerídeos derivados endogenamente para tecidos extra-hepáticos. Além dos triglicerídeos, o VLDL contém alguns ésteres de colesterol, colesterol livre e a apoproteína apoB-100 (uma única cópia). A incorporação de apoB-100 na formação de partículas de VLDL, semelhante à incorporação de apoB-48 nos quilomícrons, envolve também a função da MTTP. Após a secreção no sangue, o VLDL acumula apoC-I, apoC-II, apoC-III e apoE do HDL circulante de maneira semelhante à incorporação dessas apolipoproteínas em quilomícrons nascentes.

O fígado absorve a IDL e a LDL depois que elas interagem com o receptor de LDL para formar um complexo que é, então, endocitado pela célula. Para que os receptores de LDL no fígado reconheçam a IDL, é necessária a presença de apoB-100 e o aprimoramento da IDL pela presença de apoE. O receptor de LDL também é chamado de receptor de apoB-100/apoE. Um dos eventos que resulta na conversão de IDL em LDL é a perda de apoE, que é retornada ao HDL. Embora as partículas de LDL ainda contenham apoB-100, a perda de apoE reduz sua afinidade pelo receptor, o que é necessário para a ligação ao receptor de LDL. Qualquer perturbação na regulação sérica do colesterol resultará em aumento do LDL circulante. Quanto mais tempo o LDL permanecer no sangue, maior a probabilidade de os componentes lipídicos e de proteínas ficarem oxidados (formando oxLDL). O significado da oxLDL é que essas partículas estão ligadas aos receptores da oxLDL, principalmente nos macrófagos, o que leva a uma inflamação intravascular aumentada.

HDL

Os HDL representam uma população heterogênea de lipoproteínas, pois existem como partículas funcionalmente distintas e de diferentes tamanhos, conteúdo de proteínas e composição lipídica. Uma das principais funções do HDL é adquirir colesterol a partir de tecidos periféricos e transportá-lo de volta ao fígado, onde é convertido em ácidos biliares e pode ser excretado pelas fezes. Essa função é conhecida como transporte reverso de colesterol (TRC). O papel do HDL no TRC representa a principal função ateroprotetora dessa classe de lipoproteína, ou seja, o HDL é a lipoproteína que previne o desenvolvimento de lesões ateroscleróticas na vasculatura. Além do TRC, o HDL também exerce efeitos anti-inflamatórios, antioxidantes e vasodilatadores que, juntos, representam funções ateroprotetoras adicionais a ele. Também há evidências que demonstram que o HDL tem propriedades antiapoptóticas, antitrombóticas e anti-infecciosas. Com relação a essas várias funções ateroprotetoras do HDL, são as pequenas partículas densas (referidas como HDL3) que são as mais benéficas.

O HDL começa como a única proteína apolipoproteína A-I (apoA-I), que é sintetizada *de novo* no fígado e no intestino delgado. Esses HDL recém-formados são desprovidos de colesterol, ésteres de colesterol, lipídios e outras proteínas. À medida que a apoA-I capta o colesterol, a partícula de HDL nascente resultante começa a acumular inúmeras proteínas do sangue. De fato, uma função principal do HDL é atuar como um estoque circulante de apoC-I, apoC-II e apoE. A apoA-I é a proteína mais abundante no HDL, constituindo mais de 70% da sua massa total de proteínas. Além das apolipoproteínas, o HDL carrega inúmeras enzimas que participam de suas atividades antioxidantes. Na circulação, o colesterol encontrado nas membranas plasmáticas pode ser extraído por HDL e esterificado pela enzima lecitina-colesterol aciltransferase (LCAT) associada ao HDL. O colesterol adquirido dos tecidos periféricos pelo HDL pode, então, ser transferido para VLDL e LDL por meio da ação da proteína de transferência de éster de colesterol (CETP), que também está associada ao HDL. O TRC permite que o colesterol periférico retorne ao fígado via LDL. Por fim, o colesterol é excretado na bile como colesterol livre ou como sais biliares após a conversão em ácidos biliares no fígado.

Valores séricos de colesterol

Os exames-padrão de sangue realizados em jejum para perfis de colesterol e lipídios incluem valores para colesterol total, colesterol HDL (colesterol "bom"), colesterol LDL (colesterol "ruim") e triglicerídeos. O histórico familiar e o estilo de vida, incluindo fatores como pressão arterial e tabagismo ou não, afetam o que seria considerado ideal *versus* valores não ideais para o perfil lipídico do sangue em jejum. O **Quadro 2.2**, a seguir, apresenta os valores para vários lipídios que indicam o risco baixo a alto para doença arterial coronariana.

Quadro 2.2 Valores de referência do perfil lipídicos para adultos > 20 anos. De acordo com a V Diretriz Brasileira de Dislipidemias e Prevenção da Alterosclerose.

Colesterol total no soro

< 200 mg/dL = valores desejados

200–239 mg/dL = limítrofe a alto risco

240 mg/dL e acima = alto risco

Colesterol HDL

< 40 mg/dL para homens e < 50 mg/dL para mulheres = maior risco

40-50 mg/dL para homens e 50-60 mg/dL para mulher = valores normais

Valores maiores que 60 mg/dL está associado a algum nível de proteção contra doenças cardíacas.

Colesterol LDL
< 100 mg/dL = valores ideais
100 mg/dL – 129 mg/dL = ideal para próximo do ideal
130 mg/dL – 159 mg/dL = alto risco limítrofe
160 mg/dL – 189 mg/dL = alto risco
190 mg/dL e mais alto = risco muito alto

Triglicerídeos
< 150 mg/dL = normal
150 mg/dL - 199 mg/dL = limítrofe a alto risco
200 mg/dL – 499 mg/dL = alto risco
> 500 mg/dL = risco muito alto

SÍNTESE E METABOLISMO DOS ÁCIDOS BILIARES

Os ácidos biliares mais abundantes na bílis humana são o ácido quenodesoxicólico (45%) e o ácido cólico (31%). Estes são referidos como os ácidos biliares primários. A principal via para a síntese dos ácidos biliares é iniciada por hidroxilação do colesterol na posição 7, pela ação do colesterol 7α-hidroxilase (CYP7A1), que é uma enzima localizada no RE. O CYP7A1 é um membro da família de enzimas metabólicas do citocromo P450. A via iniciada pelo CYP7A1 é referida como a via "clássica" ou "neutra" da síntese de ácidos biliares. A reação catalisada pela 7α-hidroxilase (CYP7A1) é a etapa limitante da taxa na síntese de ácidos biliares. A expressão do CYP7A1 ocorre apenas no fígado. Após o isolamento e a caracterização dos receptores farnesoides X (FXR), para os quais os ácidos biliares são ligantes fisiológicos, começam a surgir as funções dos ácidos biliares na regulação da homeostase de lipídios e glicose. No fígado, sabe-se que a ação de FXR regula a expressão de genes envolvidos no metabolismo lipídico, como a SREBP-1c, no metabolismo de lipoproteínas, como a apoC-II, no metabolismo de glicose, como a PEPCK, e na hepatoproteção via CYP3A4, que era originalmente identificada como nifedipina oxidase, sendo que a nifedipina é um membro dos medicamentos bloqueadores dos canais de cálcio.

Antes de os ácidos biliares primários serem secretados no lúmen canalicular, eles são conjugados por meio de uma ligação amida no grupo carboxila terminal com um dos aminoácidos glicina ou taurina, formando os glicoconjugados e os tauroconjugados, respectivamente. Esse processo de conjugação aumenta a natureza anfipática dos ácidos biliares, tornando-os mais facilmente secretados e menos citotóxicos. Os ácidos biliares conjugados são os principais solutos da bílis humana. A mistura de sais biliares, fosfolipídios e colesterol é então transportada, via canalículos, para a vesícula biliar, onde é concentrada para formar bile. A composição da bile é 85% de água, 67% de sais biliares, 22% de fosfolipídios e 4% de colesterol. Além disso, a bile contém eletrólitos, minerais, níveis menores de proteínas, bilirrubina e pigmentos de biliverdina. A bilirrubina e a biliverdina são as que conferem a tonalidade verde-amarela ou laranja à bílis. O papel principal do sal biliar é solubilizar o colesterol, impedindo a cristalização do colesterol e a formação de cálculos de colesterol, também conhecidos como cálculos biliares.

Os ácidos biliares são originalmente identificados em quatro funções fisiologicamente importantes:

1. síntese e subsequente excreção nas fezes, que representam o único mecanismo significativo para a eliminação do excesso de colesterol;
2. solubilização do colesterol na bílis pelos ácidos biliares e fosfolipídios, que impede a precipitação do colesterol na vesícula biliar;
3. facilitação da digestão dos triacilgliceróis alimentares, agindo como agentes emulsificantes que tornam as gorduras acessíveis às lipases pancreáticas; e
4. auxílio da absorção intestinal de vitaminas lipossolúveis.

Novas ideias sobre as atividades biológicas dos ácidos biliares foram elucidadas. Estudos promissores demonstram que os ácidos biliares estão envolvidos no controle de seu próprio metabolismo e no transporte via circulação entero-hepática, regulam o metabolismo lipídico e glicolítico, controlam eventos de sinalização da regeneração hepática e regulam, também, o gasto energético geral. Assim, é importante considerarmos e entendermos cada vez mais a relevância do metabolismo hepático na produção dos ácidos biliares.

FORMAÇÃO DOS CORPOS CETÔNICOS

Os corpos cetônicos são produtos derivados do fígado, na quebra dos ácidos graxos durante períodos de baixa disponibilidade energética. A formação de corpos cetônicos é derivada de alguns contextos, como: longos períodos em jejum, baixa taxa glicêmica, exercício físico por períodos prolongados e diabetes mellitus tipo I.

Os corpos cetônicos são produzidos a partir de acetil-CoA, pois a reação entre acetoacetil-CoA e acetil-CoA resulta na produção de HMG-CoA, como previamente descrito nas etapas 1 e 2 da produção do colesterol. Essa reação é catalisada pela enzima HMG-CoA-sintase. Posteriormente, ocorre a quebra de HMG-CoA, que resulta na formação de acetoacetato e acetil-CoA, principalmente na matriz mitocondrial dos hepatócitos, quando os carboidratos são tão escassos que é preciso obter energia pela quebra dos ácidos graxos. Devido às altas concentrações de acetil-CoA presente na célula, o complexo de piruvato desidrogenase é inibido, enquanto o piruvato carboxilase é ativado. O oxaloacetato produzido entrará na gliconeogênese em vez de entrar no ciclo do ácido tricarboxílico, e este último também é inibido pelo nível elevado de NADH resultante da beta-oxidação dos ácidos graxos. Incapaz de ser usado no ciclo do ácido tricarboxílico, o excesso de acetil-CoA é, portanto, redirecionado para a cetogênese.

Os três corpos endógenos de cetona são acetona, ácido acetoacético e ácido beta-hidroxibutírico — embora o ácido beta-hidroxibutírico não seja tecnicamente uma cetona, e sim um ácido carboxílico. Outros corpos cetônicos, como beta-ceto-pentanoato e beta-hidroxi-pentanoato, podem ser criados como resultado do metabolismo de triglicerídeos sintéticos, como a tri-heptanona. A acetona é produzida pela descarboxilação espontânea do acetoacetato. Isso significa que. se esse corpo cetônico não for necessário para produzir energia. ele se decompõe em cinco horas e é removido como lixo. Esse fator "use ou perca" contribui para grande parte da perda de peso encontrada em dietas cetogênicas. A acetona não pode ser convertida novamente em acetil-CoA, portanto é excretada na urina ou exalada, como consequência de sua alta pressão de vapor. A acetona é responsável pelo odor característico "frutado" da respiração das pessoas em cetoacidose.

PROTEÍNAS

Proteínas são polímeros formados a partir de ligações covalentes, também denominadas ligações peptídicas, entre diversos aminoácidos. Estruturalmente, as proteínas se assemelham aos carboidratos e aos lipídios, uma vez que ambos apresentam átomos de carbono, hidrogênio e oxigênio. Entretanto, as proteínas também apresentam átomos de nitrogênio, enxofre e, em alguns casos, cobalto, ferro e fósforo. Fontes dietéticas ricas em proteínas são largamente encontradas em alimentos de origem animal (carne, peixe, frango e ovos) e vegetal (grãos como soja, ervilha, feijão e lentilha).

AMINOÁCIDOS

Como já citado anteriormente, os aminoácidos são os blocos estruturais para a formação das proteínas. Existem pelo menos 20 aminoácidos simples, também denominados α-aminoácidos, no corpo humano. Desses, nove são essenciais (fenilalanina, histidina, isoleucina, lisina, leucina, metionina, treonina, triptofano e valina), ou seja, devem estar presentes na alimentação devido à incapacidade do corpo de produzi-los. Os outros onze aminoácidos (ácido aspártico, ácido glutâmico, alanina, arginina, asparagina, cisteína, glicina, glutamina, prolina, serina e tirosina) são sintetizados no corpo humano a partir dos aminoácidos essenciais e de outras moléculas. A estrutura básica dos aminoácidos (exceto a glicina) envolve um átomo de carbono central (carbono α) ligado a um grupo carboxila (COOH), um grupo amino (NH_3), um átomo de hidrogênio e uma cadeia lateral, também denominada grupo R. Devido a esse arranjo tetraédrico entre o carbono α e seus grupos interligados, os aminoácidos podem se apresentar em duas conformações espaciais diferentes, os estereoisômeros L- e D-aminoácidos. Essas duas conformações foram adotadas com base naquelas que caracterizam o carboidrato de três carbonos, gliceraldeído. Interessantemente, os L-aminoácidos são predominantes no corpo humano, porque essa configuração favorece as ligações de enzimas, algo extremamente importante para grande diversidade de reações químicas celulares.

Basicamente, as principais diferenças entre os aminoácidos se devem a distintas cadeias laterais que cada um apresenta, uma vez que podem variar em tamanho, estrutura e carga elétrica, características que influenciam sua solubilidade em água. Dessa forma, a grande variedade de tamanho, formato e ação das proteínas contidas no corpo humano se deve às diferentes sequências e ao número de aminoácidos presentes em sua estrutura. Essas características possibilitam uma proteína como a hemoglobina ou a albumina carrear diferentes moléculas no sistema circulatório, actina e miosina se estenderem/contrariem em diferentes células ou milhares de enzimas se ligarem em variados substratos. Do ponto de vista biológico, diríamos que é um verdadeiro sucesso evolutivo.

PEPTÍDEOS E PROTEÍNAS

Apesar de os aminoácidos isolados exibirem diversas funções corporais, a formação de polímeros, como peptídeos e proteínas, a partir de sua estrutura fornece macromoléculas importantíssimas para a funcionalidade de todas as células. A ligação dos aminoácidos se assemelha à ligação entre duas moléculas de glicose, ou seja, ambas reações acontecem pelo processo de condensação, marcado pela formação de uma molécula de água. De maneira um pouco mais detalhada, o grupo hidroxila (OH) integrante do grupo α-carboxila (COOH) da estrutura química de um aminoácido reage com hidrogênio do grupo α-amino (NH3) do segundo aminoácido, formando a ligação peptídica entre os dois pela remoção do elemento água (desidratação) e, dessa forma, sintetizando o dipeptídeo. Quando três aminoácidos são ligados por meio de duas ligações peptídicas, é formado o tripeptídeo. Por sua vez, o tetrapeptídeo é formado a partir de três ligações peptídicas. Dessa maneira, seguindo o mesmo princípio, os longos polímeros de aminoácidos formam os polipeptídeos (massa molecular abaixo de 10.000) ou mais longos ainda sintetizam as proteínas (massa molecular acima de 10.000). Após as cadeias polipeptídicas ou proteicas serem formadas, essas grandes moléculas assumem formatos dos mais simples aos mais complexos (tridimensionais). Essas alterações são determinadas pela sequência de aminoácidos contidos na sua estrutura e permitem o desempenho das mais diversas funções.

Outro ponto determinante para a característica das proteínas é a presença de uma ou mais cadeias polipeptídicas. No caso da existência de mais de uma cadeia polipeptídica, a proteína é chamada de multissubunidade, na qual os polímeros de aminoácidos podem ser ou não idênticos. Além disso, a estrutura proteica isolada é denominada proteína simples, ao passo que a existência de outras moléculas em sua estrutura a torna uma proteína conjugada. Um exemplo de proteína simples é o hormônio insulina, responsável pela captação de glicose nos mais diversos tecidos. Por outro lado, lipoproteínas e a hemoglobina representam proteínas conjugadas, com ações no transporte de lipídios e oxigênio, respectivamente. Dessa forma, as características estruturais destacadas possibilitam a formação de verdadeiros maquinários proteicos.

Para que todas as funções proteicas sejam mantidas, o corpo humano mantém um equilíbrio entre o conteúdo de proteínas teciduais e a concentração das proteínas e aminoácidos plasmáticos. Dessa forma, de acordo com a necessidade celular, são realizados a todo momento estímulos de síntese ou degradação proteica, bem como reações de retirada ou troca do grupamento amino dos aminoácidos para a formação de outros aminoácidos e moléculas (transaminação e desaminação). O bom equilíbrio desses processos mantém, por exemplo, as concentrações adequadas de proteínas plasmáticas, como a albumina, o fibrinogênio e as globulinas, que são primordiais para processos de regulação da pressão coloidosmótica do plasma, coagulação e imunidade, respectivamente. Além disso, a manutenção de concentrações adequadas de aminoácidos plasmáticos fornece suporte para o crescimento dos tecidos (síntese da musculatura esquelética, por exemplo), disponibilização de corpos estruturais para a utilização no metabolismo energético, dentre outras funções.

Síntese proteica

Como discutido anteriormente, os aminoácidos são condensados para formação de polímeros proteicos funcionais. Esse processo é denominado síntese proteica. Entretanto, qualquer proteína formada no ambiente celular apresenta uma sequência de aminoácidos previamente estabelecida por um determinado gene contido na fita de DNA. Em outras palavras, a sequência de nucleotídeos de cada gene da fita de DNA contém informações necessárias para a formação de determinada proteína. A expressão dessa informação genética acontece por meio de pares de bases que formam as duplas fitas do DNA, representados pelas junções das bases nitrogenadas adenina (A), timina (T), guanina (G) e citosina (C). Assim, toda a fita de DNA tem vários genes e, cada um desses, apresenta sequências específicas de pares de base, o que possibilita o grande armazenamento de informação.

Com base na estrutura do DNA previamente destacada, a síntese proteica é iniciada com o processo de transcrição, que nada mais é que a formação de uma cópia do DNA, o RNA mensageiro (mRNA). A enzima RNA polimerase e alguns fatores de transcrição se ligam a determinada sequência do DNA (gene) e, mais precisamente, a RNA polimerase estimula a separação da fita dupla do DNA e a formação de uma cadeia antiparalela de mRNA por meio da introdução de nucleotídeos complementares ao da fita de DNA. O mRNA tem como principal função transportar a informação genética para os ribossomos, local onde essa informação será utilizada para a formação da sequência de aminoácidos, processo denominado tradução. Vale destacar que o mRNA tem duas principais diferenças do DNA: a primeira é a sequência de nucleotídeos na qual a base nitrogenada T dá lugar à uracila (U); e a segunda é a fita única de nucleotídeos, diferente da fita dupla encontrada no DNA.

Para que a tradução aconteça, além do ambiente ribossomal e da informação genética contida no mRNA, uma molécula chamada RNA transportador (tRNA) é igualmente importante. O tRNA é formado por uma sequência de nucleotídeos e acilado a um determinado aminoácido (processo denominado ativação) no citoplasma, transportando-o para os ribossomos. As células eucarióticas têm pelo menos um tRNA para cada aminoácido, o que facilita o transporte de todos os aminoácidos necessários para a síntese proteica. Uma outra parte (braço) da estrutura do tRNA apresenta uma sequência de três nucleotídeos denominada anticódon, que pode se ligar a uma sequência de três nucleotídeos do mRNA, denominada códon (**Figura 2.4**). Dessa forma, o processo de tradução da síntese proteica segue por meio dos quatro passos.

1. O mRNA e o tRNA se ligam na subunidade menor do ribossomo; logo depois, a subunidade maior ribossomal se liga, formando o complexo de iniciação; e o anticódon do tRNA é pareado com o códon do mRNA (sequência AUG), iniciando a formação da cadeia polipeptídica.

2. Após o pareamento entre o anticódon e o códon, o tRNA deixa seu respectivo aminoácido no local. O complexo ribossomal se movimenta por meio da fita de mRNA concomitantemente à chegada de outros tRNA que posicionam seus aminoácidos

de acordo com o pareamento de base, alongando a cadeia polipeptídica mediada por proteínas denominadas fatores de alongamento.

3. A cadeia polipeptídica é finalizada quando um códon de parada do mRNA é alcançado e liberado do ribossomo por moléculas que agem como fatores de liberação. Por sua vez, o ribossomo é reciclado para a formação de outras sequências.

4. Por fim, a cadeia polipeptídica se dobra e atinge sua forma tridimensional, podendo antes sofrer algumas alterações enzimáticas, como remoção de aminoácidos, adição de alguns átomos, clivagem proteolítica e inclusão de moléculas.

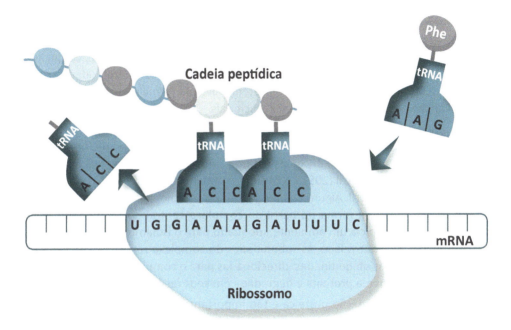

Figura 2.5 Crescimento da cadeia peptídica durante a tradução.

Trp = triptofano, Lys = lisina, Asp = aspartato, mRNA = ácido ribonucleico mensageiro, tRNA = ácido ribonucleico transportador, A = adenina, G = guanina, U = uracila, C = citosina.

Com base nesses mecanismos, a síntese proteica acontece de acordo com a necessidade celular e cada proteína é orientada a chegar em seu local final, seja em organelas, membranas, citosol ou até mesmo ambiente extracelular. Por outro lado, como todas as outras moléculas apresentadas neste capítulo, os processos de síntese são contrabalanceados com processos catabólicos como a degradação, que também afetam as proteínas.

Degradação proteica

A degradação proteica ou quebra das ligações peptídicas tem como principais funções:

1. evitar o acúmulo de proteínas defeituosas no processo de síntese, reduzindo, dessa forma, a probabilidade de desenvolvimento de tumores;

2. renovar estruturas proteicas que se desgastam com o tempo, resgatando, desse modo, a funcionalidade das organelas;
3. eliminar proteínas que cumpriram sua função e precisam ser degradadas para o bom funcionamento das células; e
4. reciclar os aminoácidos para a formação de outras moléculas ou, em alguns casos, utilizá-los como fonte energética.

Para que uma proteína seja direcionada para a degradação em células eucarióticas, é necessário que seja ubiquitinada. A ubiquitina é uma enzima de 76 resíduos de aminoácidos que tem a capacidade de se ligar covalentemente às moléculas proteicas. Os mecanismos que medeiam a ligação entre a ubiquitina e uma determinada proteína envolvem três grandes famílias de enzimas, denominadas enzimas ativadoras E1, enzimas conjugadoras E2 e enzimas ligases E3. Por meio do ciclo de catálise enzimática das referidas enzimas, a ubiquitina é finalmente transferida para a proteína alvo, de forma que ciclos sucessivos de catálise levam ao acréscimo de ubiquitinas adicionais.

Após a ubiquitinação, as proteínas são degradadas em um grande complexo denominado proteassomo 26s. O proteassomo 26s é formado por duas cópias de, no mínimo, 32 subunidades diferentes, que são divididas em dois principais subcomplexos, um complexo central parecido com um barril (20S) e o complexo regulador (em alguns casos, denominado 19S), que envolve o barril. Algumas subunidades do complexo central têm a capacidade proteolítica. Além disso, a forma de barril do complexo central deriva da disposição de suas subunidades e propicia um ambiente adequado para o isolamento das proteínas que serão degradadas. Por outro lado, as subunidades do complexo regulador são capazes de reconhecer as proteínas ubiquitinadas, direcioná-las para o complexo central e remover as ubiquitinas à medida que a proteína é degradada em seus respectivos aminoácidos.

Dessa forma, a degradação proteica é tão importante quanto a síntese, uma vez que propicia o ambiente adequado para a sobrevivência celular. Além disso, esses processos são estimulados, em parte, por hormônios como o cortisol (degradação) e a insulina (síntese). Assim, é evidente que a prática de exercício físico/inatividade física e o comportamento alimentar podem modular o balanço entre síntese e degradação proteica, uma vez que alteram a concentração de substratos energéticos, a liberação de moléculas sinalizadoras e, consequentemente, o metabolismo celular.

METABOLISMO DOS AMINOÁCIDOS: DESAMINAÇÃO E TRANSAMINAÇÃO

Em dietas balanceadas, grande parte das proteínas ingeridas é utilizada como base para o processo biossintético celular, como descrito no processo de síntese proteica. Entretanto, pequenas porcentagens de proteínas podem ser direcionadas diretamente para processos catabólicos (degradação proteica); e seus aminoácidos, mais precisamente, o esqueleto carbônico dos aminoácidos, também chamado de cetoácido, podem ser utilizados pelo organismo para a síntese de ácido graxo e glicose, precursores das vias energéticas para a formação de ATP e/ou a formação de outros aminoácidos.

Apesar da possibilidade de utilização dos aminoácidos em processos catabólicos, é necessária a retirada do nitrogênio (grupo amina) de sua estrutura química, processo denominado desaminação. A desaminação do aminoácido é catalisada por enzimas desaminases no fígado e apresenta como produto da reação a formação do cetoácido derivado do aminoácido desanimado e a formação de amônia, uma molécula tóxica que pode ser direcionada para o ciclo da ureia e excretada, principalmente, na urina. Outro processo que também promove a retirada do grupo amina do aminoácido é a transaminação. Na transaminação, o aminoácido sofre catálise de enzimas transaminases que estimulam a transferência do grupo amina para um ácido aceptor, formando, assim, dois produtos, o novo aminoácido e o cetoácido ao final da reação.

Grande parte dos aminoácidos pode ser utilizada como fonte direta ou indireta de energia após os processos de desaminação e transaminação, ou seja, ser convertida em intermediários das vias energéticas (piruvato, acetil-CoA, α-cetoglutarato, succinil-CoA, fumarato e oxaloacetato) e em substratos energéticos, como glicose e ácidos graxos, a partir das moléculas de piruvato e acetil-CoA. Interessantemente, 18 aminoácidos têm estruturas químicas que permitem a conversão de glicose e 19 podem ser utilizados como fonte de ácidos graxos.

CICLO DO ÁCIDO TRICARBOXÍLICO

Como discutido no decorrer deste capítulo, as moléculas de acetil-CoA formadas, na presença de O_2, a partir do piruvato (via glicolítica) e da degradação do ácido graxo (β-oxidação), podem ser continuamente oxidativas e descarboxiladas para liberar ainda mais energia e, consequentemente, favorecer a ressíntese de mais ATP. O caminho para que isso aconteça é marcado por um elegante e sincronizado ciclo de catálises enzimáticas, denominado ciclo do ácido tricarboxílico.

O ciclo do ácido tricarboxílico, também chamado de ciclo do ácido cítrico ou ciclo de Krebs (homenagem ao seu descobridor Hans Kreb), foi a primeira via cíclica descoberta. Oito enzimas localizadas na matriz mitocondrial compõem o ciclo e promovem a oxidação de acetil-CoA em duas de CO_2, conservando a energia livre por meio da redução de moléculas carreadoras NAD+ e FAD em NADH, $FADH_2$, respectivamente. Além disso, uma molécula de "alta energia" na forma GTP é gerada e, por sua vez, pode fosforilar ADP a ATP. Essas moléculas carreadoras transferem seus prótons e elétrons para a cadeia transportadora de elétrons (CTE) e, por meio da fosforilação oxidativa, reduzem O_2 e geram grandes quantidades de ATP.

Além do importante papel na conservação energética, o ciclo apresenta uma característica anfibólica, caracterizado pela capacidade de servir como via catabólica e anabólica. Intermediários metabólicos do ciclo podem ser utilizados para a biossíntese de outras moléculas, sendo que algumas das reações acontecem fora da mitocôndria. Por exemplo, citrato gerado no ciclo do ácido tricarboxílico é transportado para o citosol, onde é convertido em oxaloacetato e acetil-CoA, que são utilizados para a síntese de nucleotídeos e lipídios, respectivamente.

A utilização desses intermediários promove a redução da concentração e, consequentemente, a desaceleração do ciclo, mas reações de reabastecimento (reações anaperóticas) evitam esse processo. Por exemplo, a importante reação da enzima piruvato carboxilase converte piruvato em oxaloacetato, restabelecendo as concentrações desse intermediário.

REAÇÕES DO CICLO DO ÁCIDO TRICARBOXÍLICO

A primeira reação do ciclo é a condensação de acetil-CoA (dois carbonos) com oxaloacetato (quatro carbonos) para formar citrato (seis carbonos), liberando o grupo CoA por meio da enzima citrato cinase.

Na próxima etapa, a enzima aconitase, em uma sequência de reações, converte citrato em seu isômero isocitrato (seis carbonos).

Na etapa seguinte, ocorre a descarboxilação oxidativa da molécula de isocitrato, que libera CO_2 e reduzi NAD^+ a NADH, formando α-cetoglutarato (cinco carbonos). A enzima que catalisa essa reação é a isocitrato-desidrogenase, que desempenha um papel importante na regulação da velocidade do ciclo.

De forma semelhante ao que ocorre na etapa anterior, o complexo α-cetoglutarato-desidrogenase promove a reação de descarboxilação oxidativa da α-cetoglutarato a succinil-CoA (quatro carbonos), formando outra molécula de CO_2 e NADH.

Na próxima reação, succinil-CoA é clivada em succinato (quatro carbonos), reação reversível e catalisada pela enzima succinil-CoA-sintetase. Nesta etapa, a CoA que estava ligada à molécula succinil-CoA é substituída pelo grupo fosfato que, posteriormente, transfere-se à molécula de GDP, formando GTP.

Então, o succinato é oxidado em fumarato (quatro carbonos), transferindo dois átomos de hidrogênio (e seus elétrons) para molécula de FAD e reduzindo-a a $FADH_2$. A enzima succinato-desidrogenase que catalisa essa reação localiza-se na membrana mitocondrial interna e facilita a transferência de $FADH_2$ para a cadeia de transporte de elétrons.

Na próxima reação, H_2O é adicionado para a molécula de fumarato, formando malato (quatro carbonos), por meio da enzima fumarase, também chamada de fumarato-hidratase.

Na reação final do ciclo, oxaloacetato (quatro carbonos) é regenerado por meio da oxidação de malato, catalisado pela enzima malato-desidrogenase e a molécula de NAD^+ ligada à enzima é reduzida a NADH. Em cada rodada o ciclo, o oxaloacetato é regenerado e pode ser novamente ligado à molécula de acetil-CoA.

Para cada molécula de acetil-CoA que entra no ciclo, três moléculas de NADH (três pares de elétrons) e uma de $FADH_2$ (quatro pares de elétrons) são geradas a partir da redução de NAD^+ e FAD, respectivamente. É importante lembrar, também, da formação de um GTP. Para cada NADH que transfere seus elétrons por meio da cadeia transportadora de elétrons, aproximadamente 2,5 ATP são formados. Para $FADH_2$, aproximadamente 1,5 são formados.

Capítulo 2 Princípios da Bioenergética Celular

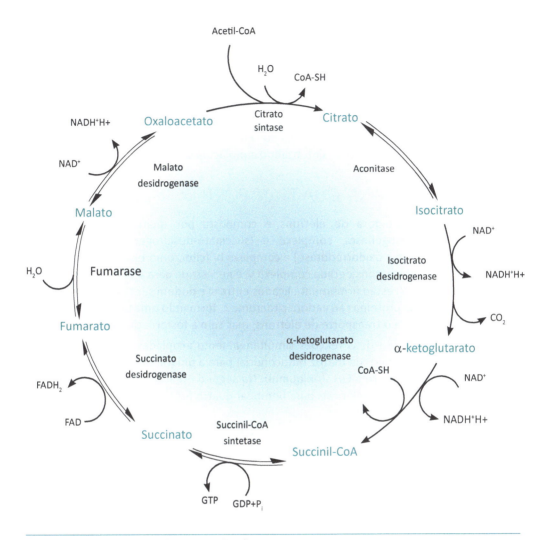

Figura 2.6 Via do ciclo do ácido tricarboxílico.

Legenda: P$_i$: fosfato inorgânico, CoA-SH: coenzima A, CO$_2$ = dióxido de carbono, NAD+ = dinucleótido de nicotinamida, NADH = dinucleótido de nicotinamida reduzido, FAD = dinucleótido de flavina, FADH2 = dinucleótido de flavina reduzido, H$_2$O = molécula de água, GDP = difosfato guanosina, GTP = trifosfato guanosina, H$^+$ = próton.

CADEIA TRANSPORTADORA DE ELÉTRONS

Células aeróbias são abastecidas energeticamente pela oxidação de carboidratos, gorduras e aminoácidos pelo oxigênio molecular. Nesse processo, a energia contida nos substratos na forma de equivalentes redutores (H$^+$, e$^-$ e :H$^+$) é transferida para carreadores de elétrons NAD$^+$ e FADH$_2$. Os equivalentes redutores contidos nos carreadores NADH e FADH2 são transferidos por meio de uma série de reações acopladas de oxidação-redução (redox) até seu aceptor final, a molécula de oxigênio, formando a molécula de H_2O. Essa sequência de reações acopladas é denominada cadeia transportadora de elétrons e acontece na membrana mitocondrial interna.

Os elétrons iniciais presentes nos substratos e nos carreadores apresentam grande energia potencial e, após a sequência de transferência por meio dos complexos da cadeia transportadora de elétrons, são transferidas para o oxigênio com uma menor energia potencial. Durante esse processo, a energia liberada é conservada em um sistema de conversão de energia, no qual a energia potencial dos elétrons é convertida em energia química por meio da fosforilação oxidativa, sintetizando a molécula de ATP.

COMPONENTES DA CADEIA TRANSPORTADORA DE ELÉTRONS

A cadeia transportadora de elétrons é composta por quatro complexos: complexo I (NADH-desidrogenase), complexo II (succinato-desidrogenase), complexo III (ubiquinona:citocromo c-oxidorredutase) e complexo IV (citocromo-oxidase). Além desses complexos, a ATP sintase, considerada complexo V, é necessária para a síntese de ATP. Esses complexos (I, II, III e IV) estão firmemente ligados entre si e podem ser encontrados combinados na presença da proteína carreadora citocromo c, formando uma unidade enzimática com propriedades para o transporte de elétrons, mas sem a fosforilação do complexo V.

O complexo I catalisa duas reações simultaneamente acopladas, (1) transfere o íon hidreto (:H^+) e um próton H^+ da matriz mitocondrial para a ubiquinona (chamada também de coenzima Q ou Q) e forma QH_2 (ubiquinol). Na segunda reação, o complexo I utiliza a energia da transferência dos elétrons para bombear quatro prótons H+ da matriz mitocondrial para o espaço intermembrana.

O complexo II (succinato-desidrogenase) é a mesma enzima presente no ciclo de Krebs encontrada na membrana mitocondrial interna. Esse complexo recebe os elétrons da molécula de $FADH_2$ e os transfere para a ubiquinona (Q), semelhantemente ao complexo I.

O complexo III acopla a transferência dos elétrons da QH_2 para o citocromo c e bombeia os prótons para o espaço intermembrana. Dessa forma, a molécula QH_2 é oxidada pela transferência de seus dois elétrons para o citocromo c e bombeia quatro prótons (H^+) para o espaço intermembrana.

Após a transição dos elétrons do complexo III para o citocromo c, este transfere seus elétrons para o complexo IV (citocromo-oxidase), que apresenta mais dois citocromos na sua estrutura, os quais recebem os elétrons dos citocromos c. Um dos citocromos tem a função de transferir os elétrons para o oxigênio, reduzindo-os a duas moléculas de H_2O. Esse complexo utiliza prótons da matriz para a formação de H_2O e, simultaneamente, bombeia dois prótons H^+ da matriz para o espaço intermembrana ($4\ e^- + O_2 + 4H^+ \rightarrow 2H_2O$).

FOSFORILAÇÃO OXIDATIVA

A fosforilação oxidativa é formada por dois componentes estritamente ligados, a cadeia transportadora de elétrons e a quimiosmose. A teoria quimiosmótica de Peter Mitchell afirma que a energia livre do transporte dos elétrons transferidos dos carreadores reduzidos NADH e FADH$_2$ presentes na matriz mitocondrial para a cadeia transportadora de elétrons é conservada e bombeia prótons H$^+$ da matriz mitocondrial (menores concentrações de H$^+$) para o espaço intermembrana (maiores concentrações de H$^+$). Dessa forma, gera um gradiente eletroquímico na membrana mitocondrial interna, fornecendo a força próton-motriz para a síntese de ATP. Desse modo, a diferença de carga citada acima e a impermeabilidade da membrana mitocondrial interna a íons fazem com que os prótons H$^+$ se difundam a favor do seu gradiente apenas por meio de uma proteína transmembrana denominada ATP sintase (chamada também de complexo V).

A maior parte do ATP sintetizado é exportada para o citosol, para ser utilizada em diversos processos, com a contração muscular, a bomba de Na$^+$/K$^+$, entre outros. Entretanto, a membrana mitocondrial interna é impermeável a moléculas carregadas e necessita de transportadores específicos para fazer o transporte do ATP da matriz mitocondrial para o citosol e do ADP e P$_i$ (gerados a partir da quebra do ATP) em direção à matriz mitocondrial para a ressíntese na fosforilação oxidativa.

Esse transporte acontece por meio da adenina-nucleotídeo-translocase, que é uma proteína integral da membrana, antiportadora, que simultaneamente troca ADP oriundo do espaço intermembrana para a matriz, por uma molécula de ATP do interior da mitocôndria em direção ao citosol. Outra importante proteína transportadora é o fosfato-translocase, que promove o suporte do ácido fosfórico, e de um próton H$^+$ do espaço intermembrana para a matriz mitocondrial, fornecendo P$_i$ para fosforilar ADP e sintetizar de ATP.

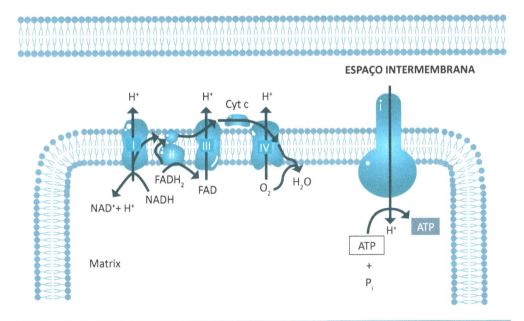

Figura 2.7 Cadeia transportadora de elétrons.

Legenda: P$_i$: fosfato inorgânico, Cyt c = citocromo C, O$_2$ = oxigênio, NAD+ = dinucleótido de nicotinamida, NADH = dinucleótido de nicotinamida reduzido, FAD = dinucleótido de flavina, FADH2 = dinucleótido de flavina reduzido, H$_2$O = molécula de água, H$^+$ = próton, ATP = trifosfato adenosina.

CONCLUSÃO

Em conclusão, o capítulo "Princípios da Bioenergética Celular" buscou introduzir o leitor às futuras reações metabólicas presentes no decorrer do livro, abordando as diversas vias que nossas células utilizam para metabolizar os macronutrientes advindos da dieta ou de reservas endógenas. Acreditamos que, ao concluir a leitura deste capítulo, o leitor consiga desenvolver o conhecimento básico a respeito da bioenergética celular, ou até mesmo se aprofundar especificamente nos diversos tópicos abordados. Além disso, o entendimento da importância funcional e da biodisponibilidade de cada metabólito é de grande importância para a compreensão da bioenergética do organismo, e, dessa maneira, a sincronização da forma como órgãos e tecidos especializados metabolizam determinados substratos, como todos os sistemas recebem informações e respondem a esta biodiversidade energética, evidencia o alcance dos objetivos propostos para este capítulo.

RESUMO

Este capítulo abordou pontos relevantes da bioenergética. Ainda que de forma introdutória, sobre parte da bioquímica dos substratos, o capítulo entregou informações práticas e valiosas para a fundamentação relativa a todos os substratos energéticos. Foram abordados pontos elementares, como processos de digestão dos macros aos micronutrientes, assim como as etapas de metabolização da glicose, processo-chave da bioenergética, da qual retomamos a base e detalhamos as conexões com o metabolismo da frutose, galactose e principais fatores regulatórios dessa via. Elencamos algumas etapas da gliconeogênese e a função dos hormônios reguladores. Fechamos a bioenergética dos carboidratos após descrevermos o metabolismo de glicogênio e a via das pentoses, a qual se conecta com o início da abordagem de outro macronutriente: os lipídeos. Abordamos os processos de síntese e a função dos ácidos graxos, a beta-oxidação e o metabolismo de colesterol, que permeia uma outra imensa gama de informação e conhecimento. Tratamos, também, de pontos relevantes sobre a síntese e a degradação das proteínas e o metabolismo dos aminoácidos. A compreensão de como órgãos e tecidos especializados em metabolizar determinados substratos e de como todos os sistemas recebem informações e respondem a essa biodiversidade energética evidencia o alcance dos objetivos propostos para este capítulo. Ao obter o conhecimento base e dinâmico sobre os nutrientes alimentares, espera-se que o profissional que mergulhou na leitura deste capítulo emergirá com grande bagagem e autonomia para explorar a bioenergética conforme suas necessidades.

EXERCÍCIOS DE AUTOAVALIAÇÃO

1. Pontue as três principais funções metabólicas dos ácidos biliares.
   _____
   _____

2. O que pode determinar uma maior formação de oxLDL? E o que acarreta sua maior concentração plasmática?

3. Quais são as enzimas da via glicolítica que promovem reações que (1) requerem ATP e as que (2) geram ATP?

4. Quais são as etapas irreversíveis da glicólise e quais as enzimas da via gliconeogênica necessárias para contornar esse processo?

5. Explique sucintamente a via metabólica que estimula a hidrólise ou síntese da molécula de triacilglicerol no tecido adiposo.

6. Qual(is) a(s) principal(is) função(ões) do ciclo do ácido cítrico e da cadeia de transporte de elétrons para a ressíntese de ATP?

REFERÊNCIAS

1. Abumrad NA, Davidson NO. Role of the gut in lipid homeostasis. In: Physiological reviews. 2012;92(3):1061-85.
2. Bahnson BJ. An atomic-resolution mechanism of 3-hydroxy-3-methylglutaryl–CoA synthase. In: Proceedings of the National Academy of Sciences. 2004;101(47):16399-400.
3. Bermudez V, Arráiz N, Aparicio D, Rojas E, Gotera D, Guerra X., et al. Lipoprotein (a): from molecules to therapeutics. In: American Journal of Therapeutics. 2010;17(3):263-73.
4. Bhagavan NV, Ha CE. Essentials of medical biochemistry: with clinical cases. In: Academic Press, 2011.
5. Brufau G, Groen AK, Kuipers F. Reverse cholesterol transport revisited: contribution of biliary versus intestinal cholesterol excretion. In: Arteriosclerosis, thrombosis, and vascular biology. 2011;31(8):1726-33.
6. Cerqueira NM, Oliveira EF, Gesto DS, Santos-Martins D, Moreira C, Moorthy HN, et al. Cholesterol biosynthesis: a mechanistic overview. In: Biochemistry. 2016;55(39):5483-506.
7. Chan DI, Vogel HJ. Current understanding of fatty acid biosynthesis and the acyl carrier protein. In: Biochemical Journal. 2010;430(1):1-19.
8. Coleman RA, Mashek DG. Mammalian triacylglycerol metabolism: synthesis, lipolysis, and signaling. In: Chemical reviews. 2011;111(10):6359-86.

9. DeMartino GN, Gillette TG. Proteasomes: machines for all reasons. In: Cell. 2007;129(4):659-62.
10. Diao H, Chen N, Wang K, Zhang F, Wang YH, Wu R. Biosynthetic Mechanism of Lanosterol: A Completed Story. In: ACS Catalysis. 2020;10(3):2157-68.
11. Dunkle JA, Cate JH. Ribosome structure and dynamics during translocation and termination. In: Annual Review of Biophysics. 2010;39:227-44.
12. Eaton S, Bursby T, Middleton B, Pourfarzam M, Mills K, Johnson AW, Bartlecc K. The mitochondrial trifunctional protein: centre of a β-oxidation metabolon? In: Biochemical Society Transactions. 2000;28(2):177-82.
13. Gautam S, Banerjee M. The macrophage Ox-LDL receptor, CD36 and its association with type II diabetes mellitus. In: Molecular genetics and metabolism, 2011;102(4): 389-98.
14. Goedeke L, Fernández-Hernando C. Regulation of cholesterol homeostasis. In: Cellular and Molecular Life Sciences. 2012;69(6):915-30.
15. Haines BE, Wiest O, Stauffacher CV. The increasingly complex mechanism of HMG-CoA reductase. In: Accounts of chemical research. 2013;46(11):2416-26.
16. Herbert KM, Greenleaf WJ, Block SM. Single-molecule studies of RNA polymerase: motoring along. In: Annu. Rev. Biochem. 2008;77:149-76.
17. Hylemon PB, Zhou H, Pandak WM, Ren S, Gil G, Dent P. Bile acids as regulatory molecules. In: Journal of Lipid Research. 2009;50(8):1509-20.
18. Ispoglou T, Deighton K, King RF, White H, Lees, M. Novel essential amino acid supplements enriched with L-leucine facilitate increased protein and energy intakes in older women: a randomised controlled trial. In: Nutrition journal. 2017;16(1):1-10.
19. Meijer AJ. Amino acids as regulators and components of nonproteinogenic pathways. In: The Journal of nutrition. 2003;133(6):2057S-2062S.
20. Nelson DL, Cox MM. Lehninger: Principles of Biochemistry. 7th ed. W. H. Freeman and Company, 2017.
21. Ramshanker N, Jessen N, Voss TS, Pedersen SB, Jørgensen JOL, Nielsen TS, Møller N. Effects of short-term prednisolone treatment on indices of lipolysis and lipase signaling in abdominal adipose tissue in healthy humans. In: Metabolism. 2019;99:1-10.
22. Ranalletta M, Bierilo KK, Chen Y, Milot D, Chen Q, Tung E, Eveland S. Biochemical characterization of cholesteryl ester transfer protein inhibitors. In: Journal of Lipid Research. 2010;51(9), 2739-52.
23. Rittig N, Bach E, Thomsen HH, Pedersen SB, Nielsen TS, Jørgensen JO, et al. Regulation of lipolysis and adipose tissue signaling during acute endotoxin-induced inflammation: a human randomized crossover trial. In: PLoS One. 2016;11(9):162-7.
24. Shao W, Espenshade PJ. Expanding roles for SREBP in metabolism. In: Cell metabolism. 2012;16(4):414-9.
25. Voet D, Voet JG, Pratt CW. Fundamentals of biochemistry: life at the molecular level. In: John Wiley & Sons, 2016.
26. Weber O, Bischoff H, Schmeck C, Böttcher MF. Cholesteryl ester transfer protein and its inhibition. In: Cellular and molecular life sciences. 2010;67:3139-49.

3

- Camila Bosquiero Papini • Danilo Rodrigues Bertucci • Edmar Lacerda Mendes

Inatividade Física e Comportamento Sedentário
Metabolismo e Sistema Imunológico

OBJETIVOS DO CAPÍTULO

- Esclarecer processos fisiológicos e metabólicos que ocorrem na inatividade física e no comportamento sedentário.
- Discutir os efeitos da inatividade física no sistema imunológico.
- Relacionar os efeitos da inatividade física e alterações do sistema imune no desenvolvimento de doenças metabólicas.

CONCEITOS-CHAVE DO CAPÍTULO

- Inatividade física: ausência ou prática insuficiente de atividade física.
- Comportamento sedentário: qualquer comportamento de vigília caracterizado por um gasto energético em repouso enquanto sentado, reclinado ou deitado.
- Metabolismo: conjunto de reações bioquímicas que controla a síntese e a degradação de substâncias no nosso organismo.
- Sistema imunológico: organização de estruturas e processos biológicos com funções especializadas que protegem o organismo contra doenças e infecções.

INTRODUÇÃO

Os benefícios da atividade física e sua relação com a saúde vêm sendo estudados e comprovados nos últimos 70 anos. A estimativa é que a inatividade física causa de 6 a 10% das principais doenças crônicas não transmissíveis (DCNT), como cardiopatias, diabetes tipo 2 e câncer de mama e de cólon, além de reduzir a expectativa de vida (Lee *et al.*, 2012). Mais recentemente, outro aspecto do comportamento humano que tem recebido atenção é o comportamento sedentário, descrito como um fator de risco de inúmeras doenças crônicas e de mortalidade, independentemente do nível de atividade física (Ekelund *et al.*, 2016; Rezende *et al.*, 2016). No Brasil, 44,8% da população adulta não alcança níveis suficientes de prática de atividade física, e 62,7% despende três horas ou mais em tempo de tela no lazer, um dos indicativos de comportamento sedentário (Brasil, 2020).

Inatividade física e comportamento sedentário são caracterizados pelos baixos níveis de contração muscular, que desencadeia o acúmulo de lipídeos no organismo, a hiperglicemia crônica e a resistência à insulina. Essas alterações resultam no quadro de inflamação crônica de baixo grau, que está associado ao desenvolvimento de DCNT. Nos próximos tópicos, discutiremos os conceitos de inatividade física e comportamento sedentário e os seus processos metabólicos, bem como os seus efeitos deletérios no sistema imunológico.

INATIVIDADE FÍSICA E COMPORTAMENTO SEDENTÁRIO

Os termos inatividade física e comportamento sedentário vêm sendo amplamente utilizados em diversos contextos relevantes da vida cotidiana. É de amplo conhecimento que realizar pouca ou nenhuma atividade física no dia a dia pode provocar várias consequências negativas à saúde. Adicionalmente, permanecer longos períodos em atividades sentadas, reclinadas ou deitadas parece agravar ainda mais os efeitos deletérios à saúde. No entanto, há grande discrepância nesses conceitos e essa confusão repousa principalmente no desafio em diferenciar o que é comportamento sedentário e inatividade física. Dessa forma, é fundamental entendermos esses conceitos.

Antes de mais nada, é importante conceituar que atividade física é definida como qualquer movimento corporal produzido pela musculatura esquelética com gasto energético (Who, 2020). A atividade física pode ser caracterizada pela frequência, modalidade, duração e intensidade (leve ou <3 MET[1]; moderada ou 3- 6 MET; vigorosa ou >6 MET), em 4 principais domínios (tempo livre, deslocamento, tarefas domésticas e trabalho ou estudo), sem a necessidade de ser sistematizada. Já a inatividade física se refere à ausência ou à prática insuficiente de atividade física (Who, 2020). A partir dessas classificações, entende-se que atividade física e inatividade física são constructos opostos, ou seja, há presença (suficiente ou insuficiente) ou ausência da prática de atividade física nos diferentes contextos da vida humana. A Figura 1 ilustra as recomendações para prática de atividade física preconizadas pela Organização Mundial de Saúde (Who, 2020). Por sua vez, o comportamento sedentário é definido como qualquer comportamento de vigília caracterizado por um gasto energético em repouso (≤1,5 MET), enquanto sentado, reclinado ou deitado (Tremblay *et al.*, 2017) **(Figura 3.1)**.

---
1 MET = Equivalente metabólico

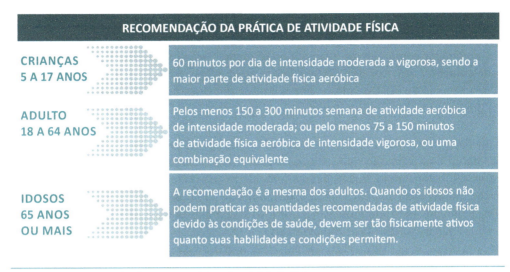

Figura 3.1 Recomendações para prática de atividade física.

É importante ressaltar que atividade física e comportamento sedentário não são o oposto um do outro, ou seja, podem coexistir. Assim, independentemente do nível de atividade física (suficiente ou insuficiente), indivíduos podem dedicar parte significativa de seu tempo em comportamentos sedentários. Hoje é possível afirmar que "sentar demais" não é o mesmo que falta de atividade física e, como tal, tem suas próprias consequências (Hamilton *et al.*, 2007). Assim, discutiremos, no próximo tópico, os processos fisiológicos da inatividade física e do comportamento sedentário.

METABOLISMO DA INATIVIDADE FÍSICA E COMPORTAMENTO SEDENTÁRIO

O metabolismo pode ser definido como conjunto de reações bioquímicas que controla a síntese e a degradação de substâncias no nosso organismo. Os processos químicos envolvidos na conversão dos alimentos (carboidratos, gorduras e proteínas) em energia são denominados bioenergética. Enquanto você está dormindo, acordado, em comportamento sedentário ou realizando alguma atividade física, existe a necessidade de energia para a manutenção das funções corporais (Maughan *et al.*, 2000).

Durante toda a história da evolução humana, o movimento corporal esteve presente em diversas situações, como na coleta e na caça de animais para a alimentação. No entanto, muito mais recentemente, as revoluções industrial e científica alteraram significativamente o modo de vida das sociedades. Contudo, seu aporte genético praticamente não foi alterado na mesma velocidade que as revoluções ocorreram (Charansonney, 2011). Em contrapartida aos benefícios do desenvolvimento tecnológico, essas revoluções também contribuíram para aumento dos níveis de inatividade física e de comportamento sedentário, com consequências negativas para a saúde.

Uma forma de analisar o efeito da inatividade física e do comportamento sedentário no metabolismo é pelo método que avalia a imobilização (engessamento de um membro lesionado) como agente estressor. Esse modelo explica por que a inatividade física pode aumentar os riscos de DCNT e eventos agudos, por exemplo, o infarto do miocárdio (Charansonney, 2011). Quando essa imobilização tem duração curta, geralmente por doenças breves ou lesões, ocorre o aumento de gordura visceral, mas, como função protetiva para o organismo enfrentar esse quadro de imobilização. Diferentemente, as situações de inatividade física e/ou comportamento sedentário prolongados são consideradas fisiologicamente uma agressão que induz os mesmos mecanismos fisiológicos de resposta ao estresse (Charansonney, 2011). Basicamente, as respostas metabólicas envolvem a alteração no metabolismo dos carboidratos, resultante da diminuição da sensibilidade insulínica, principalmente no tecido muscular, o que levo à hiperglicemia e a alterações no metabolismo dos lipídeos e acarreta as dislipidemias.

A inatividade física e o comportamento sedentário afetam o metabolismo dos carboidratos por meio de alterações no conteúdo das proteínas transportadoras de glicose (GLUT). Essas proteínas têm papel fundamental na captação de glicose no repouso e durante o exercício físico. Em ensaios com músculos desnervados, ocorre rápida diminuição no conteúdo de GLUT-4 e captação da glicose. Essa queda no conteúdo das proteínas transportadores também ocorre em indivíduos com lesão espinhal (Tremblay et al., 2010). Esse quadro está associado à reduzida sensibilidade e até mesmo à resistência à insulina que, por sua vez, induz o processo de inflamação crônica, relacionada a diversas doenças metabólicas.

Por outro lado, a contração muscular está associada à síntese aumentada de GLUT-4 e, consequentemente, à melhora na captação de glicose por mecanismos independentes da via de sinalização da insulina. O músculo estriado esquelético é responsável por aproximadamente 30% do consumo energético em repouso e, assim, estocagem (glicogênio), liberação e conversão da glicose em energia. Na situação de inatividade física/comportamento sedentário e/ou superalimentação, ocorre a realocação de energia para o fígado, pois os níveis de contração muscular são menores. Essa realocação aumenta a lipogênese e o estoque de gordura central e ectópica[2] (Charansonney, 2011). Os adipócitos centrais, por sua vez, ficam ativos quando estão abastecidos com gordura e produzem moléculas inflamatórias.

Os efeitos metabólicos da inatividade física estão ilustrados na **Figura 3.2**. Indivíduos com estilo de vida fisicamente inativo ou com alto nível de comportamento sedentário geralmente apresentam alimentação excessiva. Os mecanismos desencadeados por contração muscular insuficiente (metabolismo de glicose, realocação de energia para o fígado e aumento da lipogênese) induzem o desenvolvimento das doenças crônicas não transmissíveis (DCNT) **(Figura 3.2)**.

O comportamento sedentário, indicado pelo tempo de televisão, exibiu associação positiva com metabolismo anormal de glicose, independentemente da atividade física em mulheres australianas que não tinham doenças metabólicas (diabetes mellitus) diagnosticadas (Dunstan et al., 2012). Quebras ou interrupções no tempo sedentário (ou seja, pequenos aumentos na atividade contrátil muscular) mostram ter efeitos positivos nos tri-

---
[2] Gordura ectópica é a acumulação de lipídios nos órgãos, como o fígado e o músculo.

Capítulo 3   Inatividade Física e Comportamento Sedentário   77

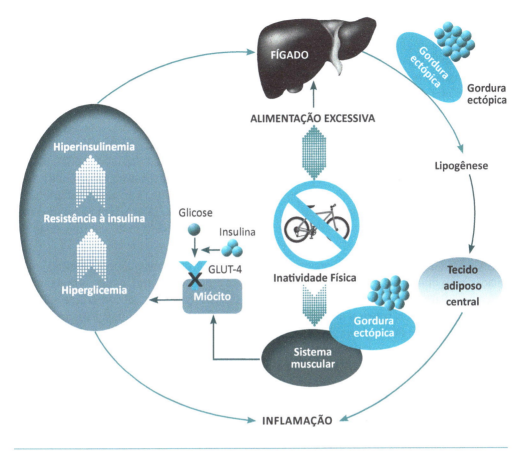

Figura 3.2 Metabolismo da inatividade física. Traduzido e adaptado de Charansonney (2011).

glicerídeos e na glicose plasmática, com associação benéfica no metabolismo de biomarcadores inflamatórios (Healy *et al*., 2008, 2011; Tremblay *et al*., 2010).

Uma metanálise, com dados de 1.005.791 indivíduos acompanhados por 2 a 18,1 anos (8,4% de mortes), revelou relação dose-resposta entre tempo gasto em comportamentos sedentários e mortalidade por todas as causas. Nos indivíduos mais ativos (equivalente a 60-75 minutos de atividade física moderada por dia), o tempo sentado diário (mesmo maior que 8 horas por dia) não foi associado ao aumento da mortalidade por todas as causas. As taxas de mortalidade foram entre 12–59% maiores nos indivíduos que combinaram baixa atividade física e tempo sentado entre 4 a 8 horas por dia (Ekelund *et al*., 2016). Portanto, qualquer tipo de contração muscular breve, porém frequente ao longo do dia é necessária para causar um "curto-circuito" em sinais moleculares prejudiciais que causam doenças metabólicas (Charansonney, 2011).

EFEITOS DA INATIVIDADE FÍSICA NO SISTEMA IMUNOLÓGICO

O sistema imunológico é uma organização de estruturas e processos biológicos com funções especializadas que protegem o organismo contra doenças e infecções. A imunidade é dividida em respostas inatas e adaptativas, embora, na prática, exista muita interação entre elas. A imunidade inata é composta por barreiras físicas, químicas e biológicas, células especializadas — fagócitos (células dendríticas, macrófagos e neutrófilos, células *natural-killer* (NK), mastócitos, basófilos, e eosinófilos — e moléculas solúveis (sistema complemento, proteínas de fase aguda, citocinas, quimiocinas) que fornecem defesa imediata ao hospedeiro. A imunidade adaptativa depende da ativação dos linfócitos T e B, bem como das suas substâncias solúveis produzidas. Enquanto a resposta inata é rápida, mas às vezes danifica os tecidos normais por falta de especificidade, a resposta adaptativa é precisa, porém leva vários dias ou semanas para se desenvolver. A resposta adaptativa tem memória, portanto a exposição subsequente leva a uma resposta mais vigorosa e rápida, mas não é imediata (Delves *et al.*, 2000; Parkin; Cohen, 2001).

A inatividade física pode aumentar o risco para DCNT, principalmente devido à sua relação com obesidade, em particular com o tecido adiposo visceral, o qual tem papel decisivo na inflamação sistêmica (Furman *et al.*, 2019). Um considerável corpo de evidências tem sido acumulado sobre o impacto da inatividade física sobre a saúde. Ensaios clínicos que se prontificaram a reduzir, de forma controlada, a atividade física de seus voluntários reportaram aumentos na captação de glicose do tecido adiposo, principalmente visceral (Højbjerre *et al.*, 2010), da gordura central e hepática e dislipidemia (Davies *et al.*, 2018). Indivíduos fisicamente inativos apresentam redução do condicionamento físico e aumento do tecido adiposo visceral sem alteração da massa gorda total (Belavý *et al.*, 2014; Wedell-Neergaard *et al.*, 2018). Esses dados apontam o impacto da inatividade física sobre a obesidade central e suportam o papel patofisiológico da distribuição de gordura intra-abdominal no estado inflamatório crônico de baixo grau, como veremos no próximo tópico.

METABOLISMO DOS LIPÍDIOS E DOS CARBOIDRATOS NO PROCESSO DE INFLAMAÇÃO CRÔNICA

Com a epidemia da obesidade, o conhecimento sobre adipócito e tecido adiposo[3] tem sido expandido. Assim, o foco na biologia do adipócito, como epicentro da epidemia global de doenças metabólicas, revelou suas funções para além do armazenamento de energia. Atualmente, é reconhecido seu papel endócrino, com expressão de mais de 50 tipos de adipocinas, dentre as quais se destacam a leptina, a adiponectina, a interleucina- (IL-6) e o fator de necrose tumoral (TNF-α) (Belavý *et al.*, 2014).

A leptina atua no sistema nervoso central para controlar a massa corporal, o metabolismo da glicose e a imunidade. Na condição de obesidade, ocorre um aumento na circula-

---

[3] O tecido adiposo pode ser dividido em tecido adiposo branco e tecido adiposo marrom. O primeiro é prevalente em humanos (com depósitos subcutâneos e visceral) e responsável pelo armazenamento de energia, enquanto o segundo tem função de termogênese. Nesse sentido, as informações a seguir no texto fazem referência ao tecido adiposo branco, o qual é, também, responsável pela produção de citocinas associadas à inflamação.

ção da leptina. Entretanto suas células-alvo tornam-se resistentes aos seus efeitos, quadro denominado resistência à leptina. De modo geral, a leptina exerce efeito pró-inflamatório, principalmente por regular para cima a secreção do TNF-α, IL-6 e IL-12. De forma análoga, o TNF-α aumenta a expressão de leptina no tecido adiposo, o que contribui para manutenção do ciclo vicioso e promoção a inflamação crônica de baixo grau (La Cava, 2017). Adicionalmente, concentrações circulantes da leptina estão negativamente correlacionados ao consumo máximo de oxigênio ($VO_{2máx}$) (Miyatake et al., 2014), o que sugere a inatividade física um fator relacionado à inflamação mediada pela leptina.

A adiponectina desempenha papel fundamental como ações antidiabetogênica, anti-inflamatória, antiaterogênica e cardioprotetora. De forma antagônica à leptina, a circulação de adiponectina é diminuída no quadro de obesidade, o que sugere seu papel fisiológico na sensibilidade à insulina. É atribuída à adiponectina a função de atenuar inflamações endoteliais e musculares em células epiteliais e nos macrófagos. Por exemplo, a adiponectina suprime a ativação dos macrófagos M1 (responsáveis pelo lançamento de citocinas pró-inflamatórias, como o TNF-α, a proteína quimiotática de monócitos-1 (MCP-1) e IL-6), ao passo que ativa macrófagos M2 (responsáveis pela lançamento de marcadores anti-inflamatórios como Arg-1, Mg1-1 e IL-10) e, assim, atenua o estado pró-inflamatório do tecido adiposo (Luo; Liu, 2016).

Um estudo japonês, do qual participaram mais de 10 mil pessoas de 40 a 69 anos, revelou que concentração sérica de adiponectina foi mais elevada em indivíduos no quartil superior da atividade física de intensidades leve e de moderada a vigorosa, medida por acelerometria. Os autores do estudo usaram a metodologia de substituição isotemporal para demonstrar que substituir 60 minutos do tempo do comportamento sedentário por atividade física leve estava associado ao aumento de 4% e 13% dos níveis séricos de adiponectina total e adiponectina de alto peso molecular, mesmo após um ajuste do modelo para índice de massa corporal e circunferência de cintura (Nishida et al., 2019). Da mesma forma, um estudo irlandês (n= 396) revelou que a realocação de 30 minutos do tempo em comportamento sedentário por atividade física moderada a vigorosa estava associada a um efeito benéfico no perfil inflamatório, caracterizado por uma maior concentração de adiponectina e menores concentrações de leptina, IL-6 e leucócitos (Phillips et al., 2017).

Tanto o excesso de gordura corporal quanto a disponibilidade de carboidratos são propostos como potenciais reguladores das repostas de citocinas que contribuem para o quadro de inflamação crônica de baixo grau, o qual, por sua vez, ocasiona alterações metabólicas que estão associadas a diversas doenças crônicas. As concentrações de IL-6, IL-8 e MCP-3 foram aumentadas em resposta à ingestão de glicose (Choi et al., 2013). Um estudo in vitro demonstrou que a hiperglicemia estimulou a síntese e secreção de IL-6, TNF-α e fibrinogênio por monócitos periféricos humanos (Morohoshi et al., 1994). Os mecanismos pelos quais a glicose estimula a produção de citocinas passa pela regulação para baixo do receptor transmembrana CD33 e resulta no aumento da secreção de TNF-α e geração de espécies reativas de oxigênio (Gonzalez et al., 2012). Assim, a hiperglicemia pode estimular a produção de citocinas inflamatórias por aumentar os níveis de radicais livres circulantes.

A MCP-3 é responsável pela mobilização de monócitos e macrófagos durante o processo de inflamação. O fibrinogênio é um fator de coagulação produzido pelo fígado responsável por processos de formação de coágulos sanguíneos, cicatrização de feridas, inflamação e crescimento de vasos sanguíneos. Tanto o MCP-3 quanto o fibrinogênio, no quadro crônico de inflamação, estão associados à patogênese da aterosclerose.

A IL-6 tem papel central na regulação da inflamação, da resposta imune e de mecanismos de defesa do hospedeiro. Na obesidade, a produção de IL-6 em excesso atua como um mediador do estado de hiperinsulinemia, ocasionando resistência à insulina e aterosclerose (Cartier *et al.*, 2008; Eder *et al.*, 2009). Os mecanismos envolvidos no contexto da resistência à insulina não são claramente definidos. Entretanto, um possível mecanismo é a fosforilação da serina do substrato-1 do receptor de insulina (IRIS-1) pelas quinases ativadas por citocinas e subsequente efeito inibitório da cascata de sinalização da insulina. Esse mecanismo reduz a síntese de glicogênio hepático e contribui para aumento dos níveis séricos de insulina e glicose, ambos associados ao diabetes do tipo 2. Ainda, IL-6 pode contribuir com aterosclerose por disfunção metabólica e endotelial, proveniente da hiperglicemia e do excesso de ácidos graxos livre circulantes na corrente sanguínea.

Assim como o IL-6, o TNF-α induz a resistência à insulina nos adipócitos e, consequentemente, aumenta a lipólise e o lançamento de ácidos graxos livres na circulação sanguínea (Burhans *et al.*, 2011; Cartier *et al.*, 2008). Além disso, é atribuído ao TNF-α papel central na inibição da adiponectina, o que contribui para manutenção do estado inflamatório na obesidade. Ainda, o lançamento de IL-6 e TNF- α na circulação estimula os hepatócitos, outras células adiposas e os leucócitos a produzirem a proteína C-reativa (PCR). Por sua vez, a PCR está associada ao dano na túnica íntima das artérias, ao futuro crescimento da placa aterosclerótica e ao desenvolvimento de eventos cardiovasculares. Um estudo dinamarquês, do qual participam 10.976 adultos, apontou uma associação entre maiores valores do $\dot{V}O_2$máx (obtidos em teste máximo em ciclo ergômetro) e baixos níveis de PCR, independentemente do índice de massa corporal (Wedell-Neergaard *et al.*, 2018).

A **Tabela 3.1** sintetiza os principais biomarcadores imunológicos e respectivos efeitos sobre a saúde no contexto da inatividade física.

Tabela 3.1 Biomarcadores imunológicos no contexto da inatividade física

Biomarcador	Comportamento	Consequências
Adiponectina	Diminuído	↓ Sensibilidade à insulina
		↑ Ativação de macrófagos
		↑ IL-6, MCP-1 e TNF-α
		↑ TNF-α, IL-6 e IL-12
Leptina	Aumentado	Resistência à leptina
		↑ Adesão e fagocitose de macrófagos
		↑ Leptina
		Acúmulo de monócito
MCP-1	Aumentado	Resistência à insulina
		Aterogênese

Tabela 3.1 (Cont.) Biomarcadores imunológicos no contexto da inatividade física

Biomarcador	Comportamento	Consequências
MCP-3	Aumentado	↑ Mobilização de monócitos e macrófagos
		Aterogênese
IL-6	Aumentado	Aterogênese
		Resistência à insulina
		↑ PCR
TNF-α	Aumentado	Resistência à insulina
		Inibição da adiponectina
		↑ PCR, lipólise e leptina
		Aterogênese
PCR	Aumentado	Aterogênese

MCP-1= proteína quimiotática de monócitos-1; MCP-3= proteína quimiotática de monócitos-3; IL-6= interleucina-6; TNF-α= fator de necrose tumoral alfa; PCR= proteína C-reativa

A **Figura 3.3** ilustra os mecanismos associados ao efeito da inatividade física no aumento na inflamação crônica de baixo grau. O mecanismo-chave da inflamação associada à inatividade física está relacionado com a dislipidemia e a resistência à insulina. Esses eventos resultam no aumento da expressão de substâncias pró-inflamatórias (principalmente TNF-α, IL-6 e PCR) pelos adipócitos e pelos macrófagos residentes no tecido adiposo, bem como pelo aumento da glicemia. Esse cenário modifica o padrão de resposta imune, tendo como consequência a instalação de um processo inflamatório crônico, que desencadeia o desenvolvimento de doenças metabólicas como diabetes tipo 2 e aterosclerose, que estão diretamente associadas às doenças cardiovasculares. A perpetuação do estado inflamatório culminará em um ciclo vicioso de exacerbação das alterações bioquímicas e no aumento da produção de mediadores inflamatórios.

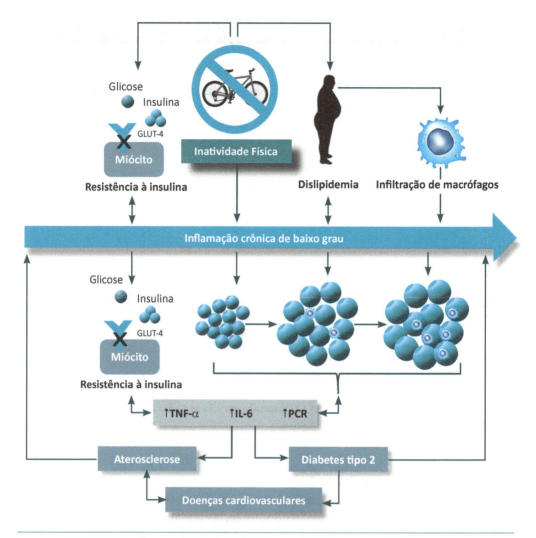

Figura 3.3 Inatividade física, inflamação crônica de baixo grau e doenças associadas.

CONCLUSÃO

A inatividade física e o comportamento sedentário são atributos onipresentes no estilo de vida contemporâneo. Uma vez que evidências científicas comprovam a relação desses atributos com o desenvolvimento de doenças, a inatividade física e o comportamento sedentário passam a ser um problema de saúde pública. Compreender as relações entre esses comportamentos com o processo de saúde-doença e monitorar as populações são desafios fundamentais, com potencial significativo não apenas para compreender os fundamentos fisiológicos, mas também para discutir orientações para prevenir o desenvolvimento de DCNT, preservar e melhorar a saúde das pessoas.

Capítulo 3 Inatividade Física e Comportamento Sedentário 83

RESUMO

A inatividade física e o comportamento sedentário são resultados das mudanças tecnológicas que impactaram diretamente as atividades cotidianas e laborais e acarretaram a diminuição do gasto energético diário. Isso tem efeito negativo no sistema imunológico, pois promove alterações metabólicas e um quadro de inflamação crônica de baixo grau, que, por sua vez, estão diretamente ligados ao desenvolvimento de DCNT.

EXERCÍCIOS DE AUTOAVALIAÇÃO

1. É notória a importância da contração muscular para mitigar as consequências da inatividade física sobre o metabolismo da glicose. Sobre isso, assinale a alternativa incorreta.
   a) O músculo estriado é responsável pela estocagem (glicogênio), pela liberação e pela conversão da glicose em energia.
   b) A inatividade física promove alteração no metabolismo dos carboidratos, levando à hiperglicemia e à hiperinsulinemia.
   c) A hiperglicemia pode estimular citocinas inflamatórias por aumentar a produção de espécies reativas de oxigênio circulantes no sangue.
   d) Embora a IL-6 e o TNF-α induzam a resistência à insulina, não há evidências de que essas citocinas sejam estimuladas pela hiperglicemia.
   e) A contração muscular está associada à síntese aumentada de proteínas transportadoras de glicose e, consequentemente, à melhora a captação de glicose por mecanismos independentes da via de sinalização da insulina.

2. O processo inflamatório crônico é o resultado do aumento de substâncias pró-inflamatórias e da diminuição de substâncias anti-inflamatórias. Sabe-se que o mecanismo-chave da inflamação associado à inatividade física está relacionado com a dislipidemia e a resistência à insulina, que levam ao aumento dos biomarcadores imunológicos, exceto:
   a) IL-6.
   b) adiponectina.
   c) leptina.
   d) TNF-α.
   e) MCP-1.

3. Qual é o papel do adipócito para a saúde no contexto da inatividade física associada à obesidade? Assinale a alternativa correta.
   a) A produção de interleucina 6 (IL-6) em excesso, na obesidade, reduz a síntese de glicogênio hepático e contribui para o aumento dos níveis séricos de insulina e glicose, ocasionando resistência à insulina.
   b) Evidências indicam que a inatividade física está associada à diminuição na captação de glicose no tecido adiposo, principalmente visceral.

c) A adiponectina é aumentada no quadro de obesidade, o que sugere um papel fisiológico na sensibilidade à insulina, na atenuação da inflamação endotelial e muscular, em células epiteliais e nos macrófagos.

d) O fator de necrose tumoral (TNF-α) diminui a expressão de leptina no tecido adiposo, o que contribui para a manutenção do ciclo vicioso e a promoção a inflamação crônica de baixo grau.

e) IL-6 e TNF-α estimulam hepatócitos, outras células adiposas e leucócitos a produzirem proteína C-reativa (PCR), desempenhando um papel antidiabetogênico, anti-inflamatório, antiaterogênico e cardioprotetor.

4. A inatividade física pode aumentar o risco para doenças crônicas não transmissíveis devido à sua relação com a obesidade. Assinale a alternativa incorreta.

a) Na condição de obesidade, ocorre um aumento da leptina na circulação, que leva ao quadro de resistência à leptina.

b) Inatividade física/comportamento sedentário, combinada(o) com superalimentação, leva à realocação de energia para o fígado, aumentando a lipogênese e o estoque de gordura central e ectópica.

c) O tecido adiposo é reconhecido pelo seu papel endócrino, com expressão de mais de 50 tipos de adipocinas, como adiponectina, IL- 6 e TNF- α.

d) Na condição de obesidade, a produção de IL-6 em excesso atua como um mediador do estado de hiperinsulinemia, ocasionando resistência à insulina e aterosclerose.

e) Na condição de obesidade, o aumento da leptina na circulação exerce um papel anti-inflamatório que diminui a secreção de TNF-α, IL-6 e IL-12.

5. Considerando os tópicos abordados neste capítulo, assinale a alternativa incorreta.

a) As respostas metabólicas da inatividade física envolvem a alteração no metabolismo dos carboidratos, resultante da diminuição da sensibilidade insulínica, principalmente no tecido muscular, que leva à hiperglicemia e a alterações no metabolismo dos lipídeos, acarretando as dislipidemias.

b) O comportamento sedentário é definido como qualquer comportamento de vigília caracterizado por um gasto energético em repouso, enquanto sentado, reclinado ou deitado.

c) A imunidade inata é composta por barreiras físicas, químicas e biológicas, de células especializadas que fornecem defesa imediata ao hospedeiro, e tem memória, de modo que a exposição subsequente leva a uma resposta mais vigorosa e rápida.

d) O mecanismo-chave da inflamação associada à inatividade física está relacionado com a dislipidemia e a resistência à insulina, que aumentam a expressão de substâncias pró-inflamatórias e modificam o padrão de resposta imune, tendo como consequência a instalação de um processo de inflamatório crônico.

(e) O metabolismo pode ser definido como um conjunto de reações bioquímicas que controla a síntese e a degradação de substâncias no nosso organismo.

REFERÊNCIAS

1. Belavý DL, et al. Preferential deposition of visceral adipose tissue occurs due to physical inactivity. In: International Journal of Obesity. 2014;38(11):1478-80.
2. Brasil. Vigitel 2019: Vigilância de fatores de risco e proteção para doenças crônicas por inquerito telefônico. 2020; Ministério da Saúde. Secretaria de Vigilância em Saúde. Departamento de Análise em Saúde e Vigilância de Doenças Não Transmissíveis. Brasília: Ministério da Saúde. Avaible from: https://portalarquivos.saude.gov.br/images/pdf/2020/April/27/vigitel-brasil-2019-vigilancia-fatores-risco.pdf. [Accessed 12th april 2021].
3. Burhans MS, et al. Contribution of adipose tissue inflammation to the development of type 2 diabetes mellitus. In: Comprehensive Physiology. 2011;9(1):1-58.
4. Cartier A, et al. Visceral obesity and plasma glucose-insulin homeostasis: Contributions of interleukin-6 and tumor necrosis factor-α in men. In: Journal of Clinical Endocrinology and Metabolism. 2008;93(5):1931-8.
5. Charansonney OL. Physical activity and aging: A life-Long Story. In: Discovery Medicine. 2011;12(64):177–85.
6. Choi HJ, et al. Effect of glucose ingestion in plasma markers of inflammation and oxidative stress: Analysis of 16 plasma markers from oral glucose tolerance test samples of normal and diabetic patients. In: Diabetes Research and Clinical Practice. 2013;99(2):e27–e31.
7. Davies KAB, et al. Short-term decreased physical activity with increased sedentary behaviour causes metabolic derangements and altered body composition: effects in individuals with and without a first-degree relative with type 2 diabetes. In: Diabetologia. 2018;61(6):1282-94.
8. Delves PJ, Roitt IM. The immune system. In: The New England Journal of Medicine. 2000;343:37-49.
9. Dunstan DW, et al. Breaking up prolonged sitting reduces postprandial glucose and insulin responses. In: Diabetes Care. 2012;35(5):976–83.
10. Eder K, et al. The major inflammatory mediator interleukin-6 and obesity. In: Inflammation Research. 2009;58(11):727-36.
11. Ekelund U, et al. Does physical activity attenuate, or even eliminate, the detrimental association of sitting time with mortality? A harmonised meta-analysis of data from more than 1 million men and women. In: The Lancet. 2016:388(10051):1302–10.
12. Furman D, et al. Chronic inflammation in the etiology of disease across the life span. In: Nature Medicine. 2019;25(12):1822-32.
13. Gonzalez Y, et al. High glucose concentrations induce TNF-α production through the down-regulation of CD33 in primary human monocytes. In: BMC Immunology. 2012;13(1):1-14.
14. Hamilton, et al. Role of Low Energy Expenditure and Sitting in Obesity, Metabolic. In: Diabetes. 2007;56(11):2655-67.
15. Healy GN, et al. Breaks in sedentary time: beneficial associations with metabolic risk. In: Diabetes Care. 2008;31(4):661-6.
16. Højbjerre L, et al. Impact of physical inactivity on subcutaneous adipose tissue metabolism in healthy young male offspring of patients with type 2 diabetes. In: Diabetes. 2010;59(11):2790-98.
17. La Cava A. Leptin in inflammation and autoimmunity. In: Cytokine. 2017;98:51-8.
18. Lee IM, et al. Effect of physical inactivity on major non-communicable diseases worldwide: An analysis of burden of disease and life expectancy. In: The Lancet. 2012;380(9838):219-29.
19. Luo Y, Liu M. Adiponectin: A versatile player of innate immunity. In: Journal of Molecular Cell Biology. 2016;8(2):120-8.
20. Maughan R, Gleeson M, Greenhaff PL. Bioquímica do Exercício e Treinamento. 1. ed. 2000; Barueri - SP: Editora Manole.
21. Miyatake N, et al. Circulating leptin levels are associated with physical activity or physical fitness in Japanese. In: Environmental Health and Preventive Medicine. 2014;19(5):362-6.

22. Morohoshi M, et al. The Effect of Glucose and Advanced Glycosylation End Products on IL-6 Production by Human Monocytes. In: Annals of the New York Academy of Sciences. 1994;748(1):562-70.
23. Nishida Y, et al. Intensity-Specific and Modified Effects of Physical Activity on Serum Adiponectin in a Middle-Aged Population. In: Journal of the Endocrine Society. 2019;3(1):13-26.
24. Parkin J, Cohen B. An overview of the immune system. In: Lancet. 2001;357(9270): 1777-89.
25. Phillips CM, Dillon CB, Perry IJ. Does replacing sedentary behaviour with light or moderate to vigorous physical activity modulate inflammatory status in adults? In: International Journal of Behavioral Nutrition and Physical Activity. 2017;14(1):1-12.
26. Rezende LFM, et al. All-Cause Mortality Attributable to Sitting Time: Analysis of 54 Countries Worldwide. In: American Journal of Preventive Medicine. 2016;51(2):253-63.
27. Tremblay MS, et al. Physiological and health implications of a sedentary lifestyle. In: Applied Physiology, Nutrition and Metabolism. 2010;35(6):725-40.
28. Tremblay MS, et al. Sedentary Behavior Research Network (SBRN) – Terminology Consensus Project process and outcome. In: International Journal of Behavioral Nutrition and Physical Activity. 2017;14(1):1-17.
29. Wedell-Neergaard AS, et al. Low fitness is associated with abdominal adiposity nd low-grade inflammation independent of BMI. In: PLoS ONE. 2018;13(1):e0190645.
30. WHO. WHO guidelines on physical activity and sedentary behaviour. 2020; Geneva: World Health Organization. Avaible from: https://www.who.int/publications/i/item/9789240015128. [Accessed 12th april 2021].

• André O. Werneck • Ricardo R. Agostinete

Epidemiologia da Atividade Física e Sistema Imunológico

OBJETIVOS DO CAPÍTULO

- Compreender historicamente a epidemiologia da atividade física.
- Explorar a atividade física em seus diferentes domínios e sua diferença terminológica frente ao exercício físico.
- Compreender o panorama atual da atividade física.
- Compreender a relação e o impacto da atividade física/do exercício físico no sistema imunológico.

CONCEITOS-CHAVE DO CAPÍTULO

O capítulo pode ser considerado de extrema importância aos profissionais de saúde por buscar, de forma sumarizada, apresentar a história da epidemiologia da atividade física, seus distintos domínios, incluindo o exercício físico e os diferentes desenhos amostrais. Além disso, contextualiza a associação de atividade física e exercício físico com o sistema imunológico, bem como o desenvolvimento dos estudos sobre a temática ao longo dos anos. Por fim, apresenta o efeito da atividade física e do exercício físico no sistema imunológico, considerando os resultados de diferentes desenhos amostrais disponíveis sobre a temática na literatura.

INTRODUÇÃO

A epidemiologia é uma linha de estudos que surgiu para investigar aspectos básicos populacionais, principalmente relacionados a doenças, inicialmente as infectocontagiosas. Embora estudos com linhas parecidas tenham advindo anteriormente, os de John Snow, durante a epidemia de cólera de Londres em meados do século XIX, são considerados da primeira vanguarda da epidemiologia moderna (Snow, 1849). Nesse sentido, desde os primórdios, os objetivos básicos dos delineamentos epidemiológicos englobam entender a prevalência, a distribuição, os fatores associados e as possíveis intervenções para determinado desfecho.

A epidemiologia entrou na história da atividade física (ou vice-versa) principalmente por conta do professor Morris e suas investigações sobre atividade física ocupacional e incidência de mortalidade por doenças cardiovasculares em Londres (Morris *et al.*, 1953; Morris, Crawford, 1958; Morris *et al.*, 1966). Desde os estudos pioneiros de Morris, a epidemiologia da atividade física vem evoluindo ao longo dos anos, tanto com relação à complexidade de perguntas e vias, como à diversidade de desfechos analisados (Varela *et al.*, 2018). No entanto, mesmo com clara evolução na área da atividade física e com as descobertas de como a atividade física pode ser um fator de proteção para diversos desfechos físicos e mentais, a prevalência de inatividade física é considerável ao redor do mundo (Guthold *et al.*, 2018; Guthold *et al.*, 2020), fato que vem despertando ações de órgãos nacionais e internacionais, como a Organização Mundial de Saúde (WHO, 2018).

Quando analisamos estudos sobre a associação entre a prática de atividade física e o sistema imunológico em delineamentos prospectivos, vemos que a maior parte da evidência aponta para a possível proteção da atividade física com relação a indicadores inflamatórios (Elhakeem *et al.*, 2018; Hamer *et al.*, 2012; Fernandes *et al.*, 2018; Aggio *et al.*, 2018). Nesse sentido, modelos de intervenções em ensaios clínicos randomizados, similarmente, mostram que o exercício pode alterar indicadores inflamatórios e imunológicos, tanto agudamente (Gonçalves, *et al.* 2020; Cerqueira *et al.*, 2020; Brown *et al.*, 2015), quanto cronicamente (Nieman & Wentz, 2019; Gonçalves *et al.*, 2020; Chubak *et al.*, 2006), sendo que agudamente existe um aumento na inflamação sistêmica e uma diminuição de alguns indicadores imunológicos (a depender da intensidade do exercício), entretanto, com aparente efeito protetivo cronicamente.

Por isso, aprofundaremos a discussão sobre essas questões ao longo do capítulo e daremos noções sobre a história da epidemiologia da atividade física, sobre o atual panorama da atividade física mundialmente e sobre como a atividade física é associada a indicadores inflamatórios e imunológicos, bem como sobre o efeito do exercício no sistema imunológico em modelos de intervenção.

HISTÓRICO DA EPIDEMIOLOGIA DA ATIVIDADE FÍSICA

A epidemiologia é uma área consideravelmente mais antiga que o estudo da atividade física, sendo que estudos mais estruturados datam da primeira metade do século XIX. Nesse contexto, destacam-se alguns estudos como os do pesquisador Semmelweis sobre medidas sanitárias em maternidades e, principalmente, pelo clássico estudo de Snow com mapeamento dos casos de cólera na epidemia de Londres de 1854 (Snow, 1849).

Assim, a epidemiologia se desenvolveu e os principais desenhos amostrais são: A) transversal, usado principalmente para estudos de prevalência ou caso-controle retrospectivo; B) coorte, usado principalmente para análises de incidência e associações prospectivas; C) caso-controle, estudos também prospectivos, usados para a investigação de pessoas com desfechos específicos; e D) ensaios clínicos randomizados, utilizados para o teste controlado de diferentes exposições (Pearce, 2012).

O termo "epidemiologia da atividade física" refere-se ao uso de métodos epidemiológicos para o estudo da atividade física, o qual é amplamente utilizado atualmente. O emprego de métodos epidemiológicos para o estudo da atividade física tem menos de 100 anos. Os primeiros estudos minimamente estruturados passaram a observar que atletas ou pessoas engajadas em profissões mais ativas tinham uma maior expectativa de vida (Hartley & Llewellyn, 1939; Silversten & Dahlstrom, 1922). Porém, mesmo sendo avançados para a época, esses estudos ainda não apresentavam um rigor metodológico que possibilitasse um bom nível de evidência.

O cenário do estudo da atividade física começou a mudar, principalmente, por conta de que, com o passar dos anos, doenças crônicas se tornaram mais prevalentes e passaram a figurar entre as principais causas de morte. Nesse cenário, o grupo do professor Morris passou a aplicar métodos epidemiológicos para verificar a associação entre atividade física ocupacional (no trabalho) e mortalidade por doenças cardiovasculares. Nesse sentido, os primeiros achados foram que algumas ocupações apresentavam uma maior incidência de morte por doenças cardiovasculares que outras. Primeiramente, verificou-se que motoristas de ônibus apresentavam maior incidência de mortes por doenças cardiovasculares que cobradores, os quais passavam a maior parte do tempo andando pelos ônibus para recolher as passagens. Ainda no mesmo estudo, verificou-se que balconistas apresentavam maior incidência de mortes por doenças cardiovasculares que carteiros (Morris *et al.*, 1953; Morris & Crawford, 1958; Morris *et al.*, 1966). Após um primeiro momento avaliando atividade física no domínio ocupacional, o grupo liderado pelo professor Morris também utilizou um delineamento longitudinal (coorte) para analisar a associação entre atividade física fora do trabalho (no lazer) e incidência de doenças coronarianas. Esse estudo observou que indivíduos mais ativos no lazer apresentavam menor incidência para doenças coronarianas em um período de 8 anos — o maior período de acompanhamento até então (Morris *et al.*, 1973).

Os estudos iniciais conduzidos pelo grupo do professor Morris foram de suma importância para outros pesquisadores também passarem a aplicar métodos epidemiológicos em estudos com atividade física. Levando em consideração estudos de coorte, o grupo do professor Paffenbarger destacou-se por analisar a associação entre nível de atividade física e doenças cardiovasculares utilizando a coorte de ex-estudantes de Harvard (Paffenbarger, Hale, 1975; Paffenbarger *et al.*, 1978). Além disso, após um início de uso de métodos epidemiológicos para o estudo da atividade física, como exposição para diferentes doenças, também se avançou para o estudo de determinantes do nível de atividade física, o que possibilitou a criação de modelos ecológicos de determinantes da atividade física (Sallis *et al.*, 2006; Bauman *et al.*, 2012) e, consequentemente, estudos de intervenção (Reis *et al.*, 2016).

Nesse sentido, olhando a história da epidemiologia da atividade física, iniciada nos anos 1950, percebe-se que os primeiros estudos se atentaram para a associação da atividade física com desfechos de saúde e para a mensuração da atividade física para prevalência. Ao passo que o estudo de determinantes da atividade física iniciou-se nos anos 1970, o estudo de políticas para a atividade física começou nos anos 1980 e os estudos de intervenções de atividade física iniciaram apenas nos anos 1990 (Varela *et al.*, 2018). Em termos quantitativos, o estudo da associação do nível de atividade física com desfechos em saúde e prevalência vem aumentando expressivamente desde os anos 1980, sendo que o estudo de determinantes, políticas e intervenções passou a ganhar expressividade perto de 1990/2000 (Varela *et al.*, 2018).

PANORAMA ATUAL DA ATIVIDADE FÍSICA

Após uma breve contextualização histórica do uso de métodos epidemiológicos para estudos utilizando atividade física, torna-se importante a discussão de como são os níveis de atividade física mundialmente. Para isso, devemos levar em consideração os diferentes domínios de atividade física, que podem representar mais ou menos da atividade física total de acordo com diversos fatores sociodemográficos e de países (Werneck et al., 2019). Como qualquer atividade produzida pela musculatura esquelética, que eleva o gasto energético acima dos níveis de repouso, é considerada uma atividade física (Caspersen, 1985). A prática de atividade física pode ocorrer em diferentes ocasiões, como no trabalho, no transporte, em casa ou no lazer. Vale ressaltar que o exercício físico, que é uma forma estruturada de atividade física, representa apenas uma parte do domínio do lazer.

Nesse sentido, os níveis de prática de atividade física apresentam uma grande variação entre os países, sendo que, em parte, ela é dependente de aspectos geográficos e culturais (Guthold et al., 2018; Hallal et al., 2012). Por exemplo, aspectos macroeconômicos podem ser determinantes para a contribuição de cada domínio da atividade física. O domínio do trabalho apresenta uma maior contribuição para a atividade física total em países de menor renda, por conta da maior taxa de trabalhadores manuais (Guthold et al. 2011; Werneck et al. 2019; Tuyckom, 2011; Hallal et al. 2012). Por outro lado, habitantes de países com melhor infraestrutura e segurança para o transporte, bem como maiores espaços públicos de lazer, tendem a apresentar maiores níveis de atividade física nesses domínios (Sallis et al., 2016; Kerr et al., 2016; Panter et al., 2016).

Em relação à prevalência de atividade física, um estudo global incluindo 168 países encontrou uma prevalência de 27,5% de inatividade física (não praticar pelo menos 150 minutos de atividade física de intensidade moderada ou 75 minutos de atividade física de intensidade vigorosa por semana ou uma equivalente combinação das duas), apresentando uma variação entre países e continentes, sendo que a maior prevalência de inatividade física foi encontrada na América Latina (39,1%) (Guthold et al. 2018). Já um estudo que avaliou a prevalência de inatividade física em adolescentes (não praticar pelo menos 60 minutos de atividade física moderada a vigorosa diariamente) em uma escala global, incluindo 146 países, encontrou que 81,3% dos adolescentes — com pequena variação entre os países — não atendem as recomendações e sendo que países de maior renda apresentam uma prevalência um pouco menor (Guthold et al., 2020).

Vale ressaltar que para ambos, adultos e adolescentes, pessoas do sexo feminino apresentam consistentemente menor nível de atividade física (Guthold et al., 2018; Guthold et al., 2020). Além disso, a prevalência de inatividade física é consistentemente maior entre idosos (Hallal et al., 2012). Em relação aos domínios da atividade física, um estudo usando dados representativos de seis países da América do Sul encontrou que mulheres apresentaram menor atividade física no lazer e no trabalho, mas não houve diferenças no transporte, enquanto pessoas com maior nível de escolaridade (maior que ensino médio) apresentaram maior atividade física no lazer, mas menor atividade física no trabalho e no transporte (Werneck et al., 2019). Dessa forma, a atividade física pode se manifestar distintamente em diferentes domínios.

RELAÇÃO ENTRE ATIVIDADE FÍSICA/EXERCÍCIO FÍSICO E SISTEMA IMUNOLÓGICO

Após a compreensão da história da epidemiologia da atividade física, seus diferentes domínios, sua diferença terminológica quanto ao exercício físico e sua importância no avanço científico da subárea do exercício, esta seção busca apresentar a relação da atividade física e do exercício físico com o sistema imunológico. Sabe-se que a atividade física, bem como o exercício físico são responsáveis por adaptações metabólicas, cardiovasculares e morfológicas. Entretanto, é importante ressaltar que apesar do sistema imunológico ser extremamente responsivo à atividade física e, principalmente, ao exercício físico, estudos mais aprofundados na área de conhecimento da imunologia do exercício, especialmente sobre diferentes modelos de treinamento, podem ser considerados recentes.

Também é importante destacar que o exercício físico é frequentemente utilizado como um indicador de atividade física total em estudos envolvendo o sistema imunológico. Assim, partindo da premissa da compreensão sobre a diferença entre ambas as terminologias, previamente discutida, e do fato de o número de informações sólidas presentes na literatura ser consideravelmente maior a respeito do efeito do exercício físico, principalmente agudo no sistema imunológico, a discussão sobre as duas variações será realizada de forma isolada e mais detalhada sobre o exercício físico.

Especificamente sobre o sistema imunológico, uma completa definição do termo é tratada ao longo de todo o livro. Entretanto, de forma simplificada, segundo Simpson *et al*. (2015), é possível definirmos o sistema imunológico como um complexo conjunto de células e moléculas, que realizam um papel fundamental de defesa e resposta contra a infiltração de micro-organismos, prevenção de doenças e processos de cicatrizações. O sistema é teoricamente dividido em dois: a imunidade inata e a imunidade adaptativa. A imunidade inata é composta por barreiras físicas, químicas, mecânicas, fisiológicas e, principalmente, celulares (macrófagos, neutróficos, células natural killers (NK) e monócitos). Já a resposta adaptativa é composta pela ativação de células, especialmente os linfócitos T e B e suas moléculas provenientes (citocinas e anticorpos) (Cruvinel *et al*., 2010; Terra *et al*., 2012). Contudo, ambas atuam de forma sinérgica em respostas imunológicas (Simpson *et al*., 2015; Cruvinel *et al*., 2010). Por fim, é importante ressaltar que o processo inflamatório, seja agudo ou crônico, faz parte de uma resposta imune e, por esse motivo, variáveis inflamatórias, como as citocinas acima citadas, serão amplamente abordadas neste capítulo, bem como as células específicas relacionadas ao sistema imune.

ATIVIDADE FÍSICA E SISTEMA IMUNOLÓGICO

Embora existam limitadas evidências em relação a associação prospectiva de estudos de coorte, da associação entre atividade física e indicadores mais diretos de imunidade inata, existe uma considerável bagagem de evidência a respeito da associação entre atividade física e barreiras adaptativas do sistema imunológico, principalmente analisando a associação entre atividade física habitual (ou especialmente no lazer) e indicadores de inflamação, como proteína c-reativa, interleucina-6, fator de necrose tumoral alfa, leptina e adiponectina.

Nesse sentido, a maior parte da evidência aponta que um maior nível de atividade física é associado prospectivamente a menores concentrações de indicadores inflamatórios (Elhakeem *et al.*, 2018; Hamer *et al.*, 2012; Fernandes *et al.*, 2018; Aggio *et al.*, 2018). No entanto, quando se analisa a mudança do nível de atividade física no lazer ao longo do tempo, vale ressaltar que o maior efeito da atividade física em indicadores inflamatórios parece ser momentâneo, pois leva em consideração que um estudo prévio encontrou que participantes que se tornaram inativos no decorrer do tempo apresentaram um risco para diversos indicadores inflamatórios similar ao do grupo que foi consistentemente inativo, enquanto o grupo que foi consistentemente ativo apresentou uma associação com menores valores de indicadores inflamatórios (Elhakeem *et al.*, 2018). Vale destacar que, por mais que a maior parte da evidência mostre que maiores níveis de atividade física estão associados a melhores concentrações de indicadores inflamatórios, essa associação não parece ser tão forte clinicamente (Hamer *et al.*, 2012; Elhakeem *et al.*, 2018; Aggio *et al.*, 2018) e outros estudos não encontraram associações prospectivas (Menezes *et al.*, 2019; Lee *et al.*, 2012). Possíveis explicações para alguns resultados controversos podem ficar por conta de diferentes métodos de mensuração da atividade física, bem como da adoção de distintos ajustes nas análises.

A maior parte dos estudos que analisaram a associação entre atividade física e indicadores inflamatórios utilizou um indicador de atividade física referente à atividade no lazer ou, ao menos, superestimou a representatividade da atividade física no lazer, por meio de perguntas sobre atividades recreacionais, que englobavam transporte ativo ou jardinagem, mas focavam na questão do exercício ou do esporte. Nesse sentido, um estudo mostrou que atividade física praticada no lazer é a mais associada a menores concentrações de indicadores inflamatórios (incluindo fibrinogênio e interleucina-6), seguida pela atividade física no transporte. Por outro lado, a atividade física em domínios domésticos ou a no trabalho não foram consistentemente associadas com indicadores inflamatórios (Autenrieth *et al.*, 2009).

Quando considerada a intensidade da atividade física, a associação prospectiva de diferentes intensidades e indicadores inflamatórios não está tão clara. Estudos prévios utilizando acelerômetros para a estimativa do nível de atividade física encontraram que tanto a atividade física leve quanto a moderada à vigorosa estão associadas com menores indicadores inflamatórios e imunológicos (proteína c-reativa, células brancas sanguíneas e componente 3 do complemento) (Philips *et al.*, 2017; Hawkins *et al.*, 2012). No entanto, a prática de atividade física de maior intensidade parece apresentar maior fator de proteção, especialmente considerando indicadores do sistema imunológico, mas também indicadores de inflamação (Philips *et al.*, 2017; Hawkins *et al.*, 2012), sendo moderados os níveis de atividade física associados com a diminuição do risco de infecções do trato respiratório superior (Matthews *et al.*, 2002).

EXERCÍCIO FÍSICO E SISTEMA IMUNOLÓGICO

Historicamente, a relação entre o exercício e variáveis do sistema imune tem sido estudada desde o início do século XX. Entretanto, a área de estudo ganhou maior evidência e interação com outras áreas, como a Nutrição e a análise em diferentes fases da vida

(p. ex.: crescimento e velhice), a partir da década de 1990 e até os dias atuais (Nieman & Wentz, 2019). Segundo uma interessante revisão desenvolvida por Nieman & Wentz (2019), é possível dividir o desenvolvimento de estudos sobre imunologia do exercício em quatro períodos históricos:

1900-1979	Compreensão de funções e contagem das células do sistema imune e possíveis alterações induzidas pelo exercício físico;
1980-1989	Início da utilização da citometria de fluxo, principalmente em estudos da área médica, devido ao descobrimento do vírus da imunodeficiência humana (HIV), o que aproximou pesquisadores do exercício físico de análises mais aperfeiçoadas e detalhadas;
1990-2009	Entre os anos de mudança de século, ocorreu a inserção de novas variáveis na relação entre exercício e sistema imunológico, como aspectos nutricionais, envelhecimento e seus efeitos em citocinas inflamatórias;
desde 2010	Devido as evidências descobertas por pesquisadores, principalmente nas duas décadas predecessoras a este período, desde 2010, a área da imunologia do exercício tem se aprofundado em compreender abordagens de diferentes ômicas, como genômica, metabolômica, proteômica e lipidômica, além do microbioma intestinal. Ademais, os estudos avançaram na compreensão dos efeitos agudo e crônico do exercício físico no sistema imunológico, o que permitiu a criação de diretrizes de prática de exercícios físicos pelas entidades responsáveis. (Nieman & Wentz, 2019).

Essa simples sequência cronológica evidencia e corrobora a afirmação de que a imunologia do exercício é um campo do conhecimento relativamente recente na literatura, que, devido a suas diversas implicações clínicas descobertas até o momento, justificam os pesquisadores do exercício físico e ciências do esporte envidarem esforços na busca de compreender esses complexos fenômenos cada vez de forma mais completa e detalhada.

Após a compreensão histórica, torna-se necessário compreender como ocorre a resposta do sistema imune ao exercício físico. Novamente, a revisão realizada por Nieman & Wentz (2019) também sumariza e divide de forma excelente a imunologia do exercício em quatro subáreas principais: 1) efeitos agudos e crônicos do exercício físico no sistema imunológico; 2) benefícios clínicos do exercício no sistema imunológico; 3) interação entre exercício e nutrição em respostas imunes; e 4) efeito do exercício na imunosenescência (processo natural e progressivo de disfunção do sistema imunológico durante o envelhecimento) (Nieman & Wentz, 2019). Ao considerar primeiramente que, dentre os diferentes modelos amostrais da epidemiologia, os ensaios clínicos randomizados são os principais utilizados na compreensão do efeito do exercício físico no sistema imunológico. Além do fato de que existem capítulos exclusivos analisando o efeito de modelos de específicos treinamento no sistema imune, influência nutricional envolvendo suplementação e outros fatores relacionados (com exceção da imunosenescência, que não é uma subárea abarcada na temática do livro). Nos próximos parágrafos, buscaremos compreender de forma geral efeitos agudos e crônicos do exercício físico no sistema imunológico e suas influências clínicas, principalmente por meio de ensaios clínicos randomizados.

EFEITOS AGUDO E CRÔNICO DO EXERCÍCIO NO SISTEMA IMUNOLÓGICO

Sabe-se que o exercício físico pode ser considerado uma situação de "estresse" e, assim, seus efeitos em diferentes sistemas, incluindo o imunológico, dependem diretamente da intensidade e do volume da atividade realizada, bem como do tipo de atividade (p. ex.: exercícios aeróbios, resistidos e intermitentes de alta intensidade) (Keast et al.,1988). Além disso, as respostas do sistema imune ao exercício físico são consideradas distintas quando analisadas aguda e cronicamente.

Efeito agudo

Em análise do efeito agudo do exercício físico, segundo Leandro et al. (2002), um dos estudos pioneiros sobre a temática foi desenvolvido por Larrabee em 1902 (Larrabee, 1902) com o objetivo de compreender o aumento da concentração de leucócitos em corredores após uma maratona de 40 km. Entretanto, houve maior consolidação do desenvolvimento de pesquisas no assunto após a observação de que atletas, principalmente após exercícios físicos com elevado volume ou intensidade, apresentavam maior ocorrência de infecções do trato respiratório superior (Leandro et al., 2002; Heath et al., 1991; Mackinnon & Hooper, 1994). Dessa forma, na contemporaneidade, é possível considerar que os efeitos agudos do exercício no sistema imunológico são amplamente debatidos na literatura.

De forma geral, ensaios clínicos randomizados corroborados por revisões sistemáticas e de literatura mostram que, logo após a prática de exercício, sendo eles aeróbios ou resistidos, é possível observar, em geral, alterações em variáveis de imunidade inata, adaptativa e inflamatória até mesmo em indivíduos destreinados. Dentre elas, a elevação de leucócitos (em proporção a elevação de catecolaminas como adrenalina e noradrenalina) e suas subpopulações como neutrófilos, além das células NK, os quais atuam diretamente em infecções e processos inflamatórios incluindo os danos gerados no tecido muscular durante a prática (Gonçalves et al., 2020; Cerqueira et al., 2020; Brown et al., 2015; Pedersen & Hoffman-Goetz, 2000) Além disso, ensaios clínicos mostram que processos inflamatórios gerados pelo exercício físico (aeróbios e resistidos) também ocasionam a produção de citocinas, proteínas solúveis geradas pelos leucócitos e outras células e modulam a resposta imune (de Castro et al., 2000; Leandro et al., 2002), sendo as principais: interleucinas (IL, anti e pró inflamatórias) e fator de necrose tumoral (TNF) (Cerqueira, et al., 2002). Dentre todas as citocinas, as anti-inflamatórias IL-6 (quando produzida pelo tecido muscular) e a IL-10 têm se mostrado bastante responsivas a diferentes protocolos de exercício físico (Cerqueira et al., 2020; Cabral-Santos et al., 2019), como 1 hora ciclo ergométrico a 60% do VO_2max (Lygso et al., 2002) ou 45 minutos de corrida a 60% do Vo_2max seguido de 7 minutos a 90% do Vo_2max (Almada et al., 2013) mostram resultados positivos no aumento da concentração plasmática de IL-6. Ambas (IL-6 e Il-10) são capazes de inibir marcadores pró-inflamatórios como fator de necrose tumoral alta (TNF-α) e interleucina-1 (IL-1), IL1-α, IL1-β, e IL-8 e estimular outras citocinas anti-inflamatórias como IL-1ra (Petersen & Pedersen, 2005).

Por outro lado, a literatura tem mostrado que, após o exercício intenso e/ou exaustivo, ocorre redução, dentre outras variáveis, na contagem de linfócitos e suas subpopulações

(Murakami *et al*., 2010; Simpson *et al*., 2015). Assim, o processo de linfocitopenia torna-se uma das vias de justificativa da chamada hipótese de "janela aberta", o que aumenta a vulnerabilidade de infecções como do trato respiratório superior acima citada (Simpson *et al*., 2015). Entretanto, respostas semelhantes parecem não ocorrer, ou ocorrem em intensidade muito reduzida em ensaios clínicos envolvendo exercícios físicos em intensidade moderada (Nieman & Wentz, 2019; Moreira *et al*., 2009). Por isso, novamente, é importante ressaltar que a magnitude da resposta imunológica frente ao exercício físico é totalmente dependente da intensidade e do volume do exercício. Exercícios físicos em intensidade moderada, os quais são frequentemente realizados pela população em geral (diferentemente de atletas), com corretos períodos de descanso, parecem afetar positivamente o sistema imunológico/inflamatório e diminuir a suscetibilidade a infeções (Nieman & Wentz, 2019).

Efeito crônico

Embora o efeito agudo do exercício físico no sistema imunológico seja provisório, a prática regular de exercícios físicos (soma dos efeitos agudos de cada seção de treinamento), principalmente em intensidade moderada, tem se mostrado eficaz na criação de um ambiente de melhora dos mecanismos inflamatórios, capaz de combater patógenos e, consequentemente, doenças, células cancerígenas e inflamação sistêmica (Nieman & Wentz, 2019). Segundo Nieman & Wentz (2019), informações sobre o exato efeito das alterações no sistema imunológico induzido pelo exercício físico cronicamente e sua relação na diminuição do risco de desenvolvimento de doenças crônicas ainda estão consolidando-se e, portanto, mais estudos são necessários. Entretanto, as atuais evidências na literatura apontam que o efeito longitudinal da prática de exercícios físicos parece gerar um padrão anti-inflamatório e antioxidante capaz de diminuir o risco de infecções e modular doenças crônicas metabólicas, como a aterosclerose (Antunes, *et al*. 2016; Nieman & Wentz, 2015; Pedersen & Saltin, 2015).

Embora não existam muitos ensaios clínicos analisando o efeito crônico do exercício físico em específicos marcadores imunológicos e inflamatórios, como o desenvolvido por La Perrieri *et al*. (1994), que analisou o efeito do exercício aeróbio (75% VO2 Max) durante 10 semanas na subpopulação de linfócitos em homens saudáveis, estudos desenvolvidos em diferentes populações mostram que o exercício físico em intensidade moderada, a longo prazo, diminui o risco da incidência de doenças principalmente do trato respiratório superior, bem como do ambiente inflamatório sistêmico, em comparação com os seus pares controles (Nieman & Wentz, 2019). Como exemplo, o estudo desenvolvido por Chubak *et al*. (2006) que concluiu que, em mulheres pós-menopausa, após 1 ano de interversão envolvendo exercícios físicos moderados, houve uma redução da incidência de resfriados (Nieman & Wentz, 2019). Dessa forma, a prática regular de exercício físico, também chamada de treinamento físico, deve ser encorajada, pois, além de aprimorar parâmetros imunológicos e inflamatórios como acima citado, diminui o risco do desenvolvimento de doenças crônicas (Pedersen & Saltin, 2015; Nieman & Wentz, 2019) e permite um aumento da atividade física habitual (também relacionada positivamente com sistema imunológico) e o desenvolvimento das capacidades físicas.

CONCLUSÃO

Por fim, é possível concluir que, apesar de estudos na área ainda estarem em processo de consolidação, as evidências apontam que a atividade física em intensidade moderada/vigorosa e, principalmente, no domínio do lazer, em que o exercício físico é englobado, parecem afetar positivamente o sistema imunológico, diminuindo o risco de infecções e de desenvolvimento de doenças crônicas. No entanto, mais estudos são necessários para conclusões da temática. Nesse contexto, parece ser razoável considerar a adoção de um estilo de vida mais ativo, que englobe níveis mais elevados de atividade física e prática regular de exercício físico em intensidade moderada pela população em geral.

RESUMO

A terminologia "epidemiologia da atividade física" refere-se ao uso de métodos epidemiológicos em estudos envolvendo atividade física. Entretanto, o emprego desses métodos para o estudo da atividade física tem menos de 100 anos e, apenas em torno dos anos 1950, percebe-se os primeiros estudos envolvendo atividade física com desfechos de saúde.

Embora o número de evidências ainda seja limitado, principalmente sobre atividade física e imunidade inata, existe uma considerável bagagem de evidência sobre a associação entre atividade física e barreiras adaptativas do sistema imunológico, principalmente analisando a associação entre atividade física habitual (ou especialmente no lazer). Além disso, aparentemente, maiores intensidade de atividade física são associadas ao fator de proteção de indicadores imunológicos e inflamatórios.

Estudos envolvendo o efeito do exercício físico no sistema imune foram desenvolvidos, principalmente, depois da observação de que atletas após exercícios físicos com elevado volume ou intensidade, apresentavam maior ocorrência de infecções do trato respiratório superior, bem como, após a possibilidade da utilização de técnicas mais sofisticadas como a citometria de fluxo na imunologia do exercício.

Ensaios clínicos randomizados corroborados por revisões, mostram que, após a prática de diferentes modelos de exercícios físicos (p. ex.: aeróbios e resistidos), ocorrem alterações séricas em variáveis de imunidade inata, adaptativa e inflamatória até mesmo em indivíduos destreinados.

Longitudinalmente, apesar do limitado número de evidências, estudos disponíveis até o momento apontam que o exercício físico em intensidade moderada a longo prazo diminui o risco da incidência de doenças principalmente do trato respiratório superior, bem como do ambiente inflamatório sistêmico comparados aos seus pares controles em diferentes populações.

Por fim, a adoção de um estilo de vida mais ativo, englobando níveis mais elevados de atividade física em diferentes domínios e a prática regular de exercício em intensidade moderada pela população parece ser uma estratégia razoável de proteção do sistema imunológico.

EXERCÍCIOS DE AUTOAVALIAÇÃO

1. Tendo em vista a característica da história da epidemiologia da atividade física, em qual grau podemos dizer que está a associação prospectiva entre atividade física e indicadores imunológicos?

2. Todos os domínios da atividade física são benéficos para indicadores de saúde (incluindo indicadores ligados ao sistema imune)?

3. Existe uma associação entre intensidade do nível de atividade física e indicadores do sistema imunológico?

4. Os exercícios em intensidade moderada e vigorosa apresentam as mesmas respostas para o sistema imunológico?

5. De forma crônica, o exercício físico em intensidade moderada parece ser capaz de auxiliar na proteção contra infecções e desenvolvimento de doenças crônicas?

 REFERÊNCIAS

1. Aggio D, Papachristou E, Papacosta O, Lennon LT, Ash S, Whincup PH, et al. Association Between 20-Year Trajectories of Nonoccupational Physical Activity From Midlife to Old Age and Biomarkers of Cardiovascular Disease: A 20-Year Longitudinal Study of British Men. In: Am J Epidemiol. 2018;187(11):2315-23.
2. Almada C, Cataldo LR, Smalley SV, Diaz E, Serrano A, Hodgson MI, Santos JL. Plasma levels of interleukin-6 and interleukin-18 after an acute physical exercise: relation with post-exercise energy intake in twins. In: Journal of Physiology and Biochemistry. 2013;69(1):85-95.
3. Antunes BM, Cayres SU, Lira FS, Fernandes RA. Arterial thickness and immunometabolism: the mediating role of chronic exercise. In: Curr Cardiol Rev. 2016;12:47–51.

4. Autenrieth C, Schneider A, Döring A, Meisinger C, Herder C, Koenig W, et al. Association between different domains of physical activity and markers of inflammation. In: Med Sci Sports Exerc. 2009;41(9):1706-13.
5. Bauman AE, Reis RS, Sallis JF, Wells JC, Loos RJF, Martin BW. For the Lancet Physical Activity Series Working Group. Correlates of physical activity: why are some people physically active and others not?. In: Lancet. 2012;380(9838):258-71.
6. Brenner IKM, Natale VM, Vasiliou P, Moldoveanu AI, Shek PN, Shephard RJ. Impact of three different types of exercise on components of the inflammatory response. In: Eur J Appl Physiol Occup Physiol. 1999;80:452–60.
7. Brown WM, Davison GW, McClean CM, Murphy MH. A systematic review of the acute effects of exercise on immune and inflammatory indices in untrained adults. In: Sports medicine-open. 2015;1(1):35.
8. Cabral-Santos C, de Lima Junior EA, Fernandes IMDC, Pinto RZ, Rosa-Neto JC, Bishop NC, Lira FS. Interleukin-10 responses from acute exercise in healthy subjects: A systematic review. In: Journal of Cellular Physiology. 2019;234(7):9956-65.
9. Caspersen CJ, Powell KE, Christenson GM. Physical activity, exercise, and physical fitness: definitions and distinctions for health-related research. In: Public Health Rep. 1985;100(2):126-31.
10. Cerqueira É, Marinho DA, Neiva HP, Lourenço O. Inflammatory effects of high and moderate intensity exercise — A systematic review. In: Frontiers in Physiology. 2020;10:1550.
11. Chubak J, McTiernan A, Sorensen B, Wener MH, Yasui Y, Velasquez M, et al. Moderate-intensity exercise reduces the incidence of colds among postmenopausal women. In: The American Journal of Medicine. 2006;119(11):937-42.
12. Cruvinel WM, Mesquita-Júnior D, Araújo JAP, Catelan TTT, Souza AWS, Silva NP, Andrade LEC. Sistema imunitário: Parte I. Fundamentos da imunidade inata com ênfase nos mecanismos moleculares e celulares da resposta inflamatória. In: Rev Bras Reumatol. 2010;50(4):434-47.
13. De Castro CB, Manhães-de-Castro R, Medeiros AF, Queirós A, Ferreira WT, Lima Filho JL. Effect of stress on the production of O2- in alveolar macrophages. In: J of Neuroimmunol. 2000;108(1):68-72.
14. Elhakeem A, Murray ET, Cooper R, Kuh D, Whincup P, Hardy R. Leisure-time physical activity across adulthood and biomarkers of cardiovascular disease at age 60-64: A prospective cohort study. In: Atherosclerosis. 2018;269:279-87.
15. Fernandes RA, Ritti-Dias RM, Balagopal PB, Conceição RD, Santos RD, Cucato GG, Bittencourt MS. Self-initiated physical activity is associated with high sensitivity C-reactive protein: A longitudinal study in 5,030 adults. In: Atherosclerosis. 2018;273:131-5.
16. Gonçalves CAM, Dantas PMS, dos Santos IK, Dantas M, da Silva DCP, Cabral, BGDAT, et al. Effect of acute and chronic aerobic exercise on immunological markers: a systematic review. In: Frontiers in physiology. 2020;10:1602.
17. Guthold R, Louazani SA, Riley LM, Cowan MJ, Bovet P, Damasceno A, et al. Physical activity in 22 African countries: results from the World Health Organization STEPwise approach to chronic disease risk factor surveillance. In: Am J Prev Med. 2011;41(1):52-60.
18. Guthold R, Stevens GA, Riley LM, Bull FC. Global trends in insufficient physical activity among adolescents: a pooled analysis of 298 population-based surveys with 1·6 million participants. In: Lancet Child Adolesc Health. 2020;4(1):23-35.
19. Guthold R, Stevens GA, Riley LM, Bull FC. Worldwide trends in insufficient physical activity from 2001 to 2016: a pooled analysis of 358 population-based surveys with 1·9 million participants [published correction appears in Lancet Glob Health. 2019 Jan;7(1):e36]. In: Lancet Glob Health. 2018;6(10):e1077-e1086.
20. Hallal PC, Andersen LB, Bull FC, Guthold R, Haskell W, Ekelund U. For the Lancet Physical Activity Series Working Group. Global physical activity levels: surveillance progress, pitfalls, and prospects. In: Lancet. 2012;380(9838):247-57.
21. Hamer M, Sabia S, Batty GD, Shipley MJ, Tabak AG, Singh-Manoux A, Kinimaki M. Physical activity and inflammatory markers over 10 years: follow-up in men and women from the Whitehall II cohort study. In: Circulation. 2012;126(8):928-33.
22. Hartley PHS, Llewellyn, GF. The longevity of oarsmen: a study of those who rowed in the Oxford and Cambridge boat race from 1829–1928. In: Br Med J. 1939;i:657–62.

23. Hawkins M, Belalcazar LM, Schelbert KB, Richardson C, Ballantyne CM, Kriska A. The effect of various intensities of physical activity and chronic inflammation in men and women by diabetes status in a national sample. In: Diabetes Res Clin Pract. 2012;97(1):e6-e8.
24. Heath GW, Ford ES, Craven TE, Macera CA, Jackson KL, Pate RR. Exercise and the incidence of upper respiratory tract infections. In: Med Sci Sports Exercise. 1991;23:152-7
25. Keast D, Cameron K, Morton AR. Exercise and the immune response. In: Sports Med. 1988; 5:248-67.
26. Kerr J, Emond JA, Badland H, Reis R, Sarmiento O, Carlson J, et al. Perceived Neighborhood Environmental Attributes Associated with Walking and Cycling for Transport among Adult Residents of 17 Cities in 12 Countries: The IPEN Study. Environ Health Perspect. 2016;124(3):290-8.
27. LaPerriere A, Antoni MH, Ironson G, Perry A, McCabe P, Klimas N, et al. Effects of aerobic exercise training on lymphocyte subpopulations. In: Int. J. Sports Med. 1994;15(Suppl.3):S127–S130.
28. Larrabee RC. Leucocytosis after violent Exercise. In: The Journal of medical research. 1902;7(1):76-82.
29. Leandro C, Nascimento ED, Manhães-de-Castro R, Duarte JA, De-Castro CM. Exercício físico e sistema imunológico: mecanismos e integrações. In: Revista Portuguesa de Ciências do Desporto. 2002;2(5):80-90.
30. Lee IM, Sesso HD, Ridker PM, Mouton CP, Stefanick ML, Manson JE. Physical activity and inflammation in a multiethnic cohort of women. In: Med Sci Sports Exerc. 2012;44(6):1088-96.
31. Lyngsø D, Simonsen L, Bülow J. Interleukin-6 production in human subcutaneous abdominal adipose tissue: the effect of exercise. J Physiol. 2002; 543(1):373–78.
32. Mackinnon LT, Hooper S. Mucosal (secretory) immune system responses to exercise of varying intensity and during overtraining. In: Int J Sports Med. 1994;(15 suppl):S179-S183.
33. Matthews CE, Ockene IS, Freedson PS, Rosal MC, Merriam PA, Hebert JR. Moderate to vigorous physical activity and risk of upper-respiratory tract infection. In: Medicine and science in sports and exercise. 2002;34(8):1242-8.
34. Menezes AMB, Oliveira PD, Wehrmeister FC, Assuncão MCF, Oliveira IO, Tovo-Rodrigues L, et al. Association of modifiable risk factors and IL-6, CRP, and adiponectin: Findings from the 1993 Birth Cohort, Southern Brazil. In: PLoS ONE. 2019;14(5):e0216202.
35. Moreira A, Delgado L, Moreira P, Haahtela T. Does exercise increase the risk of upper respiratory tract infections? British medical bulletin. 2009; 90(1):111-131.
36. Morris JN, Heady JA, Raffle PAB, Roberts CG, Parks JN. Coronary heart disease and physical activity of work. In: Lancet. 1953;262(6796):1111–20.
37. Morris JN, Crawford MD. Coronary heart disease and physical activity of work: evidence of a national necropsy survey. In: Br Med J. 1958;2(5111):1485–96.
38. Morris JN, Kagan A, Pattison DC, Gardner MJ. Incidence and prediction of ischaemic heart disease in London busmen. In: Lancet. 1966;288(7463):553–9.
39. Morris JN, Chave SP, Adam C, Sirey C, Epstein L, Sheehan DJ. Vigorous exercise in leisure-time and the incidence of coronary heart-disease. In: Lancet. 1973;301(7799):333–9.
40. Murakami S, Kurihara S, Titchenal CA, Ohtani M. Suppression of exercise-induced neutrophilia and lymphopenia in athletes by cystine/theanine intake: a randomized, double-blind, placebo-controlled trial. In: Journal of the International Society of Sports Nutrition. 2010;7(1):23.
41. Nieman DC, Wentz LM. The compelling link between physical activity and the body's defense system. In: Journal of sport and health science. 2019;8(3):201-17.
42. Paffenbarger RS, Hale WE. Work activity and coronary heart mortality. In: N Engl J Med. 1975; 292(11):545-50.
43. Paffenbarger RS, Wing AL, Hyde RT. Physical activity as an index of heart attack risk in college alumni. In: Am J Epidemiol. 1978;108(3):161-75.
44. Panter J, Heinen E, Mackett R, Ogilvie D. Impact of New Transport Infrastructure on Walking, Cycling, and Physical Activity. In: Am J Prev Med. 2016;50(2):e45-e53.
45. Pearce N. Classification of epidemiological study designs. In: International Journal of Epidemiology. 2012;41(2):393–7.
46. Pedersen BK, Hoffman-Goetz L. Exercise and the immune system: regulation, integration, and adaptation. In: Physiological reviews. 2000;80(3):1055-81.

47. Pedersen BK, Saltin B. Exercise as medicine–evidence for prescribing exercise as therapy in 26 different chronic diseases. In: Scandinavian Journal of Medicine & Science in Sports. 2015;25:1-72.
48. Petersen, AMW, Pedersen, BK. The anti-inflammatory effect of exercise. In: Journal of applied physiology. 2005;98(4):1154-62.
49. Phillips CM, Dillon CB, Perry IJ. Does replacing sedentary behaviour with light or moderate to vigorous physical activity modulate inflammatory status in adults? In: Int J Behav Nutr Phys Act. 2017;14(1):138.
50. Reis RS, Salvo D, Ogilvie D, Lambert EV, Goenka S, Brownson RC, Lancet Physical Activity Series 2 Executive Committee. Scaling up physical activity interventions worldwide: stepping up to larger and smarter approaches to get people moving. In: Lancet. 2016;388(10051):1337-48.
51. Sallis JF, Cerin E, Conway TL, Adams MA, Frank LD, Pratt M, et al. Physical activity in relation to urban environments in 14 cities worldwide: a cross-sectional study [published correction appears in Lancet. 2016 May 28;387(10034):2198]. In: Lancet. 2016;387(10034):2207-17.
52. Sallis JF, Cervero RB, Ascher W, Henderson KA, Kraft MK, Kerr J. An ecological approach to creating more physically active communities. In: Annu Rev Public Health. 2006;27:297–322.
53. Silversten I, Dahlstrom AW. The relation of muscular activity to carcinoma: a preliminary report. In: J Cancer Res. 1922;6:365–78.
54. Simpson RJ, Kunz H, Agha N, Graff R. Exercise and the regulation of immune functions. In: Progress in molecular biology and translational science. Academic Press: Cambridge, Massachusetts. 2015;355-80.
55. Snow, J. On the Mode of Communication of Cholera. London: John Churchill. 1849.
56. Terra R, Silva SAGD, Pinto VS, Dutra PML. Efeito do exercício no sistema imune: resposta, adaptação e sinalização celular. In: Revista Brasileira de Medicina do Esporte. 2012;18(3):208-14.
57. Tuyckom CV. Macro-environmental factors associated with leisure-time physical activity: a cross-national analysis of EU countries. In: Scand J Public Health. 2011;39(4):419-26.
58. Varela AR, Pratt M, Harris J, Lecy J, Salvo D, Brownson RC, Hallal PC. Mapping the historical development of physical activity and health research: A structured literature review and citation network analysis. In: Prev Med. 2018;111:466-72.
59. Werneck AO, Baldew S, Miranda JJ, Arnesto OD, Stubbs B, Silva DR. Physical activity and sedentary behavior patterns and sociodemographic correlates in 116,982 adults from six South American countries: the South American physical activity and sedentary behavior network (SAPASEN). In: Int J Behav Nutr Phys Act. 2019;16(1):68.
60. World Health Organization: Global action plan on physical activity 2018–2030: more active people for a healthier world. 2018; World Health Organization: Geneva, 2018.

5

• André Luis Araujo Minari • Helena P. Batatinha • Loreana S. Silveira

Relação Entre Exercício Físico, Sistema Imunológico e Metabolismo Celular

OBJETIVOS DO CAPÍTULO

- Compreender como o exercício físico influencia o funcionamento das células do sistema imunológico.
- Aplicar os conhecimentos básicos sobre o sistema imunológico à funcionalidade do exercício na recomendação prática.
- Diferenciar os efeitos de diferentes intensidades de exercício físico no sistema imunológico.
- Compreender a relação entre disponibilidade de nutrientes e metabolismo das células imunológicas durante o exercício físico.

CONCEITOS-CHAVE DO CAPÍTULO

- Leucocitose: aumento no número de leucócitos (glóbulos brancos), por volume de sangue circulante.
- Granulócitos: células de defesa do organismo que apresentam um grande número de grânulos no citoplasma.
- Neutrofilia: elevação nas concentrações circulantes de neutrófilos.
- Exercício moderado: exercício contínuo com duração > 1,5 h e com intensidade inferior a 75% do VO_2.
- Exercício intenso: exercício contínuo ou intervalado com intensidade acima de 75% do VO_2.
- Catecolaminas: dopamina, adrenalina e noradrenalina.
- Sepse: estado agudo de inflamação.

INTRODUÇÃO

O organismo humano está constantemente "lutando" contra eventos que possam alterar a homeostase dos órgãos e dos tecidos. Células da derme e das mucosas estão 100% do seu tempo nos protegendo. Além dessa barreira física, nosso organismo também conta com um sistema de células e proteínas circulantes sensíveis a ameaças externas dos diversos tipos de vírus e patógenos, e elas constituem o sistema imune.

De modo geral, as células do sistema imunológico são predominantemente formadas pela medula óssea e podem ser subdivididas pela sua função e classificadas didaticamente como células imunológicas inatas ou adaptativas.

Um dos primeiros estudos a fazer uma relação entre o sistema imunológico e o exercício surgiu da observação de uma maior incidência de infecções no trato respiratório superior (ITRS) em maratonistas, assim como de uma perturbação transitória (persistente em alguns casos) no número e nas funções dessas células após a realização do exercício físico (Berk et al., 1990; Nieman et al., 1989). Hoje se sabe que, intensidade, volume, duração e condição física são alguns dos principais parâmetros relacionados à prática de exercícios e às respostas imunitárias do organismo. As concentrações plasmáticas hormonais, especialmente de adrenalina e noradrenalina, aumentam de acordo com a duração e a intensidade do exercício (Sugiura, Nishida & Mirbod, 2002). Células como os linfócitos e os monócitos têm receptores beta adrenérgicos, o que justifica boa parte dos efeitos causados pelo exercício físico na sua função e na redistribuição no organismo (Weise et al., 2004). Nesse sentido, este capítulo dará uma breve introdução dos efeitos agudos do exercício físico, para que depois se possa explorar de maneira mais adequada como o treinamento físico pode impactar nas respostas imunológicas do nosso organismo.

SISTEMA IMUNE INATO *VERSUS* ADAPTATIVO

As principais células do sistema imune inato são os neutrófilos, os macrófagos, as células dendríticas e as células naturais killers (NK). Os neutrófilos, as células dendríticas e os monócitos representam a primeira linha de defesa imune, capaz de reconhecer e apresentar antígenos para o sistema imune adaptativo. As células NK, apesar de não exibirem fagocitose com consequente capacidade de apresentação de antígenos, também são consideradas células do sistema imune inato e participam ativamente na imunovigilância, inclusive destruindo potenciais células tumorais (Chiossone, Dumas, Vienne & Vivier, 2018).

Já a imunidade adaptativa é conhecida como a segunda linha de defesa, na qual o sistema imune desenvolve o processo de memória e a capacidade de produção de anticorpos específicos. Participam mais ativamente dessa resposta os linfócitos T e B. Os linfócitos B, quando ativados pela apresentação de antígenos, se proliferam e diferenciam em plasmócitos, que, por sua vez, produzem anticorpos específicos para a neutralização e a identificação dos patógenos. Os linfócitos T podem ser subdivididos em auxiliares ou citotóxicos. Os linfócitos T auxiliares, também chamados de T *helper,* apresentam CD4, o que facilita a sua identificação em relação aos linfócitos citotóxicos. Os linfócitos T citotóxicos apresentam a expressão de CD8 e têm ação citotóxica contra células infectadas por meio da indução do mecanismo de apoptose (Walsh, 2018).

A **Figura 5.1** destaca as principais células estudadas do sistema imune inato e adquirido.

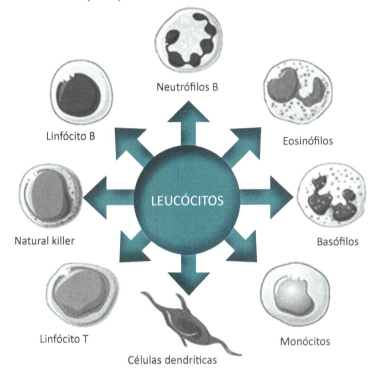

Figura 5.1 Tipos celulares da família dos leucócitos ou glóbulos brancos.

EFEITOS AGUDOS DO EXERCÍCIO FÍSICO SOBRE O SISTEMA IMUNE

Os glóbulos brancos apresentam uma grande variedade de formas e funções. Logo após a realização de um exercício físico, seja ele com cargas moderadas ou intenso, é possível notar uma redistribuição celular na corrente sanguínea, também conhecido como leucocitose. Os neutrófilos são os principais responsáveis por essa redistribuição ou aumento, seguido pelos linfócitos e pelos monócitos (Walsh, 2018).

Aproximadamente 30 minutos após o término do exercício, já é possível detectar uma queda considerável no número total de leucócitos (30 – 50%), que é capaz de persistir por até 6 horas. Sugere-se que esses efeitos estejam relacionados às concentrações de adrenalina, uma vez que os leucócitos apresentam receptores adrenérgicos e respondem ao estresse (Walsh *et al.*, 2011).

Os neutrófilos são as células mais abundantes no sangue (50 – 70%), porque têm a função de fagocitar e participam ativamente da reação inflamatórias, e a maneira como eles vão responder ao estímulo agudo do exercício depende da sua intensidade. Junto com a leucocitose, a neutrofilia ocorre imediatamente após o início do exercício, principalmente por causa das alterações hemodinâmicas (em resposta à adrenalina, os neutrófilos que antes estavam na parede do vaso vão para a circulação). Alguns estudos demonstram que, horas após o término do exercício, ocorre uma segunda neutrofilia, dessa vez em resposta ao aumento do cortisol, necessário para o restabelecimento energético do organismo (Pyne, 1994).

De modo similar, os monócitos também passam por uma remarginação, conhecida como monocitose. O fato interessante é que, em repouso, a maioria dos monócitos não se encontra no sangue periférico, mas sim na parede endotelial dos vasos sanguíneos. Ou seja, em condições de estresse e principalmente de lesão tecidual, sua mobilização por meio do exercício muito provavelmente está relacionada com o "fornecimento" de macrófagos para os tecidos lesionados (Steppich et al., 2000). As células NK são as mais sensíveis ao estresse, pois apresentam uma maior densidade de receptores β-adrenérgicos em sua membrana celular, se comparadas aos outros tipos de células do sistema imune inato (Chiossone et al., 2018; Pedersen et al., 2016). Acredita-se que, em atividades intensas, o aumento de células NK pode chegar a 300% no sangue periférico. Alguns estudos demonstram que, após exercícios de alta intensidade, diferentemente de outros tipos celulares, não apenas a quantidade de células NK — reconhecidamente uma das principais células, responsáveis pela manutenção da imunidade em situações de estresses agudos — aumenta, mas também a sua capacidade funcional (Chiossone et al., 2018; Pedersen et al., 2016).

Do mesmo modo que as células do sistema imune inato, todas as subpopulações linfocitárias também aumentam durante o exercício físico por serem sensíveis às concentrações de catecolaminas. Após o término do exercício, também observamos uma drástica redução de suas quantidades. Contudo, além do fato de serem sensíveis as concentrações de catecolaminas, alguns estudos demonstram que essa queda se deve à apoptose (morte), que também pode ser induzida pela ativação exacerbada do sistema nervoso simpático ou da produção de espécies reativas de oxigênio no sangue (Krüger & Mooren, 2014).

Além da participação destacada dos hormônios do estresse sobre a marginação e a função das células do sistema imunológico durante o exercício, não podemos deixar de citar a significativa participação das citocinas nesse processo. As citocinas são moléculas sinalizadoras, produzidas principalmente pelas células do sistema imunológico. Apesar de não poder precisar exatamente a fonte da produção dessas citocinas durante e após a realização do exercício físico, fortes evidências apontam para o músculo esquelético (Petersen & Pedersen, 2005; Walsh et al., 2011).

Existe um padrão de secreção de citocinas causado pelo exercício, similar ao dos casos de sepse. Na sepse, a secreção de IL-6 está intimamente relacionada com o aumento de outros mediadores inflamatórios, como IL-1β e TNF-α. Contudo, quando realizamos uma sessão de exercício físico contínuo, também ocorre o aumento exponencial nos níveis de IL-6, que pode sofrer modulações, dependendo da intensidade, duração e massa muscular recrutada durante a atividade. Em contrapartida, o aumento de IL-6 induzido pelo exercício físico não é seguido do aumento de mediadores inflamatórios como na sepse, mas sim pelo o aumento de substâncias que podem agir de forma antagônica a esses processos, como IL-10 e IL1Ra (Petersen & Pedersen, 2005).

Além de agir com o objetivo de inibir reações inflamatórias locais, essa elevação de citocinas anti-inflamatórias no músculo esquelético pode ainda agir impedindo mecanismos associados ao desenvolvimento de diversas doenças inflamatórias, como na diabetes do tipo 2 e nas doenças cardiovasculares (Pedersen *et al.*, 2016; Petersen & Pedersen, 2005; Walsh *et al.*, 2011).

Nesse sentido, a literatura científica indica que exercícios físicos realizados de maneira crônica, também podem colaborar para um efeito anti-inflamatório no organismo, associado principalmente com a elevação crônica das citocinas e dos glicocorticoides, principais moléculas de efeito anti-inflamatório produzidas endogenamente. Além de regular a função das células do sistema imunológico, se os exercícios físicos forem realizados de maneira moderada (p. ex.: com duração inferior a 1 h 30 min), diversos estudos apontam que essa elevação de substâncias anti-inflamatórias pode promover uma melhor redistribuição de glóbulos brancos no organismo e auxiliar os processos de reconhecimento e eliminação de patógenos, o que conferiria a pessoas treinadas uma menor susceptibilidade a contrair infecções (Petersen & Pedersen, 2005; Walsh *et al.*, 2011).

Em contrapartida, o exercício físico também pode resultar em respostas negativas para a imunidade, que varia, principalmente, de acordo com o nível de estresse e de preparo físico dos indivíduos. Nos casos de competições e práticas por longos períodos, a duração prolongada do exercício pode levar os indivíduos a desenvolver um aumento da susceptibilidade a infecções, à chamada imunossupressão (Gleeson, 2006).

INFECÇÕES NO TRATO RESPIRATÓRIO SUPERIOR E EXERCÍCIO

O aumento na incidência de infecções no trato respiratório superior (ITRS) é um dos principais tópicos de estudo na imunologia do exercício. De fato, esse tópico é bem discutido devido à quantidade de estudos controversos que existem na literatura científica acerca do que realmente pode levar os indivíduos, principalmente atletas, a apresentar maior frequência de sintomas (p. ex., garganta inflamada e secreções nasais) no ITRS. Nos últimos anos, parte significativa dessa controversa começa a ser minimizada, em razão de um maior número de trabalhos científicos e consensos de que a modulação das funções imunológicas durante a realização de exercícios físicos (ou treinamento) ocorre de forma multifatorial (Nieman *et al.*, 1989; Simpson *et al.*, 2020).

Em meados da década 1990, acreditava-se que a susceptibilidade de infecções era diretamente proporcional à carga de treinamento dos indivíduos e que o aumento do volume e/ou intensidade era o principal responsável por induzir neles uma imunossupressão (Nieman, 1994). Contudo, em 2006, Malm propôs um novo modelo hipotético, salientando que atletas de elite, apesar de apresentarem a mesma carga de treinamento em comparação com atletas amadores, não apresentavam os mesmos altos índices de infecções (Malm, 2006).

Se tirarmos o foco de possíveis vieses científicos entre os estudos, nos resta concordar com as novas vertentes que ainda estão se abrindo, de que além de variações genéticas outros fatores também podem estar contribuindo para essa discordância científica, como estado nutricional, estresse psicológico e interrupção do ciclo circadiano dos indivíduos, que podem estar associado com o aumento dessa susceptibilidade (Simpson *et al.*, 2020).

Além disso, outros fatores externos também podem contribuir para o desenvolvimento de infecções, como a prática de exercícios físicos em ambientes estressores, que apresentam temperaturas extremas e/ou um número significativo de partículas poluentes no ar. Também é preciso estar alerta se a prática do exercício físico ocorre em locais de maior ou menor exposição de patógenos potencialmente danosos aos participantes da modalidade (Simpson *et al.*, 2020; Walsh, 2018; Walsh *et al.*, 2011).

Entretanto, apesar de ainda não haver uma comparação científica adequada entre quais modalidades de exercício físico apresentam maiores riscos ao desenvolvimento do ITRS, é importante salientar que atividades exaustivas, somadas ao baixo nível de condicionamento físico, também podem contribuir para o aumento da susceptibilidade a contrair infecções (Simpson *et al.*, 2020; Walsh, 2018).

Contudo, outro componente controverso dessa discussão é o fato de existir um padrão ouro para a determinação da presença ou da ausência de patógenos nos indivíduos, principalmente porque uma grande quantidade dos patógenos que coexistem no nosso organismo age de forma silenciosa, às vezes, sem apresentar ou alterar os parâmetros que se encaixem nas análises por questionários (Simpson *et al.*, 2020).

Embora o tema ainda seja controverso, alguns pontos sobre essa questão podem ser extrapolados de maneira segura, como a contribuição das sessões regulares de exercícios físicos, que, quando respeitam períodos adequados de recuperação, são responsáveis por proteger o organismo contra diversos tipos de patógenos, inclusive contra alguns tipos de câncer (Chiossone *et al.*, 2018; Pedersen *et al.*, 2016; Simpson *et al.*, 2020). Em contrapartida, exercícios físicos exaustivos, principalmente associados a questões multifatoriais, como as citadas anteriormente (ambiente estressor, sem estratégia de recuperação nutricional, estresse psicológico etc.), podem contribuir de maneira significativa para o quadro de imunodepressão (Simpson *et al.*, 2020).

Também existe um consenso na literatura quanto ao fato de que há uma necessidade de estudos evidenciando as análises ômicas das células do sistema imunológico e o impacto que o exercício físico pode exercer sobre a função delas, bem como sobre seu metabolismo energético (Simpson *et al.*, 2020; Walsh *et al.*, 2011). Determinada caracterização por meio das análises de bioinformática poderia gerar informações mais específicas sobre como preservar a funcionalidade das células do sistema imunológico para exercícios físicos exaustivos, gerando informações que também poderiam ser utilizadas para o desenvolvimento de estratégias mais eficazes de recuperação (Nieman, Lila & Gillitt, 2019; Simpson *et al.*, 2020).

EFEITOS CRÔNICOS DO EXERCÍCIO FÍSICO NO SISTEMA IMUNE

Embora ainda existam muitas limitações no entendimento sobre como o exercício físico pode modular a função das células do sistema imunológico, principalmente em relação ao efeito do exercício físico nas funções teciduais, diversos estudos demonstram que o treinamento físico pode regular diversas funções desse sistema (Gordon *et al.*, 2012; Kawanishi *et al.*, 2010).

Diferentemente do caso de indivíduos que praticam exercício físico agudo, que, quando praticado de forma extenuante, é capaz de ocasionar uma imunodepressão transitória (até 72 horas após o exercício), os indivíduos que são submetidos ao treinamento físico podem, em repouso, exibir uma melhora do sistema imunológico. Notadamente, essas funções são aprimoradas se o indivíduo realiza com frequência exercícios de variadas intensidades, capaz de promover constantes renovações celulares no sangue e no tecido periférico (Gordon *et al.*, 2012; Kawanishi *et al.*, 2010).

Distintos protocolos de exercício também podem levar a diferentes tipos de adaptação funcional das células desse sistema, dependendo do contexto em que sua função é requisitada. Por exemplo, comparando ratos treinados e destreinados, cinco semanas de natação não foram suficientes para alterar, em repouso, a concentração de enzima mioloperoxidase (neste estudo, utilizada como marcador de migração de neutrófilos) entre os grupos analisados. Contudo, após uma única sessão de exercício, o grupo destreinado apresentou uma resposta superior à do grupo treinado, sugerindo que o treinamento físico exibiu um efeito protetor/inibidor da ação neutrofílica no tecido muscular dos animais treinados (Morozov *et al.*, 2006).

Em outro estudo, também utilizando roedores, Davis *et al.* (2004) verificaram que uma hora de exercício moderado, durante seis dias, melhorou a competência da resposta de macrófagos alveolares ao vírus da herpes tipo 1. Além de promover a melhora na função imune de macrófagos, recentes evidências demonstraram que o treinamento físico (60 min/dia; 12 a 20 m/min; 5 vezes/semana por 16 semanas) também é responsável por modular os processos inflamatórios dessas células no tecido adiposo, promovendo mudanças fenotípicas que favorecem seu efeito anti-inflamatório e ajudam na prevenção do desenvolvimento de doenças crônicas, como a síndrome metabólica (Kawanishi *et al.*, 2010).

Não obstante, outros parâmetros relacionados à fisiologia do exercício e à função dessas células também já foram demonstrados em modelos animais. Um exemplo disso é na melhora da sensibilidade de macrófagos aos hormônios β2 e β3-adrenérgicos. Ao mesmo tempo que o treinamento (18 m/min, 30 min/dia, 5 dias/semana durante 3 semanas) foi responsável por aumentar a lipólise no tecido adiposo, foi observada uma menor densidade desses receptores em macrófagos, o que sugere um mecanismo celular de regulação intrínseca, que também pode contribuir para uma melhor resposta metabólica dos animais treinados com relação àqueles que não foram submetidos ao treinamento (Ortega, Gálvez & Martín-Cordero, 2019).

Em humanos, alguns estudos que examinam o efeito do treinamento físico sobre a função das células do sistema imunológico realizam ensaios experimentais de contagem de células e, por vezes, incentivam essas células a responderem em cultura celular utilizando um patógeno ou estímulo específico (Caris *et al.*, 2014; Santos *et al.*, 2016; Walsh, 2018; Walsh *et al.*, 2011).

Apesar de ainda não existir um consenso sobre as células NK, em humanos, foi demonstrado que o treinamento pode modular a sua quantidade em repouso, o que pode conferir uma maior proteção contra patógenos e contra o desenvolvimento tumoral em indivíduos que realizam treinamento físico. Ao que tudo indica, indivíduos treinados também têm uma resposta linfocítica mais eficiente comparada à de indivíduos sedentários em repouso, porém a literatura científica ainda é carente em garantir esse tipo de resposta. Essa informação é sustentada por alguns estudos longitudinais que falharam em demonstrar mudanças significativas na funcionalidade de linfócitos T e B após longos períodos de treinamento em comparação com indivíduos sedentários (Walsh *et al.*, 2011).

Apesar de muitos estudos ainda serem necessários para esclarecer como ocorre de maneira precisa o aumento na susceptibilidade de contrair infecções, parece evidente que o treinamento físico exibe uma resposta imune mais bem regulada nos indivíduos treinados em comparação com indivíduos sedentários (Malm, 2006). E essas diferenças parecem ser potencializadas quando comparamos idosos ativos fisicamente com aqueles que foram sedentários a vida inteira (Simpson *et al.*, 2012). O mecanismo pelo qual o treinamento promove essas alterações ainda não está totalmente elucidado, porém alguns indicativos demonstram que o exercício pode ser responsável pelo aumento da produção de anticorpos, das taxas de renovação celular de células T *naive* e, principalmente, dos mecanismos envolvidos no metabolismo das células imunológicas (Walsh *et al.*, 2011).

EFEITOS DO EXERCÍCIO FÍSICO SOBRE A DISPONIBILIDADE DE NUTRIENTES E O METABOLISMO DAS CÉLULAS IMUNOLÓGICAS

As células imunológicas têm um metabolismo ativo e altamente plástico e conseguem se adaptar rapidamente a diferentes ambientes, estímulos e disponibilidade de nutrientes (Nieman *et al.*, 2019). De maneira geral, as células que precisam iniciar um processo inflamatório, seja para aumentar a produção de citocinas ou pela necessidade de aumentar sua proliferação, aumentam de forma significativa seu metabolismo glicolítico (Nieman *et al.*, 2019). Essas células utilizam, principalmente, glicose e glutamina como forma de obtenção rápida de energia. Entram nesse grupo os macrófagos do tipo 1, os linfócitos T efetores, os plasmócitos e as células NK.

Por outro lado, células com função reguladora e de memória apresentam um metabolismo oxidativo predominante. Essas células utilizam a fosforilação oxidativa mitocondrial como forma de produção de ATP e usam ácidos graxos e glicose como substratos energéticos (MacIver, Michalek & Rathmell, 2013). Fazem parte desse grupo os macrófagos do tipo 2, os linfócitos T *naive* e os linfócitos B.

A glicose é utilizada, principalmente, para a produção rápida de energia pelas células efetoras. Quando a via da glicólise é bloqueada na fase de diferenciação e proliferação dos linfócitos T, essa célula assume um fenótipo de memória e pode comprometer a resolução de quadros inflamatórios (Ho *et al.*, 2015). Além disso, a glicose é um dos principais macronutrientes utilizados durante os exercícios intensos e prolongados, a fim de manter a frequência cardíaca elevada e a disponibilidade de sangue e de substratos energéticos para a contração muscular (*Idem*, 2015). Com isso, sua viabilidade para outros tipos celulares pode ser reduzida, o que afeta consideravelmente a função de algumas células do sistema imunológico (Caris *et al.*, 2014; Santos *et al.*, 2016).

Quando o exercício aeróbico extenuante é realizado em baixas concentrações de glicogênio, ou após alguns dias de dieta com redução em carboidratos, podemos observar uma diminuição na função das células T efetoras, NK e neutrófilos. (Walsh *et al.*, 2011).

Outro nutriente, também essencial para o funcionamento das células do sistema imune, é a glutamina. A glutamina é, preferencialmente, produzida, armazenada e liberada pelo músculo esquelético e pode ter suas concentrações afetadas dependendo do tipo de exercício físico. O exercício físico de intensidade moderada estimula a síntese de glutamina, aumentando a concentração desse substrato na circulação. Exercícios físicos intensos e prolongados, por sua vez, agem de maneira contrária (Caris *et al*., 2014).

Após uma sessão aguda de exercício físico intervalado de alta intensidade, há uma queda na concentração de glutamina, em comparação com o momento basal (Walsh *et al*., 1998). Não só a intensidade, mas também a duração da atividade, deve ser levada em consideração. Estudos mostram que exercícios físicos prolongados tendem a diminuir as concentrações de glutamina circulante, quando comparados com exercícios de curta duração (Walsh *et al*., 1998).

Monócitos cultivados em um meio com depleção de glutamina apresentam um aumento na atividade da glutamina sintetase, por meio de um mecanismo de *feedback*, e, por consequência, aumentam marcadores para macrófagos do tipo 2. Linfócitos T, quando ativados na ausência de glutamina, falham no processo de proliferação e perdem a capacidade efetora. Além disso, células T *naïve* não conseguem se diferenciar para células efetoras e aumentam a expressão de marcadores de células T regulatórias (MacIver *et al*., 2013).

CONCLUSÃO

Como vimos no início do capítulo, o exercício físico tem um profundo impacto no funcionamento das células do sistema imunológico, tanto de forma aguda como de forma crônica. O exercício agudo, por meio de liberação de catecolaminas e do aumento na produção de algumas citocinas, induz uma leucocitose transitória, aumentando a concentração de leucócitos no sangue e voltando a valores basais de 1 a 3 horas após o término do exercício. Essa leucocitose aguda não está diretamente relacionada com o aumento de função; entretanto, quando o exercício é repetido de maneira crônica em uma intensidade moderada, há uma melhora na função de neutrófilos, macrófagos e linfócitos. Já o exercício intenso pode atuar de forma oposta ao moderado, diminuindo a função de alguns tipos celulares. Essa imunossupressão é transitória, e repouso e nutrição adequados podem atenuar essa resposta, uma vez que a disponibilidade de nutrientes, durante o exercício, tem um papel importante na função e no metabolismo das células imunológicas.

RESUMO

O sistema imunológico pode ser classificado em sistema imune inato e sistema imune adaptativo. É a união adequada desses sistemas que é responsável pela produção de anticorpos, substâncias primordiais para a eliminação de patógenos que invadem nosso corpo.

A prática regular de exercício físico traz muitos benefícios para a saúde. Todavia, volume e intensidade devem ser observados com cautela para que se consiga otimizar os benefícios. De maneira aguda, o exercício de intensidade moderada (p. ex.: com duração inferior a 1 h e 30 min) pode promover a redistribuição dos glóbulos brancos para a corrente sanguínea e, assim, auxiliar as respostas imunovigilantes contra patógenos. Já no longo prazo, promove a proteção contra infecções, pois direciona a resposta imune para a prevalência de células Th1.

Quando se trata de atividades de alta intensidade existe uma tendência de maior produção de citocinas anti-inflamatórias (padrão Th2) na tentativa de reduzir possíveis danos no tecido muscular, apesar do aumento na susceptibilidade a infecções.

Imunossupressão significa apenas uma maior susceptibilidade às infecções, por isso, o exercício não deve ser visto como um causador de doenças/infecções. No entanto, é preciso sempre atentar-se aos objetivos da prática e respeitar os limites do corpo.

Além disso, a disponibilidade de nutrientes antes, durante e após o exercício deve ser levada em consideração, uma vez que alteração na sua concentração pode alterar o fenótipo e a função das células imunológicas.

EXERCÍCIOS DE AUTOAVALIAÇÃO

1. Quais são os órgãos primários e secundários envolvidos nas respostas imunológicas?

2. Come se dá a interação das células do sistema imune desde o primeiro contato com o invasor até a produção de anticorpos?

3. Diferencie as respostas imunes imediatas a uma sessão de exercício em maratonistas (exercício intenso/longa duração) e em atletas de intensidade moderada.

4. De modo crônico, como o exercício de intensidade moderada pode beneficiar o sistema imunológico?

5. Como a alteração na concentração de glicose durante o exercício físico afeta as células do sistema imunológico?

REFERÊNCIAS

1. Berk LS, Nieman DC, Youngberg WS, Arabatzis K, Simpson-Westerberg M, Lee J W, et al. The effect of long endurance running on natural killer cells in marathoners. In: Med Sci Sports Exerc. 1990;22(2):207-12.
2. Caris AV, Lira FS, de Mello MT, Oyama LM, dos Santos RV. Carbohydrate and glutamine supplementation modulates the Th1/Th2 balance after exercise performed at a simulated altitude of 4500 m. In: Nutrition. 2014;30(11-12),1331-6. doi:10.1016/j.nut.2014.03.019.
3. Chiossone L, Dumas PY, Vienne M, Vivier E. Natural killer cells and other innate lymphoid cells in cancer. In: Nat Rev Immunol. 2018;18(11):671-88. doi:10.1038/s41577-018-0061-z.
4. Davis JM, Murphy EA, Brown AS, Carmichael MD, Ghaffar A, Mayer EP. Effects of moderate exercise and oat beta-glucan on innate immune function and susceptibility to respiratory infection. In: Am J Physiol Regul Integr Comp Physiol, 2004;286(2):R366-372. doi:10.1152/ajpregu.00304.2003.
5. Gleeson M. Immune system adaptation in elite athletes. In: Curr Opin Clin Nutr Metab Care. 2066;9(6):659-65. doi:10.1097/01.mco.0000247476.02650.18.
6. Gordon PM, Liu D, Sartor MA, Iglay Reger HB, Pistilli EE, Gutmann L, et al. Resistance exercise training influences skeletal muscle immune activation: a microarray analysis. In: J Appl Physiol. 2012;(1985):112(3),443-53. doi:10.1152/japplphysiol.00860.2011.
7. Ho P-C, Bihuniak JD, Macintyre AN, Staron M, Liu X, Amezquita R, et al. Phosphoenolpyruvate Is a Metabolic Checkpoint of Anti-tumor T Cell Responses. Cell. 2015;162(6):1217-28. doi:10.1016/j.cell.2015.08.012.
8. Kawanishi N, Yano H, Yokogawa Y, Suzuki K. (2010). Exercise training inhibits inflammation in adipose tissue via both suppression of macrophage infiltration and acceleration of phenotypic switching from M1 to M2 macrophages in high-fat-diet-induced obese mice. In: Exerc Immunol Rev. 2015;16:105-18.
9. Krüger K, & Mooren FC. Exercise-induced leukocyte apoptosis. In: Exerc Immunol Rev. 2014;20:117-34.
10. MacIver NJ, Michalek RD, Rathmell JC. Metabolic regulation of T lymphocytes. In: Annu Rev Immunol. 2013;31:259-83. doi:10.1146/annurev-immunol-032712-095956.
11. Malm C. Susceptibility to infections in elite athletes: the S-curve. In: Scand J Med Sci Sports. 2006;16(1):4-6. doi:SMS499 [pii].
12. Morozov VI, Tsyplenkov PV, Golberg ND, Kalinski MI. The effects of high-intensity exercise on skeletal muscle neutrophil myeloperoxidase in untrained and trained rats. In: Eur J Appl Physiol. 2006;97(6):716-722. doi:10.1007/s00421-006-0193-x.
13. Nieman DC. Exercise, upper respiratory tract infection, and the immune system. In: Med Sci Sports Exerc. 1994;26(2):128-39. doi:10.1249/00005768-199402000-00002.
14. Nieman DC, Berk LS, Simpson-Westerberg M, Arabatzis K, Youngberg S, Tan SA, et al. Effects of long-endurance running on immune system parameters and lymphocyte function in experienced marathoners. In: Int J Sports Med. 1989;10(5):317-23. doi:10.1055/s-2007-1024921.
15. Nieman DC, Lila MA, Gillitt ND. Immunometabolism: A Multi-Omics Approach to Interpreting the Influence of Exercise and Diet on the Immune System. In: Annu Rev Food Sci Technol. 2019;10:341-63. doi:10.1146/annurev-food-032818-121316.
16. Ortega E, Gálvez I, Martín-Cordero L. Adrenergic Regulation of Macrophage-Mediated Innate/Inflammatory Responses in Obesity and Exercise in this Condition: Role of β2 Adrenergic Receptors. In: Endocr Metab Immune Disord Drug Targets. 2019; 19(8):1089-99. doi:10.2174/1871530319666190206124520.
17. Pedersen L, Idorn M, Olofsson GH, Lauenborg B, Nookaew I, Hansen RH, et al. Voluntary Running Suppresses Tumor Growth through Epinephrine- and IL-6-Dependent NK Cell Mobilization and Redistribution. In: Cell Metab. 2016;23(3):554-62. doi:10.1016/j.cmet.2016.01.011.
18. Petersen AM, Pedersen BK. The anti-inflammatory effect of exercise. In: J Appl Physiol (1985). 2005;98(4):1154-62. doi:10.1152/japplphysiol.00164.2004.

19. Pyne DB. Regulation of neutrophil function during exercise. In: Sports Med. 1994;17(4):245-58. doi:10.2165/00007256-199417040-00005.
20. Santos SA, Silva ET, Caris AV, Lira FS, Tufik S, Dos Santos RV. Vitamin E supplementation inhibits muscle damage and inflammation after moderate exercise in hypoxia. In: J Hum Nutr Diet. 2016;29(4):516-22. doi:10.1111/jhn.12361.
21. Simpson RJ, Campbell JP, Gleeson M, Krüger K, Nieman DC, Pyne DB, et al. Can exercise affect immune function to increase susceptibility to infection? In: Exerc Immunol Rev. 2020;26:8-22.
22. Simpson RJ, Lowder TW, Spielmann G, Bigley AB, LaVoy EC, Kunz H. Exercise and the aging immune system. In: Ageing Res Rev. 2012;11(3):404-20. doi:10.1016/j.arr.2012.03.003.
23. Steppich B, Dayyani F, Gruber R, Lorenz R, Mack M, Ziegler-Heitbrock HW. Selective mobilization of CD14(+)CD16(+) monocytes by exercise. In: Am J Physiol Cell Physiol. 2020;279(3):C578-86. doi:10.1152/ajpcell.2000.279.3.C578.
24. Sugiura H, Nishida H, Mirbod SM. Immunomodulatory action of chronic exercise on macrophage and lymphocyte cytokine production in mice. In: Acta Physiol Scand. 2002;174(3):247-56. doi:930 [pii].
25. Walsh NP. Recommendations to maintain immune health in athletes. In: Eur J Sport Sci. 2018;18(6):820-831. doi:10.1080/17461391.2018.1449895.
26. Walsh NP, Blannin AK, Robson PJ, Gleeson M. Glutamine, Exercise and Immune Function. In: Sports Medicine. 1998;26(3):177-91. doi:10.2165/00007256-199826030-00004.
27. Walsh NP, Gleeson M, Shephard RJ, Woods JA, Bishop NC, Fleshner M, et al. Position statement. Part one: Immune function and exercise. In: Exerc Immunol Rev. 2011;17:6-63.
28. Weise M, Drinkard B, Mehlinger SL, Holzer SM, Eisenhofer G, Charmandari E, et al. Stress dose of hydrocortisone is not beneficial in patients with classic congenital adrenal hyperplasia undergoing short-term, high-intensity exercise. In: J Clin Endocrinol Metab. 2004;89(8):3679-84. doi:10.1210/jc.2003-032051.

6

• Patricia Chimin • Érique Castro • Luiz Augusto Buoro Perandini

Fisiologia do Tecido Adiposo, Treinamento Físico e Sua Relação com o Sistema Imunológico

OBJETIVOS DO CAPÍTULO

- Compreender as diferenças estruturais e funcionais entre os depósitos de tecido adiposo e o impacto do balanço energético nas alterações da massa corporal.
- Entender o papel das principais células do sistema imune na homeostase do tecido adiposo.
- Demonstrar o papel do exercício físico sobre a fisiologia e o imunometabolismo do tecido adiposo.

CONCEITOS-CHAVE DO CAPÍTULO

- **Adipocinas:** proteínas secretadas pelo tecido adiposo.
- **Linfócitos T auxiliares do tipo 1 e 2 (Th1 e Th2):** linfócitos diferenciados em subpopulações efetoras do tipo auxiliar 1 (Th1), que produzem citocinas pró-inflamatórias (por exemplo, interferon-γ), e tipo auxiliar 2 (Th2), que produzem citocinas anti-inflamatórias (por exemplo, IL-4 e IL-13).
- **Lipogênese:** a síntese de ácidos graxos e de triacilglicerol.
- **Triacilglicerol:** é um éster de glicerol combinado com três moléculas de ácido graxo.
- **Lipotoxicidade:** processo deletério de acúmulo de lipídios ou de intermediários de lipídios em tecidos não adiposos, como o fígado e os músculos, que conduz ao estresse oxidativo, à inflamação e à morte celular.

INTRODUÇÃO

As alterações no padrão alimentar e o aumento do sedentarismo nas últimas décadas são os principais determinantes da prevalência de sobrepeso e obesidade na sociedade moderna. Por muito tempo, acreditou-se que a gordura acumulada no tecido adiposo era inerte, ou seja, não modulava o metabolismo e as mais diversas funções corporais. Entretanto, nos últimos anos, diversas pesquisas demonstraram que os tecidos adiposos, além de serem as maiores reservas de energia corporal, também secretam na corrente sanguínea diversos fatores hormonais que controlam as mais complexas funções, desde o apetite, o metabolismo e a fertilidade até o sistema imune, portanto, são fundamentais na homeostase corporal. É importante ressaltar que o excesso de tecido adiposo na obesidade, a redução exagerada ou até mesmo alteração da distribuição corporal dos depósitos de tecido adiposo em condições fisiopatológicas chamadas de lipodistrofias são prejudiciais à saúde.

Hoje já está claro que, durante a obesidade, há um estado constante da chamada inflamação crônica de baixo grau, a qual é caracterizada pela ativação e pela infiltração de células imunes e por uma produção exacerbada de citocinas pró-inflamatórias pelo tecido. Esse meio pró-inflamatório contribui para a resistência à insulina, à diabetes mellitus tipo 2, a doenças cardiovasculares, entre outras comorbidades.

A inatividade física tem sido associada a várias doenças metabólicas e inflamatórias crônicas. Além disso, um estilo de vida sedentário é acompanhado pelo acúmulo de gordura visceral, o qual predispõe o tecido adiposo à infiltração de células imunes pró-inflamatórias e ao desenvolvimento do estado de inflamação crônica de baixo grau. Recentemente, o exercício físico tem sido amplamente utilizado como estratégia por exercer efeitos anti-inflamatórios, tanto sistemicamente quanto no tecido adiposo e, assim, é visto como uma importante estratégia não farmacológica para proteção contra as doenças associadas à inflamação crônica.

O TECIDO ADIPOSO

O tecido adiposo é um tipo de tecido conjuntivo em que a célula característica é o adipócito, mas que também é composto de células-troncos mesenquimais, pré-adipócitos, células imunes e por células endoteliais. A dieta, o exercício físico e as doenças metabólicas modulam o número e a composição dessas células no tecido adiposo e impactam na homeostase corporal, por exemplo, na obesidade em que há o aumento de diversas células imunes nesse tecido, como macrófagos, neutrófilos, mastócitos e linfócitos T e B (Cinti, 2005).

Até recentemente, acreditava-se que mamíferos, incluindo nós humanos, tínhamos apenas dois tipos de adipócitos: os brancos e os marrons, que são os componentes principais dos tecidos adiposos branco e marrom, respectivamente. Entretanto, nos últimos 30 anos, foi identificado no tecido adiposo branco um terceiro tipo de adipócito, denominado de adipócito bege, que aparece nesse tecido, principalmente após a exposição a um ambiente mais frio. O processo de aparecimento de adipócitos beges no tecido adiposo branco é chamado de *browning* em inglês, ou de amarronzamento, em português (Castro *et al.*, 2017; Cypess *et al.*, 2009). Diferente dos outros três adipócitos que são presentes tanto em machos quanto em fêmeas, curiosamente, as fêmeas exclusivamente em períodos de lactação desenvolvem um outro tipo de adipócito, denominado de adipócito rosa, que é formado a partir de um adipócito branco pré-existente e é o responsável pela produção e secreção de leite das glândulas mamárias (Valencak *et al.*, 2017).

Os adipócitos brancos e os marrons são diferentes em estrutura e função. O adipócito branco é esférico, tem uma grande gotícula de gordura e, por isso, é denominado de unilocular, além de ter poucas mitocôndrias, o que lhe confere uma baixa capacidade oxidativa. Diferente do adipócito branco, o adipócito marrom é rico em mitocôndrias e é multilocular, visto que tem várias pequenas gotículas de gordura. As principais funções do adipócito branco são o armazenamento de energia na forma de triacilglicerol em uma grande gotícula de gordura e a liberação dessa energia na forma de ácidos graxos e glicerol, quando necessário. Por outro lado, a principal função do adipócito marrom é converter o lipídio armazenado em calor por um processo chamado de termogênese adaptativa, ativado principalmente pelo sistema nervoso simpático e que aumenta a taxa metabólica corporal. Na termogênese adaptativa que acontece no tecido adiposo marrom em situações de redução da temperatura do meio ambiente (frio), de exercício físico, de administração de fármacos como agonistas adrenérgicos ou até de certas intervenções dietéticas, ocorre a ativação de uma cascata de sinalização no adipócito marrom em que substratos energéticos armazenados são oxidados e utilizados na geração de calor por uma proteína mitocondrial chamada proteína desacopladora 1 (UCP1, do inglês *uncoupling protein 1*) (Cannon, Nedergaard, 2004). Essa geração de calor também pode ser encontrada, em um grau muito menor, em adipócitos beges, que também são multiloculares, ricos em mitocôndrias e têm UCP1, mas, por enquanto, não foi demonstrado se esses adipócitos beges de fato impactam no balanço energético do organismo aumentando a taxa metabólica (Castro *et al.*, 2017; Sidossis, Kajimura, 2015) (Figura 6.1).

O tecido adiposo é um grande componente e controlador do balanço energético e tem propriedades mecânicas de proteção de órgãos e de amortecimento dos calcanhares e dedos, que são constantemente expostos ao estresse mecânico. Atualmente, está em debate se o tecido adiposo em humanos adultos também tem a função de um isolante térmico (Fischer *et al.*, 2016; Speakman, 2018).

Como a massa do tecido adiposo é modificada ao longo do tempo?

Essa é uma pergunta complexa e uma área de grande interesse científico, pois saber como há o aumento e a redução do acúmulo de gordura é fundamental para o desenvolvimento de estratégias farmacológicas ou não-farmacológicas de modulação da massa corporal. O tecido adiposo é comumente chamado de gordura corporal, mas, na verdade, embora outros tecidos possam acumular gordura (lipídios), apenas o tecido adiposo tem uma grande capacidade de armazenamento. Enquanto um homem de aproximadamente 70 kg tem 13 kg de triacilglicerol armazenado no tecido adiposo, apenas 50 gramas são armazenados no fíga-

116 Suplementação Nutricional, Exercício e Sistema Imunológico

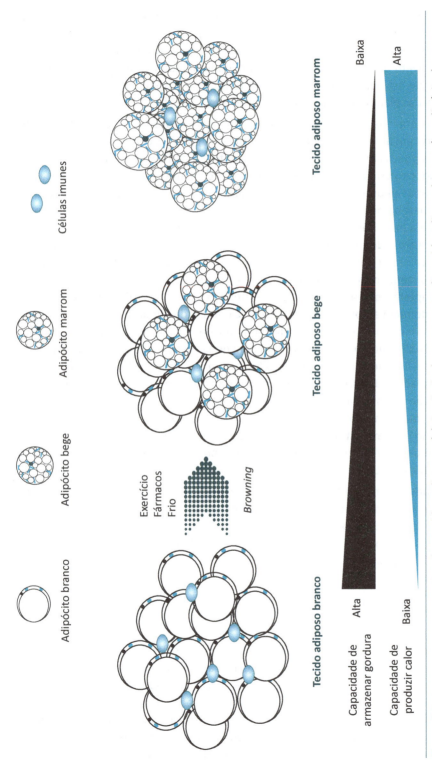

Figura 6.1 Esquema representativo dos tecidos adiposos. (a) O principal componente do tecido adiposo branco é o adipócito branco que tem grande capacidade de armazenar energia em uma grande gotícula de gordura; (b) O tecido adiposo bege é o resultado de estímulos (frio, exercício, dieta e drogas) que aumentam o número de adipócitos beges termogênicos no tecido adiposo branco em um processo denominado de browning. Os adipócitos beges podem armazenar energia em gotículas de gordura ou produzir calor e tem mais mitocôndrias que os adipócitos brancos, mas menos que os adipócitos marrons; (c) O adipócito marrom tem várias mitocôndrias e gotículas de gordura, e é o principal componente do tecido adiposo marrom, além de ter uma grande capacidade de gerar calor. Dieta, exercício, temperatura do ambiente, drogas e patologias podem alterar a composição de células imunes nos tecidos adiposos.

do e 300 gramas no músculo (Kronenberg et al., 2010). Esse fato é importante, pois apenas os adipócitos podem estocar lipídios sem causar lipotoxicidade celular.

De forma geral, as alterações da massa adiposa acontecem em situações crônicas de balanço energético positivo ou negativo, que veremos a seguir.

No balanço energético positivo, em que a ingestão energética proveniente da dieta é maior do que o gasto energético, ocorre o armazenamento de energia na forma de triacilglicerol nos tecidos adiposos o aumento da massa corporal ao longo do tempo (Piaggi, 2019). A principal fonte de lipídios armazenados nos adipócitos é proveniente da dieta. Após a alimentação, há o aumento da concentração de glicose na circulação sanguínea, que, por sua vez, promove a secreção da insulina, um hormônio pancreático que tem ações anabólicas em tecidos alvos sensíveis à insulina, que são os tecidos adiposos, o fígado e os músculos. No tecido adiposo, a insulina, além de promover a captação de glicose, também induz a síntese de triacilglicerol (lipogênese) e a deposição de triacilglicerol em adipócitos (Luo, Liu, 2016; Rosen, Spiegelman, 2014).

O aumento do acúmulo de triacilglicerol nos adipócitos induzido pela insulina promove o aumento do diâmetro deles, em um processo chamado de hipertrofia. A hipertrofia dos adipócitos é o principal processo pelo qual há o aumento da massa adiposa. Além da hipertrofia dos adipócitos, a insulina e outros fatores adipogênicos podem promover a diferenciação de pré-adipócitos em adipócitos maduros. A adipogênese é um processo celular em que células-tronco mesenquimais presentes no tecido adiposo tornam-se adipócitos que acumulam gotículas de gordura. O aumento do número de adipócitos totais no tecido adiposo decorrente da adipogênese é chamado de hiperplasia. Durante a infância e a adolescência, a hiperplasia é o processo predominante da expansão do tecido adiposo, enquanto, na vida adulta, a expansão ocorre principalmente por hipertrofia de adipócitos em resposta a períodos crônicos de balanço energético positivo, como mencionado anteriormente. Curiosamente, a expansão do tecido adiposo por hipertrofia é associada com resistência insulínica. Portanto, a hipertrofia e a hiperplasia são os processos de expansão dos tecidos adiposos (Rosen, Spiegelman, 2014).

No balanço energético negativo, que é o período em que o gasto energético é maior que a ingestão calórica, como no jejum, ocorre a ativação de processos catabólicos, dentre eles a mobilização de triacilglicerol armazenado nos adipócitos fornecendo energia a outros órgãos. Nesse caso, ocorre a hidrólise (degradação) do triacilglicerol, que libera três ácidos graxos e uma molécula de glicerol num processo denominado de lipólise. Esses ácidos graxos e o glicerol liberados podem ser oxidados em outras vias metabólicas e gerar grandes quantidades de trifosfato de adenosina, o ATP. Vários hormônios participam do controle da lipólise. A insulina é um grande inibidor, enquanto os principais estimuladores da lipólise são a norepinefrina no jejum agudo e na exposição ao frio, os peptídeos natriuréticos e o hormônio do crescimento (GH) no exercício físico, dentre outros hormônios. A lipólise é um mecanismo fisiológico de redução da massa dos tecidos adiposos, um dos grandes objetivos no tratamento da obesidade. Mas, curiosamente, na obesidade, há o aumento da lipólise basal. Esse paradoxo pode ser, em parte, explicado pelo fato de a insulina não conseguir inibir a lipólise e das catecolaminas terem menor efeito estimulante na lipólise na obesidade. Portanto, nessa condição, curiosamente, a lipólise está elevada (Castro et al., 2017; Rosen, Spiegelman, 2014).

Nem todo tecido adiposo é igual

O tecido adiposo é distribuído pelo corpo todo, mas é acumulado em certas regiões e forma grandes depósitos bem-definidos de gordura. O tecido adiposo branco pode ser dividido em dois tipos principais: o depósito subcutâneo e o visceral (Luo, Liu, 2016). O tecido adiposo branco subcutâneo é o maior depósito de gordura, está localizado logo abaixo da pele e é pouco relacionado com doenças metabólicas, enquanto o tecido adiposo visceral está presente dentro da cavidade peritoneal (próximo das vísceras e de órgãos vitais) e está diretamente relacionado com complicações metabólicas. Essas distinções nas funções dos tecidos adiposos viscerais e subcutâneo são resultado das diferenças na secreção de adipocinas, da capacidade lipolítica e lipogênica desses depósitos e da comunicação facilitada da gordura visceral com o fígado, que acaba por banhar este órgão diretamente com diversas adipocinas e ácidos graxos. O padrão de distribuição corporal do tecido adiposo branco é influenciado por diversos fatores, dentre eles, sexo, idade, etnia, hormônios, drogas e prática de atividade física. Na obesidade, o acúmulo de gordura em tecidos adiposos viscerais na região abdominal é chamado de obesidade androide e é mais comum em homens. Enquanto o acúmulo de gordura na região gluteofemoral é mais comum em mulheres e é denominado de obesidade ginoide. Ainda, a obesidade pode ser definida como mista, com acúmulo de gordura tanto em regiões gluteofemorais quanto abdominais. De forma geral, a localização da gordura no corpo é mais importante do que a massa total de gordura. A obesidade androide é comumente mais associada com o risco de desenvolvimento de doenças metabólicas (resistência insulínica, risco cardiovascular, hipertensão, distúrbios lipídicos e inflamação) e mortalidade do que a obesidade ginoide (Toss, 2011). Já o tecido adiposo marrom em humanos adultos é inversamente relacionado com o índice de massa corporal (IMC), adiposidade e idade. Portanto, não é possível definir ou generalizar o tecido adiposo como um único tecido com uma única função, pois cada depósito tem sua identidade funcional (Rosen, Spiegelman, 2014).

Função endócrina do tecido adiposo

O tecido adiposo sintetiza e secreta uma série de moléculas chamadas de adipocinas, que desempenham diversas funções no organismo. De forma geral, as adipocinas secretadas por um adipócito podem sinalizar no mesmo adipócito (sinalização autócrina), em adipócitos vizinhos (sinalização parácrina) ou até mesmo em tecidos distantes, como fígado e músculo (sinalização endócrina). O contrário também é verdadeiro: moléculas produzidas por tecidos periféricos podem exercer ações sobre o tecido adiposo. Com o exercício físico, por exemplo, diversas miocinas liberadas pelos músculos, como a miostatina, irisina e o fator de crescimento de fibroblastos 21 (FGF-21) atuam nos adipócitos melhorando a homeostase da glicose e até induzindo *browning* (Rodríguez *et al.*, 2017).

Há algumas adipocinas que merecem destaque: a leptina e a adiponectina. A descoberta da leptina em 1994 foi uma revolução no estudo dos adipócitos e do metabolismo energético, por demonstrar que os adipócitos não são meros estocadores de energia. A leptina é um peptídeo produzido e secretado pelos adipócitos de forma proporcional à massa adiposa e atua no sistema nervoso central em vários núcleos hipotalâmicos e em tecidos periféricos reduzindo o peso corporal, por diminuir o consumo alimentar e aumentar o gasto energético (Kelesidis *et al.*, 2011). Já a adiponectina é sintetizada e secretada de forma inversamente proporcional à massa de tecido adiposo visceral na obesidade e atua em diversos tecidos melhorando a homeostase da glicose, por modular a função das células β-pancreáticas, inibir a gliconeogênese hepática e, de forma geral, aumentar a sensibilidade à insulina (Luo, Liu, 2016).

Tecido adiposo e sistema imune

O papel do sistema imune na homeostase do tecido adiposo começou a ser investigado a partir da descoberta da expressão da citocina pró-inflamatória fator de necrose tumoral alfa (TNF-α) no tecido de animais geneticamente obesos. A inflamação observada no tecido adiposo de animais obesos foi relacionada com a resistência à insulina, enquanto a neutralização do TNF-α recuperava, parcialmente, o quadro (Hotamisligil *et al.*, 1993). Desde então, diversas evidências têm sido apresentadas, o que mostra o papel do sistema imune na homeostase do tecido adiposo. Adicionalmente, o sistema imune também tem apresentado um papel na regulação da termogênese adaptativa. Nesse sentido, o presente capítulo irá discutir a função das principais células do sistema imune na homeostase do tecido adiposo em diferentes condições (por exemplo: obesidade e exposição ao frio).

Papel do sistema imune no tecido adiposo

Em camundongos e em indivíduos eutróficos, o sistema imune auxilia no controle da homeostase do tecido adiposo e permite que este responda a estresses como o jejum e a exposição ao frio (Kane, Lynch, 2019). Por outro lado, em condições de balanço energético positivo, os adipócitos crescem demasiadamente, o que reduz a oferta de oxigênio para todos os locais do tecido e gera uma resposta de hipóxia e, consequentemente, necrose e morte celular. A necrose é um potente estímulo para iniciar a resposta inflamatória, a fim de remover os debris celulares e iniciar uma resposta reparadora. Porém, no caso da obesidade, essa resposta reparadora não é efetiva pelo contínuo aumento dos adipócitos, o que mantém a hipóxia local e suas repostas (Trayhurn, 2013). Como consequência, há um quadro de inflamação crônica e uma resposta imune desregulada com o acúmulo de diversas células do sistema imune, as quais serão discutidas a seguir.

MACRÓFAGOS

Os macrófagos são as células mais estudadas quanto ao seu papel no tecido adiposo, uma vez que, na obesidade, podem representar mais de 50% dos leucócitos infiltrados em camundongos e 40% em humanos. Por outro lado, essa frequência fica entre 5% a 10% em camundongos e humanos magros (Weisberg *et al.*, 2003). Nessa última condição, os macrófagos apresentam um fenótipo anti-inflamatório e são chamados de macrófagos M2. Esses macrófagos expressam CD206 (receptor de manose), CD301 (galactose C-type lectin), arginase 1, IL-10 e receptor antagonista de interleucina 1 e suas principais funções são: auxiliar na remoção de células apoptóticas, auxiliar no remodelamento da matriz extracelular, regular angiogênese e fagocitar debris celulares (Red Eagle e Chawla, 2010).

Na obesidade, há um acúmulo de macrófagos no tecido adiposo, derivados de monócitos circulantes. Esse acúmulo parece ser decorrente de diversos fatores, como o aumento de lipopolissacarídeo circulante que ativará os receptores do tipo *toll-like* 4 (TLR4) dos macrófagos residentes. Essa ativação leva os macrófagos residentes a secretarem citocinas e quimiocinas, principalmente, a proteína quimiotática de monócitos 1 (MCP-1), que auxiliará na atração de monócitos que, ao se infiltrarem no tecido, se diferenciarão em macrófagos. Esses macrófagos derivados de monócitos apresentam um fenótipo M1 (pró-inflamatórios) e produzem citocinas pró-inflamatórias, como TNF-α, IL-6, IL-1β, assim como óxido nítrico (NO), promovendo uma inflamação estéril, ou seja, sem a presença de um patógeno (Lumeng *et al.*, 2007). Outro fator importante é a hipóxia local gerada pelo aumento demasiado dos adipócitos, que leva à morte e à necrose dessas células. Nesse caso, os macrófagos fagocitam as células mortas e secretam citocinas e quimiocinas que atrairão os monócitos circulantes para o local da inflamação. Esses monócitos irão se diferenciar em macrófagos M1 pró-inflamatórios, o que amplificará a resposta inflamatória, a qual tem sido associada a resistência à insulina. Além disso, esses macrófagos que envolvem os adipócitos em processo de morte celular formam as chamadas estruturas semelhantes a coroas (*crown-like structures*), evoluindo para células espumosas (Cinti *et al.*, 2005).

NEUTRÓFILOS

Os neutrófilos são os principais granulócitos circulantes (90%), embora a sua frequência seja baixa (0,5%) no tecido adiposo de animais eutróficos. Por outro lado, durante a obesidade, os neutrófilos têm sido associados aos efeitos deletérios decorrentes da ativação do sistema imune (Talukdar *et al.*, 2012). Essas células são as primeiras a chegar ao tecido adiposo de animais submetidos à dieta hiperlipídica e secretam citocinas e quimiocinas, como TNF-α e MCP-1, as quais, como descrito anteriormente, irão atrair os monócitos circulantes para o local de inflamação, aumentar a infiltração de macrófagos pró-inflamatórios e contribuir para a resistência à insulina e a intolerância à glicose (Talukdar *et al.*, 2012).

Indivíduos obesos apresentam uma concentração elevada de neutrófilos circulantes e de proteínas derivadas de neutrófilos, como a mieloperoxidase e a calprotectina. Esta última proteína, a calprotectina, apresenta uma redução em indivíduos obesos submetidos à cirurgia bariátrica. Em modelo animal, a deleção da mieloperoxidase preveniu a obesidade em camundongos submetidos à dieta hiperlipídica. Além disso, a deleção específica da elastase em neutrófilos de animais submetidos à dieta hiperlipídica melhora a tolerância à glicose e a sensibilidade à insulina. Em indivíduos jovens, um aumento na concentração circulante de neutrófilos está correlacionada com a presença de obesidade, além de esses neutrófilos aumentarem a expressão de elastase e mieloperoxidase (Brotfain *et al.*, 2015).

EOSINÓFILOS

O tecido adiposo de animais eutróficos tem uma alta quantidade de eosinófilos residentes que apresentam um papel importante na homeostase da glicose e na regulação do acúmulo de outras células do sistema imune. Camundongos com deleção de eosinófilos e induzidos à obesidade por dieta apresentam maior infiltração de células imunes pró-inflamatórias, com aumento da expressão de interferon-γ e redução da expressão das IL-14 e IL-13, as quais são responsáveis pela polarização dos macrófagos para um fenótipo anti-inflamatório (M2). Além disso, esses camundongos apresentam maior peso corporal, massa gorda, intolerância à glicose e resistência à insulina (Wu *et al*., 2011). Dessa forma, os eosinófilos desempenham um papel importante na regulação do acúmulo e no fenótipo dos macrófagos do tecido adiposo, bem como na resposta anti-inflamatória das células do sistema imune, além de auxiliarem a manter a homeostase do tecido adiposo.

LINFÓCITOS B

A principal função das células B no organismo é a produção de anticorpos após sua diferenciação em plasmócitos, a fim de contribuir na resposta imune adaptativa. O tecido adiposo de humanos e camundongos apresenta uma subpopulação de células B reguladoras (CD22+CD19+CD45R+) que produzem constitutivamente a citocina anti-inflamatória IL-10. A deleção específica da IL-10 nas células B reguladoras leva a um aumento nos macrófagos pró-inflamatórios M1 e de linfócitos T CD8 citotóxicas no tecido adiposo de animais submetidos à dieta hiperlipídica e, consequentemente, a uma resistência à insulina e intolerância à glicose (Nishimura *et al*., 2013). Embora essa subpopulação de células B reguladoras pareça ter um efeito protetor durante a obesidade induzida pela dieta, parece ter efeitos deletérios no tecido adiposo em condições de obesidade. O acúmulo das células B no tecido adiposo de camundongos submetidos à dieta hiperlipídica leva uma resposta inflamatória desse tecido, com a produção de citocinas (por exemplo, TNF-α) e quimiocinas, que auxiliarão no recrutamento de neutrófilos, linfócitos T e monócitos. Adicionalmente, os linfócitos T CD4+ e CD8+ que chegam no tecido adiposo também podem ser ativadas pelas células B inflamatórias, amplificando a resposta inflamatória e o quadro de resistência à insulina (Winer *et al*., 2011).

CÉLULAS ILC2

As células linfóides inatas 2 (ILC2) estão bastante presentes tanto no tecido adiposo de camundongos quanto de humanos, e expressam o fator de transcrição GATA3 responsável pela produção de citocinas de perfil Th2, como a IL-5 e IL-13 (Brestoff *et al*., 2015). Nesse sentido, os achados mostram que as células ILC2 contribuem para a homeostase do tecido adiposo por modular células imunes como os eosinófilos e macrófagos anti-inflamatórios M2. Em camundongos eutróficos, a ativação das células ILC2 leva ao acúmulo de eosinófilos e macrófagos M2, enquanto em condições de obesidade essas células são depletadas do tecido adiposo (Molofsky *et al*., 2013). Dessa forma, parece que as células promovem uma resposta imune Th2 em condições eutróficas, porém, na obesidade ficam reduzidas e inibidas.

CÉLULAS INKT

As células T invariantes *natural killer* (iNKT) presentes no tecido adiposo apresentam uma característica única e diferente das demais células iNKT pela baixa produção de interferon-γ, enquanto secretam as citocinas IL-10, IL-2 e IL-4 (Ji *et al*., 2012; Sag *et al*., 2014). Essas células têm sido associadas ao controle da homeostase e à supressão da resposta inflamatória no tecido adiposo de camundongos eutróficos. A produção de IL-2 pelas células iNKT leva ao acúmulo de células T reguladoras no tecido adiposo, as quais ajudam na homeostase metabólica e têm funções anti-inflamatórias. A deleção das células T reguladoras agrava a inflamação no tecido adiposo de camundongos submetidos à dieta hiperlipídica (Becker *et al.*, 2017). Na obesidade, as funções das células iNKT ainda não estão esclarecidas e uma parte dos achados mostra que essas células estão reduzidas e outra mostra uma associação com o aumento da inflamação.

REGULAÇÃO DA TERMOGÊNESE PELO SISTEMA IMUNE

Embora as principais discussões do papel do sistema imune no tecido adiposo estejam relacionadas ao papel das células imunes na obesidade e a condições eutróficas, outras funções também têm sido atribuídas a essas células, como a regulação da termogênese adaptativa.

MACRÓFAGOS

Camundongos submetidos à dieta hiperlipídica apresentam um infiltrado de macrófagos pró-inflamatórios M1 no tecido adiposo marrom, o que tem sido associado com um prejuízo às respostas desse tecido a estímulos termogênicos. A resposta parece ser prejudicada devido ao fato de as citocinas inflamatórias TNF-α e IL-1β suprimirem a indução de UCP1 tanto no tecido adiposo marrom quanto no branco (Goto *et al.*, 2016, Sakamoto *et al.*, 2016, Chung *et al.*, 2017).

A ativação dos receptores do tipo *toll-like* 2 e 4 (TLR2 e TLR4, respectivamente), os quais estão associados com a sinalização da resposta inflamatória, também interfere na termogênese adaptativa (Okla *et al.*, 2015, Bae *et al.*, 2014). No tecido adiposo branco, a ativação do TLR4 atenua a expressão de UCP1 e reduz a resposta da termogênese adaptativa (Okla *et al.*, 2015). No tecido adiposo marrom, a ativação dos TLR2 e TLR4, por meio das sinalizações do fator nuclear kappa B (NFκB) e da proteína quinase ativada por mitogênio (MAPK), leva a à redução da expressão de UCP1 e suprime a respiração mitocondrial (Bae *et al.*, 2014).

Os macrófagos M2 também parecem atuar na resposta da termogênese adaptativa (Liu *et al.*, 2014). A deleção da proteína RIP140 (proteína essencial na produção de citocinas inflamatórias mediada por TLR2, 3 e 4) na linhagem de monócitos e macrófagos leva ao aumento do infiltrado de macrófagos M2 nos depósitos de tecido adiposo, aumentando do *browning* no tecido adiposo branco e protegendo contra a resistência à insulina induzida por dieta hiperlipídica (Liu *et al.*, 2014).

Células ILC2

A indução da termogênese adaptativa pelas células ILC2 tem sido atribuída por mecanismos distintos. Um desses mecanismos propostos é a ativação dessas células pela citocina IL-33, que leva a produção das citocinas IL-5 e IL-13, as quais recrutarão eosinófilos IL-4 positivos. Esses eosinófilos irão produzir as citocinas IL-4 e IL-13 que ativam as células progenitoras do tecido adiposo bege que expressam UCP1 (Lee et al., 2015). As células ILC2 também conseguem estimular a termogênese adaptativa pela produção do hormônio metionina-encefalina que atua tanto no tecido adiposo branco como no tecido adiposo marrom. Camundongos tratados com esse peptídeo mostraram um aumento da expressão de UCP1 no tecido adiposo branco (Brestoff et al., 2015).

Células iNKT

As células iNKT também parecem contribuir para a resposta da termogênese adaptativa. Essa resposta aparenta ser mediada pelo fator de crescimento de fibroblastos 21 (FGF21), que tem sua expressão elevada tanto no tecido adiposo branco quanto no marrom de camundongos com as células iNKT ativadas (Lynch et al., 2016). Além disso, a ativação das células iNKT em camundongos obesos leva a uma redução pronunciada da massa gorda, o que tem sido explicado pela indução da termogênese adaptativa, observada pelo aumento da expressão de UCP1 no tecido adiposo branco associado a uma redução na razão de trocas respiratórias (RER). Adicionalmente, a transferência de células iNKT de camundongos selvagens para camundongos com deleção dessa célula, levou à redução do peso corporal e ao aumento da produção de FGF21 no tecido adiposo branco (Lynch et al., 2016). Por fim, camundongos deletados para FGF21 com indução da atividade das células iNKT não apresentaram uma redução tão pronunciada do peso corporal. Dessa forma, parece que as células iNKT apresentam tanto uma função na homeostase metabólica como um papel na termogênese adaptativa do tecido adiposo.

PAPEL DO EXERCÍCIO FÍSICO SOBRE O METABOLISMO DO TECIDO ADIPOSO

O exercício físico resulta em várias adaptações já bem estabelecidas para o tecido adiposo branco. Enquanto algumas adaptações, como a diminuição do tamanho dos adipócitos, o aumento da atividade mitocondrial, a alteração na secreção de adipocinas e mudanças na expressão gênica, ocorrem em ambos os depósitos viscerais e subcutâneos, há também várias outras induzidas pelo exercício e que são específicas para cada um desses depósitos (Stanford et al., 2015).

Estudos recentes em modelo animal mostram que, até mesmo períodos curtos, como 11 dias de exercício voluntário, são capazes de alterar o perfil de expressão gênica no tecido adiposo branco subcutâneo (Stanford et al., 2015). Nesse trabalho, os camundongos C57BL/6 que se exercitaram em corrida voluntária apresentaram um aumento significativo na expressão de 1844 genes relacionados com as vias do metabolismo da glicose, oxidação dos ácidos graxos, estresse oxidativo, biogênese mitocondrial, transporte transmembrana, estresse celular e apoptose. Além disso, sabe-se que vias associadas ao processo de *browning* também são significativamente aumentadas pelo exercício físico no tecido adiposo branco subcutâneo. Notavelmente, outros estudos têm mostrado que o número de genes alterados no tecido adiposo branco subcutâneo pelo exercício físico é substancialmente maior que aqueles vistos no músculo esquelético (Keller et al., 2011). Esse grau de plasticidade sugere que o exercício tem um papel importante nas adaptações sobre o tecido adiposo branco.

Recentemente, uma das principais adaptações que têm sido foco de várias investigações é o aumento do *browning* em decorrência da prática de exercício físico. Estudos com modelos animais (roedores) investigaram várias modalidades (corrida voluntária, corrida em esteira e natação) e duração de exercício (de 11 a 63 dias), e identificaram um aumento significativo no *browning* do tecido adiposo branco subcutâneo, medido a partir do aumento da expressão gênica de seus marcadores (como Ucp1, Prdm16, Cidea, Elovl3, Pgc1α, Pparγ e Dio2), assim como pela presença de células multiloculares nesse depósito (Bostrom *et al.*, 2012). Apesar de esses estudos mostrarem que o exercício apresenta potencial para aumentar o *browning* do tecido em animais, o tipo e a duração do exercício parece influenciar a forma como isso acontece.

O mecanismo por trás desse processo de *browning* induzido pelo exercício ainda não é conhecido e é tema de várias investigações atuais. Sabe-se que o *browning* induzido por outros estímulos, como a exposição ao frio, fatores ambientais ou agentes farmacológicos, promove uma resposta a partir do aumento da perda de calor e da estimulação adrenérgica simpática. No entanto, existem várias hipóteses que tentam explicar os mecanismos responsáveis pelo *browning* do tecido adiposo branco por meio do exercício físico em animais. Uma dessas hipóteses leva em consideração a redução do tamanho do adipócito e do conteúdo lipídico no tecido adiposo branco subcutâneo pelo exercício. Essa diminuição levaria à redução do isolamento térmico do corpo e resultaria na necessidade de produção de calor. Ainda, outras hipóteses consideram que o aumento da inervação simpática induzida pelo exercício causaria o aumento do *browning* nesse tecido; ou, ainda, que as adaptações periféricas de outros tecidos corporais, em particular o músculo esquelético, poderiam influenciar a resposta de *browning*. Em relação a este último ponto, alguns estudos já mostraram que o *browning* do tecido adiposo branco ocorreria em resposta ao aumento da secreção de vários fatores, como o chamado fator neurotrófico derivado do cérebro (BDNF), a irisina, o lactato, entre outros, os quais são liberados pelo músculo esquelético durante o exercício físico (Cao *et al.*, 2011, Bostrom *et al.*, 2012, Carriere *et al.*, 2014). Cada uma dessas hipóteses é intrigante e plausível, porém ainda são necessários mais estudos para entender os mecanismos por meio dos quais o exercício físico promove o *browning* do tecido adiposo branco subcutâneo.

Diferentemente do tecido adiposo branco, os efeitos do exercício sobre o tecido adiposo marrom ainda não são muito bem-definidos. Como já descrito anteriormente, o tecido adiposo marrom é um tecido termogênico envolvido na produção de calor e no gasto energético. Como o exercício também é uma atividade termogênica, ele promove aumento tanto da temperatura muscular como da temperatura corporal total. Uma vez que ambos, o tecido adiposo marrom e o exercício físico, podem aumentar a temperatura corporal, alguns trabalhos indicam que o exercício não seria capaz de aumentar o papel termogênico do tecido adiposo marrom. De fato, alguns trabalhos propõem que o tecido adiposo marrom é "hipoativo" em resposta ao exercício físico (Cannon, Nedergaard, 2004). Apesar dessas proposições indicando que o tecido adiposo marrom não seria ativado pelo exercício, precisamos lembrar que ele é, principalmente, regulado pelo sistema nervoso simpático. A inervação simpática é requerida no tecido adiposo marrom para promover a liberação de lipídios para o fornecimento de energia, e rapidamente ativar a termogênese. O exercício físico também estimula o sistema nervoso simpático e promove a liberação de catecolaminas, sendo essa liberação dependente da duração e da intensidade da atividade. Dessa forma, é possível imaginar que o exercício poderia estimular o tecido adiposo marrom por meio do aumento da ativação simpática e, assim, aumentar a expressão de UCP1 e a biogênese mitocondrial (Sanchez-Delgado *et al.*, 2015).

Para determinar os efeitos do exercício sobre o tecido adiposo marrom, alguns estudos investigaram a atividade mitocondrial e a expressão gênica, a captação de glicose, a lipidômica e a termogênese após exercício agudo e crônico, todos com grande variação de resultados. Alguns estudos em modelo animal identificaram aumentos na atividade mitocondrial e termogênese (Stanford, Goodyear, 2016), enquanto outros mostraram diminuição (Wu *et al.*, 2014). Em humanos, os estudos mostraram que o exercício diminuiu a captação de glicose nesse tecido (Vosselman *et al.*, 2015).

O PAPEL DO EXERCÍCIO FÍSICO SOBRE A INFLAMAÇÃO DO TECIDO ADIPOSO

Vários mecanismos têm sido descritos em relação aos efeitos anti-inflamatórios do exercício físico, incluindo: (i) redução da massa de gordura visceral (com subsequente diminuição da produção e liberação de adipocinas pró-inflamatórias); (ii) redução na expressão de receptores *toll-like* (TRL) em monócitos e macrófagos; e (iii) indução de várias moléculas anti-inflamatórias a partir de leucócitos e músculo esquelético. Adicionalmente, a inibição da infiltração de monócitos/macrófagos no tecido adiposo e a alteração fenotípica dos macrófagos dentro do tecido adiposo também têm sido propostas (Pedersen, Febbraio, 2008). Os últimos dois mecanismos são de grande importância, uma vez que a obesidade é acompanhada pela infiltração de macrófagos para dentro do tecido adiposo, que induzem uma alteração fenotípica na polarização a partir de um fenótipo anti-inflamatório M2 para um fenótipo pró-inflamatório M1 e, assim, contribuem para a resistência à insulina.

O papel anti-inflamatório do exercício tem sido mostrado por prevenir doenças inflamatórias crônicas por meio da indução de alteração de fenótipo de macrófagos M1 para M2, assim como inibir a infiltração desses macrófagos para o tecido adiposo. O primeiro estudo a investigar o papel do exercício físico sobre os fenótipos dos macrófagos foi de o Kawanishi e colaboradores (2010). Nesse estudo, os investigadores mostraram que o exercício de corrida em esteira (16 semanas, 60 min/dia à 12–20 m/min, 5x/semana) pareceu inibir a infiltração de macrófagos no tecido adiposo de camundongos obesos, atenuando a expressão gênica de um de seus marcadores (F4/80) nesse tecido. Além disso, os animais exercitados aumentaram a expressão de marcadores M2 (CD163), diminuíram marcadores M1 (CD11c) e reduziram a expressão gênica de TNF-α e TLR4, os quais ativam a via inflamatória do NF-κB.

Interessantemente, a maioria dos estudos que demonstram as evidências da efetividade do exercício físico na plasticidade da resposta dos macrófagos M1 para M2, seja em modelos animais ou em humanos, foram conduzidos principalmente usando exercício aeróbio, enquanto os estudos que usaram o exercício de força são menos abundantes. Ainda, os mecanismos pelos quais o exercício físico induz a polarização dos macrófagos para o fenótipo M2 parecem estar relacionados com a indução de PPARγ e seus cofatores

(PGC-1α/β). PPARγ e PGC-1α são conhecidos por seus importantes papéis na regulação da utilização eficiente da energia e na fosforilação oxidativa, ambas funções relacionadas com a redução da obesidade e a resistência à insulina, além de ter papel na transcrição de genes e proteínas anti-inflamatórias (Hammarstedt et al., 2003).

Curiosamente, as respostas imunes ao exercício físico parecem depender de algumas variáveis, como duração, intensidade, tipo de exercício e nível de aptidão cardiorrespiratória. Pelo menos, quando nos referimos ao tecido adiposo, estudos indicam que marcadores inflamatórios aumentam robustamente em ratos após uma carga de exercício exaustivo (Rosa et al., 2011), já exercícios de intensidade moderada induzem a liberação de interleucina-6 (IL-6), independentemente da via inflamatória clássica (TNF-α) em camundongos (Castellani et al., 2015). Enquanto a IL-6 tem sido tradicionalmente vista como uma citocina pró-inflamatória, há inúmeras evidências atualmente sugerindo que ela pode ter propriedades anti-inflamatórias dependendo do ambiente/*millie* individual.

O músculo esquelético tem um papel muito importante na ação anti-inflamatória promovida pelo exercício físico. O conceito de músculo esquelético como um produtor/secretor de citocinas, que exerce uma função endócrina, foi proposto por Pedersen (2013), que diz que tais citocinas e outros peptídeos deveriam ser classificados como miocinas. Miocinas são importantes agentes locais, que têm efeitos no metabolismo, na angiogênese e no crescimento muscular, assim como são capazes de agir sistemicamente em outros órgãos e sistemas. Um tecido de grande importância que tem sido sujeito de estudos sobre esse *crosstalk* com o músculo esquelético é o tecido adiposo.

Já foi reportado que a IL-6 aumenta durante e imediatamente após uma sessão de exercício agudo e está relacionada ao tipo de exercício físico realizado. Maiores concentrações plasmáticas de IL-6 foram reportadas em alguns estudos que usaram a corrida como forma de exercício de comparação com o daqueles que utilizaram o ciclismo, sendo que em um deles foi encontrado aumento de 100 vezes nessas concentrações após exercício físico. No entanto, esse aumento após o exercício não aparece de forma linear ao longo do tempo, e há estudos que demonstram um aumento exponencial na secreção de IL-6 logo após o exercício.

Um estudo conduzido em camundongos que receberam dieta hiperlipídica e foram expostos ao treinamento de corrida mostrou que, mesmo sem mudanças na massa adiposa, foram observados altos níveis de expressão de IL-6 no músculo esquelético e esse foi responsável por aumentar a expressão de IL-10, juntamente com uma redução significante nos infiltrados inflamatórios no tecido adiposo (Macpherson et al., 2015).

Outros trabalhos também mostram que a IL-6 pode induzir um ambiente anti-inflamatório, não somente por induzir a produção de citocinas anti-inflamatórias, mas também por inibir a produção de TNF-α, tanto *in vitro* como em camundongos. Em humanos, a infusão de IL-6 recombinante, um procedimento experimental que mimetiza o aumento dos níveis de IL-6 induzidos pelo exercício, foi capaz de inibir o aumento dos níveis de TNF-α induzidos pela endotoxina (Starkie et al., 2003).

Após uma sessão aguda de exercício aeróbio, observa-se que há um aumento das citocinas IL-10, IL1-ra e dos receptores solúveis do fator de necrose tumoral I e II (TNF I e TNF II), mudanças que também são caracterizadas como efeito anti-inflamatório do exercício.

Um número de outros trabalhos também têm mostrado os efeitos anti-inflamatórios da IL-6 como um importante determinante na ativação alternativa de macrófagos (Mauer *et al.*, 2014). A hipótese que tem sido proposta é que a prática regular de exercício físico, organizada de forma programada (efeito crônico), exerce um efeito anti-inflamatório induzido pelas sessões (efeito agudo), o qual leva à melhora da proteção contra situações de inflamação crônica.

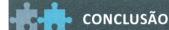

CONCLUSÃO

Está claro que a obesidade está associada a um grau de inflamação crônica de baixo grau, que é caracterizada por uma mudança imunológica para um estado pró-inflamatório, com influxo de macrófagos M1, células T CD8, neutrófilos, eosinófilos, entre outros. A inatividade física e o estilo de vida sedentário são fatores de risco para o desenvolvimento da obesidade, e modificações nesses fatores têm mostrado efeitos benéficos sobre o sistema imune e levado à diminuição do estado inflamatório. O exercício físico tem mostrado restaurar a função imune e reduzir a inflamação do tecido adiposo, efeitos mediados pela redução da gordura visceral e pela diminuição na secreção de adipocinas. Além disso, a liberação de miocinas pelo músculo esquelético em resposta ao exercício físico leva à redução de citocinas inflamatórias e altera o fenótipo dos macrófagos do tecido adiposo, exercendo um efeito anti-inflamatório.

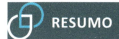

RESUMO

Muitas hipóteses foram criadas ao longo dos anos para explicar como a ingestão excessiva de nutrientes, a deposição de gordura e o ganho de peso estão associados com o desenvolvimento da resistência à insulina e outras doenças crônicas não transmissíveis. A ideia de que a inflamação pode desempenhar um papel importante no desenvolvimento dessas patologias associadas à obesidade surgiu com a descoberta de que o tecido adiposo na obesidade apresenta exacerbada secreção de TNF-α, uma citocina pró-inflamatória que reduz a sensibilidade à insulina. De fato, estudos posteriores demonstraram que o tecido adiposo não só secreta várias citocinas, como também, em condições de obesidade, é nitidamente infiltrado por macrófagos, neutrófilos e linfócitos que, por meio da secreção de uma variedade de mediadores pró-inflamatórios, contribuem para o desenvolvimento e a manutenção da inflamação encontrada nessa condição. O exercício físico pode reduzir a inflamação crônica por meio da liberação de miocinas provenientes do músculo esquelético e, assim, reduzir a produção de citocinas inflamatórias pelas células do sistema imune, inclusive aquelas presentes no tecido adiposo. Apesar dessas evidências, ainda é necessária uma melhor definição sobre os efeitos dose-resposta do exercício físico (como intensidade e volume), sobre os aspectos específicos das cascatas inflamatórias e sobre como o exercício reduz a inflamação sistêmica em indivíduos obesos.

EXERCÍCIOS DE AUTOAVALIAÇÃO

1. Quais são os diferentes tipos e as características do tecido adiposo?

2. O estilo de vida e o meio ambiente impactam diretamente na massa corporal. Quais os principais estímulos e processos de alteração da massa dos tecidos adiposos?

3. Qual a principal célula imune e sua função no tecido adiposo durante a obesidade?

4. Quais os principais efeitos do exercício físico sobre a fisiologia do tecido adiposo?

5. Quais são as principais respostas do exercício físico sobre a resposta imune do tecido adiposo?

REFERÊNCIAS

1. Bae J, Ricciardi CJ, Esposito D, Komarnytsky S, Hu P, Curry BJ, et al. Activation of pattern recognition receptors in brown adipocytes induces inflammation and suppresses uncoupling protein 1 expression and mitochondrial respiration. In: Am J Physiol Cell Physiol. 2014;306:C918-30.
2. Becker M, Levings MK, Daniel C. Adipose-tissue regulatory T cells: Critical players in adipose-immune crosstalk. In: Eur J Immunol. 2017;47:1867-74.
3. Boström P, Wu J, Jedrychowski MP, Korde A, Ye L, Lo JC, et al. A PGC1-α-dependent myokine that drives brown-fat-like development of white fat and thermogenesis. In: Nature. 2012;481:463-8.
4. Brestoff JR, Kim BS, Saenz SA, Stine RR, Monticelli LA, Sonnenberg GF, et al. Group 2 innate lymphoid cells promote beiging of white adipose tissue and limit obesity. In: Nature. 2015;519:242-6.
5. Brotfain E, Hadad N, Shapira Y, Avinoah E, Zlotnik A, Raichel L, Levy R. Neutrophil functions in morbidly obese subjects. In: Clin Exp Immunol. 2015;181:156-63.
6. Cannon B, Nedergaard J. Brown adipose tissue: function and physiological significance. In: Physiol Rev. 2004;84:277-359.

7. Cao L, Choi EY, Liu X, Martin A, Wang C, Xu X, During MJ. White to brown fat phenotypic switch induced by genetic and environmental activation of a hypothalamic-adipocyte axis. In: Cell Metab. 2011;14:324-38.
8. Carrière A, Jeanson Y, Berger-Müller S, André M, Chenouard V, Arnaud E, et al. Browning of white adipose cells by intermediate metabolites: an adaptive mechanism to alleviate redox pressure. In: Diabetes. 2014;63:3253-65.
9. Castellani L, Perry CG, Macpherson RE, Root-McCaig J, Huber JS, Arkell AM, et al. Exercise-mediated IL-6 signaling occurs independent of inflammation and is amplified by training in mouse adipose tissue. In: J Appl Physiol (1985). 2015;119:1347-54.
10. Castro É, Silva TEO, Festuccia WT. Critical review of beige adipocyte thermogenic activation and contribution to whole-body energy expenditure. In: Horm Mol Biol Clin Investig. 2017;31:1-9.
11. Chung KJ, Chatzigeorgiou A, Economopoulou M, Garcia-Martin R, Alexaki VI, Mitroulis I, et al. A self-sustained loop of inflammation-driven inhibition of beige adipogenesis in obesity. In: Nat Immunol. 2017;18:654-64.
12. Cinti S. The adipose organ. Prostaglandins Leukot Essent Fatty Acids. 2005;73:9-15.
13. Cinti S, Mitchell G, Barbatelli G, Murano I, Ceresi E, Faloia E, et al. Adipocyte death defines macrophage localization and function in adipose tissue of obese mice and humans. In: J Lipid Res. 2005;46:2347-55.
14. Cypess AM, Lehman S, Williams G, Tal I, Rodman D, Goldfine AB, et al. Indentification and importance of brown adipose tissue in adult humans. In: N Engl J Med. 2009;360:1509-17.
15. Fischer AW, Csikasz RI, von Essen G, Cannon B, Nedergaard J. No insulating effect of obesity. In: Am J Physiol Endocrinol Metab. 2016;311:E202-E213.
16. Goto T, Naknukool S, Yoshitake R, Hanafusa Y, Tokiwa S, Li Y, et al. Proinflammatory cytokine interleukin-1β suppresses cold-induced thermogenesis in adipocytes. In: Cytokine. 2016;77:107-14.
17. Hammarstedt A, Jansson PA, Wesslau C, Yang X, Smith U. Reduced expression of PGC-1 and insulin-signaling molecules in adipose tissue is associated with insulin resistance. In: Biochem Biophys Res Commun. 2003;301:578-82.
18. Hotamisligil GS, Shargill NS, Spiegelman BM. Adipose expression of tumor necrosis factor-alpha: direct role in obesity-linked insulin resistance. In: Science. 1993;259:87-91.
19. Ji Y, Sun S, Xia S, Yang L, Li X, Qi L. Short term high fat diet challenge promotes alternative macrophage polarization in adipose tissue via natural killer T cells and interleukin-4. In: J Biol Chem. 2012;287:24378-86.
20. Kane H, Lynch L. Innate Immune Control of Adipose Tissue Homeostasis. In: Trends Immunol. 2019;40:857-72.
21. Kawanishi N, Yano H, Yokogawa Y, Suzuki K. Exercise training inhibits inflammation in adipose tissue via both suppression of macrophage infiltration and acceleration of phenotypic switching from M1 to M2 macrophages in high-fat diet-induced obese mice. In: Exerc Immunol Rev. 2010;16:105-18.
22. Kelesidis T, Kelesidis I, Chou S, Mantzoros CS. Narrative Review: The Role of Leptin in Human Physiology: Emerging Clinical Applications. In: Ann Intern Med. 2010;152:93-100.
23. Keller P, Vollaard NB, Gustafsson T, Gallagher IJ, Sundberg CJ, Rankinen T, et al. A transcriptional map of the impact of endurance exercise training on skeletal muscle phenotype. In: J Appl Physiol (1985). 2011;110:46-59.
24. Kronenberg H, Melmed S, Polonsky K, Larsen PR. Williams. Tratado de Endocrinologia. 11. ed. Rio de Janeiro: Elsevier; 2010.
25. Lee MW, Odegaard JI, Mukundan L, Qiu Y, Molofsky AB, Nussbaum JC, et al. Activated type 2 innate lymphoid cells regulate beige fat biogenesis. In: Cell. 2015;160:74-87.
26. Liu PS, Lin YW, Lee B, McCrady-Spitzer SK, Levine JA, Wei LN. Reducing RIP140 expression in macrophage alters ATM infiltration, facilitates white adipose tissue browning, and prevents high-fat diet-induced insulin resistance. In: Diabetes. 2014;63:4021-31.
27. Lumeng CN, Deyoung SM, Bodzin JL, Saltiel AR. Increased inflammatory properties of adipose tissue macrophages recruited during diet-induced obesity. In: Diabetes. 2007;56:16-23.
28. Luo L, Liu M. Adipose tissue in control of metabolism. In: J Endocrinol. 2016;231:R77-R99.

29. Lynch L, Hogan AE, Duquette D, Lester C, Banks A, LeClair K, et al. iNKT Cells Induce FGF21 for Thermogenesis and Are Required for Maximal Weight Loss in GLP1 Therapy. In: Cell Metab. 2016;24:510-9.
30. Macpherson RE, Huber JS, Frendo-Cumbo S, Simpson JA, Wright DC. Adipose tissue insulin action and IL-6 signaling after exercise in obese mice. In: Med Sci Sports Exerc. 2015;47:2034-42.
31. Mauer J, Chaurasia B, Goldau J, Vogt MC, Ruud J, Nguyen KD, et al. Signaling by IL-6 promotes alternative activation of macrophages to limit endotoxemia and obesity-associated resistance to insulin. In: Nat Immunol. 2014;15:423-30.
32. Molofsky AB, Nussbaum JC, Liang HE, Van Dyken SJ, Cheng LE, Mohapatra A, et al. Innate lymphoid type 2 cells sustain visceral adipose tissue eosinophils and alternatively activated macrophages. In: J Exp Med. 2013;210:535-49.
33. Nishimura S, Manabe I, Takaki S, Nagasaki M, Otsu M, Yamashita H, et al. Adipose Natural Regulatory B Cells Negatively Control Adipose Tissue Inflammation. In: Cell Metab. 2013;18:759-66.
34. Okla M, Wang W, Kang I, Pashaj A, Carr T, Chung S. Activation of Toll-like receptor 4 (TLR4) attenuates adaptive thermogenesis via endoplasmic reticulum stress. In: J Biol Chem. 2015;290:26476-90.
35. Pedersen BK, Febbraio MA. Muscle as an endocrine organ: focus on muscle-derived interleukin-6. In: Physiol Rev. 2008;88:1379-406.
36. Pedersen BK. Muscle as a secretory organ. In: Compr Physiol. 2013;3:1337-62.
37. Piaggi P. Metabolic Determinants of Weight Gain in Humans. In: Obesity. 2019;27:691-99.
38. Red Eagle A, Chawla A. In obesity and weight loss, all roads lead to the mighty macrophage. In: J Clin Invest. 2010;120:3437-40.
39. Rodríguez A, Becerril S, Ezquerro S, Méndez-Giménez L, Frühbeck G. Crosstalk between adipokines and myokines in fat browning. In: Acta Physiol (Oxf). 2017;219:362-81.
40. Rosa JC, Lira FS, Eguchi R, Pimentel GD, Venâncio DP, Cunha CA, et al. Exhaustive exercise increases inflammatory response via Toll like receptor-4 and NF-κBp65 pathway in rat adipose tissue. In: J Cell Physiol. 2011;226:1604-7.
41. Rosen ED, Spiegelman BM. What we talk about when we talk about fat. In: Cell. 2014;156:20-44.
42. Sag D, Krause P, Hedrick CC, Kronenberg M, Wingender G. IL-10-producing NKT10 cells are a distinct regulatory invariant NKT cell subset. In: J Clin Invest. 2014;124:3725-40.
43. Sakamoto T, Nitta T, Maruno K, Yeh YS, Kuwata H, Tomita K, et al. Macrophage infiltration into obese adipose tissues suppresses the induction of UCP1 level in mice. In: Am J Physiol Endocrinol Metab. 2016;310:E676-E687.
44. Sanchez-Delgado G, Martinez-Tellez B, Olza J, Aguilera CM, Gil Á, Ruiz JR. Role of Exercise in the Activation of Brown Adipose Tissue. In: Ann Nutr Metab. 2015;67:21-32.
45. Sidossis L, Kajimura S. Brown and beige fat in humans: Thermogenic adipocytes that control energy and glucose homeostasis. In: J Clin Invest. 2015;25:478-86.
46. Speakman JR. Obesity and thermoregulation. Handb Clin Neurol. 2018; 156:431-43.
47. Stanford KI, Middelbeek RJ, Townsend KL, Lee MY, Takahashi H, So K, et al. A novel role for subcutaneous adipose tissue in exercise-induced improvements in glucose homeostasis. In: Diabetes. 2015;64:2002-14.
48. Stanford KI, Goodyear LJ. Exercise regulation of adipose tissue. In: Adipocyte. 2016;5:153-62.
49. Starkie R, Ostrowski SR, Jauffred S, Febbraio M, Pedersen BK. Exercise and IL-6 infusion inhibit endotoxin-induced TNF-alpha production in humans. In: FASEB J. 2003;17:884-6.
50. Talukdar S, Oh DY, Bandyopadhyay G, Xu J, McNelis J, Lu M, et al. Neutrophils mediate insulin resistance in mice fed a high-fat diet through secreted elastase. In: Nat Med. 2012;18:1407-12.
51. Trayhurn P. Hypoxia and adipose tissue function and dysfunction in obesity. In: Physiol Rev. 2013;93:1-21.
52. Toss F, Wiklund P, Franks PW, Eriksson M, Gustafson Y, Hallmans G, et al. Abdominal and gynoid adiposity and the risk of stroke. In: Int J Obes. 2011;35:1427-32.
53. Valencak TG, Osterrieder A, Schulz TJ. Sex matters: The effects of biological sex on adipose tissue biology and energy metabolism. In: Redox Biol. 2017;12:806-13.

54. Vosselman MJ, Hoeks J, Brans B, Pallubinsky H, Nascimento EB, van der Lans AA, et al. Low brown adipose tissue activity in endurance-trained compared with lean sedentary men. In: Int J Obes (Lond). 2015;39:1696-702.
55. Winer DA, Winer S, Shen L, Wadia PP, Yantha J, Paltser G, et al. B cells promote insulin resistance through modulation of T cells and production of pathogenic IgG antibodies. In: Nat Med. 2011;17:610-7.
56. Weisberg SP, McCann D, Desai M, Rosenbaum M, Leibel RL, Ferrante AW Jr. Obesity is associated with macrophage accumulation in adipose tissue. In: J Clin Invest. 2003;112:1796-808.
57. Wu D, Molofsky AB, Liang HE, Ricardo-Gonzalez RR, Jouihan HA, Bando JK, et al. Eosinophils sustain adipose alternatively activated macrophages associated with glucose homeostasis. In: Science. 2011;332:243-7.
58. Wu MV, Bikopoulos G, Hung S, Ceddia RB. Thermogenic capacity is antagonistically regulated in classical brown and white subcutaneous fat depots by high fat diet and endurance training in rats: impact on whole-body energy expenditure. In: J Biol Chem. 2014;289:34129-40.

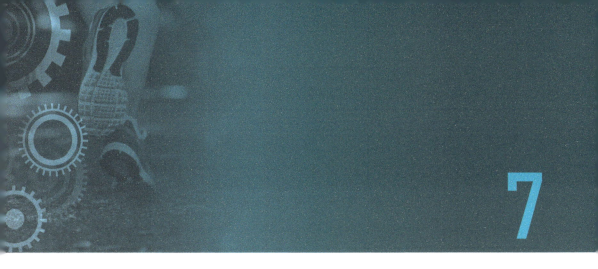

7

• José Gerosa Neto • Eduardo Zapaterra Campos

Metabolismo Energético nos Diferentes Modelos de Treinamento Físico
Papel das Interleucinas

OBJETIVOS DO CAPÍTULO

- Revisitar os fundamentos dos sistemas de fornecimento de energia durante o exercício físico.
- Descrever as funções metabólicas agudas das interleucinas (IL-6).
- Abordar as funções das interleucinas 6 e 13 nas adaptações a diferentes modelos de treinamento.

CONCEITOS-CHAVE DO CAPÍTULO

- **Glicólise:** degradação da glicose para o fornecimento de energia e a ressíntese de adenosina trifosfato.
- **Lipólise:** degradação de triacilgliceróis para a liberação de ácidos graxos.
- **Miocinas:** citocinas liberadas pelas células musculares.

INTRODUÇÃO

A prática de exercícios físicos pode promover uma vasta gama de benefícios para a saúde e a qualidade de vida. O aumento da atividade metabólica gerada pelas contrações musculares provoca reações no organismo que, de maneira integrada, buscam ajustes para lidar com o aumento da demanda de energia e oxigênio que foi iniciada com o exercício.

Esses ajustes dependem da ação de vários sistemas, além do músculo esquelético. Para que haja uma adequada comunicação entre órgãos e sistemas, muitas moléculas são envolvidas, e as interleucinas são algumas delas. As interleucinas são peptídeos que atuam na sinalização entre células e desempenham um papel importante no sistema imunológico, como mencionado em capítulos anteriores. Inicialmente, essa nomenclatura denominava as citocinas secretadas por leucócitos e que agiam em outros leucócitos. Hoje já se sabe que outros tecidos também podem secretá-las e que suas atuações são amplas e vão muito além do sistema imunológico. A partir dessa realidade, novas nomenclaturas, como *miocinas e adipocinas*, passaram a serem utilizadas para fazer referência às citocinas secretadas pelos músculos e pelo tecido adiposo, respectivamente.

Muito mais do que novos termos, um novo olhar para o tecido muscular se iniciou. A compreensão de que os músculos têm enorme potencial de secretar citocinas em quantidade e variedade faz grande diferença. Muitas dessas miocinas podem atuar de maneira autócrina, parácrina e endócrina, permitindo que os músculos se comuniquem com órgãos que estão distantes e amplificando seus efeitos. Vale lembrar que nem todas as citocinas influenciadas pelos exercícios são secretadas pelas miofibrilas. As células satélites e as endoteliais, assim como os fibroblastos e os macrófagos residentes podem contribuir bastante para o total de moléculas liberadas pelo tecido muscular (McKay *et al.*, 2009; Malm *et al.*, 2004).

Dentre as interleucinas que podem ser secretadas pelos músculos e/ou têm alguma relação com o metabolismo energético nos exercícios, sem dúvidas, a interleucina 6 (IL-6) é a mais mencionada. A partir dos resultados encontrados por Steensberg *et al.* (2000), numerosos outros estudos demonstraram elevações de variadas magnitudes nas concentrações de IL-6 provocadas pelas contrações musculares. Nos tópicos a seguir, serão abordadas características importantes que envolvem a participação das interleucinas nos processos adaptativos proporcionados pelos exercícios físicos.

INTERLEUCINAS E EXERCÍCIOS FÍSICOS: SISTEMAS DE FORNECIMENTO DE ENERGIA DURANTE O EXERCÍCIO FÍSICO

A transição entre o repouso e o exercício, mesmo realizada de forma gradual, promove alterações consideráveis na demanda de ATP, o que exige respostas imediatas. Nessa situação, a fonte mais eficiente disponível são os estoques intramusculares de fosfocreatina (PCr), que, com uma rápida hidrólise mediada pela enzima creatina quinase, separa a creatina e o Pi, liberando energia para a ressíntese de ATP. Essas ações independem da utilização de oxigênio e não formam moléculas de ácido lático, por isso essa via é denominada de *anaeróbia alática*. A velocidade de resposta desse sistema é fundamental para o exercício, mas os estoques de PCr são restritos, o que torna o sistema pouco capaz de fornecer energia por períodos maiores que 10–15 segundos.

Devido à brevidade das concentrações de PCr, a utilização da glicose permite a continuidade da atividade. O metabolismo das moléculas de glicose (glicólise) pode acontecer tanto pela via anaeróbia quanto pela aeróbia, e seus estoques (glicogênio hepático e muscular) são bem maiores, comparados ao de PCr. A utilização anaeróbia da glicose ocorre rapidamente e fornece ATP com a formação de ácido lático ao final do processo; por isso, é denominada via *anaeróbia lática*. Em virtude da velocidade das reações da glicólise anaeróbia, ela é fonte essencial para exercícios de até 3 minutos executados em altas intensidades. De acordo com as características do exercício, a glicose pode ser oxidada e gerar um volume maior de energia, se comparado ao da a via anaeróbia. Essa possibilidade de ressintetizar ATP pelos dois sistemas torna a glicose um substrato importante em praticamente todas as modalidades esportivas.

As respostas rápidas das vias anaeróbias possibilitam a transição do repouso ao exercício, bem como atividades intensas de curta duração. Porém, o presseguimento da atividade exige um fornecimento de energia contínuo e em maiores quantidades. A utilização da glicose e dos lipídios pela via aeróbia pode atender essa necessidade e fornecer grandes quantidades de ATP durante mais tempo. A oxidação confere maior eficiência na extração de energia dos nutrientes, e os lipídios são fontes mais concentradas de energia com estoques quase ilimitados. Essas características fazem com que, quanto maior for a duração da atividade, maior será a importância do metabolismo aeróbio.

Essa separação das vias de fornecimento de energia é interessante para o entendimento inicial. Na prática, existem muitas possibilidades para a prática de exercícios físicos que vão além dos extremos da curta duração/alta intensidade e longa duração/menor intensidade. Dessa forma, as reações e as interações metabólicas têm como objetivo corresponder às necessidades energéticas de cada atividade. Nesse contexto, algumas moléculas, como a IL-6 e a AMPK, que podem atuar como sensores do *status* energético celular, bem como estimular respostas para otimizar e complementar a produção de energia, são cruciais para o prosseguimento do esforço.

INTERLEUCINA 6 (IL-6)

As funções da IL-6 nos processos pró-inflamatórios são estudadas há bastante tempo e foram mencionadas nos capítulos anteriores. Já sua atuação como miocina, derivada das contrações musculares, começou a ser abordada a aproximadamente duas décadas. Naturalmente, compreendemos que, para a execução de exercícios físicos, existem muitas configurações possíveis quanto ao volume, intensidade, densidade, padrão de movimento, dentre outras variáveis. Consequentemente, os ajustes fisiológicos e moleculares também podem ser variados.

Em 2006, Fischer observou que as elevações nas concentrações sanguíneas de IL-6 ([IL-6]) ocorriam de maneira exponencial e proporcional à duração dos estímulos e à quantidade de massa muscular envolvida/mobilizada. Cinco anos antes, Starckie *et al.* (2001) avaliaram maratonistas após uma competição e os resultados mostraram aumentos de até 100 vezes, se comparados aos valores de repouso. De fato, a duração do exercício é responsável por mais de 50% das variações nas [IL-6] derivadas da contração muscular. Quanto ao volume muscular recrutado, modelos de exercícios que solicitam apenas os membros superiores podem ser insuficientes para aumentar significativamente as [IL-6]. Geralmente, o pico nas [IL-6] ocorre ao término da sessão e diminui rapidamente dentro de uma ou duas horas, no máximo (Ostrowsk *et al.*, 1998; Fischer *et al.*, 2004a). Vale ressaltar que, apesar de significativo, o aumento nas [IL-6] apresentado na maioria dos estudos é de magnitude inferior ao relatado no estudo de Starckie *et al.* (2001).

Como a maioria das citocinas, a IL-6 pode exercer várias funções. Nos estímulos das contrações musculares, ela pode participar de processos anabólicos que favorecem a hipertrofia muscular (Serrano et al., 2008); pode inibir citocinas pró-inflamatórias como o TNF-α e IL-1β; pode estimular a lipólise e a expressão de GLUT4 (do inglês: *Glucose transporter type 4*), auxiliar na captação de glicose e aumentar a sensibilidade à ação da insulina (Pedersen, 2012; Steinbacher, Eckl, 2015; Ikeda et al., 2016). Destacaremos sua atuação semelhante à de um sensor energético intracelular.

Nesse contexto, o comportamento da IL-6 é influenciado pelas concentrações de glicogênio muscular antes e durante o exercício. Atividades realizadas com baixos estoques de glicogênio muscular elevam substancialmente tanto a expressão de RNA mensageiro (mRNA) (Keller et al., 2001) quanto a liberação de IL-6 para a corrente sanguínea (Steensberg et al., 2001). No mesmo sentido, estudos já evidenciaram que a ingestão de glicose durante a sessão de treinamento é capaz de atenuar as elevações das [IL-6] nos exercícios (Henson et al., 2000; Lancaster et al., 2003; Nieman et al., 2003). Esses resultados indicam que as elevações nas [IL-6] são reflexos da diminuição nas concentrações de glicose.

Devido à importância da glicose nas vias de ressíntese de ATP, a redução em sua disponibilidade prejudica o desenvolvimento e o prosseguimento de qualquer modelo de exercício. Nesse cenário, o aumento das [IL-6] tem como objetivo auxiliar o reestabelecimento no fornecimento de energia agindo em três frentes principais: 1) no sarcoplasma, estimula a translocação do GLUT-4 para a membrana (via PI3-K/AKT) e auxilia a captação de glicose, além de ativar a AMPK, que otimiza a oxidação de ácidos graxos; 2) liberada na corrente sanguínea, pode alcançar o fígado (ação endócrina) e estimular a glicogenólise e gliconeogênese; e 3) no tecido adiposo, pode estimular a lipólise e favorecer a disponibilidade de ácidos graxos (Reihmane & Dela, 2013).

Todos esses mecanismos visam aumentar a eficiência da ressíntese de ATP e poupar os estoques de glicose, que são naturalmente restritos.

IL-6 E AS ADAPTAÇÕES AO TREINAMENTO

Como demonstrado anteriormente, o exercício físico agudo eleva as [IL-6] derivadas das contrações musculares, sendo a manutenção das concentrações de glicose um dos principais objetivos de sua atuação. Em um estudo de Keller et al. (2001), seis homens foram submetidos a um exercício de extensão de joelho por 3 horas a 50 – 60% da carga máxima nas situações de normoglicemia e hipoglicemia. Nas duas condições, as [IL-6] aumentaram, contudo, quando os sujeitos estavam em estado hipoglicêmico e esse aumento nas [IL-6] foi antecipado e de maior magnitude se comparado ao estado normoglicêmico. Após duas horas de exercício, a concentração de IL-6 já era duas vezes maior na situação de hipoglicemia (8,3 ± 1,9 ng/L) do que na situação controle (3,8 ± 1,1 ng/L).

Em 2009 Croft et al., foram avaliadas as respostas das concentrações sanguíneas de IL-6, IL-8 e TNF-α após seis semanas de treinamento intervalado de alta intensidade (4x/semana). Em esteiras rolantes, a cada sessão, os participantes realizaram dez esforços de 3 min. intercalando intensidades (i.e., 3 min. a 90% e 3 min. a 25/50% do VO_2max). As amostras sanguíneas foram coletadas antes e depois da primeira sessão de treinamento e repetidas ao final das seis semanas. Como esperado, as [IL-6] e as [IL-8] aumentaram significativamente após os estímulos da corrida intervalada. No entanto, as elevações de IL-6 foram de menor magnitude após as seis semanas de treinamento, o que indica adaptações positivas nesse breve espaço de tempo. As concentrações de TNF-α não apresentaram alterações significativas.

INTERLEUCINA 13 (IL-13)

Recentemente, um estudo de Knudsen *et al.* (2020) demonstrou que a IL-13 tem um papel importante nas adaptações aeróbias ao treinamento. O estudo indica que a IL-13 pode atuar diretamente nos músculos, por meio de seu receptor IL-13Rα1 e da ativação de STAT3. Esses efeitos são acionados logo após o exercício e a ativação do eixo IL-13–STAT3 parece controlar os efeitos metabólicos com a participação de receptores nucleares de estrógeno. Essa cascata de reações favorece a biogênese mitocondrial e potencializa a oxidação dos ácidos graxos.

Como a fonte primária da produção de IL-13 são células do sistema imunológico, os autores compreendem que esses efeitos podem ser uma resposta adaptativa envolvendo as vias imunológica e metabólica, com o objetivo de preparar os músculos para atividades físicas de maior duração, uma característica primordial das atividades aeróbias.

Interleucinas e exercícios de força

Como apresentado anteriormente, a IL-6 atua como um importante sensor energético durante o exercício aeróbio, seja ele contínuo ou intervalado. No exercício de força, além da IL-6, outras interleucinas parecem ter papel relevante na adaptação ao treinamento. Dentre elas, estão as interleucinas (IL) IL-4, IL-13, IL-15 e IL-8. Essas adaptações envolvem um orquestramento de diferentes ações nos músculos (Della Gatta *et al.*, 2014). A IL-8, juntamente com o fator de necrose tumoral alfa (TNF-α) e a proteína quimioatraente de monócitos (MCP-1), pode agir como fator quimiotático para células satélites, neutrófilos e macrófagos (Della Gatta *et al.*, 2014). A ação desses fatores está bem descrita após uma lesão muscular severa e prolongada, porém o exercício de força parece não causar dano muscular severo (Malm, Yu, 2012), mas é capaz de gerar regeneração e hipertrofia.

Em relação à IL-8, Della Gatta *et al.* (2014) avaliaram o efeito de um exercício resistido sobre fatores quimiotáticos (IL-8, IL-6, TNF-α, MCP-1). Os participantes executaram duas séries de 8 a 12 repetições nos exercícios *leg press*, agachamento e cadeira extensora (intervalo de 1 min. entre as séries e de 3 min. entre os exercícios). Foi observado um aumento na expressão proteica de IL-6, IL-8 e MCP-1 duas horas após o exercício. A IL-8 parece promover adaptação muscular atraindo neutrófilos e aumentando a expressão de receptores do fator de crescimento vascular endotelial (VEGF). Apesar do aumento da expressão dessas proteínas (IL-8 e MCP-1), o estudo não demonstrou o local preciso em que elas são liberadas. Della Gatta *et al.* (2014) avaliaram a resposta aguda de várias citocinas em jovens e idosos submetidos a um exercício isocinético. Os autores encontraram aumento de MCP-1 e IL-8 após o exercício isocinético com uma tendência de os idosos apresentarem maior concentração de IL-8 após o exercício.

Outra interleucina, a IL-15 é considerada um fator anabólico muscular e tem ação independente do fator de crescimento relacionado à insulina. Alguns estudos avaliaram o efeito do exercício resistido na resposta da IL-15. Nielsen *et al.* (2007), além de evidenciarem que a concentração de IL-15 é maior em fibras tipo II, avaliaram o efeito de dois exercícios para membros inferiores (quatro séries, sendo duas com 6 a 8 repetições e duas com 10 a 14 repetições; 90 segundos de intervalo entre as séries e três minutos entre os exercícios). Os autores evidenciaram que o modelo de exercício aumentou o conteúdo de mRNA após a sessão de exercício resistido. Baseados no estudo de Quinn *et al.* (2002), os autores sugerem que a IL-15 deve agir paracrinamente nas células musculares adjacentes. Riechman *et al.* (2004) verificaram o efeito de uma sessão de treinamento de força (11 exercícios; três séries com 6 a 10 repetições a 75% 1RM; 30 segundos entre séries e um minuto entre exercícios) na concentração de IL-15. Na primeira e na última sessões do período de treinamento (dez semanas), a IL-15 aumentou imediatamente após a sessão aguda, sem alteração com o período de treinamento. Interessantemente, os autores avaliaram as alterações na massa muscular com o treinamento de acordo com variação genética de receptores de IL-15 e demonstraram que essa variação genética é importante na variabilidade da resposta ao treinamento.

Apesar de os estudos avaliarem o efeito de uma sessão de treinamento de força sobre a resposta de diferentes citocinas (IL-8 e IL-15), a maioria dos estudos investigam o efeito desse modelo de exercício na IL-6, tendo em vista seu papel essencial na resposta hipertrófica (Serrano *et al.*, 2008). Uchida *et al.* (2009) submeteram soldados a exercícios de força no supino com diferentes intensidades (50% de 1-RM até 110% de 1-RM) e não observaram modificação nas concentrações de IL-6. Contudo, os autores avaliaram as concentrações de IL-6 no repouso e 24 horas após o exercício. Além disso, a massa muscular envolvida e a intensidade do exercício podem ter influenciado essas respostas. Por outro lado, Phillips *et al.* (2010) compararam dois modelos de exercício de força (65% x 85% de 1 repetição máxima) com o mesmo intervalo entre as séries (2 minutos) em sujeitos não treinados. Ambos os protocolos de treinamento aumentaram os valores de IL-6 imediatamente após o exercício, porém o exercício com maior volume e menor intensidade evidenciou maiores valores de IL-6 após a sessão de exercício. O volume total do exercício também foi maior na situação com baixa carga, o que pode evidenciar a influência do volume total na resposta na IL-6. Em 2016, Rossi *et al.* investigaram o efeito de diferentes intervalos entre as séries nas respostas de IL-6 em sujeitos treinados. Os participantes realizaram quatro séries de agachamentos e de supino reto com 70% de 1-RM e intervalo de 30 ou 90 segundos. O exercício com maior intervalo apresentou maior volume de repetições e concentrações de IL-6.

Os efeitos de diferentes modelos de exercícios de força sobre as concentrações de IL-6 também têm sido investigados em sujeitos idosos, principalmente no papel do treinamento de força na atenuação da perda de massa muscular nessa população. Cornish *et al.* (2018) comparou três intensidades de exercício com o volume total equalizado (60%, 72% e 80% de 1-RM, supino reto, desenvolvimento ombro, remada sentada, *leg press*, extensão de joelho e flexão plantar). As sessões de exercício de força aumentaram o valor de IL-6 sem diferença entre as intensidades, evidenciando que exercícios de força com volumes equalizados promovem liberação semelhante de IL-6.

As microlesões nas estruturas musculares causadas pelo estresse mecânico do exercício promovem o recrutamento e o acúmulo de neutrófilos e macrófagos. Consequentemente, há elevação das expressões de NK-kB e TNF-α, que, por sua vez, aumentam a síntese e a liberação de IL-6. A IL-6, por outro lado, modula genes regulatórios (p. ex.: STAT3, MyoD) e atrai células satélites que desencadeiam os processos de recuperação e hipertrofia muscular (Della Gatta *et al.*, 2014).

CONCLUSÃO

A IL-6 é notoriamente a interleucina com maior participação durante o exercício físico. Sua participação no metabolismo energético ocorre em várias frentes, buscando equilibrar as vias de fornecimento de energia para o exercício e a manutenção adequada da glicemia. Para isso, suas ações otimizam a captação de glicose nas miofibrilas e potencializa a oxidação de ácidos graxos; no fígado, estimula a glicogenólise e, no tecido adiposo, a mobilização dos ácidos graxos. Sua atuação como miocina também pode estimular a liberação de IL-1ra e IL-10, favorecendo mecanismos anti-inflamatórios.

Outras interleucinas também estão envolvidas nas alterações promovidas pelo exercício. Recentemente, a IL-13 mostrou participar de relevantes mecanismos que potencializam a oxidação de ácidos graxos em resposta aos exercícios de resistência aeróbia (*endurance*). Por outro lado, vários indícios apontam a participação da IL-15 e IL-8 nas adaptações ao treinamento de força e hipertrofia, mas ainda são necessárias muitas confirmações para ficar claro quais são os mecanismos específicos de suas participações.

Essas informações só reforçam a importância dos exercícios físicos como principal estimulador do músculo esquelético e o fato de que as adaptações proporcionadas são dependentes da atuação em conjunto de vários sistemas, com eixo músculo esquelético — sistema nervoso — sistema imunológico tendo importância central.

RESUMO

A concentração de IL-6 aumenta após diferentes modelos de exercício.

As alterações de IL-6 são dependentes do glicogênio muscular (menor concentração maior valor de IL-6), contração muscular e concentração de cálcio.

As elevações agudas de IL-6, após diferentes modelos de exercício, são atenuadas com o treinamento.

Já a IL-13 parece ser importante nas adaptações ao treinamento aeróbio.

Indícios apontam o papel da IL-15 e IL-8 nas adaptações ao treinamento de força.

EXERCÍCIOS DE AUTOAVALIAÇÃO

1. De forma resumida, explique como ocorre à interação entre os metabolismos aeróbio e anaeróbio na transição do repouso para o exercício.

_____
_____

2. O que você entendeu a respeito de algumas interleucinas serem chamadas de miocinas?

3. Aponte alguns fatores que conferem ao músculo esquelético a classificação como um órgão endócrino.

4. Qual é o comportamento esperado nas concentrações de IL-6 em exercícios físicos de longa duração?

5. Qual é a relação existente entre o volume muscular mobilizado na sessão de exercícios e as concentrações de IL-6?

REFERÊNCIAS

1. Croft L, Bartlett JD, MacLaren DP, Reilly T, Evans L, Mattey DL, Morton JP. High-intensity interval training attenuates the exercise-induced increase in plasma IL-6 in response to acute exercise. In: Applied Physiology, Nutrition, and Metabolism. 2009;34(6),1098-107. doi:10.1139/H09-117.
2. Cornish SM, Chase JE, Bugera EM, Giesbrecht GG. Systemic IL-6 and Myoglobin Response to Three Different Resistance Exercise Intensities in Older Men. In: J Aging Phys Act. 2018 Jul 1;26(3):451-6. doi: 10.1123/japa.2017-0167. Epub 2018 Jul 10. PMID: 29091530.
3. Della Gatta PA, Cameron-Smith D, Peake JM. Acute resistance exercise increases the expression of chemotactic factors within skeletal muscle. In: Eur J Appl Physiol. 2014;114:2157–67.
4. Fischer CP, Hiscock N, Basu S, Vessby B, Kallner A, Sjoberg LB, et al. Supplementation with vitamins C and E inhibits the release of interleukin-6 from contracting human skeletal muscle. In: J Physiol. 2004;558:633-45.
5. Fischer CP. Interleukin-6 in acute exercise and training: what is the biological relevance? In: Exercise Immunol Ver. 2006;12:6–33.
6. Henson DA, Nieman DC, Nehlsen-Cannarella SL, Fagoaga OR, Shannon M, Bolton MR, et al. Influence of carbohydrate on cytokine and phagocytic responses to 2 h of rowing. In: Med Sci Sports Exerc. 2000;32:1384-9.
7. Ikeda SI, Tamura Y, Kakehi S, Sanada H, Kawamori R, Watada H. Exercise-induced increase in IL-6 level enhances GLUT4 expression and insulin sensitivity in mouse skeletal muscle. In: Biochem Biophys Res Commun. 2016;473:947–52.

8. Keller C, Steensberg A, Pilegaard H, Osada T, Saltin B, Pedersen BK, Neufer PD. Transcriptional activation of the IL-6 gene in human contracting skeletal muscle: Influence of muscle glycogen content. In: FASEB J. 2001;15:2748-50.
9. Knudsen NH, Stanya KJ, Hyde AL, et al. Interleukin-13 drives metabolic conditioning of muscle to endurance exercise. In: Science. 2020;368(6490):eaat3987. doi:10.1126/science.aat3987.
10. Lancaster GI, Jentjens RL, Moseley L, Jeukendrup AE, Gleeson M. Effect of pre-exercise carbohydrate ingestion on plasma cytokine, stress hormone, and neutrophil degranulation responses to continuous, highintensity exercise. In: Int J Sport Nutr Exerc Metab. 2003;13:436-53.
11. Malm C, Sjodin TL, Sjoberg B, Lenkei R, Renstrom P, Lundberg IE, Ekblom B. Leukocytes, cytokines, growth factors and hormones in human skeletal muscle and blood after uphill or downhill running. In: J Physiol. 2004;556:983–1000.
12. Malm C, Yu JG. Exercise-induced muscle damage and inflammation: re-evaluation by proteomics. In: Histochem Cell Biol. 2012;138(1):89-99. doi:10.1007/s00418-012-0946-z.
13. McKay BR, De Lisio M, Johnston AP, O'Reilly CE, Phillips SM, Tarnopolsky MA, Parise G. Association of interleukin-6 signalling with the muscle stem cell response following muscle-lengthening contractions in humans. In: PloS ONE. 2009;4:e6027.
14. Nielsen AR, Mounier R, Plomgaard P, Mortensen OH, Penkowa M, Speerschneider T, et al. Expression of interleukin- 15 in human skeletal muscle effect of exercise and muscle fibre type composition. In: J Physiol. 2007;584:305-12.
15. Nieman DC, Davis JM, Henson DA, Walberg-Rankin J, Shute M, Dumke CL, et al. Carbohydrate ingestion influences skeletal muscle cytokine mRNA and plasma cytokine levels after a 3-h run. In: J Appl Physiol. 2003;94:1917-25.
16. Ostrowski K, Hermann C, Bangash A, Schjerling P, Nielsen JN, Pedersen BK. A trauma-like elevation of plasma cytokines in humans in response to treadmill running. In: J Physiol. 1998;513:889-94.
17. Pedersen BK. Muscular IL-6 and Its Role as an Energy Sensor. In: Med Sci Sports Exerc. 2012;44:392-6.
18. Phillips MD, Mitchell JB, Currie-Elolf LM, Yellott RC, Hubing KA. Influence of commonly employed resistance exercise protocols on circulating IL-6 and indices of insulin sensitivity. In: J Strength Cond Res. 2010;24(4):1091-101. doi:10.1519/JSC.0b013e3181cc2212.
19. Quinn LS, Anderson BG, Drivdahl RH, Alvarez B, Argiles JM. Overexpression of interleukin-15 induces skeletal muscle hypertrophy in vitro: Implications for treatment of muscle wasting disorders. In: Exp Cell Res. 2002;280:55-63.
20. Reihmane D, and Dela F. Interleukin-6: possible biological roles during exercise. In: Eur J Sport Sci. 2014;14(3):242-50. doi: 10.1080/17461391.2013.776640.
21. Riechman SE, Balasekaran G, Roth SM, Ferrell RE. Association of interleukin-15 protein and interleukin-15 receptor genetic variation with resistance exercise training responses. In: J Appl Physiol. 2004;97:2214-9.
22. Rossi FE, Gerosa-Neto J, Zanchi NE, Cholewa JM, Lira FS. Impact of Short and Moderate Rest Intervals on the Acute Immunometabolic Response to Exhaustive Strength Exercise: Part I. In: J Strength Cond Res. 2016;30(6):1563-9. doi:10.1519/JSC.0000000000001189.
23. Serrano AL, Baeza-Raja B, Perdiguero E, Jardi M, MunozCanoves P. Interleukin-6 is an essential regulator of satellite cell-mediated skeletal muscle hypertrophy. In: Cell Metab. 2008;7:33–44.
24. Steensberg A, Febbraio MA, Osada T, Schjerling P, van HG, Saltin B, Pedersen BK. Interleukin-6 production in contracting human skeletal muscle is influenced by pre-exercise muscle glycogen content. In: J Physiol. 2001;537:633-9.
25. Steensberg A, van Hall G, Osada T, Sacchetti M, Saltin B, Klarlund PB. Production of interleukin-6 in contracting human skeletal muscles can account for the exercise-induced increase in plasma interleukin-6. In: J Physiol. 2000;529:237-42.
26. Steinbacher P, Eckl P. Impact of oxidative stress on exercising skeletal muscle. In: Biomolecules. 2015;5:356–77.
27. Uchida MC, Nosaka K, Ugrinowitsch C, et al. Effect of bench press exercise intensity on muscle soreness and inflammatory mediators. In: J Sports Sci. 2009;27(5):499-507. doi:10.1080/02640410802632144.

8

• Fabrício Eduardo Rossi • Marcelo Conrado de Freitas

Remodelamento da Musculatura Esquelética Induzido pelo Exercício de Força

OBJETIVOS DO CAPÍTULO

- Compreender os aspectos moleculares envolvidos na síntese e na degradação proteica.
- Descrever o papel do tecido muscular como órgão endócrino.
- Discutir a relação da inflamação, com ênfase na interleucina-6, no remodelamento da musculatura esquelética.
- Debater a participação das células imunes no processo de remodelamento da musculatura esquelética.
- Compreender a influência das variáveis do treinamento de força no recrutamento das células imunes, inflamação e estresse metabólico.

CONCEITOS-CHAVE DO CAPÍTULO

- **Quimiotaxia:** estímulo químico que permite o recrutamento de células do sistema imunológico (neutrófilos, monócitos) para dentro do músculo.
- **Autofagia:** processo catabólico celular que dá origem à degradação de componentes da própria célula utilizando os lisossomas.
- **Células satélites:** são células progenitoras mononucleares encontradas em músculos maduros entre a lâmina basal e o sarcolema, capazes de se diferenciar e se fundir para aumentar o número de fibras musculares existentes e formar novas fibras.
- **Exercício de força:** será utilizado para se referir aos estímulos agudos de exercício.
- **Treinamento de força:** será utilizado para se referir aos protocolos crônicos.

INTRODUÇÃO

Quando nos referimos à musculatura esquelética, logo a associamos ao processo de hipertrofia muscular. No entanto, há na literatura muitas controvérsias sobre os mecanismos envolvidos e as melhores estratégias para alcançar os tão desejados ganhos de massa muscular. A hipertrofia muscular ocorre, principalmente, em consequência do aumento da sobrecarga imposta à musculatura esquelética, que aumenta o número de miofibrilas e, consequentemente, o diâmetro muscular e a força (Morita et al., 2013).

Dentre os tipos de treinamento utilizados visando à hipertrofia muscular, os exercícios de força têm sido uma opção bastante interessante, seja para fins estéticos, seja para a manutenção da saúde e a prevenção de diversas doenças crônico-degenerativas, bem como para a melhora do desempenho atlético (ACSM, 2009). A principal vantagem desse método é permitir uma prescrição adequada e segura, pois são diversas possibilidades de manipulação das variáveis agudas do treinamento, como: intensidade, volume, tipos de ação muscular envolvida, intervalo de recuperação, frequência, ordem de execução (ACSM, 2009).

Os músculos estão em constante processo de remodelamento para que possam atender de forma satisfatória quando exigidos, e essa adaptação do tecido muscular pode ser influenciada pelo tipo de inervação, expressão gênica, crescimento pós-natal, fatores hormonais e nutricionais, atividade neural, citocinas e, principalmente, sobrecarga mecânica imposta (Sandri, 2008). Esses estímulos podem contribuir tanto para a ativação de proteínas envolvidas na via da síntese proteica (p. ex.: mTOR, IGF-1, PGC1α), quanto para a degradação proteica (p. ex.: FoxO). No entanto, para que a homeostase e o remodelamento tecidual sejam mantidos, seja durante a fase fetal, adulta ou idosa, a reparação tecidual precisa se sobrepor ao processo inflamatório, com isso, as células do sistema imunológico tornam-se importantes para que esse quadro se reestabeleça e o anabolismo muscular ocorra.

Os neutrófilos são as primeiras células imunológicas a iniciarem o processo de remodelamento muscular e, mediados por moléculas de adesão, denominadas β-integrinas (p. ex.: CD18), eles se aderem nos espaços intercelulares e, estimulados por diferentes mecanismos, como o aumento na produção de citocinas ou o recrutamento de monócitos/macrófagos, podem facilitar a fagocitose de partículas estranhas, a diferenciação de mioblastos e a formação de novos miotubos (Lockhart, Brooks, 2008) e, assim, resolver o dano muscular induzido pelo exercício físico.

Nesse sentido, este capítulo terá como principal objetivo discutir como se dá o processo de remodelamento da musculatura esquelética induzido pelo exercício de força muscular no âmbito imunometabólico.

Aspectos moleculares da hipertrofia muscular: o papel da mTOR e mTORC1 na síntese e degradação proteica

O alvo da rapamicina em mamíferos (mTOR) é uma proteína composta por 2.549 aminoácidos e tem como principal função regular o crescimento e a progressão do ciclo celular. A mTOR pode se subdividir em dois complexos proteicos distintos, mTORC1 e mTORC2, embora apenas a sinalização por mTORC1 é identificada em mamíferos e apresenta os efeitos reguladores do crescimento e de diferenciação celular (Zoncu et al., 2011).

A mTOR é ativada por meio da sinalização da PI3K (fosfatidilinositol 3-quinase), a qual ativa Akt (proteína quinase reguladora de fosfatidilinositol), o que resulta na ativação da p70s6k (Yang et al., 2013). Dessa maneira, a sobrecarga mecânica induzida pelo exercício físico e por fatores de crescimento, como o semelhante à insulina 1 (IGF-1), são estímulos importantes na ativação da via anabólica mTOR (PI3K/Akt/mTOR/p70s6k), que resultam no positivo remodelamento da musculatura esquelética (Yang et al., 2013). A ativação da via mTOR também pode ocorrer de duas maneiras: 1) pela ativação da proteína ribossomal S6 quinase (p70s6K), a qual fosforila RNAm, aumentando a capacidade de tradução; 2) pela fosforilação da 4E-BP1, aumentando o fator eucariótico que ativa as proteínas de ligação 4E (eIF4E) e 4F (eIF4F) e permite um aumento no início da tradução gênica. Por outro lado, fatores como diminuição da carga de treinamento, privação alimentar, uso crônico de glicocorticoides, ou seja, estímulos que levam à atrofia muscular, podem inibir a resposta dessa via (Egerman, Glass, 2013) **(Figura 8.1)**.

Condições que inibem a sinalização da mTORC1, como a condição de jejum, podem resultar no aumento da degradação proteica, tendo como principais vias o sistema ubiquitina proteassoma (UPS) e o aumento da autofagia ("autoalimentação"). Por outro lado, a oferta adequada ou abundante de nutrientes pode inibir esse quadro catabólico (Guimarães-Ferreira et al., 2014). Diversas condições de atrofia muscular são decorrentes da maior ativação de proteínas mediadas por UPS, as quais, mediadas pelas FoxOs (do inglês, *forkhead* — cabeça do garfo), são associadas à Atrogin-1 e MuRF1 (proteínas E3 ubiquitina ligase), podendo resultar no aumento da proteólise de miotubos e no catabolismo muscular (Egerman, Glass, 2013) **(Figura 8.1)**. Portanto, a manipulação das variáveis de treinamento pelo educador físico e a adequação da dieta pelo nutricionista são elementos fundamentais para garantir o aumento da síntese proteica em detrimento da degradação.

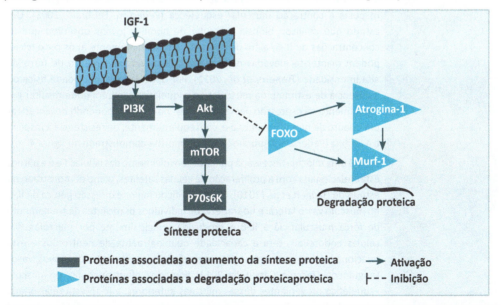

Figura 8.1 Principais proteínas envolvidas na via de sinalização da mTOR e que atuam nos processos de síntese e de degradação proteica.

O TECIDO MUSCULAR COMO ÓRGÃO ENDÓCRINO

A inatividade física está relacionada com uma série de desarranjos metabólicos importantes, com diminuição da massa corporal magra, sensibilidade à insulina, metabolismo de lipídios e aumento da adiposidade visceral, que resultam no quadro de inflamação crônica de baixo grau, o qual pode culminar no desenvolvimento de diversas doenças cardiovasculares e no risco aumentado de morte (Pedersen, Febbraio, 2012).

Em contrapartida, o tecido muscular exercitado, durante a contração muscular, em resposta à maior captação de glicose, secreta alguns hormônios, denominados de miocinas, os quais podem apresentar ação anti-inflamatória semelhante à da adiponectina e promover o equilíbrio em um possível quadro pró-inflamatório e a produção exacerbada de adipocinas, prevenindo, assim, diversas doenças associadas ao estilo de vida sedentário, como resistência à insulina, diabetes, hipertensão arterial, dislipidemias e câncer (Pedersen, Febbraio, 2012).

A produção de miocina pelas fibras musculares está envolvida em uma série de benefícios em resposta ao exercício físico. Dentre as principais miocinas provenientes da contração muscular esquelética (Figura 2), podemos destacar as descritas a seguir.

Miostatina	o gene da miostatina não ativado resulta no aumento do processo de hipertrofia muscular e na redução da gordura corporal (Rodgers, Garikipati, 2008). Por outro lado, análises de biópsia muscular de mulheres obesas e eutróficas demonstram que a superexpressão desse gene está relacionada ao aumento da obesidade (Rodgers, Garikipati, 2008).
Interleucina-6 (IL-6)	a IL-6 foi a primeira miocina a ser identificada na corrente sanguínea em resposta à contração muscular esquelética (Pedersen, Febbraio, 2008). Um estudo que analisou biópsia muscular de homens jovens observou que as concentrações de IL-6, além de aumentarem imediatamente após o exercício, podem manter-se elevadas de maneira crônica no treinamento de força de alta intensidade (Trenerry et al., 2011). Por outro lado, a inatividade física ou a ausência de estímulo na musculatura esquelética também pode resultar em um aumento na expressão dessas miocinas, no entanto, podendo desencadear um quadro de hiperinsulinemia e, consequentemente, de resistência à insulina e à leptina (Pedersen, Febbraio, 2012), conforme demonstrado na figura 4.
IL-7, IL-8 e IL-15	a IL-7 é uma miocina necessária para o desenvolvimento das células T e B e parece estar relacionada com a proliferação de células satélites, como demonstrado no estudo de Haugen et al. (2010), o qual verificou maior expressão gênica de IL-7 no músculo vasto lateral e no trapézio de indivíduos praticantes de treinamento de força muscular. Já a IL-8 é produzida principalmente por macrófagos e células endoteliais, tem a capacidade quimioatraente de neutrófilos e está relacionada com o processo de angiogênese (proliferação de novos vasos sanguíneos) (Tecchio, Cassatella, 2014). Somado o efeito anabólico no músculo esquelético provenientes dessas miocinas anteriores, a IL-15 está relacionada ao metabolismo lipídico e apresenta associação negativa com gordura corporal total e a gordura de tronco (Nielsen et al., 2008).

Capítulo 8 — Remodelamento da Musculatura Esquelética Induzido pelo Exercício de Força

Fator inibitório de Leucemia (LIF)

dentre as diversas funções do LIF, destaca-se a proliferação de células satélites, as quais atuam diretamente no processo de hipertrofia e regeneração muscular. O exercício de força pode induzir o aumento na expressão de LIF-RNAm no músculo esquelético de humanos. Por outro lado, a não ativação na via da mTOR (previamente descrita neste capítulo) pode causar desarranjo na expressão da LIF (Broholm, Pedersen, 2010).

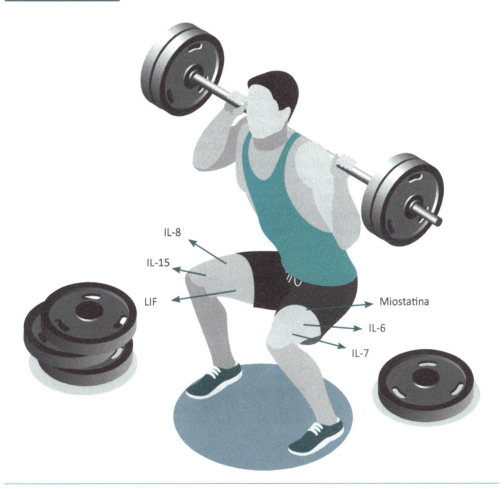

Figura 8.2 A produção de miocinas provenientes da contração muscular esquelética.

O PAPEL DA IL-6 NO REMODELAMENTO DA MUSCULATURA ESQUELÉTICA

Alguns estudos têm demonstrado que a hipertrofia muscular induzida pelo treinamento resistido pode ser mediada, em partes, pela IL-6 (Gao *et al.*, 2017; Mitchell *et al.*, 2013). Após a realização de uma sessão de exercício de força, ocorre aumento sistêmico da IL-6, a qual pode atuar no músculo esquelético aumentando o recrutamento de células imunes e estimular a síntese de proteínas (Rossi *et al.*, 2018). A IL-6 desempenha uma função de acelerar o processo de regeneração do tecido muscular esquelético após o exercício, por aumentar o recrutamento de mais neutrófilos e macrófagos para realizar o processo de fagocitose (Rossi *et al.*, 2018). Além disso, a IL-6 também contribui para a ativação, a proliferação e a diferenciação de células satélites, que migram para os espaços onde ocorreram danos nas fibras musculares, fundem-se ali e contribuem para o surgimento de novos mionúcleos (Serrano *et al.*, 2008).

Recentemente, Gao *et al.* (2017) investigaram a influência da IL-6 na sinalização de mTOR e na síntese de proteínas em células do músculo esquelético. Foi observado que a IL-6 pode aumentar a síntese de proteínas por se ligar no receptor GP130 na membrana plasmática e ativar a via Akt/mTOR de maneira sensível à dose, sugerindo que o aumento de IL-6 após o exercício de força potencializa a hipertrofia muscular **(Figura 8.3)**. Além disso, o grande potencial hipertrófico da inflamação, especialmente o aumento de IL-6 induzido pelo treinamento de força foi testado em estudos que realizaram a combinação do treinamento de força com fármacos anti-inflamatórios. O estudo de Lilja *et al.* (2018) testou a hipótese de que altas doses de anti-inflamatórios (1200 mg de ibuprofeno por dia) atenuariam a resposta adaptativa ao treinamento de força em homens e mulheres. Após 8 semanas de treinamento de força no exercício de extensão de joelhos e ingestão de altas doses de anti-inflamatório, foi verificado um prejuízo na hipertrofia muscular do quadríceps e na força, além de menor expressão gênica de IL-6 no músculo esquelético em comparação com o grupo que ingeriu dose baixa de anti-inflamatório (75 mg de ácido ace-

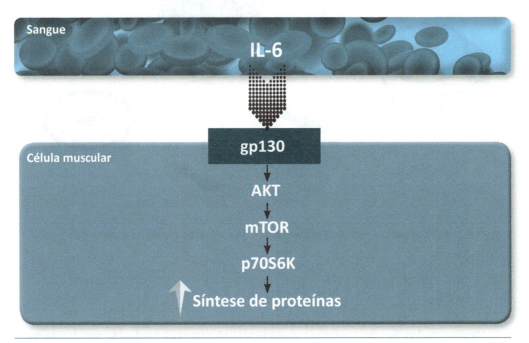

Figura 8.3 Ativação da síntese de proteínas via IL-6. O dano muscular gera um aumento sistêmico e local de IL-6 que pode agir na célula muscular pelo receptor gp130, ativar a via de sinalização AKT/mTOR/p70S6K e estimular a síntese de proteínas nos ribossomos.

tilsalicílico por dia). O estudo sugere que a redução de IL-6 pelo fármaco foi uma possível explicação do menor ganho de hipertrofia muscular, demonstrando que o aumento de IL-6 pelo treinamento de força tem uma grande influência sobre a hipertrofia muscular. Corroborando com esses resultados, Michell et al. (2013) mostraram a importância da IL-6 sobre a hipertrofia muscular em humanos ao verificar uma correlação entre a elevação sistêmica e a muscular da IL-6 pós-treino com a hipertrofia muscular induzida pelo treinamento de força (3 a 4 séries, 6 a 12 repetições até a falha muscular concêntrica, 60 a 120 segundo de pausa) durante 16 semanas.

Diante desses achados, parece que o aumento da inflamação, mediado pelo aumento da IL-6 e induzido pelo treinamento de força, tem uma função importante na promoção do remodelamento e da hipertrofia do músculo esquelético.

O SISTEMA IMUNOLÓGICO E O PROCESSO DE REMODELAMENTO DA MUSCULATURA ESQUELÉTICA

O sistema imunológico é formado por células de defesa do organismo (monócitos, neutrófilos, linfócitos), tendo como principais funções a fagocitose de partículas estranhas, por meio da infiltração de macrófagos no tecido lesado, secreção de enzimas oxidativas, aumento na produção de citocinas e fatores de crescimento. Dessa forma, ele atua diretamente no combate às infecções e auxilia na reparação da musculatura esquelética (Pillon et al., 2013).

Após uma lesão aguda, os neutrófilos são as primeiras células do sistema imunológico a se acumularem no músculo e são fundamentais para a reparação do dano muscular por diferentes vias, seja pelo aumento na liberação de espécies reativas de oxigênio, seja por favorecer o recrutamento de monócitos, facilitando a fagocitose e/ou aumentando a liberação de citocinas na tentativa de atrair ainda mais células de defesa (Lockhart, Brooks, 2008).

Monócitos, quando infiltrados no tecido, diferenciam-se para macrófagos, os quais produzem ainda mais citocinas nos espaços intersticiais, atraindo novas moléculas quimioatraentes de monócitos (Ly-6C^{baixa}/CX3CR1^{alta}/CD11c^{intermediaria}), que promovem a fagocitose de células musculares apoptóticas e necróticas (Pillon et al., 2013).

Os macrófagos presentes no início da lesão são denominados M1 e podem polarizar para M2 (responsáveis pela regeneração muscular). Este último, mediado pela IL-10 e pelo fator de crescimento tumoral β1 (TGFβ1), resulta na proliferação de mioblastos e, consequentemente, no crescimento miofibrilar (Deng et al., 2012).

Macrófagos anti-inflamatórios (M2) também produzem maiores quantidades de IGF-1 e do fator de crescimento endotelial vascular (VEGF), criando novos vasos sanguíneos e promovendo maior fluxo de sangue para o novo tecido muscular. Dessa maneira, há uma maior proliferação de mioblastos e a diferenciação de células satélites, as quais, ativadas por lesão/inflamação, resultam na formação de novas miofibrilas (Wan et al., 2010).

Além dos macrófagos, os linfócitos T também podem influenciar esse processo, diferenciando-se em dois subtipos: Th1 e Th2. Células imunes CD4$^+$Th1 produzem citocinas como Interferon-γ (IFNγ), TNF-α, IL-12 e IL-2; já as células CD4$^+$Th2 produzem citocinas como IL-4, IL-5, IL-6 e IL-13. Além disso, as células Th1 inibem a proliferação de Th2 e vice-

-versa. Com isso, um equilíbrio entre essas células imunológicas é também de grande importância para uma adequada regeneração muscular (Rocheteau et al., 2012).

Embora os macrófagos estejam diretamente relacionados ao remodelamento do tecido muscular, o desarranjo na expressão de algumas citocinas, como a TGFβ ou a IL-1β, pode levar ao desenvolvimento de fibroses, especialmente em condições de doenças ou de inflamação crônica, uma vez que, para que ocorra a reparação tecidual de forma eficiente, há a necessidade de minimizar o quadro inflamatório e, consequentemente, a desativação da função inflamatória dos macrófagos (Wynn, 2014). Outra citocina que está diretamente relacionada ao dano muscular e tem como principal função o início e a manutenção do processo inflamatório e que antecipa a reparação tecidual é a proteína quimioatraente de monócito 1 (MCP-1), no ligante 2, do tipo C-C (CCL2/MCP-1). Estudos realizados em camundongos com deficiência no receptor dessa proteína (CCR2) têm demonstrado uma ineficiência na angiogênese e na regeneração muscular (Perdiguero et al., 2012).

A atuação do sistema imunológico no processo de remodelamento da musculatura esquelética deve ser analisada com cautela, devido ao *cross-talk* existente entre o tecido muscular e a infiltração de macrófagos que ocorre em quadros de obesidade e diabetes. Embora o músculo seja o maior consumidor de glicose proveniente da nossa alimentação, a ingestão elevada de lipídios, decorrente de uma alimentação inadequada, pode originar um quadro de lipotoxicidade e levar as células do sistema imunológico presentes no músculo, em vez de atuar na reparação tecidual, a contribuir para um quadro de resistência à insulina ou de fibrose (Pillon et al., 2013), conforme demonstrado na **Figura 8.4**.

Outra importante contribuição das células imunes no processo de hipertrofia muscular é favorecer a secreção de espécies reativas de oxigênio (ERO) no tecido muscular, incluindo os radicais de oxigênio (ou seja, radicais superóxido, hidroxila, peroxila e hidroperoxila) e agentes oxidantes não radicais (isto é, peróxido de hidrogênio e ácido hipocloroso). Após a infiltração dos neutrófilos na célula muscular, os neutrófilos secretam as ERO, que podem atuar na célula muscular como um fator anabólico, estimulando a síntese de proteínas (Schoenfeld, 2013). A importância das ERO sobre a síntese de proteínas e a hipertrofia muscular também foi testada por estudos que verificaram a combinação da suplementação de antioxidantes (reduzem ERO) e treinamento de força. Os estudos demonstraram que o uso de antioxidantes em humanos (por meio da suplementação de vitamina E e C) gerou prejuízos nos ganhos de massa muscular e na sinalização anabólica, o que indica a importância do aumento de ERO para o processo de hipertrofia muscular (Paulsen et al., 2014; Bjørnsen et al., 2016). Hornberger et al. (2003) observaram que camundongos transgênicos deficientes em selênio (animais com expressão diminuída de enzimas antioxidantes) exibiram maior hipertrofia muscular quando estimulados por um modelo de sobrecarga muscular em comparação com os animais com o sistema antioxidante normalizado. Nesse estudo, o tratamento farmacológico para inibir mTOR não aconteceu nos animais com redução na função antioxidante, demonstrando que esses animais podem apresentar maior produção de ERO e, como consequência, maior ativação de mTOR e hipertrofia muscular.

O fator de crescimento mecânico (MGF) é outro agente anabólico proveniente das células imunes após o dano muscular induzido pelo treinamento de força. Depois da infiltração de neutrófilos e macrófagos no tecido muscular, essas células produzem o MGF que tem como função estimular o processo de síntese de proteínas por meio da ativação da via mTOR/

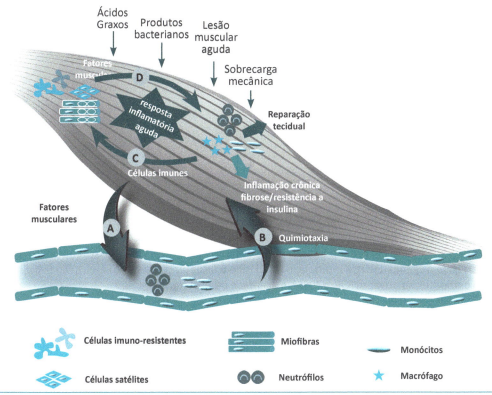

Figura 8.4 Resposta muscular inflamatória e *cross-talk* dos macrófagos em resposta a diferentes estímulos. a e d: lesão muscular aguda resultante de diferentes estímulos (exercício, endotoxinas, gordura saturada), o que ativa o fator de transcrição NF-kB e permite a expressão de fatores musculares (p. ex.: miocinas). b: estímulo químico (quimiotaxia) que permite o recrutamento de células do sistema imunológico (neutrófilos, monócitos) para dentro do músculo. c: quando infiltrados no tecido muscular, células do sistema imune produzem fatores adicionais, permitindo o remodelamento da musculatura esquelética. Caso a reparação tecidual não seja possível, complicações patológicas, como um quadro de fibrose ou resistência à insulina, podem ocorrer.

Fonte: Adaptada do artigo de Pillon e colaboradores[17].

p70S6K. Além disso, o MGF pode atuar como ativador de células satélites para acelerar o processo de regeneração muscular e a formação de novos mionúcleos (Schoenfeld, 2013).

Por fim, a infiltração de neutrófilos e macrófagos na musculatura esquelética após a sessão de treinamento de força também pode aumentar a secreção da IL-6, que, como discutido anteriormente, tem um grande efeito sobre a ativação de mTOR e o aumento na síntese de proteínas. A Figura 8.5 resume os mecanismos pelos quais a infiltração de células imunes no músculo esquelético pode contribuir para a hipertrofia muscular.

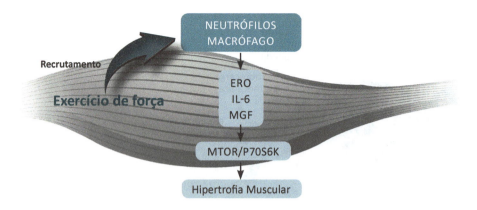

Figura 8.5 Influência do sistema imune sobre a hipertrofia muscular. Após o exercício de força, ocorre infiltração de neutrófilos e macrófagos no músculo esquelético. Essas células podem atuar na hipertrofia muscular por aumentar a secreção de fatores anabólicos como as espécies reativas de oxigênio (ERO), a interleucina-6 (IL-6) e o fator de crescimento mecânico (MGF) que tem como função ativar mTOR/p70S6K e a síntese de proteínas.

A INFLUÊNCIA DAS VARIÁVEIS DO TREINAMENTO DE FORÇA NO RECRUTAMENTO DE CÉLULAS DO SISTEMA IMUNOLÓGICO E NA INFLAMAÇÃO

O dano muscular ocasionado pelo exercício físico, que resulta em diminuição da força muscular, pode induzir o processo inflamatório e, assim, iniciar a infiltração de células imunológicas na tentativa de reparação e manutenção da homeostase tecidual. No entanto, a magnitude do dano muscular, bem como o processo de regeneração muscular, pode ser modulada conforme a manipulação das diferentes variáveis do treinamento: tipo de estímulo (agudo ou crônico), intensidade e volume, intervalo de recuperação, exercício concêntrico ou excêntrico, entre outras (Martinez *et al.*, 2010).

Estímulo agudo e crônico	as células imunes começam a se instalar no tecido muscular imediatamente após uma sessão de exercício e podem ser detectadas no espaço extracelular até 48 horas pós-estímulo. No entanto, dependendo do dano muscular causado, até uma semana após o esforço, células de defesa podem estar infiltradas no espaço intracelular (Paulsen *et al.*, 2012). O treinamento de força realizado consistentemente, respeitando períodos adequados de recuperação, estimula o processo de regeneração muscular e, consequentemente, a hipertrofia. Estudos realizados em humanos demonstraram que exercícios de curta duração e alta intensidade geram picos na expressão de RNAm que variam de 3-12 horas. No entanto, retornam as concentrações de repouso após 24 horas, demonstrando que, após a tradução gênica que ocorre ao final de cada sessão de exercício, há um período de nova transcrição de RNAm e, por consequência, readaptação muscular (Louis *et al.*, 2007).

Intensidade/volume	Em relação à intensidade do exercício, Lauritzen *et al.* (2009) submeteram estudantes saudáveis a um protocolo realizado com o objetivo de causar dano muscular severo nos voluntários (14 séries de 5 repetições máximas, com 30 segundos de pausa, no exercício de flexão de cotovelo realizado no aparelho isocinético) e observaram que ele induziu dano miofibrilar e nos discos-Z, os quais podem resultar em elevada perda de força (≥50%) e na necessidade de 1-3 semanas de recuperação, ocasionando uma alta atividade da creatina kinase (CK, >10000 UI/L), além da presença de macrófagos ou células estromais (CD68[+]) infiltradas no músculo exercitado por longas horas ou até semanas após o término do exercício (Lauritzen *et al.*, 2009). Os autores também acrescentam que a magnitude do dano pode depender das diferenças interindividuais, do protocolo utilizado e do método utilizado para quantificá-lo. Além disso, o exercício de força de alta intensidade pode resultar em um significante aumento na fosforilação do NF-kB, levando a um aumento na produção de citocinas (IL-6, IL-8) e, consequentemente, ao aumento na resposta inflamatória. Apesar de bastante controverso na literatura, o exercício realizado de forma leve ou moderada também podem induzir a presença de células imunes no músculo, porém com dano e tempo de recuperação menores (Vella *et al.*, 2012).
Excêntrico/concêntrico	os exercícios que enfatizam a fase excêntrica do movimento, realizados com maiores amplitudes parecem ser os mais eficientes para induzir maior dano muscular. No entanto, se a fase excêntrica do exercício não for bastante enfatizada ou a amplitude do movimento for muito pequena, pode não ser suficiente para induzir dano muscular severo e, consequentemente, minimizar ou não acarretar a presença de células imunes infiltradas no tecido (Peake, Neubauer, 2017). Embora o aumento da inflamação e o recrutamento de células imunes no músculo esquelético seja elevado na presença de dano muscular (Peake, Neubauer, 2017), outros mecanismos, como o estresse metabólico que ocorre no treinamento, podem servir como "gatilho" para promover o aumento da inflamação e o recrutamento de macrófagos e neutrófilos (Rossi *et al.*, 2018).

O estresse metabólico é uma condição fisiológica que ocorre durante o exercício em resposta ao baixo conteúdo energético na célula muscular. O termo estresse metabólico refere-se ao acúmulo de metabólitos como lactato, fosfato inorgânico (Pi) e íons de hidrogênio (H[+]) associados à redução nos estoques de fosfocreatina (PCr) no músculo esquelético (de Freitas *et al.*, 2017).

Mas de onde vem o H[+] e o Pi? Como eles são acumulados? Durante as repetições, a energia para que ocorra a contração muscular e a produção de força aparecem quando a adenosina trifosfato (ATP) é hidrolisada (quebrada) em adenosina difosfato (ADP) e, posteriormente, o ADP pode ser quebrado em adenosina monofosfato (AMP). Observe, na figura 6, que o ATP, ao ser quebrado em ADP, promove a liberação de H[+] e Pi na célula. Isso significa que, quanto maior a quebra do ATP, mais H[+] e Pi são liberados. Portanto, durante as repetições no treinamento de força, acontece uma quebra constante de ATP em ADP e, consequentemente, o H⁺ e o Pi vão se acumulando, o que indica que quanto mais ATP utilizamos, mais H⁺ e Pi são liberados.

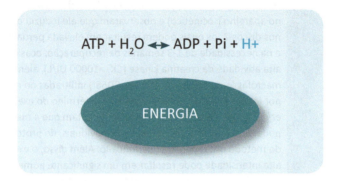

Figura 8.6 Reação de hidrólise do ATP para formar ADP, Pi (fosfato inorgânico), H⁺ (íons de hidrogênio) e liberação de energia para a contração muscular.

Assim, durante as repetições, o H⁺ é acumulado na célula muscular, mas, durante as pausas, o H⁺ é removido por sistemas tampões, como a carnosina no músculo e o bicarbonato de sódio atuando como um tamponante no sangue por meio da ressíntese de creatina fosfato (PCr). Isso significa que o número de repetições e a duração da pausa têm uma grande importância para gerar o estresse metabólico. Diante disso, o treinamento de força realizado com moderada/altas repetições (>10 repetições), combinado com pausa curta/moderada entre séries (<2 minutos), pode gerar um elevado estresse metabólico (de Freitas *et al.*, 2017).

Esse tipo de treinamento de força com elevado estresse metabólico pode gerar aumento da IL-6, devido à depleção do glicogênio muscular e à hipóxia (redução de oxigênio) intramuscular (Rossi *et al.*, 2018). Realizar moderada/alta quantidade de repetições (>10 repetições) com pausa curta entre séries (<2 minutos) aumenta a demanda do metabolismo anaeróbio lático, que, como consequência, promove uma grande utilização do glicogênio muscular como substrato energético para a síntese de ATP (Knuiman *et al.*, 2015). Nesse contexto, a depleção do glicogênio muscular é um fator essencial para obter aumento sistêmico da IL-6, pois esta citocina pode atuar no metabolismo energético aumentando a geração de energia (Pedersen, Febbraio, 2008).

O treinamento de força com elevado estresse metabólico está associado também ao aumento da hipóxia muscular (de Freitas *et al.*, 2017). A redução de oxigênio intramuscular pode aumentar a produção de IL-6 e o recrutamento de macrófagos e neutrófilos para a musculatura por meio da ativação de uma proteína denominada **fator indutor de hipóxia 1-α (HIF-1α)** (Rossi *et al.*, 2018). Drummond *et al.* (2008) mostraram que o exercício de extensão de joelhos com restrição do fluxo sanguíneo (4 séries de 30, 15, 15, 15 repetições a 20% de 1RM, com pausa de 30 segundos) aumentou a expressão gênica de HIF-1α muscular, indicando que o treinamento de força com elevado estresse metabólico e hipóxia podem aumentar a expressão muscular de HIF-1α.

Mas como o HIF-1α pode aumentar a inflamação e o recrutamento de células imunes? O aumento da hipóxia celular e a ativação do HIF-1α acionam o fator de transcrição NF--KB, que é translocado para a fita de DNA na região nuclear, para transcrever proteínas inflamatórias como a IL-6 e a MCP-1, uma proteína que tem como função atrair macrófagos e neutrófilos (Szade *et al.*, 2015). Isso significa que a inflamação e a infiltração das células imunes no músculo esquelético após a realização do exercício de força com elevado estresse metabólico também podem acontecer pela depleção do glicogênio muscular e por ativação do HIF-1α (Rossi *et al.*, 2018). Dessa maneira, a adequada manipulação das variáveis agudas do treinamento, como intensidade, volume, intervalo de recuperação são de extrema importância para induzir um quadro inflamatório e o recrutamento de células imunes e, assim, potencializar a hipertrofia muscular.

CONCLUSÃO

O sistema imunológico atua de maneira direta na plasticidade do tecido muscular e pode fagocitar partículas estranhas ou contribuir para o aumento do quadro inflamatório, aumentando a liberação de citocinas e estimulando ainda mais a infiltração de células imunológicas na tentativa de reparação e regeneração do tecido lesado. Dessa maneira, compreender a resposta imunometabólica durante o remodelamento da massa muscular esquelética e como as diferentes variáveis do treinamento modulam a resposta das células imunes e a inflamação tem sido cada vez mais tema de investigação dos estudiosos da área. No entanto, os diferentes protocolos utilizados na literatura, bem como o tempo de duração dos estudos, o pequeno número amostral, diferentes níveis de aptidão física dos sujeitos, idade, gênero, tipo de análise ou técnica empregada, são pontos que dificultam ainda mais as interpretações e comparações entre as pesquisas na literatura em relação às alterações ocasionada pelo exercício ou treinamento de força na plasticidade muscular. Dessa forma, as interpretações devem ser realizadas com cautela, tentando minimizar a influência das especificidades supracitadas, para que as compreensões fisiológicas ou de doenças não sejam equivocadas.

RESUMO

No músculo esquelético, há uma grande quantidade de células imunológicas presentes, as quais têm papel importante no remodelamento da massa muscular. Os neutrófilos são as primeiras células de defesa a se instalarem no tecido lesado, aumentando a liberação de citocinas e espécies reativas de oxigênio e, assim, atraindo monócitos, os quais podem se diferenciar em macrófagos pró ou anti-inflamatório para resolver o processo inflamatório instalado. A sobrecarga mecânica imposta pelo tipo de treinamento físico realizado, especialmente os exercícios de força muscular, parece causar as principais adaptações na massa muscular e, devido à grande possibilidade de manipulação das diferentes variáveis envolvidas no treinamento, como, intensidade, volume, recuperação e frequência, as respostas do sistema imunológico com relação a esses parâmetros podem ser diferentes. Os músculos estão em constante alteração para responder aos diferentes estímulos impostos a eles no dia a dia, o que pode levar ao catabolismo ou ao anabolismo proteico. Dessa forma, compreender a resposta imunometabólica no remodelamento da massa muscular esquelética com relação às diferentes variáveis do treinamento de força, buscando garantir o processo de síntese em detrimento à degradação proteica, é de grande importância para estudiosos do movimento humano, seja no âmbito do desempenho atlético, seja da saúde ou da estética.

EXERCÍCIOS DE AUTOAVALIAÇÃO

1. Quais os principais mecanismos envolvidos no aumento da síntese proteica?

2. Dentre as diversas funções do tecido muscular esquelético, destaca-se a atuação deste como órgão endócrino. Faça um breve comentário sobre essa importante função muscular e cite algumas miocinas envolvidas nesse processo.

3. De que maneira o sistema imunológico atua no remodelamento da massa muscular esquelética?

4. Como o estresse metabólico induzido pelo treinamento de força pode influenciar a resposta imunometabólica?

5. Escolha uma variável do treinamento de força e, comente sobre como a sua manipulação pode potencializar o estresse metabólico e hipertrofia muscular.

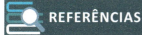
REFERÊNCIAS

1. American College of Sports Medicine position stand. Progression models in resistance training for healthy adults. In: Med Sci Sports Exer. 2009;41:687-708.
2. Bjørnsen T, et al. Vitamin C and E supplementation blunts increases in total lean body mass in elderly men after strength training. In: Scand J Med Sci Sports. 2016;26(7):755-63.
3. Broholm C, Pedersen BK. Leukaemia inhibitory factor an exercise induced myokine. In: Exerc Immunol. 2010;16:77-85.
4. De Freitas MC, Gerosa-Neto J, Zanchi NE, Lira FS, Rossi FE. Role of metabolic stress for enhancing muscle adaptations: Practical applications. In: World J Methodol. 2017;26;7(2):46-54.
5. Deng B, Wehling-Henricks M, Villalta SA, Wang Y, Tidball JG. IL-10 triggers changes in macrophage phenotype that promote muscle growth and regeneration. In: J Immunol. 2012;189:3669-3680.
6. Drummond MJ, Fujita S, Abe T, Dreyer HC, Volpi E, Rasmussen BB. Human muscle gene expression following resistance exercise and blood flow restriction. In: Med Sci Sports Exerc. 2008;40:691-698.
7. Egerman MA, Glass DJ. Signaling pathways controlling skeletal muscle mass. Crit Rev Biochem Mol Biol. 2013; 49:59-68.
8. Gao S, Durstine JL, Koh HJ, Carver WE, Frizzell N, Carson JA. Acute myotube protein synthesis regulation by IL-6-related cytokines. In: Am J Physiol Cell Physiol. 2017;313(5):C487-C500.
9. Guimarães-Ferreira L, Cholewa JM, Naimo MA, Zhi XI, Magagnin D, Dal Ponte DSR, et al. Synergistic effects of resistance training and protein intake: Practical aspects. In: Nutrition. 2014;1-7.
10. Haugen F, Norheim F, Lian H, Wensaas AJ, Dueland S, Berg O, et al. IL-7 is expressed and secreted by human skeletal muscle cells. In: Am J Physiol-Cell Physiol. 2010;298:C807-C816.
11. Hornberger TA, McLoughlin TJ, Leszczynski JK, Armstrong DD, Jameson RR, Bowen PE, et al. Seleno protein deficient transgenic mice exhibit enhanced exercise-induced muscle growth. In: J Nutr. 2003;133:3091-7.
12. Knuiman P, Hopman MT, Mensink M. Glycogen availability and skeletal muscle adaptations with endurance and resistance exercise. In: Nutr Metab. 2015 Dec 21;12:59.
13. Lauritzen F, Paulsen G, Raastad T, Bergersen LH and Owe SG. Gross ultrastructural changes and necrotic fiber segments in elbow flexor muscles after maximal voluntary eccentric action in humans. In: J Appl Physiol. 2009;107:1923-34.
14. Lilja M, Mandić M, Apró W, Melin M, Olsson K, Rosenborg S, et al. High doses of anti-inflammatory drugs compromise muscle strength and hypertrophic adaptations to resistance training in young adults. In: Acta Physiol. 2018;222(2).
15. Lockhart NC, Brooks, SV. Neutrophil accumulation following passive stretches contributes to adaptations that reduce contraction-induced skeletal muscle injury in mice. In: J Appl Physiol. 2008;104:1109-15.
16. Louis E, Raue U, Yang Y, Jemiolo B, Trappe S. Time course of proteolytic, cytokine, and myostatin gene expression after acute exercise in human skeletal muscle. In: J Appl Physiol. 2007;103:1744-51.
17. Martinez CO, McHale MJ, Wells JT, Ochoa O, Michalek JE, McManus LM, Shireman PK. Regulation of skeletal muscle regenerationby CCR2-activating chemokines is directly related to macrophage recruitment. In: Am J Physiol Regul Integr Comp Physiol. 2010;299:R832-R842.
18. Mitchell CJ, Churchward-Venne TA, Bellamy L, Parise G, Baker SK, Phillips SM. Muscular and systemic correlates of resistance training-induced muscle hypertrophy. In: Plos One. 2013;9;8(10):e78636.
19. Morita N, Takada S, Okita K. Influence of stretch and pressure as mechanical stresses on skeletal muscle. In: J Phys Fitness and Sports Med. 2013;2:347-50.
20. Nielsen AR, Hojman P, Erikstrup C, Fischer CP, Plomgaard P, et al. Association between IL-15 and obesity: IL-15 as a potential regulator of fat mass. In: J Clin Endocrinol Metab. 2008;93:4486-93.
21. Paulsen G, Mikkelsen UR, Raastad T, Peake JM. Leucocytes, cytokines and satellite cells: what role do they play in muscle damage and regeneration following eccentric exercise? In: Exerc Immunol Ver. 2012;18:42-97.

22. Paulsen G, Hamarsland H, Cumming KT, Johansen RE, Hulmi JJ, Børsheim E, et al. Vitamin C and E supplementation alters protein signalling after a strength training session, but not muscle growth during 10 weeks of training. In: J Physiol. 2014;15;592(24):5391-408.
23. Peake JM, Neubauer O. Muscle damage and inflammation during recovery from exercise. In: J Appl Physiol. 2017;122, 559-70.
24. Pedersen BK, Febbraio MA. Muscle as an endocrine organ: focus on muscle derived interleukin-6. In: Physiol Rev. 2008;88:1379-1406.
25. Pedersen BK, Febbraio MA. Muscles, exercise and obesity: skeletal muscle as a secretory organ. In: Nature Rev Endocrinol. 2012;8:457-465.
26. Perdiguero E, Kharraz Y, Serrano AL, Munoz-Canoves P. MKP-1 coordinates ordered macrophage-phenotype transitions essential for stem cell-dependent tissue repair. In: Cell Cycle. 2012;11:877-86.
27. Pillon NJ, Bilan PJ, Fink LN, Klip A. Cross-talk between skeletal muscle and immune cells: muscle-derived mediators and metabolic implications. In: Am J Phys Endocrinol and Metab. 2013;304:E453-E465.
28. Rocheteau P, Gayraud-Morel B, Siegl-Cachedenier I, Blasco MA, Tajbakhsh S. A subpopulation of adult skeletal muscle stem cells retains all template DNA strands after cell division. In: Cell. 2012;148:112-25.
29. Rodgers BD, Garikipati DK. Clinical, agricultural, and evolutionary biology of myostatin: a comparative review. In: Endocr Rev. 2008;29:513-34.
30. Rossi, et al. The Role of Inflammation and Immune Cells in Blood Flow Restriction Training Adaptation: A Review. In: Front Physiol. 2018;9:1376.
31. Sandri, M. Signaling in muscle atrophy and hypertrophy. Physiol. 2008; 23:160-170.
32. Schoenfeld BJ. Potential mechanisms for a role of metabolic stress in hypertrophic adaptations to resistance training. In: Sports Med. 2013;43(3):179-94.
33. Serrano AL, Baeza-Raja B, Perdiguero E, Jardí M, Muñoz-Cánoves. Interleukin-6 is an essential regulator of satellite cell-mediated skeletal muscle hypertrophy. In: Cell Metab. 2008 Jan;7(1):33-44.
34. Szade A, Grochot-Przeczek A, Florczyk U, Jozkowicz A, Dulak J. Cellular and molecular mechanisms of inflammation-induced angiogenesis. In: IUBMB Life. 2015;67:145-159.
35. Tecchio C, Cassatella MA. Neutrophil-derived cytokines involved in physiological and pathological angiogenesis. In: Chem Immunol Allergy. 2014;99:123-37.
36. Trenerry MK, Della Gatta PA, Larsen AE, Garnham AP, Cameron-Smith D. Impact of resistance exercise training on interleukin-6 and JAK/STAT in young men. In: Muscle Nerve. 2011;43:385-392.
37. Vella L, Caldow MK, Larsen AE, Tassoni D, Della Gatta PA, Gran P, et al. Resistance exercise increases NF-kB Bactivity in human skeletal muscle. In: Am J Physiol Regul Integr Comp Physiol. 2012;302:R667-R673.
38. Wan C, Shao J, Gilbert SR, Riddle RC, Long F, Johnson RS, et al. Role of HIF-1 alpha in skeletal development. In: Ann N Y Acad Sci. 2010;1192:322-6.
39. Wynn TA. Cellular and molecular mechanisms of fibrosis. In: J Pathol. 2008;214:199-210.
40. Yang H, Rudge DG, Koos JD, Vaidialingam B, Yang HJ, Pavletich NP. mTOR kinase structure, mechanism and regulation. In: Nature. 2013;497:217-223.
41. Zoncu R, Efeyan A, Sabatini DM. mTOR: from growth signal integration to cancer, diabetes and ageing. In: Nat Rev Mol Cell Biol. 2011;12:21-35.

• Daniela Sayuri Inoue Yoshimura • Paula Alves Monteiro

Programas de Treinamento Físico para Indivíduos com Sobrepeso e Obesidade

 OBJETIVOS DO CAPÍTULO

- Discorrer sobre a etiologia da obesidade.
- Destacar a importância da atividade física regular no tratamento da obesidade.
- Apresentar um panorama sobre programas de treinamento físico e emagrecimento.

 CONCEITOS-CHAVE DO CAPÍTULO

- **Emagrecimento:** perda de massa de gordura expressa de forma absoluta (p. ex.: em quilogramas ou gramas) ou relativa (percentual).
- **Periodização:** estratégia organizacional do treinamento físico, composto de macrociclos (período total de treino), mesociclos (semanas ou meses que compõem o macrociclo), microciclo (aproximadamente 1 semana do mesociclo).
- **Hiperfagia:** ingestão alimentar excessiva, caracterizando uma desordem alimentar.

 INTRODUÇÃO

Nos capítulos anteriores, abordamos a relação imunometabólica entre tecido adiposo e treinamento físico. Sabe-se que a obesidade, especialmente aquela envolvendo a hipertrofia do tecido adiposo visceral, é uma condição fisiopatológica que força o organismo a ciclos de compensações e sobrecarga todos os sistemas (Gadde *et al.*, 2018). O treinamento físico, por outro lado, é um importante aliado na regulação do funcionamento do organismo pela sua capacidade de aumentar o gasto energético e potencializar a aptidão aeróbia, ao mesmo tempo que gera efeitos anti-inflamatórios por meio da produção de proteínas sinalizadoras, inclusive pela própria contração muscular (Donnelly *et al.*, 2009; Gleeson *et al.*, 2011; Wewege *et al.*, 2017; Batacan *et al.*, 2017).

Embora seja crescente o avanço científico sobre os mecanismos moleculares, fisiológicos e morfológicos do exercício físico relacionados à saúde, a prevalência de indivíduos com obesidade ainda persiste, corroborando com uma sobrecarga global de doenças crônicas não-degenerativas (GBD 2015 obesity collaborators *et al.*, 2017). Esses dados mostram que existe uma lacuna entre conhecimento científico e seu impacto na qualidade de vida da sociedade que ainda precisa ser preenchida.

Programas de treinamento físico devem ser pautados em estudos científicos, mas também devem ter a capacidade de cativar os seus praticantes ao ponto de ajudá-los a incorporar o exercício físico como um hábito permanente por toda a vida. Esse desafio é particularmente grande ao se tratar de doenças crônicas não-degenerativas como a obesidade. Assim, neste capítulo daremos um panorama sobre a fisiopatologia da obesidade e os benefícios que o treinamento físico pode trazer para a população obesa, bem como discorrer sobre os programas de treinamento mais estudados no mundo científico.

OBESIDADE

Segundo a Organização Mundial da Saúde (OMS), a obesidade é caracterizada pelo acúmulo excessivo ou anormal de gordura corporal capaz de colocar a saúde em risco (WHO, 2020). O grau de risco pode estar relacionado com a quantidade e a localização do excesso de gordura corporal **(Tabela 9.1)**.

Tabela 9.1 Classificação da Obesidade e grau de risco metabólico

Método	Pontos de corte	Classificação	Grau de risco metabólico*
IMC (kg/m²)	25 – 29,9	Sobrepeso ou pré-obeso	Pouco elevado
	30 – 34,9	Obesidade (grau I)	Elevado
	35 – 39,9	Obesidade (grau II)	Muito elevado
	≥ 40,0	Obesidade Grave (grau III)	Muitíssimo elevado
Gordura corporal (%)	≥ 25#	Obesidade	Alto
	≥ 30+		
CC (cm)	≥ 102#		Alto
	≥ 88+		
GI (cm)	7	Obesidade abdominal	Moderado
	≥ 8+ (mulheres)		Alto
	≥ 9# (homens)		

IMC- índice de massa corporal; CC – circunferência de cintura; GI – gordura intra-abdominal.

*Classificação de acordo com as respectivas fontes: IMC - Adaptado de World Health Organization; Gordura corporal – Kim *et al.* (2013); Hung *et al.* (2017); CC – SBEM, 2008; GI – Leite *et al.* (2002) para indivíduos acima de 20 anos. + Referência para mulheres adultas; #Referência para homens adultos.

A origem da obesidade tem causas variadas e pode ser observada de diferentes perspectivas. Embora seja especulada a presença de raízes evolutivas (preservação do gene poupador – *thrifty gene*), sua etiologia é estudada, principalmente, com base no panorama do desenvolvimento embrionário, desde alterações genéticas até o impacto de fatores ambientais.

Do ponto de vista genético, a obesidade pode ser classificada basicamente em três subtipos: obesidade monogênica (ou mendeliana) sindrômica, não-sindrômica e obesidade poligênica (Kaur *et al.*, 2017). A obesidade monogênica é causada por alteração de um único gene com grande efeito no desenvolvimento da obesidade e pode ser sindrômica (mendeliana) ou não-sindrômica. A obesidade monogênica sindrômica ocorre devido a anormalidades cromossômicas e é acompanhada por limitações intelectuais, como é o caso da Síndrome de Prader-Willi. A obesidade monogênica não-sindrômica apresenta mutações em genes relacionados à sinalização de proteínas-chave do balanço energético, como a leptina, o pro-opiomelanocortina (POMC) e o receptor de melanocortina-4 (MC4R). A obesidade poligênica, por sua vez, é resultado de alterações de múltiplos genes, porém com efeitos modestos, mas que facilitam o acúmulo de gordura corporal (Kaur *et al.*, 2017). Um exemplo disso é a mutação do gene FTO (do inglês, *fat mass and obesity-associated gene*), que leva à hiperfagia, especialmente de comidas gordurosas (Hess e Brüning, 2014).

O estilo de vida (hábitos alimentares e nível de atividade física) materno e paterno durante o período pré-natal, bem como o comportamento do próprio indivíduo ao longo da vida (infância, adolescência, vida adulta e velhice) corroboram para alterações epigenéticas, potencializando o surgimento da obesidade e suas comorbidades (González-Muniesa *et al.*, 2017). Nesse sentido, quando somados os aspectos biológicos aos comportamentais e às alterações no ambiente, o aumento da gordura corporal — e, consequentemente, o acometimento da obesidade — é potencializado. Um bom exemplo disso são as modificações nos hábitos humanos em decorrência dos avanços socioeconômicos e tecnológicos, principalmente, após a Revolução Industrial, quando os recursos tecnológicos obtiveram uma evolução exacerbada que atingiu todo o mundo. Os transportes e até mesmo os utilitários do dia a dia (escadas, controle remoto, celulares etc.) sofreram, e sofrem até hoje, significantivas atualizações. Esses recursos tecnológicos, junto com demasiadas ofertas de comidas industrializadas, vieram com o intuito de trazer conforto e praticidade. Entretanto, esses "avanços", cada vez mais, corroboram para a formação de um ambiente obesogênico.

O ambiente pós-industrialização não só teve influência direta nos hábitos alimentares, no nível de atividade física e no comportamento sedentário das pessoas, como também afetou diretamente os aspectos cognitivos. A demanda de informações e a agilidade com que elas chegam às pessoas geram um aumento da prevalência de indivíduos com ansiedade, depressão e distúrbios do sono. Alterações dessa natureza estão diretamente associadas à obesidade, pois potencializam comportamentos que desencadeiam o aumento da gordura corporal, bem como, de forma crônica, produzem alterações imunometabólicas, como o aumento das concentrações de frações lipídicas, uma maior ativação de células imunológicas, resistência à ação da insulina, dentre outras.

Esses distúrbios e todo o *millue* imunometabólico desencadeado por ele, além da origem supracitada, também podem ocorrer em sentido inverso. Indivíduos que se tornam obesos, sem previamente ter nenhum distúrbio do sono ou cognitivo, podem ter algumas habilidades como a tomada de decisão, o autocontrole, a memória e o raciocínio prejudicados em função da obesidade (Rezende *et al.*, 2014), além do surgimento de distúrbios do sono (Cooper *et al.*, 2018). Sendo assim, é importante destacar que esses distúrbios também podem estar ligados à própria condição fisiopatológica da obesidade. Como descrito nos capítulos anteriores, o tecido adiposo é um órgão secretor e, na condição de obesidade, especialmente envolvendo a hipertrofia de gordura visceral, há uma abundância de produção de citocinas, especialmente pró-inflamatórias, que, a longo prazo, leva o organismo a uma inflamação crônica de baixo grau sistêmica, também conhecida como inflamação metabólica (Hotamisligil, 2017). Essa condição está diretamente ligada à resistência à ação da insulina e corrobora para a instalação de diabetes mellitus tipo 2, doenças cardiovasculares, insuficiência renal, doença gordurosa hepática não-alcoólica, entre outras patologias (Gadde *et al.*, 2018). Além do mais, os desajustes metabólicos podem ultrapassar a barreira hematoencefálica, alcançar regiões cerebrais, comprometer o seu funcionamento e impactar as habilidades e as funções supracitadas (Williamson *et al.*, 2012) **(Figura 9.1)**.

Diante do exposto, fica claro que aspectos biológicos, ambientais e comportamentais estão intimamente relacionados com a fisiopatologia da obesidade e que, inclusive, interferem diretamente na aderência à prática de atividade física regular. Portanto, é necessário ressaltar a importância do exercício físico por meio do esclarecimento dos seus benefícios.

ATIVIDADE FÍSICA REGULAR NO COMBATE À OBESIDADE

Não é novidade que a prática de atividade física de forma regular é importante para o tratamento da obesidade. Em função disso, diversas organizações relacionadas à saúde e ao exercício físico estabeleceram parâmetros baseados em estudos científicos para de-

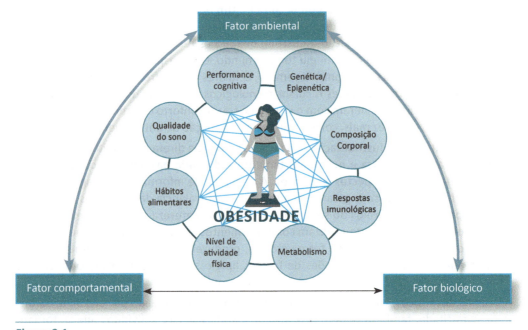

Figura 9.1

terminar o volume, a intensidade e a frequência de exercícios físicos para o controle dessa enfermidade (Donelly et al, 2009).

De acordo com esses posicionamentos, se considerarmos apenas o gasto energético advindo de contração musculoesquelética, sem nenhuma outra intervenção, de 150 a 300 minutos semanais de atividade física de intensidade moderada ou de 75 a 150 minutos de atividade física de alta intensidade são os volumes e as intensidades mínimos para a manutenção da massa corporal (Bull et al., 2020). Para a redução da massa corporal, é necessário um volume semanal de 250 a 300 minutos de atividade física, também de intensidade moderada (Donelly et al., 2009). Nesse contexto, os cientistas consideram toda forma de atividade física diária que pode ser realizada em diferentes blocos ao longo do dia e da semana, uma vez que a quebra do comportamento sedentário parece ser tão eficiente quanto um programa de treinamento físico estruturado para a obtenção de saúde cardiovascular (Petridou et al., 2019).

Entretanto, embora a diminuição da massa de gordura seja desejada, surge a questão sobre se o emagrecimento deve ser considerado como o principal alvo para combater os prejuízos gerados pela obesidade. Assim, neste tópico, descreveremos múltiplos benefícios da atividade física regular, seja ela programada (treinamento físico) ou não.

O BENEFÍCIO DO EMAGRECIMENTO

Sem dúvida, uma das principais razões para a recomendação da prática de atividade física na condição de sobrepeso e obesidade é reduzir os estoques de gordura, por meio do aumento do gasto energético, associado à redução da ingestão calórica, para, assim, propiciar o balanço energético negativo (Wewege et al., 2017). O gasto calórico pode ser optimizado por meio de escolhas por maior quantidade de atividades física voluntária, como trocar meios de transportes motorizados por caminhada ou bicicleta, exercício físico supervisionado (programas de treinamento), exercício de atividades ocupacionais, como as de carteiro, pedreiro e lixeiro, ou ainda a realização de atividades da vida diária, como jardinagem, limpeza da casa e carregamento de compras (Petridou et al., 2019; Donelly et al., 2009).

O aumento do gasto energético é a tradução de uma maior mobilização dos estoques energéticos que resulta no metabolismo glicídico e lipídico, principalmente para a contração dos músculos envolvidos no movimento, além da mobilização de diversos hormônios e enzimas envolvidas no processo de geração de energia (Petridou et al., 2019). Havendo o balanço energético negativo, a longo prazo, os estoques de gordura reduzirão e, consequentemente, a produção de adipocinas será reajustada. Enquanto adipocinas relacionadas à ingestão alimentar, como a leptina, terão sua produção reduzida, propiciando o controle do apetite (Petridou et al., 2019; Gleeson et al., 2011), outras adipocinas, como a adiponectina, terão a sua produção aumentada, favorecendo a ativação da via de sinalização da insulina e amenizando o quadro patológico da resistência à insulina (Bouassida et al., 2010).

Um desafio constante no processo de emagrecimento é a manutenção da massa corporal, para evitar o chamado "efeito rebote", ou seja, a fácil recuperação da massa de gordura outrora eliminada. Para tanto, é necessário persistir na atividade física regular e no controle da ingestão alimentar.

Os benefícios independentes do emagrecimento

Embora a maior expectativa ao implantar um estilo de vida fisicamente ativo seja o emagrecimento, é necessário reconhecer que esse processo nem sempre ocorre facilmente. Entretanto, a prática da atividade física regular traz diversos benefícios para a saúde do indivíduo com obesidade.

Redução da gordura visceral

Devido as suas características anatômicas e funcionais, o tecido adiposo visceral é metabolicamente mais ativo que o tecido adiposo subcutâneo, o que permite que esse estoque sofra alterações mais rápidas em resposta ao exercício físico, mesmo sem refletir em mudanças perceptivas na massa corporal total. A redução no tamanho do tecido adiposo visceral têm importante papel na melhora da inflamação metabólica em indivíduos com sobrepeso e obesidade, porque as células imunológicas passam a ser menos ativas e, portanto, reduz-se a produção de citocinas pró-inflamatórias e aumenta-se a de anti-inflamatórias. Esse quadro mais anti-inflamatório favorece a redução da resistência à insulina. Além disso, há maior expressão de proteínas e organelas relacionadas à oxidação energética, como a GLUT4, a PGC-1α e as mitocôndrias, tanto no tecido muscular como adiposo (Gleeson *et al.*, 2011).

Melhora da aptidão cardiorrespiratória

A aptidão cardiorrespiratória ou aeróbia é considerada um importante marcador de saúde, até mais do que o próprio excesso de gordura corporal, uma vez que indivíduos com menor aptidão aeróbia (independente do IMC) apresentam maior chance de desenvolver doenças cardiovasculares e sofrer morte precoce do que aqueles com maior aptidão aeróbia (independentemente do seu IMC) (Petridou *et al.*, 2019). Isso está relacionado com maior perfusão sanguínea, aumento da angiogênese, circulação sanguínea, aporte de oxigênio, distribuição de metabólicos e remoção de metabólitos, o que favorece a função de todos os órgãos do organismo (Batacan *et al.*, 2017).

Melhora do perfil imunometabólico

Os efeitos da atividade física regular citados anteriormente corroboram para a melhora do quadro imunometabólico do indivíduo com excesso de gordura corporal. A contração muscular durante a prática de atividade física é extremamente benéfica, porque, além de fazer uso de substratos energéticos (quando a via de β-oxidação é ativada disponibiliza lipídeos, o que pode contribuir para a remoção dos estoques de gordura), os mecanismos moleculares no momento da contração levam à captação de glicose independente da insulina (via GLUT-4) (Sylow *et al.*, 2017), que favorece a melhora do perfil glicídico, e à produção de citocinas que auxiliam no metabolismo energético, ao mesmo tempo que tornam o sistema mais anti-inflamatório e capaz de produzir diversas outras miocinas, algumas delas importantes para o bom funcionamento neural (Pedersen, 2019).

PROGRAMAS DE TREINAMENTO FÍSICO

Como descrito no tópico anterior, a atividade física regular (voluntária, da vida diária, exercício físico) traz benefícios à saúde por meio de diferentes abordagens. A participação em programas de treinamento físico voltados para o tratamento da obesidade pode ser uma importante estratégia para a potencialização desses benefícios. O tipo de exercício a ser implantado é um parâmetro importante a ser levado em conta. A seguir, abordaremos alguns dos programas de treinamento físico mais estudados no âmbito científico.

Treinamento aeróbio

O treinamento aeróbio é a forma mais recomendada para o tratamento da obesidade, devido a sua natureza oxidativa e, portanto, à maior mobilização de lipídios para a produção de energia. O treinamento aeróbio realizado de forma contínua (MICT; *moderate-intensity continuous training*) é tradicionalmente prescrito por ser realizado em intensidade moderada e, portanto, permitir ao executante permanecer nele por um tempo prolongado, além de favorecer a oxidação máxima de gordura, também conhecida como *Fat$_{max}$*, que pode contribuir para uma melhor manutenção da massa corporal. A **Tabela 9.2** apresenta as recomendações da ACMS (2011) (Garber *et al.*, 2011).

Tabela 9.2 Recomendações para elaboração de treinamento aeróbio	
Recomendações Baseadas em evidências (população adulta)	
Frequência	5 sessões por semana na intensidade moderada ou 3 sessões por semana de alta intensidade
	Combinação de 3-5x/semana alternando a intensidade
Intensidade	Leve a moderado para pessoas com baixo condicionamento físico
	Moderada ou de alta intensidade
Tempo	Até 20 minutos para pessoas com baixo condicionamento físico
	30-60 minutos de intensidade moderada (com o mínimo de 150 minutos semanais)
	20-60 minutos de alta intensidade (com o mínimo de 75 minutos semanais)
	Combinação das intensidades
Tipo	Realizado uma única sessão (bloco) de forma contínua
	Múltiplas sessões com mais de 10 minutos até completar o tempo total desejado para o dia
	O treino intervalado pode ser efetivo
Progressão	O aumento gradual do volume (tempo de sessão e frequência) e da intensidade de exercício deve ser realizado até atingir os objetivos de treino. Isso pode aumentar a aderência ao treinamento e reduzir o risco de lesões musculoesqueléticas e eventos cardiovasculares.

*Adaptada de acordo com o posicionamento oficial do ACSM (2011) para o treinamento aeróbio voltado para saúde musculoesquelética.

O treinamento aeróbio realizado de forma intervalada e em alta intensidade (HIIT; *high-intensity intermittent training*) vem ganhando espaço entre o público com obesidade. Assim como abordado em capítulos anteriores, o HIIT é capaz de produzir efeitos fisiológicos e imunometabólicos similares aos do modelo contínuo. A razão para isso é o gasto energético. Tanto HIIT como MICT que contenham o mesmo gasto energético por sessão parecem ter os mesmos benefícios (Gerosa-Neto *et al.*, 2019). Porém, o HIIT parece ter vantagem em função do tempo mais curto (menor volume) de sessão de exercício, motivo pelo qual é considerado por diversos autores um tipo de treino *time-efficient* e se tornou uma estratégia para a solução da "falta de tempo" na sociedade ocidental (Gibala, 2007). Além disso, alguns estudos também relatam que o HIIT pode ser mais atrativo pela sua natureza dinâmica (que intercala exercício e recuperação) (Thum *et al.*, 2017).

Entretanto, mais estudos são necessários para ampliar o conhecimento e a confiabilidade do HIIT na população com obesidade. Sendo assim, alguns autores recomendam que o treinamento aeróbio inicie na intensidade moderada, com aumento de 5% na intensidade a cada seis sessões, até que se atinja 65% da capacidade aeróbia máxima para, então, após uma adaptação adequada, implantar um treinamento intervalado com intensidade submáxima e, finalmente, a máxima. Tudo isso a fim de evitar lesões (Petridou *et al.*, 2019).

A **Tabela 9.3** mostra alguns exemplos de protocolos HIIT aplicados em estudos científicos com indivíduos obesos.

Tabela 9.3 Protocolos HIIT de estudos sobre obesidade

Intensidade	Intervalo	Frequência	Semanas	Referência
4 x 4min 90% FC_{max}	3min 75% FC_{max}	3x/semana	16	Gerosa-Neto *et al.*, 2016
60 x 8s (*sprint*)	12s – passivo	5x/semana	5	Kong *et al.*, 2016
10 x 1min Vmax	1min – passivo	3x/semana	6	Gerosa-Neto *et al.*, 2019
8-12 x 1min 80-100% potência pico	2min 30W	3x/semana	8	Matos *et al.*, 2019

Min: minuto; s: segundo; FCmax: Frequência cardíaca máxima; Vmax: velocidade correspondente ao consumo máximo de oxigênio; W: watts

Treinamento resistido

O treinamento de força, também conhecido como treinamento resistido, é mais um recomendado no tratamento da obesidade. Assim como o treinamento aeróbio, o treinamento de força realizado isoladamente é capaz de aumentar a mobilização de lipídios, porém, devido à necessidade de ter intervalos entre as séries de cada exercício, a oxidação de tal substrato é minimizada quando os ácidos graxos são re-esterificados em triacilglicerol. Por outro lado, esse tipo de treinamento é eficaz para o aumento da massa muscular e, consequentemente, da taxa metabólica de repouso, o que contribui para o aumento do gasto energético (Petridou *et al.*, 2019). Além disso, maior força muscular está associada com melhor saúde cardiovascular, menor risco de morte, manutenção da massa óssea e prevenção de osteoartrite (Garber *et al.*, 2011).

A **Tabela 9.4** apresenta um resumo das recomendações do ACSM (2011) para o treinamento de força voltado para a manutenção musculoesquelética.

Tabela 9.4 Recomendações para elaboração de treinamento de força

Recomendações Baseadas em evidências (população adulta)

Frequência	2-3 sessões por semana envolvendo grandes grupos musculares
Intensidade	Iniciantes: 40-50% de 1RM
	Intermediário: 60-70% de 1RM
	Avançado: ≥ 80% de 1RM
Repetições	8-12 repetições é recomendada para melhorar força e potência para a maioria dos adultos
	15-20 repetições são efetivas para melhorar a resistência muscular.
Séries	2-4 séries para melhorar a força e potência muscular na maioria dos adultos
	Até 2 séries para melhorar a resistência muscular
Intervalo	Entre as séries: 2-3 minutos
	Entre as sessões: acima de 48h
Progressão	Aumento gradual da carga (maior resistência e/ou número de repetições) e/ou frequência de treino

*Adaptada de acordo com o posicionamento oficial do ACSM (2011) para o treinamento de força voltado para saúde musculoesquelética.

Treinamento combinado periodizado

Uma vez que tanto a prática de exercícios aeróbios como de força favorece a melhora do condicionamento físico e da saúde imunometabólica, a combinação dessas modalidades parece uma interessante opção a ser implantada no tratamento da obesidade. Evidências sugerem que a combinação dos treinamentos aeróbio e resistido é eficiente para melhorar o perfil antropométrico e imunometabólico quando comparada com o treinamento aeróbio isolado (Inoue *et al.*, 2015; Monteiro *et al.*, 2017)

A periodização do treinamento físico voltado para a saúde ainda é pouco explorada, porém há evidências de que essa ferramenta, outrora utilizada somente nos esportes ou treinos para alto rendimento, pode potencializar os benefícios do exercício para a melhora do quadro fisiopatológico da obesidade (Streb *et al.*, 2019; Inoue *et al.*, 2015). Embora sejam necessários mais estudos que fortaleçam essa afirmação, a periodização sistematiza, sequencia e integra as sessões de exercício, torna o programa de treinamento físico mais eficiente e seguro, maximiza as adaptações biológicas e minimiza a ocorrência de lesões, além de incentivar a aderência (Streb *et al.*, 2019). A **Tabela 9.5** apresenta exemplos de protocolos de periodização em estudos de população com obesidade.

Tabela 9.5 Protocolos de treinamento combinado periodizado de estudos com indivíduos obesos

Inoue et al. (2015) - Protocolo: 26 semanas, 3 sessões/semana

Periodização linear		Semanas 1 e 2 (adaptação)	Semanas 3 a 10 (mesociclo 1)	Semanas 11-18 (mesociclo 2)	Semanas 19-26 (mesociclo 3)
Treino aeróbio	Volume	30 minutos	30 minutos	30 minutos	30 minutos
	Intensidade	Leve	LV1	LV1	LV1
	Séries	3	3	3	3
Treino de força	Repetições	15-20 (25% 1RM)	15-20RM	10-12RM	6-8RM
	Intervalo	45 segundos	45 segundos	1 minuto	1,5 minuto
Periodização ondulatória		Semana 1 e 2 (adaptação)	Sessão Semanal 1	Sessão Semanal 2	Sessão Semanal 3
Treino aeróbio	Volume	30 minutos	30 minutos	30 minutos	30 minutos
	Intensidade	Leve	LV1	LV1	LV1
	Séries	3	3	3	3
Treino de força	Repetições	15-20 (25% 1RM)	15-20RM	10-12RM	6-8RM
	Intervalo	45 segundos	45 segundos	1 minuto	1,5 minuto

Monteiro et al. (2017) – Protocolo 20 semanas, 3 sessões/semana

Periodização linear		Semanas 1 - 2	Semanas 3 - 4	Semanas 5 - 8	Semanas 9 - 12	Semanas 13 - 14	Semanas 15-16	Semanas 17 - 18	Semanas 19-20
Treino aeróbio	Volume	30 min	30 min	30 min	30 min	30 min	30 min	30 min	30 min
	Intensidade	13 a 14 (PSE)	65 %FCmax	70	75	80	80	85	85
	Séries	1	1	1	1	1	2	2	2
Treino de força	Repetições	20	20	20	20	10	12	12	15
		(carga mínima)	55% 1RM	(60% 1RM)	(65% 1RM)	70% 1RM	70% 1RM	(75% 1RM)	(75% 1RM)

*LV1: Limiar ventilatório 1; RM: repetições máximas; PSE: percepção subjetiva de esforço

Capítulo 9 — Programas de Treinamento Físico para Indivíduos com Sobrepeso e Obesidade

Streb et al. (2019) - Protocolo: 16 semanas, 3 sessões/semana

Periodização linear		Semanas 2-6 (mesociclo 1)	Semanas 7-11 (mesociclo 2)	Semanas 12-16 (mesociclo 3)
Treino aeróbio	Volume	30 minutos	30 minutos	30 minutos
	Intensidade	50-59% FCR	LV1	LV1
Treino de força	Séries	2	2	2
	Repetições	12-14RM	10-12RM	8-10RM
	Intervalo	1 minuto	1 minuto	1 minuto

Inoue et al. (2015) - Protocolo: 26 semanas, 3 sessões/semana

Periodização linear		Semanas 1 e 2 (adaptação)	Semanas 3 a 10 (mesociclo 1)	Semanas 11-18 (mesociclo 2)	Semanas 19-26 (mesociclo 3)
Treino aeróbio	Volume	30 minutos	30 minutos	30 minutos	30 minutos
	Intensidade	Leve	LV1	LV1	LV1
Treino de força	Séries	3	3	3	3
	Repetições	15-20 (25% 1RM)	15-20RM	10-12RM	6-8RM
	Intervalo	45 segundos	45 segundos	1 minuto	1,5 minuto
Periodização ondulatória		Semana 1 e 2 (adaptação)	Sessão Semanal 1	Sessão Semanal 2	Sessão Semanal 3
Treino aeróbio	Volume	30 minutos	30 minutos	30 minutos	30 minutos
	Intensidade	Leve	LV1	LV1	LV1
Treino de força	Séries	3	3	3	3
	Repetições	15-20 (25% 1RM)	15-20RM	10-12RM	6-8RM
	Intervalo	45 segundos	45 segundos	1 minuto	1,5 minuto

*LV1: Limiar ventilatório 1; RM: repetições máximas; PSE: percepção subjetiva de esforço

Continua ▲

Tabela 9.5 (Cont.) Protocolos de treinamento combinado periodizado de estudos com indivíduos obesos

Monteiro et al. (2017) – Protocolo 20 semanas, 3 sessões/semana

Periodização linear		Semanas 1-2	Semanas 3-4	Semanas 5-8	Semanas 9-12	Semanas 13-14	Semanas 15-16	Semanas 17-18	Semanas 19-20
Treino aeróbio	Volume	30 min	30 min	30 min	30 min	30 min	30 min	30 min	30 min
	Intensidade	13 a 14 (PSE)	65	70	75	80	80	85	85
Treino de força	Séries	1	1	1	1	2	2	2	2
	Repetições	20 (carga mínima)	20 (55%RM)	20 (60%RM)	20 (65%RM)	10 (70%RM)	12 (70%RM)	12 (75%RM)	15 (75%RM)

Streb et al. (2019) - Protocolo: 16 semanas, 3 sessões/semana

Periodização linear		Semana 2-6 (mesociclo 1)	Semana 7-11 (mesociclo 2)	Semana 12-16 (mesociclo 3)
Treino aeróbio	Volume	30 minutos	30 minutos	30 minutos
	Intensidade	50-59% FCR	LV1	LV1
Treino de força	Séries	2	2	2
	Repetições	12-14RM	10-12RM	8-10RM
	Intervalo	1 minuto	1 minuto	1 minuto

*LV1: Limiar ventilatório 1; RM: repetições máximas; PSE: percepção subjetiva de esforço

DESAFIOS À ADERÊNCIA E CUIDADOS COM RELAÇÃO AO PROGRAMA DE TREINAMENTO FÍSICO

A aderência não ocorre imediatamente após o início da prática de atividade física, este é um processo lento que vai da inatividade até a manutenção desta prática. A aderência pode ser entendida como ápice de uma evolução constante, rumo a prática do exercício físico (Saba, 2001). Esta evolução se dá do período de pré-contemplação, ao qual o indivíduo não pratica exercício e tampouco pensa em fazê-lo, seguido para o período de contemplação, em que o indivíduo tem vontade de melhorar a condição física, planeja, mas ainda não a executa. O período seguinte desta evolução é a Ação, momento em que ocorre o início da prática de exercício esporádico, no entanto sem a consciência de todos os benefícios da prática regular. Já a aderência é a fase em que o indivíduo passa a ter consciência dos benefícios da prática regular e sentir prazer e satisfação em realizá-la (Saba, 2001).

Indivíduos com obesidade geralmente têm grandes dificuldades em adotar um estilo de vida fisicamente ativo. Isso se deve a diferentes fatores. Um deles é o momento em que se deparam com o desafio constante do "desconforto" que a atividade física proporciona, seja no âmbito cardiorrespiratório e muscular, seja na tomada de decisão de perseverar mesmo sem mudanças aparentes ou subjetivas. Sabendo disso, para obter sucesso na aderência, é fundamental que ter razões para se exercitar, que podem ser: a manutenção do controle da massa corporal e/ou de fatores de risco associados à obesidade (hipertensão, diabetes etc.), busca pela diminuição do estresse e da depressão, aumento da satisfação ao executar a atividade física, construção da autoestima e a socialização, bem como escolher programas de exercício que propiciem prazer para que ela seja concretizada.

Além disso, alguns cuidados devem ser tomados para proporcionar melhores condições para a aderência à atividade física regular e a programas de treinamento físico (Petridou et al., 2019):

- indicar majoritariamente exercícios de baixo impacto e curta duração até que haja reduções na massa corporal;
- não prescrever exercício em excesso, especialmente no início de um programa de treinamento, quando a expectativa e a disposição se encontram altas, a fim de evitar fadiga em um curto período e, consequentemente, aversão ao treino;
- atentar-se às etapas de aquecimento e volta à calma;
- determinar de forma clara os objetivos; e
- fazer monitoramento contínuo de progressos.

É importante esclarecer que existem diversas "teorias" baseadas em conceitos errôneos e sem embasamento científico, que precisam ser desmistificadas e, de forma nenhuma, devem ser implementadas em programas de treinamento físico voltados ao emagrecimento. Dentre elas destacamos: a) "para a redução de gordura localizada, é preciso realizar exercícios localizados" (conceito errado, uma vez que a lipólise depende de estímulo hormonal, com sinais mais sistêmicos do que locais atingindo diferentes estoques do tecido adiposo); b) "aparelhos de estimulação elétrica reduzem gordura localizada" (conceito errado, porque esse tipo de aparelho não é capaz de aumentar o gasto energético, portanto não tem como eliminar do corpo o excesso de gordura); c) realizar exercícios intencionalmente em ambientes quentes, privar-se de hidratação, utilizar roupas grossas para estimular a transpiração ou ideias similares não favorecem a redução de gordura corporal, ao contrário, são ações potencialmente danosas à saúde, uma vez que a hidratação é fundamental para os processos homeostáticos do organismo (Petridou *et al.*, 2019).

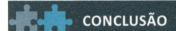

CONCLUSÃO

Indivíduos com obesidade vivem um uma condição fisiopatológica que força o organismo a ciclos de compensações que sobrecarregam todos os sistemas. Em contrapartida, o exercício físico é um importante aliado na regulação do funcionamento do organismo pela sua capacidade de aumentar o gasto energético, potencializar a aptidão aeróbia e, concomitantemente, ter efeitos anti-inflamatórios por meio da produção de proteínas sinalizadoras, inclusive pela própria contração muscular. Dentre os programas de treinamento físico mais estudados no âmbito científico, os treinamentos aeróbio, resistido e combinado mostram-se capazes de propiciar efeitos benéficos em indivíduos obesos. Ao mesmo tempo que esses programas de treinamento são efetivos para o tratamento da obesidade e de seus fatores de risco, o maior desafio é fazer com que a população obesa inicie essa prática de forma segura, para evitar lesões e de forma que seja capaz de gerar prazer, fato que é fundamental na aderência à prática de exercício e, consequentemente, para o sucesso dos efeitos do programa de treinamento.

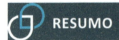

RESUMO

A obesidade, especialmente aquela envolvendo a hipertrofia do tecido adiposo visceral, é uma condição fisiopatológica que força o organismo a ciclos de compensações que sobrecarregam todos os sistemas.

A prática regular de atividade física (voluntária, da vida diária, exercício físico) é primordial para o tratamento da obesidade. Por isso, diversas organizações relacionadas à saúde e ao exercício físico estabeleceram parâmetros baseados em estudos científicos para determinar o volume, a intensidade e a frequência de atividade física específicos para o controle da obesidade.

O treinamento aeróbio é a forma mais recomendada para o tratamento da obesidade devido a sua natureza oxidativa e, portanto, à maior mobilização de lipídios para a produção de energia. Já o treinamento de força é eficaz para o aumento da massa muscular e, consequentemente, da taxa metabólica de repouso, que aumenta consideravelmente, contribuindo, portanto, para o aumento do gasto energético negativo.

Tanto a prática de exercícios aeróbios como dos de força favorece para a melhora do condicionamento físico e da saúde imunometabólica. Assim, a combinação dessas modalidades parece uma interessante opção a ser implantada no tratamento da obesidade.

Indivíduos com obesidade geralmente têm grandes dificuldades em adotar um estilo de vida fisicamente ativo, portanto a quantidade de prazer gerado será fundamental na aderência à prática de exercícios.

EXERCÍCIOS DE AUTOAVALIAÇÃO

1. Quais as causas da origem da obesidade?

2. Comente os fatores de risco da obesidade e classifique-os de acordo com seus respectivos pontos de corte.

3. Discorra sobre os benefícios e a relação entre obesidade e atividade física.

4. Caracterize possíveis efeitos benéficos do treinamento aeróbio, força e combinado em indivíduos obesos.

5. Por que um dos maiores desafios dos indivíduos obesos é a aderência aos programas de treinamento físico?

REFERÊNCIAS

1. Batacan RBJr, Duncan MJ, Dalbo VJ, Tucker PS, Fenning AS. Effects of high-intensity interval training on cardiometabolic health: a systematic review and meta-analysis of intervention studies. In: Br J Sports Med. 2017;51:494-503.
2. Bouassida A, Chamari K, Zaouali M, Feki Y, Zbidi A, Tabka Z. Review on leptin and adiponectin responses and adaptations to acute and chronic exercise. In: Br J Sports Med. 2010;44(9):620-30.
3. Bull FC, Al-Ansari SS, Biddle S, Boroduilin K, Buman MP, Cardon G, *et al*. World Health Organization 2020 guidelines on physical activity and sedentary behavior. In: Br J Sports Med. 2020;54:1451-62.
4. Cooper CB, Neufeld EV, Dolezal BA, Martin JL. Sleep deprivation and obesity in adults: a brief narrative review. In: BMJ Open Sport Exerc Med. 2018;4:e000392.
5. De Rezende LF, Rodrigues Lopes M, Rey-López JP, Matsudo VK, Luiz Odo C. Sedentary behavior and health outcomes: an overview of systematic reviews. In: PLoS One. 2014;9:e105620; 2014.
6. De Matos MA, Garcia BCC, Vieira DV, de Oliveira MFA, Costa KB, Aguiar PF, Magalhães FC, Brito-Melo GA, Amorim FT, Rocha-Vieira E. High-intensity interval training reduces monocyte activation in obese adults. In: Brain Behav Immun. 2019;80:818-24.
7. Donnelly JE, Blair SN, Jakicic JM, Manore MM, Rankin JW, Smith BK; American College of Sports Medicine. American College of Sports Medicine position stand. Appropriate physical activity interven-

tion strategies for weight loss and prevention of weight regain for adults. In: Med Sci Sports Exerc. 2009;41:459-71,
8. Gadde KM, Martin CK, Berthoud HR, Heymsfield SB. Obesity: Pathophysiology and Management. J Am Coll Cardiol. 2018; 71:69-84; 2018.
9. Garber CE, Blissmer B, Deschenes MR, Franklin BA, Lamonte MJ, Lee IM, et al. American College of Sports Medicine. Quantity and quality of exercise for developing and maintaining cardiorespiratory, musculoskeletal, and neuromotor fitness in apparently healthy adults: guidance for prescribing exercise. In: Med Sci Sports Exerc. 2011;43:1334-59.
10. GBD 2015 Obesity Collaborators, et al., Health Effects of Overweight and Obesity in 195 Countries over 25 Years. In: N Engl J Med. 2017;377:13-27; 2017.
11. Gerosa-Neto J, Antunes BM, Campos EZ, Rodrigues J, Ferrari GD, Rosa Neto JC, et al. Impact of long-term high-intensity interval and moderate-intensity continuous training on subclinical inflammation in overweight/obese adults. In: Journal of exercise rehabilitation. 2016;12:575-80.
12. Gerosa-Neto J, Panissa VLG, Monteiro PA, Inoue DS, Ribeiro JPJ, Figueiredo C, et al. High- or moderate-intensity training promotes change in cardiorespiratory fitness, but not visceral fat, in obese men: A randomised trial of equal energy expenditure exercise. In: Respir Physiol Neurobiol. 2019;266:150-5.
13. Gibala, M. J. High-intensity interval training: a time-efficient strategy for health promotion? In: Curr Sports Med Rep. 2007;6:211-3.
14. Gleeson M, Bishop NC, Stensel DJ, Lindley MR, Mastana SS, Nimmo MA. The anti-inflammatory effects of exercise: mechanisms and implications for the prevention and treatment of disease. In: Nat Rev Immunol. 2011;11:607-15; 2011.
15. Hotamisligi GS. Inflammation, metaflammation and immunometabolic disorders. In: Nature. 2017;542:177-185.
16. Hung SP, Chen CY, Guo FR, Chang CI, Jan CF. Combine body mass index and body fat percentage measures to improve the accuracy of obesity screening in young adults. In: Obes Res Clin Pract. 2017;11:11-8.
17. Inoue DS, De Mello MT, Foschini D, Lira FS, De Piano Ganen A, Da Silveira Campos RM, et al. Linear and undulating periodized strength plus aerobic training promote similar benefits and lead to improvement of insulin resistance on obese adolescents. In: J Diabetes Complications. 2015;29:258-64.
18. Kaur Y, de Souza RJ, Gibson WT, Meyre D.A systematic review of genetic syndromes with obesity. In: Obes Rev. 2017;18:603-34.
19. Kong Z, Fan X, Sun S, Song L, Shi Q, Nie J. Comparison of High-Intensity Interval Training and Moderate-to-Vigorous Continuous Training for Cardiometabolic Health and Exercise Enjoyment in Obese Young Women: A Randomized Controlled Trial. In: PloS one. 2016;11:e0158589
20. Hess ME, Brüning JC. The fat mass and obesity-associated (FTO) gene: Obesity and beyond? In: Biochim Biophys Acta. 2014;1842:2039-47.
21. Kim JY, Han SH, Yang BM. Implication of high-body-fat percentage on cardiometabolic risk in middle-aged, healthy, normal-weight adults. In: Obesity. 2013;21:1571-7.
22. Leite CC, Wajchenberg BL, Radominski R, Matsuda D, Cerri GG, Halpern A. Intra-abdominal thickness by ultrasonography to predict risk factors for cardiovascular disease and its correlation with anthropometric measurements. In: Metabolism. 2002;51:1034-40.
23. Monteiro PA, Chen KY, Lira FS, Saraiva BTC, Antunes BMM, Campos EZ, Freitas Jr IF. Concurrent and aerobic exercise training promote similar benefits in body composition and metabolic profiles in obese adolescents. In: Lipids in Health and Disease 2015;14:153.
24. Pedersen BK. Physical activity and muscle-brain crosstalk. Nat Rev Endocrinol. 2019;15:383-92.
25. Petridou A, Siopi A, Mougios V. Exercise in the management of obesity. In: Metabolism. 2019;92:163-9.
26. SABA, FKF. A aderência dos praticantes. In: Saba, FKF. Aderência: à prática do exercício físico em academias. Manole: São Paulo. 2001;61-81
27. Sociedade Brasileira de Endocrinologia e Metabologia. SBEM. Brasil. [citado em 1 de mar 2019]. Disponível em: https://www.endocrino.org.br/sindrome-metabolica.

28. Sylow L, Kleinert M, Richter EA, Jensen TE. Exercise-stimulated glucose uptake – regulation and implications for glycaemic control. In: Nat Rev Endocrinol. 2017;13:133-48.
29. Streb AR, da Silva RP, Leonel LDS, Tozetto WR, Gerage AM, Benedet J, et al. Comparison of linear periodized and non-periodized combined training in health markers and physical fitness of adults with obesity: Clinical trial protocol. In: Contemp Clin Trials Commun. 2019;15:100358.
30. Thum JS, Parsons G, Whittle T, Astorino TA. High-intensity interval training elicits higher enjoyment than moderate intensity continuous exercise. In: Plos One. 2017;12:E0166299.
31. Wewege M, van den Berg R, Ward RE, Keech A. The effects of high-intensity interval training vs. moderate-intensity continuous training on body composition in overweight and obese adults: a systematic review and meta-analysis. In: Obes Rev. 2017;18:635-646.
32. Williamson R, Mcneilly A, Sutherland C. Insulin resistance in the brain: an old-age or new-age problem? In: Biochem Pharmacol. 2012;84:737-45.
33. World Health Organization. WHO. [citado em 5 fev 2021]. Disponível em: https://www.who.int/topics/obesity/en/.

10

• Alisson Luiz da Rocha • Ana Paula Pinto • Adelino Sanchez Ramos da Silva

Overtraining e Sistema Imunológico

OBJETIVOS DO CAPÍTULO

- Entender e diferenciar o que é o *overreaching* funcional, *overreaching* não funcional e síndrome do *overtraining*.
- Apresentar as principais teorias que buscam explicar a relação entre a síndrome do *overtraining* e a imunossupressão.
- Reunir e discutir as principais alterações do sistema imunológico no treinamento excessivo, tanto em modelo humano quanto em modelo animal.

CONCEITOS-CHAVE DO CAPÍTULO

O treinamento físico pode ser definido como o processo de sobrecarga utilizado para perturbar a homeostase fisiológica (habilidade de manter o meio interno em equilíbrio quase constante, independentemente das alterações no ambiente externo) do indivíduo. Uma sessão de treino estruturada resulta em fadiga aguda e, com o tempo de recuperação adequado, induz a melhora na *performance* física (desempenho) por meio do mecanismo da supercompensação. Para que se tenha um programa de treinamento bem-sucedido, deve-se evitar a combinação de sobrecargas excessivas com recuperação inadequada (Meeusen, et al., 2013; Smith, 2000). De acordo com o *American College of Sports Medicine* (ACSM) e o *European College of Sport Science* (ECSS), períodos intensificados de treinamento podem levar à estagnação/diminuição do desempenho esportivo, induzindo os estados de *overreaching* funcional (FOR), *overreaching* não funcional (NFOR) e síndrome do *overtraining* (OTS) (Meeusen et al., 2013).

No FOR, também conhecido como *overreaching* de curto prazo, o atleta é submetido a treinos intensos por um curto período de tempo, muitas vezes, necessários e planejados, que levam a uma diminuição temporária do desempenho esportivo (Meeusen *et al.*, 2013). Entretanto, um período de polimento, caracterizado por uma fase de diminuição das cargas de treino (carga se baseia na intensidade e na duração da sessão de treino) — normalmente presente no período pré-competitivo —, ou a própria recuperação completa logo após esse período de treinamento intensificado é necessária para que a supercompensação (fase na qual há uma resposta adaptativa que eleva o nível do atleta acima do nível em que ele se encontrava previamente) ocorra e o atleta apresente aumento de desempenho em comparação com sua linha de base (Meeusen *et al.*, 2013). Quando as altas cargas de treino são sustentadas por um período mais longo, o atleta pode evoluir para o estado do NFOR, que leva à estagnação ou à piora do desempenho físico, mesmo após um longo período de recuperação. O NFOR também está associado com distúrbios psicológicos e hormonais, como alterações de humor, redução da motivação, perda do apetite, diminuição do peso corporal e distúrbios do sono, que podem ser revertidos somente após semanas ou meses de recuperação (Meeusen *et al.*, 2013).

Embora a distinção entre NFOR e OTS seja complexa, a recuperação na OTS pode levar meses ou anos, com diminuição e/ou interrupção das cargas de treino. Além disso, a palavra "síndrome" é utilizada para expressar a etiologia multifatorial da OTS, não sendo a sobrecarga (aumento da carga) do treinamento físico o único fator causal (Meeusen *et al.*, 2013). Neste capítulo, o leitor vai se aprofundar em como períodos intensos de treinamento podem afetar o sistema imunológico dos atletas, em mecanismos que podem explicar a etiologia dessas adaptações inadequadas, além de verificar os estudos mais recentes sobre essa temática tanto em modelo humano quanto animal.

INTRODUÇÃO

Nos últimos 20 anos, a relação entre exercício físico e imunologia surgiu como uma área ativa na pesquisa médica e científica. Uma das principais áreas de interesse tem sido a que trata da relação entre o impacto do exercício físico na imunidade da mucosa devido a uma ligação entre a supressão imune induzida pelo exercício e doenças comuns, particularmente infecções do trato respiratório superior (ITRS) (Gleeson *et al.*, 2004). Atletas que realizam exercícios extenuantes regulares apresentam risco aumentado de infecções do trato respiratório superior durante o período do exercício intenso e após algumas semanas de recuperação (Kreider *et al.*, 1998).

Interessantemente, Kingsbury *et al.* (1998) verificaram que mais de 50% dos atletas de elite que apresentaram sintomas de OTS previamente aos Jogos Olímpicos de Barcelona, em 1992, manifestaram concomitantemente algum caso de infecção (Kingsbury *et al.*, 1998). No entanto, a literatura científica sugere que o maior risco para o desenvolvimento de ITRS pode ser em decorrência às altas cargas de treino e não precisa necessariamente acompanhar o surgimento do *overreaching* funcional (FOR), do *overreaching* não funcional (NFOR) ou da síndrome do *overtraining* (OTS) (Kreider *et al.*, 1998). Portanto, a supressão do sistema imune é uma consequência do estresse fisiológico e psicológico que pode se manifestar clinicamente como aumento da suscetibilidade para doenças de caráter infeccioso (Papacosta *et al.*, 2013). Alguns autores (Nieman *et al.*, 1994) hipotetizaram que a relação entre exercício físico e ITRS segue uma "Curva J" (Figura 1). Os exercícios moderados, regulares e bem estruturados melhoram a capacidade de resistir a infecções, tornando o corpo mais preparado para reagir a qualquer tipo de patógeno.

No dia 11 de março de 2020, a Organização Mundial de Saúde (OMS) declarou estado de pandemia devido à covid-19, o que desencadeou uma série de questionamentos por parte da população mundial sobre a prática ou não de exercícios físicos. Interessantemente, a Sociedade Brasileira de Medicina do Exercício e do Esporte (SBMEE) publicou, no dia 17 de março de 2020, um informe destacando os papéis positivos da prática regular e moderada de exercício físico sobre o fortalecimento do sistema imunológico. Além disso, a SBMEE reforçou que indivíduos fisicamente ativos, incluindo idosos, deveriam continuar suas sessões de exercício físico, respeitando obviamente as recomendações da OMS e do Ministério da Saúde do Brasil (MSB) sobre a manutenção das sessões de exercício físico ao ar livre, sem contato próximo com outros indivíduos e obedecendo as regras básicas de higiene (SBMEE, 2020).

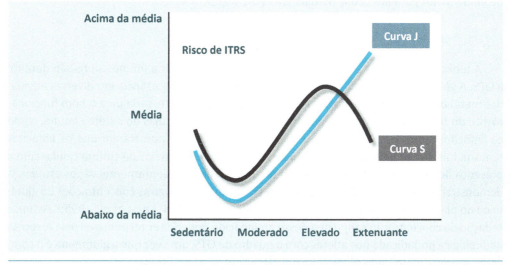

Figura 10.1 Curva J (azul) e curva S (preto): relação entre exercício físico e ITRS. Adaptada de Nieman, 1994.

ITRS: Infecção do trato respiratório superior

Por outro lado, os exercícios extenuantes (alta intensidade e/ou alto volume) prejudicam toda resposta imune do corpo, aumentado a suscetibilidade para o desenvolvimento de ITRS (Kreider, *et al.*, 1998). Os atletas que estão no quadro de OTS apresentam sintomas variados em relação às respostas do sistema imunológico, o que dificulta a padronização e a identificação de um mecanismo exato para a explicação do fenômeno. Existem diversos estudos que mostram resultados controversos em relação à própria presença de ITRS, ao número e à função dos linfócitos, neutrófilos e células *natural killer*, aos níveis basais de imunoglobulinas, à concentração de glutamina plasmática, entre outros parâmetros (Pedersen *et al.*, 1997; Nieman *et al.*, 1994;). Para isso, existem algumas hipóteses que buscam explicar os mecanismos por meios dos quais pode ocorrer o aumento da suscetibilidade de doenças em períodos de cargas de treino intensas e, possivelmente, no estado de OTS.

HIPÓTESES DA OTS E SISTEMA IMUNOLÓGICO
Hipótese da janela de oportunidades

A teoria da janela de oportunidades leva em consideração o período logo após a realização de uma sessão de exercício físico. Nesse momento, existe a supressão de alguns aspectos do sistema imune que podem ser considerados uma oportunidade para o desenvolvimento de infecções. Normalmente, esse período tem uma janela que varia de 3 a 72 horas (sendo mais comumente descrito entre 3 e 24 horas) logo após o fim de um exercício físico, propiciando assim um período para o desenvolvimento de patógenos oportunistas. No entanto, é possível que, juntamente com os outros estressores que corroboram para o desenvolvimento da OTS, o período pós-exercício, que cria a janela de oportunidades para o desenvolvimento de infecções oportunistas, fique aberto por um período maior. Dessa forma, atletas que se classificam no quadro de OTS podem apresentar uma susceptibilidade ainda maior para infecções (Papacosta et al., 2013).

Hipótese da glutamina

A teoria da glutamina é uma das mais citadas para explicar a imunossupressão durante a OTS. A glutamina é um aminoácido essencial de extrema importância em diversas atividades metabólicas do corpo. A utilização desse aminoácido é necessária para o bom funcionamento do fígado, dos neurônios, do intestino, dos rins e de células do sistema imune, como os linfócitos (Sanches et al., 2018). Experimentos in vitro demonstraram que os linfócitos têm sua função prejudicada e são incapazes de proliferar em meios de cultura celular sem a presença desse aminoácido (Papacosta et al., 2013). Surpreendentemente, vários estudos já demonstraram que atletas classificados com OTS apresentam baixas concentrações de glutamina no plasma (Kingsbury et al., 1998; Newsholme et al., 2004; Keast et al., 1995;). Assim, a redução da concentração sanguínea desse aminoácido poderia ser responsável pela resposta imunológica prejudicada nos atletas com o quadro de OTS, uma vez que a glutamina é o combustível primário utilizado pelos linfócitos (Newsholme et al., 2004).

No entanto, alguns estudos fornecem dados que contrariam a teoria da glutamina. Papacosta et al. (2013) demonstraram, em sua revisão, que a cultura celular de linfócitos em meio no qual a concentração de glutamina é reduzida semelhantemente aos valores encontrados em atletas com OTS (300-400 uM) apresenta proliferação e função dessas células idênticas às da cultura celular de linfócitos cultivados em meio de concentrações normais de repouso de glutamina (600 uM). Além disso, Kingsbury et al. (1998) não conseguiram evidenciar diferenças na concentração plasmática de glutamina entre atletas classificados em OTS, com e sem presença de infecções (Kingsbury et al., 1998). Esses dados sugerem que a glutamina parece ser um bom marcador sanguíneo para identificar o treinamento extenuante que pode desencadear a OTS, porém não é um fator crucial para identificar a presença de imunossupressão nos atletas.

Hipótese das citocinas

Esta teoria é a mais recente e promissora para ajudar a esclarecer as respostas do sistema imunológico no estado de OTS. Ela foi proposta pela pesquisadora Lucille Lakier Smith em 2000 (Smith, 2000) e ganhou destaque para o sistema imunológico em 2003 (Smith, 2003). Basicamente, essa autora propôs que a desregulação, induzida pela inflamação do exercício físico excessivo, entre os dois diferentes tipos de linfócitos *T-helper* (Th1 e Th2), pode desempenhar um papel-chave para o desenvolvimento da imunossupressão nesse estado.

Os linfócitos T CD4⁺ estão presentes na resposta do sistema imune adaptativa e podem se diferenciar em várias subpopulações, como os linfócitos Th1 e Th2. O principal estímulo que induz a diferenciação em Th1 é a produção de interleucina 12 (IL-12) por macrófagos e células dendríticas, que caracterizam uma resposta imune celular causada por infecções de micro-organismos intracelulares. Já o estímulo para a diferenciação em Th2 acontece, principalmente, pela ação autócrina da interleucina 4 (IL-4), produzida pelo próprio linfócito T CD4⁺, que induz uma resposta imune humoral causada por infecções extracelulares. Porém existem diversos outros fatores que podem favorecer a diferenciação para subpopulações específicas dos linfócitos T CD4⁺. As células Th1 produzem, especialmente, *interferon gamma* (IFN-y); e as células Th2 produzem IL-4 (Guimarães *et al.*, 2017). É importante salientar que o aumento de uma subpopulação ou de outra dos linfócitos *T-helper* (Th1 ou Th2) no plasma é determinado pela predominância do perfil de citocinas no sangue.

Segundo Smith (2003), a teoria das citocinas objetiva explicar a imunossupressão de atletas em OTS por meio do fenômeno de microlesões excessivas nos tecidos (musculares, articulares e tendinosos) em resposta às altas cargas de treino com recuperação inadequada. Dessa maneira, a presença de microlesões de forma crônica induz uma mudança no perfil de citocinas no plasma para uma característica pró-inflamatória específica. Além disso, juntamente com o aumento de glicocorticoides circulantes, catecolaminas e prostaglandina E2 induzidas após exercício físico extenuante, esses fatores podem estimular a diferenciação dos linfócitos para a formação de células Th2. Assim, a proliferação de células Th2 provoca uma diminuição na diferenciação em células Th1, o que sugere uma supressão na imunidade celular e aumento da susceptibilidade para infecções virais (Smith, 2003).

Overtraining, imunidade e modelo humano

Diversos estudos têm demonstrado que o exercício físico excessivo induz a mudanças fisiológicas no sistema imune (Mackinnon, 2000). A **Tabela 10.1** traz um resumo dos parâmetros imunológicos em atletas em repouso e após treinamento físico intenso (por exemplo: aumento de 10% do volume de treino a cada semana, durante 4 semanas; duas vezes por dia, durante 10 dias, de esforço máximo na corrida; dobrar o volume de treino de atletas fundistas), com ou sem a presença do estado de OTS.

INFEÇÕES DO TRATO RESPIRATÓRIO SUPERIOR

Classicamente, a relação entre o exercício físico e suscetibilidade à infecção do trato respiratório superior é baseada na forma de uma curva em J (Figura 1) (Nieman, 1994). Esse método sugere que o exercício físico moderado pode melhorar a função imunológica, enquanto quantidades excessivas de exercício prolongado de alta intensidade induzem a efeitos prejudiciais à função imunológica (Papacosta *et al.*, 2013). No entanto, Christer Malm (2005) propôs essa relação de exercício físico e susceptibilidade à infecção do trato respiratório superior em uma curva de formato S, incluindo um grupo classificado como "atletas de elite", que na figura 1 está denominado como exercício físico extenuante. Malm (2005) sugere que, para o atleta se tornar e se manter no nível de elite, ele precisa ter um sistema imunológico capaz de resistir a infecções que possam se desenvolver com grandes

Tabela 10.1 Resumo dos parâmetros imunológicos selecionados em atletas em repouso e após treinamento físico intenso, com ou sem treinamento excessivo.

Parâmetros Imunológicos	Valores de repouso em atletas*	Após treinamento intenso não causando OTS#	Após treinamento intenso causando OTS**
Número de granulócito	Normal	Sem alterações ou aumento	Aumento
Número de leucócito	Normal	Sem alterações	Sem alterações ou diminuição
Número de linfócito	Normal	Sem alterações ou diminuição transitória	Sem alterações ou diminuição transitória
Ativação ou proliferação de linfócito	Normal ou alto	Aumento	Aumento
Número de células natural killer	Normal ou alto	Diminuição	Diminuição
Função neutrofílica	Baixo	Diminuição	Nenhum dado atual disponível
Anticorpo específico do soro	Normal	Sem alterações	Nenhum dado atual disponível
Atividade citotóxica de natural killers	Normal ou alto	Diminuição	Nenhum dado atual disponível
Concentração sérica de imunoglobulinas	Clinicamente baixo	Sem alterações	Nenhum dado atual disponível
Concentração de imunoglobulina A na mucosa	Normal Menor no OT comparado ao WT Baixos níveis de imunoglobulina A	Diminuiu conforme a intensidade aumenta	Sem alterações
Concentração plasmática de glutamina	Normal Baixo em OT	Diminuição ou aumento	Sem alterações ou diminuição

Tabela adaptada do estudo de MacKinnon, LT, 2000.
*Comparado com não atletas ou com normas clínicas. #Após treinamento intenso como parte do ciclo normal de treinamento ou após aumento intencional da intensidade, mas não levando a sintomas de *overtraining* (OTS) ou *overreaching* não funcional (NFOR). **Após treinamento intenso, levando a sintomas de OTS ou NFOR WT: *wild-type*.

estresses psicológicos e fisiológicos (Malm C., 2005). Por exemplo, Heath *et al.* (1991) demonstraram que a probabilidade de desenvolver ITRS apresentou uma correlação positiva com a quilometragem de corrida percorrida durante o ano. No entanto, acima de 2.222 km/ano (i.e., em torno de 43 km por semana), as probabilidades de desenvolver ITRS se mantiveram constantes. Malm (2005) deixa explícito que, normalmente, a média de distância percorrida por um atleta de elite de longa distância varia de 120 a 200 quilômetros por semana. Além disso, reforça que a inclusão do parâmetro "atleta de elite" nos estudos é muito vaga e dificulta as conclusões sobre os dados obtidos. Dessa forma, sugere que existe uma incompatibilidade quando se compara o aumento de ITRS e o nível de treinamento sustentado por atletas de elite.

Com relação aos sintomas de ITRS, diversos estudos relatam que atletas de elite apresentam uma taxa semelhante à da população em geral. Entretanto, nos atletas de elite, os episódios de ITRS ocorrem durante ou próximo das competições (Cox et al., 2008; Fricker et al., 2000). Os sintomas aparecem normalmente durante o treinamento de alta intensidade e em períodos prévios às competições em esportes como natação e canoagem (Gleeson et al., 2000). Em outros esportes, como corrida de longa distância, os sintomas aparecem com mais frequência após a competição (Gleeson et al., 2000).

Em um estudo com 24 nadadores, após 4 semanas de intensificação do treinamento, 10 nadadores (42%) exibiram sintomas autorrelatados de ITRS durante as 4 semanas (Mackinnon et al., 2000). Em outra investigação também conduzida com nadadores, nenhuma associação entre ITRS e o aumento de volume ou intensidade de treinamento foi verificada após 8 meses (Pyne et al., 1995). Já Kreider et al. (1998) verificaram que a alta proporção de doenças ocorre quando se excede os limites individuais, com base em uma combinação de volume de treinamento e monotonia.

Assim, atletas tanto em quadro de OTS quanto com a presença de ITRS resultam de uma causa comum: treinamento excessivo com descanso insuficiente e monotonia de treinamento. O risco para doenças do trato respiratório superior aumenta durante períodos de treinamento intenso, independentemente de o treinamento provocar sintomas relacionados a OTS (Mackinnon, 2000).

NÚMERO E FUNÇÃO DOS LEUCÓCITOS, LINFÓCITOS E NEUTRÓFILOS

Exercício físico regular parece não alterar a contagem de leucócitos no sangue, mesmo durante treinamento intenso (Papacosta et al., 2013; Mackinnon, 2000). Hooper et al. (1985) não encontraram nenhuma diferença entre o número de leucócitos no sangue de nadadores de elite identificados com OTS e o de nadadores treinados após exercício. Entretanto, em corredores de longa distância, após o aumento do volume de treino, houve uma diminuição no número de leucócitos no sangue (Lehmann et al., 1996). Acredita-se que exercícios intensos agudos causam apoptose em leucócitos do sangue periférico, mas ainda não está claro se isso realmente contribui para alterações no número de células circulantes (Mars et al., 1998).

Lancaster et al. (2004) verificaram que o exercício físico prolongado (ciclismo a ~74% do VO_2 máximo até a exaustão) gerou um desequilíbrio entre as respostas dos linfócitos Th1 e Th2. Após verificar o conteúdo das citocinas secretadas, os autores examinaram a proporção da presença de células Th1 e Th2. Corroborando a hipótese das citocinas de Smith (2003), foi evidenciada uma maior expressão de células Th2 no sangue. Dessa forma, esse desequilíbrio pode resultar em imunidade celular atenuada e imunidade humoral reforçada (Lancaster et *al.*, 2004). Outros estudos observaram diminuição do número de linfócitos nos estágios iniciais de intensificação do treinamento, à qual foi atribuído ao menor número de TCD3+ e TCD4+ (complexo proteico e correceptor de células T). Entretanto, ao fim da intensificação do treinamento, a contagem de células normalizou. A contagem de linfócitos no sangue periférico é clinicamente normal em atletas que estão em quadro de OTS (Hack *et al.*, 1997).

Redução na concentração de glutamina no sangue, um aminoácido liberado do músculo durante o exercício físico, tem sido associada ao OTS. Acredita-se que a função linfocitária pode ser comprometida pela baixa disponibilidade de glutamina e aumenta a suscetibilidade à infecção em atletas em quadro de OTS (Mackinnon, 2000). Keast *et al.*, (1995) constataram que as concentrações plasmáticas de glutamina diminuíram durante 10 dias de treinamento intenso de corrida (duas sessões de treino diárias, sendo a primeira composta por 15 séries de corrida de 1 minuto com 2 minutos de recuperação; a segunda composta por 10 séries de corrida de 1 minuto com 1 minuto de recuperação; e a intensidade de ambas as sessões a máxima), o que resultou nos sintomas relacionados ao OTS. Apesar dessa relação entre a concentração plasmática de glutamina e a função dos leucócitos, foi verificado que 26 semanas de suplementação de glutamina (2000 mg/dia) não apresentaram nenhum efeito sobre a incidência de ITRS ou na contagem de linfócitos no sangue periférico, mesmo havendo aumento da concentração desse aminoácido no sangue (Rowbottom *et al.*, 1998).

Os neutrófilos parecem ser os mais afetados pelo treinamento físico intenso (Papacosta *et al.*, 2013; Mackinnon, 2000). Embora pouco se saiba sobre o quadro de OTS na função dos neutrófilos, o exercício regular atenua a rápida liberação de espécies reativas de oxigênio por essas células (mecanismo de defesa imunológica). A atividade fagocítica dos neutrófilos foi menor em repouso e 24 horas após um teste de esforço máximo, quando comparada com a atividade do treinamento moderado em corredores de longa distância (Hack *et al.*, 1994).

Bury *et al.* (1998) demonstraram que a temporada competitiva em 15 jogadores belgas de futebol americano não gerou nenhuma alteração no número de leucócitos, mas aumentou o número de linfócitos e provocou diminuição da contagem de linfócitos T CD4+. Também foi observada uma diminuição da proliferação de células T e da função dos neutrófilos, mas não houve mudanças significativas no número de células *natural killer* (NK) nem na atividade citotóxica de NK (Bury *et al.*, 1998). Em nadadores de elite, a atividade de neutrófilos em repouso diminuiu progressivamente durante um período de treinamento intenso de 12 semanas (i.e., aumento de até 60% da intensidade durante a fase de treinamento) (Pyne *et al.*, 1995).

Apesar de o significado biológico dessas alterações ainda não ser conhecido, acredita-se que a diminuição de neutrófilos seja decorrente da resposta adaptativa à inflamação crônica devido aos microtraumas teciduais provocados pelo exercício intenso (Mackinnon, 2000).

IMUNOGLOBULINAS E CITOCINAS

A compreensão do impacto do exercício físico extenuante nas respostas imunes da mucosa tem sido relativamente limitada a medidas de alterações na imunoglobulina salivar

A (Sal-IgA), por meio de suas concentrações ou taxa de secreções (Gleeson *et al.*, 2004). Os anticorpos secretores de IgA (SIgA) desempenham um papel importante no fornecimento da imunidade local específica efetiva, e os anticorpos secretores de IgM (SIgM) contribuem em menor grau para a proteção contra patógenos, alérgenos e antígenos apresentados nas superfícies das mucosas (Brandtzaeg *et al.*, 1999).

A concentração de Sal-IgA parece diminuir imediatamente após exercício de alta intensidade ou exercício máximo. Já exercícios moderados ou de baixa intensidade podem aumentar as concentrações de Sal-IgA (Reid *et al.*, 2001). Estudos verificando o efeito do exercício nas taxas de secreção de IgA na saliva de atletas de elite mostram redução na taxa de secreção de Sal-IgA pós-exercício em tenistas (Nieman *et al.*, 2006), maratonistas (Pistilli *et al.*, 2002) e triatletas (Steerenberg *et al.*, 1997). Entretanto, em atletas recreativos, as taxas de secreção de IgA não mudaram após um teste de ciclo ergômetro máximo (Reid *et al.*, 2001). Em repouso, foram encontradas menores concentrações de Sal-IgA em esquiadores de elite *cross-country* (Tomasi *et al.*, 1982) e em atletas de *endurance* (Levando *et al.*, 1988), quando comparados com indivíduos ativos e sedentários, respectivamente. Outro estudo demonstrou que as concentrações de Sal-IgA foram 77% maiores em remadores treinados (Nehlsen-Cannarella *et al.*, 2000) e 20% maiores em nadadores altamente treinados (Gleeson *et al.*, 1995) em comparação com os grupos sedentários e ativos, respectivamente.

Citocinas inflamatórias, como interleucina 1 beta (IL-1β) e IL-6, são liberadas após exercícios prolongados, como corrida ou ciclismo (Papacosta *et al.*, 2013; Mackinnon 2000). Entretanto, em 18 nadadores de elite houve uma diminuição do conteúdo de IL-1β, IL-6, IL-12, fator de necrose tumoral alfa (TNF-α) e proteína inflamatória de macrófagos 1-beta (MIP-1β) durante a temporada de treinamento, o que não foi visualizado nos voluntários saudáveis, mas não atletas (Suzui *et al.*, 2004).

A IL-6 regula o metabolismo da glicose e de lipídios, tem propriedades anabólicas, induz efeitos anti-inflamatórios e está envolvida no controle do crescimento tumoral (Ellingsgaard *et al.*, 2019). Os níveis plasmáticos de IL-6 apresentam aumento exponencial em resposta a uma única sessão de exercício. O aumento plasmático da IL-6 está relacionado com a duração do exercício e a quantidade de massa muscular envolvida para execução do exercício físico. Também se relaciona com a intensidade do treinamento, principalmente se o exercício realizado levar ao esgotamento dos estoques intramusculares de glicogênio (Ellingsgaard *et al.*, 2019).

Farhangimaleki *et al.* (2009) investigaram as respostas de citocinas pró-inflamatórias em ciclistas de elite do sexo masculino durante 8 semanas de treinamento intenso de *endurance* e três semanas de redução gradual (polimento). Foi observado um aumento nos níveis plasmáticos de IL1β, IL-6 e TNF-α após o período de polimento. Em outro estudo, nenhuma alteração foi visualizada nos níveis plasmáticos de IL-6 e TNF-α durante 2 semanas de treinamento intensivo e polimento, apesar de melhora do desempenho físico, diminuição dos níveis plasmáticos de creatina quinase e retorno da razão plasmática de glutamina/glutamato para a linha de base (Halson *et al.*, 2003). Já Lancaster *et al.* (2004) verificaram que homens saudáveis em treinamento de *endurance* apresentaram menor porcentagem e número de células T produtoras de interferon gamma (IFN-γ) em repouso após o período de treinamento intenso quando comparado com o treinamento normal.

Tanskanen *et al.* (2010) coletaram amostras de sangue de atletas no estado de OTS e, após 6 meses de recuperação, tanto em repouso quanto logo após um teste de esforço físico máximo. Os autores verificaram indicadores de estresse oxidativo (carbonilas de proteínas plasmáticas, nitrotirosina e malonaldeído) e índice da capacidade antioxidante (capacidade de absorção de radicais de oxigênio) desses participantes. Na linha de base, atletas em quadro de OTS apresentaram carbonilas proteicas plasmáticas mais elevadas que os controles (atletas treinados, porém sem a presença de OTS). Tanto no início quanto após a recuperação, o exercício até a exaustão levou a um aumento na capacidade de absorção de radicais de oxigênio e malonaldeído nos controles, mas não nos atletas em OTS. Além disso, apenas atletas em OTS apresentaram correlações negativas entre a capacidade de absorção de radicais de oxigênio (capacidade antioxidante) em repouso e carbonilas de proteínas (estresse oxidativo) após exercícios exaustivos (Tanskanen *et al.*, 2010). A capacidade antioxidante prejudicada e o estresse oxidativo aumentado, nos quais a produção de espécies reativas de oxigênio supera as defesas antioxidantes, podem estar associados ao estado de OTS (Tanskanen *et al.*, 2010).

OVERTRAINING, IMUNIDADE E MODELO ANIMAL

Estudos para compreender as causas e as consequências dos estados de FOR, NFOR e OTS em modelo humano são muito limitados e apresentam grande variabilidade devido a alguns fatores, por exemplo: 1) a dificuldade no acesso aos atletas de elite para propor experimentos e alterações na sua rotina de treinamento; 2) a impossibilidade de induzir propositadamente um estado no qual o atleta apresentará redução de *performance* física e arriscará sua temporada competitiva; 3) a dificuldade na classificação e na padronização de parâmetros que possam confirmar o estado de OTS para comparação entre estudos. Dessa forma, a utilização de modelos animais é uma ótima alternativa, incentivada pela Sociedade Americana de Fisiologia.

Nesse sentido, Pereira *et al.* (2012) desenvolveram um protocolo de *overtraining* (OT) de 8 semanas baseado em sessões crônicas de corrida em declive que foi capaz de induzir o estado de NFOR em 100% dos camundongos avaliados. Vale salientar que os camundongos foram classificados em NFOR pela incapacidade de diagnosticar o estado de OTS em modelo animal. Consequentemente, esse grupo de pesquisa verificou as respostas moleculares e morfológicas em vários tecidos (músculo esquelético, fígado, coração, hipotálamo e soro), buscando elucidar os mecanismos por meio dos quais o estado de NFOR se instala.

Primeiramente, foi evidenciado que os camundongos submetidos a esse protocolo de OT apresentaram inflamação crônica de baixo grau no soro e no músculo esquelético (Pereira *et al.*, 2014). Posteriormente, foi demonstrado que esse estado pró-inflamatório também estava presente em todos os outros tecidos avaliados (Da Rocha *et al.*, 2019). Além disso, foi evidenciado que esse protocolo de OT foi capaz de induzir dano no ácido desoxirribonucleico (DNA) tanto em células do sangue periférico quanto em músculo esquelético, concomitantemente com a infiltração de leucócitos polimorfonucleares no músculo esquelético, dentre outras diversas alterações (existe uma revisão detalhada sobre esse assunto em: Da Rocha *et al.*, 2019). Dessa forma, esses achados suportam a teoria das citocinas proposta por Smith, pois apresentam uma ligação entre as citocinas e a instalação do estado de NFOR. No entanto, Da Rocha *et al.* (2018) verificaram que, após 2 semanas de recuperação total (ou seja, sem realizar exercícios físicos) desse protocolo de OT, os camundongos apresentaram normalização do perfil das citocinas tanto no sangue quanto no músculo esquelético, porém sem restabelecimento da *performance* física. Esse fato demonstra que a produção de citocinas pró-inflamatórias não é o único fator causal para o desenvolvimento da OTS (Da Rocha *et al.*, 2018).

Ratos *wistar* submetidos a outro protocolo de OT apresentaram aumento de interleucina 1 beta (IL-1beta), IL-8, fator de necrose tumoral alfa (TNF-alfa) e diminuição de quimioatraente de neutrófilos induzido por citocinas (CINC) e proteína quimioatraente de monócitos 1 (MCP-1) no soro. Também foi verificada a presença de neutrófilos apoptóticos e de dano de DNA (Dong *et al.*, 2011). Frente aos resultados encontrados, Dong *et al.* (2011) concluíram que o exercício excessivo gerou o aumento da secreção de citocinas inflamatórias e quimiocinas no sangue e ativou a superprodução de espécies reativas de oxigênio (ROS) mediada por fosfato de dinucleotídeo de adenina e nicotinamida (NADPH) oxidase. A produção excessiva de ROS induzida pelo exercício excessivo pode elevar os níveis de peroxidação lipídica no sangue e levar à redução da função fagocitária, bem como a lesão linfocitária, liberação em massa de fatores inflamatórios e alterações nos fatores reguladores imunológicos, contribuindo para a imunossupressão induzida pelo exercício (Dong *et al.*, 2011). Em outro estudo, Gholamnezhad *et al.* (2014) também submeteram ratos *wistar* a um protocolo de OT baseado em corrida por 8 semanas e constataram um aumento significativo de IL-6 e TNF-alfa no soro após o exercício. Entretanto, esses autores não verificaram alteração nas concentrações de IL-4 e Th1.

Yuan *et al.* (2018) estabeleceram um protocolo de OT com camundongos por meio de natação de alta intensidade por 4 semanas. Os autores buscavam detectar os efeitos do exercício excessivo sobre vários parâmetros do sistema imunológico. O número de leucócitos aumentou, assim como o número e a proporção de monócitos e granulócitos; e os linfócitos diminuíram no sangue dos camundongos que participaram do protocolo de OT em comparação aos de camundongos não nadadores. Interessantemente, o exercício excessivo a longo prazo induziu a atrofia do baço, considerado pela medicina ocidental um órgão do sistema imunológico. Os autores também observaram que, após 4 semanas de natação excessiva, os camundongos apresentaram menor diversidade microbiana e maior abundância de bactérias relacionadas a doenças em comparação com os animais que não nadaram. (Yuan *et al.*, 2018).

Baseado na teoria proposta por Smith (2003) em seu tópico 4.3, que sugere que o excesso de microlesões e a produção de citocinas pró-inflamatórias poderiam desencadear uma mudança no perfil de linfócitos e favorecer a maturação para Th2 contra Th1, existem alguns estudos que verificaram essa resposta em modelo animal submetidos a protocolos de OT. Ceddia e Woods (1999) demonstraram que camundongos submetidos a um treinamento exaustivo por 4 dias apresentaram supressão da atividade de macrófagos para o reconhecimento de antígenos. Os autores sugerem que essa imunossupressão se deve a uma desregulação entre o perfil de células Th1 e Th2. Ru e Peijie (2009) demonstraram que um protocolo de treinamento progressivo de 9 semanas foi capaz de induzir imunossupressão celular com predominância de células Th2. Sete dias após a realização desse protocolo, os pesquisadores verificaram uma redução das células NK e da concentração de IFN-y com concomitante desregulação da razão Th1/Th2 no baço desses ratos.

Em resumo, os estudos recentes suportam que o exercício excessivo tem efeitos negativos sobre a imunidade, o metabolismo e a diversidade microbiana intestinal. No entanto, devido à dificuldade em explicar o fenômeno da OTS, grande parte dos estudos tem se aprofundado em mecanismos específicos baseados nas citocinas com objetivo de elucidar a etiologia dessa síndrome, sendo que poucas investigações buscaram descrever e explorar as adaptações do sistema imunológico em modelo animal.

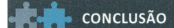

CONCLUSÃO

O impacto dos fatores psicológicos, ambientais e comportamentais na supressão imunológica dos atletas envolvidos em competição em nível de elite precisa de esclarecimentos. Pesquisas sobre estratégias de intervenção que previnam a supressão imunológica ou aumentem a imunidade local são necessárias, dado o aumento do risco de ITRS. As implicações à saúde a longo prazo para atletas de alto desempenho que experimentam supressão imune prolongada ainda são desconhecidas, particularmente quando associadas a ITRS recorrente, fadiga e queda do desempenho, que exigirão estudos prospectivos, bem projetados e controlados.

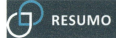

RESUMO

A síndrome do *overtraining* (OTS) é um estado em que o atleta apresenta queda de *performance* inexplicada com caráter multifatorial. Existem diversas teorias que buscam explicar sua etiologia e como ela afeta o funcionamento do sistema imunológico. Atualmente, a teoria mais estudada e promissora é baseada na produção de citocinas pró-inflamatórias induzidas por excesso de microlesões presentes em períodos de intensificação das cargas de treino sem período de recuperação adequado. Estudos baseados em modelo humano apresentam alta variabilidade e são limitados somente ao acompanhamento na rotina de treino de atletas de elite, com pouca ou nenhuma intervenção experimental. Essas investigações demonstram que existem diversas alterações na incidência de infecções do trato respiratório superior, no número e na função dos leucócitos, linfócitos e neutrófilos, além de na concentração e na taxa de secreção de imunoglobulinas e citocinas. Porém os resultados apontam que essas alterações parecem ser decorrentes, principalmente, do período de intensificação das cargas de treino e não estão diretamente ligadas ao estado de OTS. Já a abordagem com experimentos em modelo animal tem buscado elucidar os mecanismos responsáveis pela instalação do quadro de NFOR, que pode desencadear a OTS. Os resultados e as discussões mais recentes apresentam dados que suportam a ideia de que as citocinas pró-inflamatórias têm papel prejudicial tanto no sistema imunológico, quanto no metabolismo como um todo. No entanto, sugere-se que as citocinas não são o único fator causal para a etiologia dessa síndrome. Mais estudos em modelo animal, com foco nas adaptações do sistema imunológico, são necessários para contribuir para a elucidação dos mecanismos responsáveis pelo surgimento desse estado deletério nos atletas.

EXERCÍCIOS DE AUTOAVALIAÇÃO

1. Quais são as principais diferenças entre FOR, NFOR e OTS?

2. Cite e explique duas teorias que buscam explicar a imunossupressão de atletas em OTS.

3. Com relação ao surgimento de infecções do trato respiratório superior, quais são as principais alterações que os atletas apresentam após períodos de altas cargas de treino?

4. Explique a relação entre a diferenciação em linfócitos Th1 e Th2 e a maior suscetibilidade de infecções virais proposta por Smith?

5. Quais foram os principais avanços que os estudos em modelo animal trouxeram na área de imunologia e *overtraining*?

REFERÊNCIAS

1. Brandtzaeg P, Baekkevold ES, Farstad IN, Jahnsen FL, Johansen FE, Nilsen EM & Yamanaka T. Regional specialization in the mucosal immune system: what happens in the microcompartments? In: Immunol Today. 1999;20:141-51.
2. Bury T, Marechal R, Mahieu P, Pirnay F. Immunological status of competitive football players during the training season. In: Int J Sports Med. 1998;19:364-8.
3. Ceddia MA, Woods JA. Exercise suppresses macrophage antigen presentation. In: J Appl Physiol. 1999;87:2253-8.
4. Cox AJ, Gleeson M, Pyne DB, Callister R, Hopkins WG, Fricker PA. Clinical and laboratory evaluation of upper respiratory symptoms in elite athletes. In: Clin J Sport Med. 2008;18:438-45.
5. Da Rocha AL, Pinto AP, Kohama EB, Pauli JR, de Moura LP, Cintra DE, et al. The proinflammatory effects of chronic excessive exercise. In: Cytokine. 2019;119:57-61.

6. Da Rocha AL, Pinto AP, Pereira BC, Kohama EB, Morais GP, de Vicente LG, et al. Positive effects of total recovery period on anti- and pro-inflammatory cytokines are not linked to performance re-establishment in overtrained mice. In: Cytokine. 2018;103:69-76.
7. Dong J, Chen P, Wang R, Yu D, Zhang Y & Xiao W. NADPH oxidase: a target for the modulation of the excessive oxidase damage induced by overtraining in rat neutrophils. In: Int J Biol Sci. 2011;7:881-91.
8. Ellingsgaard H, Hojman P, Pedersen BK. Exercise and health — emerging roles of IL-6. In: Curr Opin Physiol. 2019;10:49-54
9. Farhangimaleki N, Zehsaz F, Tiidus PM. The effect of tapering period on plasma pro-inflammatory cytokine levels and performance in elite male cyclists. In: J Sports Sci Med. 2009;8:600-6.
10. Fricker PA, Gleeson M, Flanagan A, Pyne DB, McDonald WA, Clancy RL. A clinical snapshot: Do elite swimmers experience more upper respiratory illness than nonathletes? In: Clin Exerc Physiol. 2000;2:155-8.
11. Gholamnezhad Z, Boskabady MH, Hosseini M, Sankian M & Rad AK. Evaluation of immune response after moderate and overtraining exercise in wistar rat. In: Iran J Basic Med Sci. 2014;17:1-8.
12. Gleeson M, McDonald WA, Cripps AW, Pyne DB, Clancy RL, Fricker PA. The effect on immunity of long-term intensive training in elite swimmers. In: Clin Exp Immunol.1995;102:210-6.
13. Gleeson M, Pyne DB & Callister R. The missing links in exercise effects on mucosal immunity. Exerc Immunol Rev. 2004; 10:107-28.
14. Gleeson M. Mucosal immune responses and risk of respiratory illness in elite athletes. In: Exerc Immunol Rev. 2000;6:5-42.
15. Guimarães TT, Terra R, Dutra PML. Chronic effects of exhausting exercise and overtraining on the immune response: Th1 and Th2 profile. In: Motricidade. 2017;13:69-78.
16. Hack V, Strobel G, Weiss M, Weicker H. PMN cell counts and phagocytic activity of highly trained athletes depend on training period. In: J Appl Physiol. 1994;77:1731-5
17. Hack V, Weiss C, Friedmann B et al. Decreased plasma glutamine level and CD4+ T cell number in response to 8 wk of anaerobic training. In: J. Appl. Physiol. 1997;272:E788-95
18. Halson SL, Lancaster GI, Jeukendrup AE, Gleeson, M. Immunological responses to overreaching in cyclists. In: Med Sci Sports Exerc. 2003;35:854-61.
19. Heath, GW, Ford ES, Craven TE, Macera CA, Jackson KL, Pate RR. Exercise and the incidence of upper respiratory tract infections. In: Med Sci Sports Exerc. 1991;23:152-157.
20. Hooper SL, Mackinnon LT, Howard A, Gordon RD, Bachmann AW. Markers for monitoring overtraining and recovery in elite swimmers. In: Med. Sci. Sports Exerc. 1995;27:106-12.
21. Keast D, Arnstein D, Harper W, Fry RW, Morton AR. Depression of plasma glutamine concentration after exercise stress and its possible influence on the immune system. In: Med. J. Aust. 1995;162: 15-18.
22. Kingsbury KJ, Kay L, Hjelm M. Contrasting plasma free amino acid patterns in elite athletes: association with fatigue and infection. In: Br J Sports Med. 1998;32:25-32.
23. Kreider RB, Fry AC, O'Toole ML. Overtraining in sport. In: Human Kinetics, Champaign: Illinois, EUA, 1998.
24. Lancaster GI, Halson SL, Khan Q, Drysdale P, Wallace F, Jeukendrup AE, et al. Effects of acute exhaustive exercise and chronic exercise training on type 1 and type 2 T lymphocytes. In: Exerc Immunol Rev. 2004; 0:91-106.
25. Lehmann M, Mann H, Gastmann U, Keul J, Vetter D, Steinacker JM, Haussinger D. Unaccustomed highmileage vs intensity training-related changes in performance and serum amino acid levels. In: Int. J. Sports Med. 1996;17: 187-92
26. Levando VA, Suzdal'nitskii RS, Pershin BB, Zykov MP. Study of secretory and antiviral immunity in sportsmen. In: Sports Med. 1988.
27. MacKinnon, L.T.Overtraining effects on immunity and performance in athletes. In: Immunol Cell Biol. 2000;78:502-509.
28. Malm C. Susceptibility to infections in elite athletes: the S-curve. In: Scand J Med Sci Sports. 2006;16:4-6.
29. Mars M, Govender S, Weston A, Naicker V, Chuturgoon A. High intensity exercise: A cause of lymphocyte apoptosis? In: Biochem. Biophys. Res. Commun. 1998;249:36670.

30. Meeusen R, Duclos M, Foster C, Fry A, Gleeson M, Nieman D, et al. Prevention, diagnosis, and treatment of the overtraining syndrome: joint consensus statement of the European College of Sport Science and the American College of Sports Medicine. In: Med Sci Sports Exerc. 2013;45:186-205.
31. Nehlsen-Cannarella SL, Nieman DC, Fagoaga OR, Kelln WJ, Henson DA, Shannon M, Davis JM. Saliva immunoglobulins in elite women rowers. In: Eur J Appl Physiol. 2000;81:222-8.
32. Newsholme EA. Biochemical mechanisms to explain immunosuppression in well-trained and overtrained athletes. In: Int J Sports Med. 2004;3:142-7.
33. Nieman DC, Henson DA, Dumke CL, Lind RH, Shooter LR, Gross SJ. Relationship between salivary IgA secretion and upper respiratory tract infection following a 160-km race. In: J Sports Med Phys Fitness. 2006;46:158-62.
34. Nieman DC. Exercise, infection, and immunity. In: Int J Sports Med. 1994;15: S131-41.
35. Papacosta E, Gleeson M. Effects of intensified training and taper on immune function. In: Rev Bras Educ Fís. 2013;27:159-76.
36. Pedersen BK, Bruunsgaard H, Klokker M, Kappel M, MacLean DA, Nielsen HB, et al. Exercise-induced immunomodulation — possible roles of neuroendocrine and metabolic factors. In: Int J Sports Med. 1997;18:2-7.
37. Pereira BC, Filho LA, Alves GF, Pauli JR, Ropelle ER, Souza CT, et al. A new overtraining protocol for mice based on downhill running sessions. In: Clin Exp Pharmacol Physiol. 2012;39:793-8.
38. Pereira BC, Pauli JR, de Souza CT, Ropelle ER, Cintra DE, Rocha EM, et al. Nonfunctional overreaching leads to inflammation and myostatin upregulation in swiss mice. In: Int J Sports Med. 2014;35:139-46.
39. Pistilli EE ND, Henson DA, Kaminsky DE, Utter AC, Vinci DM, Davis JM, et al. Influence of Age on Immune Changes in Runners after a Marathon. In: J aging and physical activity. 2002;10:432-42.
40. Pyne DB, Baker MS, Fricker PA, McDonald WA, Telford RD, Weidemann MJ. Effects of an intensive 12-wk training program by elite swimmers on neutrophil oxidative activity. In: Med. Sci. Sports Exerc. 1995;27: 536-42
41. Reid MR, Drummond PD & Mackinnon LT. The effect of moderate aerobic exercise and relaxation on secretory immunoglobulin A. In: Int J Sports Med. 2001;22:132-7.
42. Rowbottom DG, Keast D, Pervan Z et al. The role of glutamine in the aetiology of the chronic fatigue syndrome: A prospective study. In: J Chronic Fatigue Syndr. 1998; 4:3-22.
43. Ru W, Peijie C. Modulation of NKT cells and Th1/Th2 imbalance after alpha-GalCer treatment in progressive load-trained rats. In: Int J Biol Sci. 2009;5:338-43.
44. Smith LL. Cytokine hypothesis of overtraining: a physiological adaptation to excessive stress? In: Med Sci Sports Exerc. 2000;32:317-31.
45. Smith LL. Overtraining, excessive exercise, and altered immunity: is this a T helper-1 versus T helper-2 lymphocyte response? In: Sports Med. 2003;33:347-64.
46. Steerenberg PA, van Asperen IA, van Nieuw Amerongen A, Biewenga A, Mol D, Medema GJ. Salivary levels of immunoglobulin A in triathletes. In: Eur J Oral Sci. 1997;105:305-9.
47. Sociedade Brasileira de Medicina do Exercício e do Esporte (SBMEE) – Informe sobre exercício físico e o coronavírus (COVID-19). São Paulo, 17 de março de 2020. [acesso em 23 jul. 2022]. Disponível em: http://www.medicinadoesporte.org.br/wp-content/uploads/2020/03/sbmee_covid19_final.pdf.
48. Suzui M, Kawai T, Kimura H et al. Natural killer cell lytic activity and CD56(dim) and CD56(bright) cell distributions during and after intensive training. In: J Appl Physiol. 2004;96:2167-73.
49. Tanskanen M, Atalay M, Uusitalo A. Altered oxidative stress in overtrained athletes. In: J Sports Sci. 2010;28:309-17.
50. Tomasi TB, Trudeau FB, Czerwinski D & Erredge S. Immune parameters in athletes before and after strenuous exercise. In: J Clin Immunol. 1982;2:173-8.
51. Yuan X, Xu S, Huang H, Liang J, Wu Y, Li C, et al. Influence of excessive exercise on immunity, metabolism, and gut microbial diversity in an overtraining mice model. In: Scand J Med Sci Sports. 2018;28:1541-51.

11

• Geovana Leite • Ayane de Sá Resende

Microbiota Intestinal e Prática Esportiva

OBJETIVOS DO CAPÍTULO

- Introduzir os principais conceitos e funções acerca da microbiota intestinal humana.
- Discutir os principais eixos pelos quais o intestino e a microbiota intestinal influenciam a *perfomance* esportiva.
- Esclarecer as diferenças observadas na composição e na funcionalidade da microbiota intestinal em diferentes contextos de exercício físico.
- Apresentar as estratégias nutricionais e do treinamento esportivo considerando a microbiota intestinal e o intestino no desempenho esportivo.

CONCEITOS-CHAVE DO CAPÍTULO

- **Microbiota e microbioma:** micro-organismos que habitam as mucosas do nosso organismo (neste capítulo, trataremos da microbiota intestinal).
- **Hospedeiro:** organismo habitado pelos micro-organismo.
- **Simbiose, comensalismo e patogenicidade:** por conta da presença de LPS, bactérias gram-negativas apresentam maior grau de virulência, enquanto os peptidoglicanos contribuem na proteção da parede celular de bactérias gram-positivas e favorecem uma maior aderência às mucosas.
- **Disbiose:** processo de desequilíbrio da microbiota, normalmente associado ao aumento da permeabilidade intestinal.
- **Fermentação:** processo que bactérias anaeróbias utilizam para a produção de energia.

- **Ácidos graxos de cadeia curta:** grande parte das bactérias intestinais, por meio do processo de fermentação, produzem os ácidos graxos contendo de um a seis carbonos em sua estrutura química — majoritariamente acetato com 2 carbonos, propionato com 3 carbonos e butirato com 4 carbonos. Essa fermentação ocorre com carboidratos e, em menor proporção, com proteínas.

 INTRODUÇÃO

Os micro-organismos que colonizam o corpo humano são tão abundantes quanto as células que formam os nossos órgãos. Eles estão presentes em regiões do corpo que têm acesso ao meio externo e, assim, constituem a microbiota da cavidade oral, a microbiota do trato gastrointestinal (TGI), do trato respiratório, das conjuntivas no olho, da pele e do órgão sexual. O avanço das tecnologias e dos métodos de análise do microbioma humano tem permitido melhor compreensão das bactérias intestinais, uma vez que esses micro-organismos desempenham funções que influenciam direta e indiretamente o metabolismo intestinal e as sinalizações inflamatórias que ocorrem nas mucosas. Dessa forma, têm a capacidade de afetar o estado de saúde e doença do hospedeiro — por vezes, a microbiota intestinal é considerada um componente importante do trato gastrointestinal e da barreira intestinal.

A prática de exercícios físicos apresenta capacidade para modular a microbiota intestinal. As possíveis modificações causadas pelo exercício estão relacionadas ao eixo intestino-sistema imunológico, intestino-cérebro e intestino-músculo esquelético. O exercício físico aeróbio ou de força pode alterar os produtos das reações metabólicas ou o funcionamento dos componentes desses eixos e é considerado fator de proteção para o desenvolvimento de doenças inflamatórias intestinais, câncer de cólon, diverticulites, colelitíase e constipação, pois pessoas fisicamente ativas apresentam composição e funcionalidade da microbiota intestinal diferente de pessoas com comportamento sedentário predominante.

Por outro lado, em se tratando de práticas esportivas com fins competitivos, é comum que atletas apresentem sintomas gastrintestinais (vômitos, diarreia, arrotos, sensação de inchaço abdominal) durante e/ou após esses eventos. Essas ocorrências são significativamente mais frequentes em esportes de *endurance* que apresentam característica de treinos intensos e prolongados e com maior tempo de exposição ao ar livre. Além disso, está bem descrito na literatura sobre a frequência e a severidade de infecções do trato respiratório superior após competições ou durante fases de treinamento intenso, o que pode estar relacionado com o quadro de imunodepressão transitória induzida pelo exercício de longa duração. Desse modo, o desempenho esportivo é negativamente afetado, assim como a recuperação e a saúde do atleta, o que indica a necessidade de estratégias nutricionais e do treinamento físico que considerem a importância de cuidados com a saúde intestinal e imunológica dos praticantes de atividades de *endurance*.

Sendo assim, este capítulo tem como objetivo discutir a relação da microbiota intestinal, exercício físico e desempenho esportivo, apresentando as possíveis estratégias que possam ser utilizadas para minimizar as ocorrências adversas supracitadas em relação ao desempenho esportivo, ao sistema imunológico e ao intestino.

CARACTERÍSTICAS DA MICROBIOTA INTESTINAL HUMANA

A microbiota intestinal (MI) é definida como um ecossistema composto por micro-organismos, entre eles bactérias, arqueobactérias, vírus, fagos, fungos e protozoários, que se localizam ao longo do trato gastrointestinal (TGI). A MI tem aproximadamente 100 trilhões de células bacterianas, o que representa uma proporção de 1,3:1 de bactérias para células humanas. Somente as bactérias intestinais representam cerca de 150 vezes o número de genes do hospedeiro. Devido à importância dada a essa área de estudo, o termo "flora intestinal" não é mais utilizado, uma vez que remete ao reino vegetal e não engloba todos os elementos do microbioma intestinal. Além das bactérias, os outros micro-organismos contribuem adicionalmente com esse microbioma, a exemplo dos fagos, que podem exceder o número de células bacterianas no intestino e são capazes de infectar bactérias. Por hora, as bactérias intestinais representam a maior influência sobre o desempenho esportivo e serão o foco deste capítulo (Arumugam et al., 2010; Marchesi et al., 2015; Igbal et al., 2016).

Por conta da complexidade da MI, as bactérias podem ser classificadas de acordo com a estrutura da parede celular, sua taxonomia e sua relação com o hospedeiro. A primeira classificação identifica as bactérias em gram-positivas, as quais apresentam parede celular mais espessa composta de peptidoglicano, e gram-negativas, que têm parede celular mais fina e rica em uma endotoxina denominada lipopolissacarídeo (LPS). A classificação taxonômica permite o agrupamento e a hierarquização das bactérias de acordo com suas semelhanças. Os filos representam grupos mais abrangentes que contêm bactérias com diferentes funções e características. Aquelas que compõe o mesmo filo apenas apresentam em comum o mesmo ancestral de origem, enquanto as da mesma espécie apresentam cerca de 97% de semelhanças entre si, como demonstrado na Figura 11.1. Portanto, espécies diferentes podem desempenhar funções diferentes. Por fim, as bactérias podem ser classificadas em simbióticas, comensais, patogênicas estritas ou oportunistas, conforme sua relação com o hospedeiro e seu grau de virulência. Majoritariamente, num organismo saudável, a MI humana é composta por bactérias simbióticas e comensais; no entanto, bactérias oportunistas também estão presentes no ecossistema intestinal e, por algum desequilíbrio, podem se tornar potencialmente patogênicas.

Do maior para o menor, em termos de hierarquia, os grupos taxonômicos são: reino ou domínio, filo, classe, ordem, família, gênero e espécie. Os filos Firmicutes e Bacteroidetes são os mais abundantes na microbiota intestinal humana. As espécies podem ser subclassificadas em cepas, método comumente utilizado na identificação dos probióticos.

Informações compiladas dos artigos de Hooper et al. (2003), Hold et al. (2003), Tremaroli e Backhed (2012) e Bressa et al. (2017).

Os filos comumente encontrados na MI humana são: Firmicutes, Bacteroidetes, Actionbacteria, Proteobacteria, Verrucomicrobia, Fusobacteria e Cianobacteria. Por serem grupos abrangentes, os filos compreendem tanto bactérias comensais como patogênicas e, portanto, alterações sobre a abundância dos filos após intervenções de dietas e exercícios físicos, por exemplo, não demonstram necessariamente efeito positivo ou negativo. Ademais, no intestino humano, podem coexistir mais de 500 espécies diferentes. A manutenção de uma elevada diversidade de espécies pode contribuir para melhores parâmetros no perfil metabólico e inflamatório do hospedeiro (Holmes et al., 2012; Le Chatelier et al.,

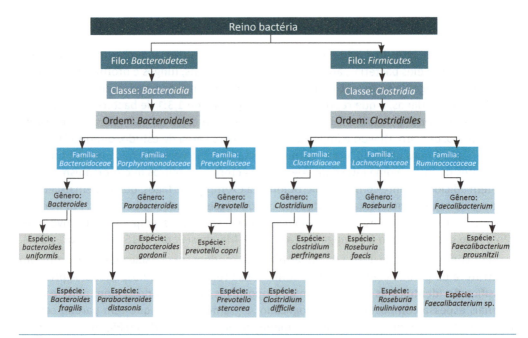

Figura 11.1 Exemplo de classificação taxonômica do reino Bacteria.

2013). Por fim, a maior densidade e diversidade de bactérias intestinais encontra-se na porção final do intestino delgado e no cólon, devido às condições ambientais do lúmen intestinal, como pH, concentração de oxigênio, ácidos biliares, peptídeos antimicrobianos e trânsito intestinal, que determinam as populações que habitam em cada porção do TGI.

ATUAÇÃO DA MICROBIOTA INTESTINAL NA FISIOLOGIA HUMANA

A MI afeta os demais órgãos do corpo humano diretamente, por meio do reconhecimento das bactérias intestinais pelo sistema imunológico, ou indiretamente, por meio da produção de metabólitos que desencadeiam sinalizações nas células do hospedeiro. A partir disso, três eixos principais demonstram a importância do intestino, e, por sua vez, da microbiota intestinal, no desempenho esportivo.

INTERAÇÃO MICROBIOTA-SISTEMA IMUNOLÓGICO

O intestino, além de suas funções essenciais nos processos de digestão e absorção de nutrientes, também é responsável pela formação da barreira intestinal, a qual representa a maior linha de defesa do corpo humano contra patógenos, antígenos e outros agentes externos que entram no corpo humano pela via oral. Essa barreira é formada, principalmente, pelo tecido linfoide associado ao intestino (TLAI), o qual compreende o maior número de células imunológicas do organismo, em comparação com outros órgãos linfoides, e se localiza na lâmina própria, logo abaixo da primeira camada de células epiteliais do intestino delgado. As imunoglobulinas A (IgA), produzidas pelos linfócitos B do TLAI, também contribuem com a formação da barreira intestinal, bem como os linfócitos intraepiteliais que estão presentes entre as células do epitélio intestinal, as proteínas de oclusão que mantêm as células epiteliais unidas, os peptídeos antimicrobianos e o muco intestinal, os quais são produzidos por células intestinais de Paneth e caliciformes, respectivamente. Por fim, as bactérias comensais e simbióticas também contribuem nessa barreira, uma vez que há competição com outras bactérias por nutriente e espaço no lúmen intestinal (Wells *et al.*, 2017).

As células do sistema imunológico, especialmente do TLAI, apresentam receptores de reconhecimento padrão (RRP), como receptores do tipo Toll e do tipo NOD, que se localizam na superfície celular e no citoplasma, respectivamente. Esses receptores são fundamentais no reconhecimento de micro-organismos por meio de suas características estruturais, como LPS, peptidoglicanos, flagelinas, e outros componentes. Com base nesse reconhecimento, a resposta será gerada de acordo com o tipo de receptor ativado. Dessa forma, as células do sistema imunológico são capazes de diferenciar respostas para diferentes tipos de bactérias (p. ex.: bactérias comensais e patogênicas) e desencadear respostas adequadas a cada estímulo, mantendo o controle sobre a composição da MI (O'Neill, Golenbock & Bowie, 2014)

Uma das substâncias mais conhecidas e discutidas com relação a essa interação da microbiota intestinal e à atividade imunológica está ligada à ativação dos receptores do tipo *Toll-like* 4 por lipopolissacarídeo (LPS). O LPS, substância que compõe a membrana de bactérias gram-negativas, quando liberado, se liga ao receptor (Toll-4) ativa uma cascata inflamatória local (ambiente intestinal) mediada pelo aumento da expressão do fator de transcrição fator nuclear kappa B (NF-κB), o qual irá estimular o aumento da produção de citocinas pró-inflamatórias: fator de necrose tumoral alfa (TNF-α), interferon-gama (IFN-γ); interleucina-1 (IL-1). Estas, por sua vez, induzem a diminuição das junções de oclusão paracelular, levando ao aumento da permeabilidade intestinal e facilitando a passagem do LPS para a circulação sistêmica (endotoxemia) (Capaldo & Nusrat, 2009).

As células do epitélio intestinal, por estarem expostas à MI, também apresentam proteínas que reconhecem esses micro-organismos e sinalizam para as células do TLAI quando há enfraquecimento da barreira intestinal. Por exemplo, a translocação de LPS do lúmen para a mucosa intestinal pode ocorrer em situações de aumento de permeabilidade da barreira intestinal que resultam na ativação, inicialmente, das células imunológicas do TLAI. À medida que ocorre o aumento das concentrações de LPS na circulação sanguínea, acontece o fenômeno chamado endotoxemia, em paralelo com ativação de células imunológicas de outros órgãos linfoides, e a consequente liberação de citocinas pró-inflamatórias, como demonstrado na **Figura 11.2**. O aumento contínuo desse LPS também está envolvido com o desenvolvimento de obesidade e resistência à insulina (Canj *et al.*, 2007).

Por fim, os ácidos graxos de cadeia curta (AGCC) corroboram de maneira positiva para essa interação entre intestino e sistema imunológico. Esses AGCC, por sua vez, são reconhecidos por receptores acoplados à proteína G (GPR-41, GPR-43 e GPR109A) que estão presentes em uma grande variedade de células, por exemplo, células imunológicas, intestinais, hepáticas, adiposas e musculares. Ao se ligarem aos linfócitos, os AGCC desencadeiam diferentes cascatas de sinalizações celulares que irão resultar na produção de fatores an-

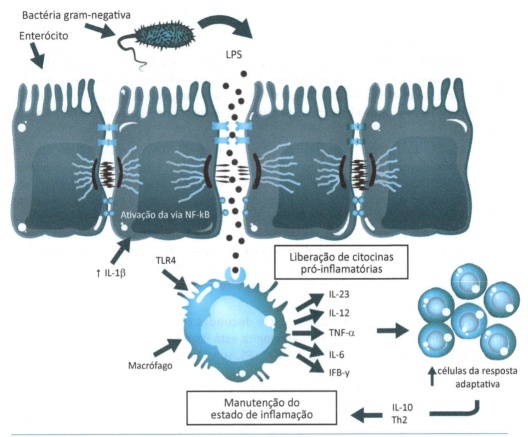

Figura 11.2 Representação ilustrativa da translocação de LPS em razão do aumento de permeabilidade intestinal. Quando o LPS é reconhecido por células da resposta imunológica inata (p. ex.: macrófagos e células dendríticas) por meio do receptor do tipo Toll 4 (TLR4), ocorre uma liberação massiva de citocinas potencialmente inflamatórias, as quais são responsáveis pela ativação de células do sistema imunológico adaptativo (p. ex.: células T e B). A constante entrada de LPS e o estímulo para a defesa imunológica reduzem a produção de citocinas anti-inflamatórias, como a IL-10, e, assim, favorecem um estado de inflamação crônica de baixo grau.

timicrobianos e na proliferação e diferenciação celulares, especialmente das células T regulatórias, as quais são produtoras da citocina anti-inflamatória IL-10 e responsáveis por controlar as respostas inflamatórias (Postler et al., 2017). Essa regulação é fundamental no desenvolvimento da tolerância imunológica, de modo que as respostas inflamatórias provocadas por estímulos bacterianos não se tornem um quadro inflamatório progressivo. Além disso, essa regulação permite o funcionamento adequado das células intestinais, que apresentam elevadas taxas de renovação celular e, consequentemente, maiores chances de mutações genéticas e proliferação de tumores (Sivaprakasam et al., 2016). O butirato, que é um AGCC produzido pela fermentação de bactérias intestinais, tem influência sobre a expressão gênica e o metabolismo energético dessas células e, assim, corrobora para a produção de proteínas de oclusão, do muco intestinal e da apoptose em células apicais do cólon, enquanto estimula a proliferação de células tronco nesse tecido. Ademais, o butirato participa das vias de beta oxidação estimulando o aumento do consumo de oxigênio que, por sua vez, propicia um ambiente intestinal mais favorável para o crescimento de bactérias produtoras de butirato e controla a expansão de bactérias patogênicas aeróbias (Rivera-Chávez et al., 2017). Em suma, os AGCC e a barreira intestinal, por meio do eixo intestino-sistema-imunológico, reduzem o risco de disbiose e contribuem para regulação da resposta imunológica.

EIXO INTESTINO E CÉREBRO

Esta complexa interação que ocorre entre o intestino e o nosso sistema nervoso central também inclui os micro-organismo que compõem a microbiota intestinal e seus subprodutos (metabólitos). Os principais comunicadores envolvidos neste eixo são: 1) o sistema nervoso autônomo, principal representante da comunicação entre o nervo vago e o eixo hipotalâmico-pituitária-adrenal (HPA); 2) produtos da atividade imunológica que sinalizam processos inflamatórios (Brown et al., 2015; Dalton et al., 2019).

O nervo vago tem origem na parte de trás do bulbo raquidiano, passa pelo tronco cerebral e termina sua extensão no TGI. Desse modo, conecta diretamente o sistema nervoso central (SNC) com o sistema nervoso entérico (SNE) (Carabotti et al., 2015). O HPA é um eixo endócrino que resulta na produção de cortisol a partir de estímulos estressores. Esses dois componentes do eixo intestino e cérebro são ativados durante o exercício físico pelo sistema nervoso simpático e resultam no aumento da motilidade intestinal, em paralelo com a redução da atividade parassimpática que inerva o TGI, favorecendo principalmente um redirecionamento de sangue preciso para outros órgãos que são cruciais durante o exercício físico, como o músculo e a pele. A depender da intensidade e da duração do exercício, o TGI pode enfrentar situações de hipóxia, por exemplo. As células enteroendócrinas do intestino, bem como a MI, regulam o nervo vago e o eixo HPA, a fim de controlar essas respostas estressoras. Ademais, a chegada de nutrientes provindos da alimentação, bem como a presença de micro-organismos no lúmen intestinal ativa o nervo vago, que leva informação até o cérebro. Este, por sua vez, responderá de acordo com o estímulo. Por exemplo, com relação à dieta, coordenará a produção de hormônios reguladores da fome, da saciedade e do metabolismo energético e da secreção dos sucos digestivos; e, com relação à presença de micro-organismos, determinará se uma resposta inflamatória é necessária. O LPS também é capaz de ativar o eixo HPA, assim como a hiperativação do eixo HPA pode induzir uma resposta inflamatória das células imunológicas que compõe o TLAI (Dalton et al., 2018). Por fim, o fator neurotrófico derivado do cérebro (BDNF), reconhecido por promover neurogênese, também é regulador da expressão de proteínas de oclusão da barreira intestinal.

A MI participa do eixo intestino e cérebro por meio da liberação de neurotransmissores, como o ácido gama aminobutírico (GABA), o neuropeptídeo Y, a dopamina, a serotonina, a acetilcolina e a histamina (Clark & March, 2016). O GABA, tem ação inibitória sobre o SNC e promove redução da frequência cardíaca, motilidade intestinal, relaxamento do esfíncter esofágico e esvaziamento gástrico, bem como pode influenciar estados de ansiedade, controlar sensação de dor e respostas imunológicas. O neuropeptídeo Y é liberado no TGI após um estresse, com o objetivo de atenuar o eixo HPA. A dopamina, precursora para a formação de noradrenalina e adrenalina, também é liberada no TGI e apresenta efeitos sobre regulação do fluxo sanguíneo, motilidade gastrointestinal, absorção de nutrientes e escolhas alimentares. Algumas bactérias intestinais podem expressar receptores beta-adrenérgicos. Em relação à serotonina, 95% da que circula no organismo humano são produzidos por células enterocromafins presentes no intestino a partir de triptofano. Além dos seus efeitos sobre o SNC, também é fundamental na regulação da motilidade intestinal, da percepção de dor visceral e da composição da MI. Por fim, bactérias do gênero *Lactobacillus* e alguns fungos são capazes de produzir acetilcolina e histamina. Ambos estão envolvidos no controle das contrações do músculo liso (Marcel *et al.*, 2016).

Os AGCC também atuam sobre o eixo intestino e cérebro. As células do nervo vago presentes no TGI apresentam os receptores que reconhecem especialmente o butirato, e sua atividade simpática pode ser controlada por esse produto bacteriano. Além disso, o acetato, um dos AGCC mais produzidos na fermentação das bactérias intestinais, consegue ultrapassar a barreira hematoencefálica e atingir o centro hipotalâmico. Um dos seus efeitos incidem sobre a regulação da fome, a saciedade e o metabolismo energético do tecido adiposo e do músculo. Em suma, este eixo intestino e cérebro apresenta comunicação bidirecional fundamental para o controle do sistema nervoso simpático e do metabolismo do organismo humano frente a estímulos estressores, tal como o exercício físico.

EIXO INTESTINO E MÚSCULO ESQUELÉTICO

Este eixo tem sido proposto com base em evidências que apontam a importância da MI e do intestino no metabolismo energético e na funcionalidade do músculo esquelético e contribui para as adaptações fisiológicas do exercício físico sobre esse sistema. A regulação do metabolismo energético é fundamental para a manutenção da homeostase no organismo humano, e essa regulação é favorecida pelos subprodutos da fermentação bacteriana, particularmente, os AGCC (Ticinesi *et al.*, 2019).

Os AGCC atuam no metabolismo da glicose e dos lipídios, principalmente no fígado, no tecido adiposo e no músculo, favorecendo o fornecimento e a utilização de substratos energéticos por esses órgãos. O acetato, por exemplo, é encontrado em maior abundância na circulação sanguínea e pode ser convertido em acetil-coA, um dos intermediários do ciclo de Krebs, ou participar da síntese de colesterol no fígado.

O lactato e o propionato são precursores na formação de glicose por meio da gliconeogênese. O butirato, substrato energético preferencial dos colonócitos, participa da beta oxidação nas mitocôndrias estimulando a respiração celular. Esse AGCC induz a fosforilação da proteína AMPK (adenosina monofosfato-ativado proteína quinase) e a expressão gênica da proteína PGC-1alfa (coativador 1-alfa do receptor gama ativado por proliferador de peroxissomo), tanto nos colonócitos quanto no músculo esquelético, atuando sobre a biogênese mitocondrial. Com isso, pode haver aumento da captação de glicose e da sensibilidade à insulina, uma vez que estas células aumentam seu metabolismo energético. Ademais, os AGCC estimulam a produção de hormônios intestinais pelas células enteroendócrinas, como GLP-1 (peptídeo semelhante ao glucagon-1) e PYY (peptídeo YY). Esses hormônios são responsáveis, particularmente, pelo controle do apetite e da glicemia (Ticinesi *et al.*, 2019)

Além dos AGCC, a interação de bactérias intestinais com os ácidos biliares promove a ativação do receptor farnesoid X, o qual apresenta função principal de regulação das concentrações sanguíneas de triglicérides e glicose e da síntese de ácidos biliares a partir do colesterol. A própria fermentação bacteriana de carboidratos e peptídeos em moléculas menores contribui para maior absorção desses nutrientes e, assim, para o metabolismo energético e a manutenção da massa muscular (Przewlocka et al., 2020).

A MI também oferece controle sobre a produção e a neutralização de radicais livres e espécies reativas de oxigênio, que são gerados durante a produção de ATP e podem resultar em estresse oxidativo. Por exemplo, algumas espécies do gênero *Lactobacillus*, *Lactococcus* e a espécie *Streptococcus thermophilus* podem aumentar a atividade da superóxido dismutase (SOD). Outros gêneros, como *Bifidobacterium*, podem aumentar as concentrações intracelulares de glutationa (GSH). Essas duas enzimas fazem parte do sistema antioxidante do organismo humano e auxiliam na função da barreira intestinal. O enfraquecimento da barreira intestinal, em paralelo ao aumento nas concentrações sanguíneas de LPS e radicais livres, estimula a resposta inflamatória e favorece o catabolismo no tecido muscular, porque o maior recrutamento de células imunológicas aumenta as necessidades energéticas, tanto intestinais quanto musculares, bem como a necessidade de glutamina. Em idosos, esse processo pode favorecer o desenvolvimento de sarcopenia.

INFLUÊNCIA DO EXERCÍCIO FÍSICO SOBRE A MICROBIOTA INTESTINAL

O exercício físico provoca alterações sobre o trânsito intestinal, a temperatura, o fluxo sanguíneo esplâncnico, o pH intestinal, a permeabilidade do epitélio intestinal, o metabolismo de ácidos biliares, a atividade de células enteroendócrinas e imunológicas do tecido linfoide associado ao intestino. Durante a realização do exercício físico, há aumento da atividade do sistema nervoso simpático, comumente conhecido como estado de alerta e fuga, o que acarreta maior produção e liberação de catecolaminas. Essas catecolaminas reduzem a atividade do sistema nervoso parassimpático e alterações sobre a atividade do nervo vago, afetando indiretamente a MI.

A relação do exercício físico com a microbiota intestinal pode ser dividida em duas partes: 1) comparação do perfil da composição e da função da microbiota intestinal de sujeitos que permanecem a maior parte do tempo em comportamento sedentários com sujeitos ativos (treinados); 2) ocorrência de sintomas gastrintestinais e aumento da sensibilidade alimentar em atletas de *endurance*.

Embora os estudos relacionados à interação microbiota e ao exercício sejam recentes, os trabalhos demonstram que existe uma relação entre a capacidade aeróbia, a riqueza e a diversidade da microbiota, sendo a produção dos AGCC maior em sujeitos treinados em comparação com indivíduos com comportamento sedentário predominante (Estaki et al., 2016; Barton et al., 2018). Além disso, os trabalhos demonstram que com o treinamento físico ocorre um aumento de espécies de bactérias produtoras dos AGCC, bem como das consideradas bactérias promotoras de saúde (*Clostridiales, Lachnospiraceae, Faecalibacterium Prausnitizzi, Roseburia Hominis, Akkermansia muciniphila*) (Bressa et al.,2017).

Além disso, especula-se que possa existir uma relação entre variáveis do treinamento físico e a indução dessas modificações na microbiota intestinal. Embora ainda não tenhamos essa relação para o exercício de força, um trabalho publicado na revista *Nature* demonstrou que corredores de maratona apresentam grande abundância do gênero bacteriano *Vellonela*, um gênero capaz de reduzir lactato a propionato. Sabe-se que, durante a realização do exercício físico, o lactato sanguíneo é aumentado. Esse mediador químico é capaz de ultrapassar o enterócito e chegar ao lúmen, onde pode ser utilizado como substrato pelo gênero de bactérias *Vellonela*, tendo como subproduto a produção de propionato e sugerindo, assim, que há uma relação entre o aumento desse gênero, a utilização do lactato por estes micro-organismo com consequente produção de propionado e uma melhora no desempenho físico, uma vez que o propionado pode ser utilizado como um intermediário da via de produção de energia do metabolismo aeróbio (ciclo de Krebs) (Scheiman *et al.*, 2019).

Na tentativa de identificar se há alguma diferença na composição da microbiota de atletas profissionais e amadores, um estudo realizado em 2019 com ciclistas demonstrou que parece haver uma relação entre o volume de treino e a predominância do gênero *Prevotella*. Os pesquisadores demonstraram que os atletas que tinham um volume semanal de treino entre 16 e 20 km apresentavam maior abundância do gênero *Prevotella*, sendo que a espécie *Prevotella Copri* foi identificada como de maior abundância (Petersen *et al.*, 2017).

Ou seja, esses trabalhos demonstram que, quando olhamos para um grupo de sujeitos que são treinados por um longo período, existem alterações significantes em relação à composição da sua microbiota intestinal e, de acordo com perfil de treinamento desses sujeitos, as modificações inerentes ao treinamento físico podem variar. Além disso, a funcionalidade desses micro-organismos parece ser diferente em atletas, que apresentam uma capacidade aumentada de metabolizar aminoácidos e carboidratos por esses micro-organismos (Petersen *et al.*, 2017).

Embora em relação à atividade e ao perfil da microbiota intestinal a prática regular do exercício físico pareça atuar de maneira positiva, é comum que atletas de *endurance* (p. ex.; triatlo, corrida, ciclismo etc.) apresentem sintomas gastrintestinais como vômitos, diarreia sensação de inchaço abdominal, arrotos flatulência durante a realização de treinos longos ou competições, e a presença destes sintomas pode comprometer a desempenho do atleta.

A principal hipótese relacionada à presença desses sintomas é inerente às alterações fisiológicas relacionadas com a realização do exercício físico, na qual se tem um aumento da atividade do eixo HPA com consequente aumento da produção de catecolaminas, da atividade simpática e dos glicocorticoides, que alteram o trânsito intestinal (motilidade) e a taxa de esvaziamento gástrico. Além disso, durante as realização do exercício, ocorre a redistribuição do fluxo sanguíneo, há um aumento do fluxo para a região da pele (ativação dos mecanismos termorregulatórios de perda de calor para a manutenção da temperatura corporal), do pulmão e da musculatura ativa, e diminuição do fluxo para o trato gastrintestinal, sendo esta última dependente da intensidade do esforço (em atividades realizadas em intensidade máxima, ocorre 80% da restrição do fluxo) (Costa *et al.*, 2017; Jeukendrup *et al.*, 2000).

Essa diminuição do fluxo sanguíneo faz com que ocorra uma diminuição do aporte nutricional (oxigênio) para as células intestinais (enterócito), favorecendo o aumento da permeabilidade intestinal e facilitando a passagem de LPS para a circulação sistêmica. Alguns trabalhos correlacionam o quadro de endotoxemia apresentado por atletas das modalidades mencionadas com a presença desses sintomas gastrintestinais e a ocorrência de fadiga (Jeukendrup *et al.*, 2000).

Algumas situações facilitam a ocorrência dos sintomas supracitados, como o tipo de alimento ingerido pouco antes da realização do exercício físico (elevado teor de fibras, gordura ou proteína), praticar o exercício em temperaturas elevadas, desidratação, uso acima de 60 g/hora de carboidratos em soluções com concentração acima de 10%. Atualmente, uma das estratégias utilizadas na tentativa de minimizar tais sintomas é a ingestão de elementos probióticos ou leites fermentados.

Especula-se que pelo menos um terço da MI é comum entre os seres humanos e compartilha as mesmas funcionalidades, enquanto dois terços são específicos a cada indivíduo. Essa especificidade é decorrente da influência persistente de fatores genéticos, ambientais, geográficos e culturais. Considerando que atletas, em geral, apresentam uma rotina regular de dieta e exercício físico, esses são dois fatores de constante influência sobre a composição da MI, de modo que esses indivíduos apresentam um perfil de bactérias intestinais diferente em comparação com não atletas. Essa adaptação da MI pode estar relacionada com as adaptações fisiológicas do corpo humano ao exercício físico.

PROBIÓTICOS NO ESPORTE E A SAÚDE INTESTINAL DO ATLETA

A utilização de elementos probióticos no esporte tem sido uma estratégia aplicada, principalmente, na tentativa de minimizar a severidade dos sintomas gastrintestinais e de infecção do trato respiratório superior em indivíduos ativos e atletas de *endurance*. Em relação ao exercício de força, existem alguns trabalhos realizados com a utilização de elementos probióticos com o objetivo de melhorar a absorção proteica. Porém, o número de trabalhos referentes ao exercício de força ainda é reduzido, o que dificulta algum tipo de conclusão a esse respeito.

De acordo com posicionamento da sociedade de nutrição esportiva os probióticos são "micro-organismos vivos que, quando administrados em quantidade adequada, conferem benefícios à saúde do hospedeiro" (Jager *et al.*, 2019). Esses elementos podem ser utilizados de forma única ou em compostos multiespécie, sendo possível sua adição a uma matriz alimentar (p. ex.: leite fermentado) ou seu consumo em cápsulas, sachês ou pastilhas. Acerca da utilização dos probióticos, é importante salientar que sua ação depende de espécie, período de utilização, dosagem e combinação. De maneira geral, os efeitos positivos são verificados com no mínimo 28 dias de utilização (PUGH *et al.*, 2019), porém sendo normalmente mantido o uso durante todo o período de treinamento precedente à competição.

A espécie (ou a combinação) de probiótico utilizada deve ser escolhida considerando o objetivo de uso, pois os trabalhos que demonstram as combinações de espécies de probióticos usadas e que apresentam efeito para minimizar sintomas de infecção do trato respiratório superior não são aqueles com os quais, em alguns trabalhos, se verifica diminuição da severidade de sintomas gastrintestinais. Além disso, parece que, quando o objetivo de utilizá-los está relacionado aos sintomas gastrintestinais, é necessário fazer um uso mais prolongado (12 a 14 semanas) (Jager *et al.*, 2019). A figura 3 traz algumas combinações de espécies das quais os trabalhos demonstraram efeito positivo com a utilização.

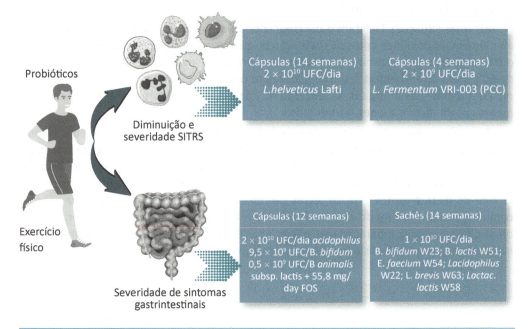

Figura 11.3 Potenciais efeitos da utilização de combinações específicas de probióticos em relação à melhora de sintomas de infecção do trato respiratório superior e sintomas gastrintestinais em atletas de endurance.

UFC = Unidades formadoras de colônia; SITRS = Sintomas de Infecção do Trato Respiratório Superior; L. = *Lactobacillus*; B. = *Bifidubacterium*; E. = *Streptococcus*; FOS = Fruto-oligossacarídeos. Esta figura foi adaptada a partir das referências West *et al.*, (2011); Mairinkovick *et al.*, (2016); Lamprech *et al.*, (2012); Roberts *et al.*, (2016); Leite *et al.*, (2018); Jager *et al.*, (2019)

É valido mencionar que alguns indivíduos não respondem à intervenção de probióticos, e isso se dá devido à forma de ação desses elementos, principalmente em relação à interação com a microbiota intestinal, a qual é bastante variável de acordo com cada indivíduo. Por isso e pela ação ser espécie-dependente, embora já existam vários estudos que apontem o efeito positivo da utilização dos probióticos no esporte, ainda não há um consenso na comunidade científica. Assim sendo, a ação dos probióticos ocorre com base na interação com a microbiota intestinal residente ou por meio da interação com as células do sistema imunológico.

- **Interação com a microbiota residente:** por meio de competição, redução de bactérias patogênicas, alteração do Ph intestinal, produção de ácidos graxos de cadeia curta, produção de metabólitos que podem ser utilizados por espécies especificas de bactérias como substrato para a produção de energia, estímulo da síntese de neurotransmissores no intestino.
- **Imunomodulação:** estímulo da produção de substâncias antimicrobianas, aumento da produção de muco, fortalecimento das junções de oclusão (zonulinas,

claudinas,ocludinas), estímulo da atividade anti-inflamatória, produção de imunoglobulinas.

Algumas outras possibilidades de ação dos probióticos no esporte vêm sendo estudadas:

1. possível efeito ergogênico;
2. melhora na absorção de nutrientes;
3. ação sobre a eixo intestino cérebro.

Ressaltamos que o estudo dos probióticos no exercício físico é uma área em emergência e, por isso, as temáticas supracitadas não serão exploradas no presente capítulo. Possivelmente, serão temas sobre os quais, daqui a algum tempo, teremos melhor compreensão (Jager *et al.*, 2019).

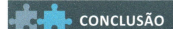

CONCLUSÃO

Como discutido em detalhes no presente capítulo, nosso intestino é habitado por trilhões de micro-organismos e estes têm papel fundamental para o desenvolvimento e o funcionamento dos nossos sistema imunológico e sistema nervoso central. Esses micro-organismos são capazes de produzir subprodutos que têm ação local e sistêmica, a capacidade de atenuar processos inflamatórios, podem ser utilizados como intermediários para a produção de energia (dessa forma caracterizam o eixo intestino-musculo esquelético) ou como sinalizadores no SNC, sendo um dos grandes representantes do eixo-intestino-cérebro.

Fatores como idade, padrão alimentar, tipo de parto uso de medicações e prática regular do exercício físico são capazes de causar alterações nesse ecossistema intestinal. De acordo com os estudos científicos publicados até o momento, o exercício físico é considerado uma estratégia capaz de influenciar de maneira positiva a composição e a funcionalidade da microbiota intestinal.

No entanto, é comum que atletas de *endurance* apresentem sintomas gastrintestinais durante a realização de treinos longos e competições, que influenciam de maneira negativa seu desempenho. Assim, o uso de elementos probióticos tem ocorrido na tentativa de minimizar tais sintomas e pensando na saúde intestinal dos atletas. Embora alguns estudos apontem resultados promissores em relação à utilização dos probióticos, é importante lembrarmos que o efeito é dependente da dose, do período de utilização e de espécies (ou combinação) utilizadas, e que é verificado após pelo menos 28 dias de utilização.

Algumas outras possibilidades de ação dos probióticos no esporte vêm sendo estudadas e, com isso, é possível que, em breve, tenhamos outras aplicabilidades para sua utilização no esporte, como a melhora de absorção de nutrientes ou possível efeito ergogênico.

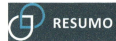

RESUMO

A microbiota intestinal é estabelecida nos 2 a 3 primeiros anos de vida.

Existe uma interação importante entre a microbiota intestinal, seus subprodutos e a atividade do sistema imunológico.

A diversidade da microbiota e sua funcionalidade estão relacionadas com o estado de saúde.

A prática regular de exercício físico altera a composição e o padrão metabólico da microbiota intestinal, melhora a função barreira e a produção de substâncias antimicrobianas.

A aplicação de probióticos depende da dose, do período de utilização e das espécies (ou combinação destas) e a escolha deve ser realizada de acordo com o objetivo de resultado esperado

EXERCÍCIOS DE AUTOAVALIAÇÃO

CASO CLÍNICO

Alfredo, de 35 anos, atleta amador de maratonas (tempo de prova: 3 horas e 15 minutos) há mais de 5 anos, resolveu começar a participar de competições de triatlo em 2019. Com o objetivo de participar de uma prova de Iron Man, Alfredo precisou aumentar a frequência de seus treinos longos, porém, quando começou a aumentar a quantidade de treinos longos, passou a apresentar dores abdominais, inchaço, sensação de estufamento, vômitos e necessidade de defecar durante os treinos, o que comprometia seu desempenho durante os treinos.

De acordo com o caso clínico apresentado responda as seguintes questões.

1. Analise as afirmações e assinale a alternativa correta
   I) Alfredo está utilizando algum suplemento alimentar ao qual tem intolerância e, por isso, está apresentando tais sintomas.
   II) Os sintomas apresentados por Alfredo são comuns em praticantes de exercício de longa duração.
   III) Provavelmente, Alfredo está com alguma doença intestinal de ordem funcional.
   IV) Provavelmente, Alfredo está com alguma doença intestinal de ordem morfológica.

   a) I, II e IV estão corretas.
   b) I e II estão corretas.
   c) Somente III está correta.
   d) Somente II está correta.
   e) II e IV estão corretas.

   Alternativa correta: D

Justificativa:

Estes sintomas apresentados por Alfredo são sintomas gastrintestinais, que, como mencionado no material, são comuns durante treinos longos ou competições em praticantes de modalidades de longa duração.

2. Dentre as possíveis intervenções que podem minimizar os sintomas apresentados por Alfredo estão
   a) transplante fecal.
   b) endoscopia.
   c) uso crônico de probióticos.
   d) uso de carboidratos durante os treinos.
   e) modificar seu tempo de prova.

Alternativa correta: C

Justificativa:

Dentre as estratégias nutricionais relacionadas à saúde imunológica de atletas, sugere-se o consumo diário de elementos probióticos. Trabalhos apontam resultados relacionados à diminuição da severidade dos sintomas gastrintestinais, melhora da permeabilidade intestinal e diminuição da endotoxemia induzida pelo exercício.

3. A principal hipótese relacionada à ocorrência dos sintomas gastrintestinais em atletas tem como características:
   I) Redistribuição do fluxo sanguíneo durante o exercício físico e, consequentemente, uma diminuição do aporte sanguíneo para região gastrintestinal.
   II) Aumento da atividade do sistema nervoso autônomo simpático e liberação das catecolaminas.
   III) Aumento da liberação de insulina e captação de glicose pelas células do sistema imunológico.
   IV) Aumento do aporte de oxigênio para a região gastrintestinal.

   a) I, II e IV.
   b) I e II.
   c) somente III.
   d) somente II.
   e) II e IV.

Alternativa correta: B

Justificativa:

Atletas praticantes modalidades de longa duração (corrida, ciclismo, triatlo, natação) apresentam, com frequência, em seus treinos longos ou competições, sintomas como náusea, arroto, flatulência, vomito, diarreia. Isso dá-se, principalmente, pela redistribuição do fluxo sanguíneo que ocorre durante a realização do exercício físico, quando há uma diminuição do aporte sanguíneo para a região gastrintestinal.

Durante a realização do exercício, ocorre o aumento da atividade do sistema nervoso autônomo simpático e a liberação das catecolaminas, que induzem o aumento da vasoconstrição e resistência vascular esplânica com consequente diminuição do aporte sanguíneo para a região GI.

4) O quadro de endotoxemia que pode ocorrer após a realização do exercício de longa duração é caracterizado pelo:
   a) aumento da relação *firmucutes/bacteroidetes* na microbiota.
   b) aumento das concentrações de interleucina 10 (IL-10) circulante.
   c) aumento das concentrações de lipopolisacarideo (LPS) circulante.
   d) diminuição da atividade do sistema imunológico.
   e) alternativas B e C estão corretas.

Alternativa correta: C

Justificativa:

O aumento da permeabilidade intestinal que ocorre no exercício de longa duração favorece a passagem de antígenos, bactérias e endotoxinas (p. ex.: lipopolissacarídeos (LPS)) presente na membrana de bactérias gram-negativa da microbiota intestinal consigam atingir a circulação sistêmica gerando um quadro de endotoxemia.

5. O que caracteriza um quadro de disbiose?
   a) Grande quantidade de bactérias comensais.
   b) Aumento da quantidade de bactérias patogênicas e quadro inflamatório na região do intestino.
   c) Diminuição do número total de bactérias.
   d) Aumento da quantidade de muco na região do intestino.
   e) Uso de probióticos.

Alternativa correta: B

Justificativa:

Um quadro de disbiose é caracterizado pela ocorrência de uma inflamação local na região do intestino, que normalmente é originada pelo aumento da quantidade/ colonização por bactérias gram-negativas (patogênicas e patobiontes) que facilitam a ocorrência de um quadro inflamatório e o aumento da permeabilidade intestinal.

REFERÊNCIAS

1. Arumugam M, Burgdorf KS, Manichanh C, et al. A human gut microbial gene catalog established by metagenomic sequencing. In: Nature. 2010;464(7285):59-65.

2. Barton W, Penney NC, Cronin O, et al. The microbiome of professional athletes differs from that of more sedentary subjects in composition and particularly at the functional metabolic level. In: Gut. 2018;67(4):625-633. doi:10.1136/gutjnl-2016-313627.
3. Bressa C, Bailén-Andrino M, Pérez-Santiago J, et al. Differences in gut microbiota profile between women with active lifestyle and sedentary women. In: PLoS One. 2017;12(2):e0171352. Published 2017 Feb 10. doi:10.1371/journal.pone.0171352
4. Brown WM, Davison GW, Mcclean CM, et al. A systematic review of the acute effects of exercise on immune and inflammatory indices in untrained adults. In: Sports Med Open. 2015;1:35. doi: 10.1186/s40798-015-0032-x.
5. Brock-Utne JG, Gaffin SL, Wells MT, et al. Endotoxaemia in exhausted runners after a long-distance race. S Afr Med J. 1988;73:533-6.
6. Capaldo CT, Nusrat A. Cytokine regulation of tight junctions. In: Biochimica Biophysica Acta. 2009;(4):864-71.
7. Cani PD, Amar J, Iglesias MA, et al. Metabolic endotoxemia initiates obesity and insulin resistance. In: Diabetes. 2007;56:1761-72.
8. Carabotti M, Scirocco A, Maselli MA, et al. The gut-brain axis: Interactions between enteric microbiota, central and enteric nervous systems. In: Ann Gastroenterol. 2015;28:203-9.
9. Clark A, Mach N. Exercise-induced stress behavior, gut-microbiota-brain axis and diet: a systematic review for athletes. In: J Int Soc Sports Nutr. 2016;13:43. Published 2016 Nov 24. doi:10.1186/s12970-016-0155-6.
10. Costa RJS, et al. Systematic review: exercise-induced gastrointestinal syndrome-implications for health and intestinal disease. In: Alimentary Pharmacology and Therapeutics. 2017;46(3):246-65.
11. Dalton A, Mermier C, Zuhl M. Exercise influence on the microbiome-gut-brain axis. In: Gut Microbes. 2019;10(5):555-68. doi:10.1080/19490976.2018.1562268.
12. Estaki M, Pither J, Baumeister P, et al. Cardiorespiratory fitness as a predictor of intestinal microbial diversity and distinct metagenomic functions. In: Microbiome. 2016;4(42). https://doi.org/10.1186/s40168-016-0189-7.
13. Iqbal S, Quigley EMM. Progress in our understanding of the gut microbiome: Implications for the Clinician. In: Curr Gastroenterol Rep. 2016;18(9):49.
14. Jeukendrup, AE, et al. Relationship between gastrointestinal complaints and endotoxaemia, cytokine release and the acute-phase reaction during and after a long-distance triathlon in highly trained men. In: Clinical Science. 2000;98(1):47-55.
15. Jäger R, Mohr AE, Carpenter KC, et al. International Society of Sports Nutrition Position Stand: Probiotics. In: J Int Soc Sports Nutr. 2019;16(1):62. Published 2019 Dec 21. doi:10.1186/s12970-019-0329-0.
16. Lamprecht M, et al. Probiotic supplementation affects markers of intestinal barrier, oxidation, and inflammation in trained men; a randomized, double-blinded, placebo-controlled trial. In: Journal of the International Society of Sports Nutrition. 2012;9(45):1-13.
17. Leite GSF, Resende AS, West NP, Lancha AH Jr. Probiotics and sports: A new magic bullet? In: Nutrition. 2019;60:152-160. doi:10.1016/j.nut.2018.09.023.
18. Marchesi JR, Adams DH, Fava F, et al. The gut microbiota and host health: a new clinical frontier. In: Gut. 2015;0:1-10.
19. Mowat AM, Agace WW. Regional specialization within the intestinal immune system. In: Nat Rev Immunol. 2014;14:667-85.
20. O'Neill LAJ, Golenbock D, Bowie AG. The history of Toll-like receptors — redefining innate immunity. In: Nat Rev Immunol. 2013;13:453-60.
21. Petersen LM, Bautista EJ, Nguyen H, et al. Community characteristics of the gut microbiomes of competitive cyclists. In: Microbiome. 2017;5(98). doi.org/10.1186/s40168-017-0320-4.
22. Postler TS, Ghosh S. Understanding the holobiont: how microbial metabolites affect human health and shape the immune system. In: Cell Metab, 2017.
23. Przewłócka K, Folwarski M, Kaźmierczak-Siedlecka K, et al., Gut-Muscle Axis Exists and May Affect Skeletal Muscle Adaptation to Training. In: Nutrients. 2020;12(5):1451. Published 2020 May 18. doi:10.3390/nu12051451

24. Pugh JN, Sparks AS, Doran DA, et al. Four weeks of probiotic supplementation reduces GI symptoms during a marathon race. In: Eur J Appl Physiol. 2019;119(7):1491-501. doi:10.1007/s00421-019-04136-3.
25. Rivera-Chávez F, Lopez CA, Bäumler AJ. Oxygen as a driver of gut dysbiosis. In: Free Radical Biology and Medicine. 2017;105:93-101.
26. Scheiman J, Luber JM, Chavkin TA, et al. Meta-omics analysis of elite athletes identifies a performance-enhancing microbe that functions via lactate metabolism. In: Nat Med. 2019;25(7):1104-9. doi:10.1038/s41591-019-0485-4.
27. Sivaprakasam S, Gurav A, Paschall AV, et al. An essential role of Ffar2 (Gpr43) in dietary fibre-mediated promotion of healthy composition of gut microbiota and suppression of intestinal carcinogenesis. In: Oncogenesis 2016;5:e238.
28. Ticinesi A, Lauretani F, Tana C, et al. Exercise and immune system as modulators of intestinal microbiome: implications for the gut-muscle axis hypothesis. In: Exerc Immunol Rev. 2019;25:84-95.
29. Van de Wouw M, Schellekens H, Dinan TG, Cryan JF. Microbiota-Gut-Brain Axis: Modulator of Host Metabolism and Appetite. In: J Nutr. 2017;147(5):727-45. doi:10.3945/jn.116.240481.
30. Wells JM, Brummer RJ, Derrien M, et al. Homeostasis of the gut barrier and potential biomarkers. In: Am J Physiol Gastrointest Liver Physiol. 2017;312:G171-G193.
31. West NP, et al. Lactobacillus fermentum (PCC®) supplementation and gastrointestinal and respiratory-tract illness symptoms: a randomized control trial in athletes. In: Nutrition Journal. 2011;10(30).

12

• Edson Alves de Lima Junior • Camila Oliveira de Souza

Ácidos Graxos, Exercício e Sistema Imunológico

OBJETIVOS DO CAPÍTULO

- Conceituar a classificação dos ácidos graxos.
- Analisar a interação entre ácidos graxos metabolismo e o sistema imunológico.
- Analisar o efeito dos diferentes tipos de ácidos graxos sobre as células do sistema imunológico.
- Discutir o efeito de suplementos nutricionais que diretamente nfluenciam o metabolismo dos ácidos graxos.

CONCEITOS-CHAVE DO CAPÍTULO

- Ácidos graxos saturados: hidrocarbonetos de carbono que têm grupo carboxila, no qual não há presença de insaturações em sua cadeia alquídica.
- Ácidos graxos monoinsaturados: hidrocarbonetos de carbono que têm grupo carboxila, no qual há presença de uma insaturação entre suas moléculas de carbono.
- Ácidos graxos poli-insaturados: hidrocarbonetos de carbono que têm grupo carboxila, no qual há presença de duas ou mais insaturações em suas moléculas de carbono.
- Ácidos graxos de cadeia curta: têm até 6 moléculas de carbono em sua estrutura.
- ω (ômega): denominação dada aos ácidos graxos insaturados com base na contagem da primeira dupla ligação iniciada a partir do grupo metil.

INTRODUÇÃO

É sabido que o alto consumo de lipídios está associado a diversas doenças crônicas degenerativas. Contudo, o consumo de alguns tipos de lipídios previne o aparecimento dessas patologias e ajuda na diminuição de várias alterações metabólicas e inflamatórias, porque os ácidos graxos. além de sua função energética como macronutriente, são precursores de mediadores que modulam vias de sinalização intracelular e/ou têm função na biossíntese de membrana.

Em termos gerais, o alto consumo de ácidos graxos saturados e poli-insaturados ω-6 (o radical ω significa em qual carbono está a primeira insaturação) favorece a inflamação e os distúrbios metabólicos, enquanto alguns ácidos graxos de cadeia curta, monoinsaturados ou poli-insaturados ω-3 previnem alterações do metabolismo e apresentam efeitos anti-inflamatórios. Neste contexto, o exercício físico, por aumentar a capacidade oxidativa muscular, promove a redução na produção de metabólitos lipídicos potencialmente nocivos às células, gerando, assim, a minimização de marcadores inflamatórios.

Neste capítulo, abordaremos com detalhes como esse nutriente favorece a produção de mediadores ou interage com receptores que modulam as funções do sistema imune inato e regulam o metabolismo.

CLASSIFICAÇÃO DOS ÁCIDOS GRAXOS

O lipídio é o tipo de macronutrientes que mais fornece energia por grama de peso (cerca de 9 kcal/g). Estruturalmente, é formado pela associação de três moléculas de ácidos graxos com uma molécula de glicerol. Esses ácidos graxos podem ser classificados quanto ao tamanho de sua cadeia de carbonos e quanto ao grau de insaturação de sua estrutura.

Ácidos graxos com até 8 carbonos são classificados como de cadeia curta (SCFA, do inglês, *short-chain fatty acids*), até 14 carbonos de cadeia média, entre 16 e 18 carbonos como ácidos graxos de cadeia longa e, acima dessa quantidade, são chamados de ácidos graxos de cadeia muito longa. A dieta ocidental, típica dos países desenvolvidos e em desenvolvimento, como o Brasil, têm em sua dieta a maior parte dos lipídios constituídos de ácidos graxos de cadeia longa.

Quanto ao grau de insaturação, os ácidos graxos podem ser classificados como saturados ou insaturados. Ácidos graxos saturados são caracterizados pela ausência de duplas ligações entre as cadeias de carbono. A presença de uma dupla ligação entre as moléculas de carbono classifica o ácido graxo como monoinsaturado; duas ou mais duplas ligações caracterizam o ácido graxo como poli-insaturado (PUFA, do inglês, *polyunsaturated fatty acids*). Os ácidos graxos insaturados podem, ainda, ser classificados em relação ao início da dupla ligação e recebem a denominação ω (ômega) com base na contagem da primeira dupla ligação iniciando a partir do grupo metil.

Em temperatura ambiente, alimentos ricos em ácidos graxos saturados, principalmente de cadeia longa e média, apresentam-se em estado sólido, enquanto os ácidos graxos insaturados, na forma líquida. Além disso, ácidos graxos saturados são encontrados em alimentos, majoritariamente, de origem animal, enquanto os insaturados, em alimentos de origem vegetal.

Além dessa classificação, isômeros geométricos de ácidos graxos insaturados podem ser produzidos industrialmente a partir da hidrogenação de óleos insaturados ou obtidos na natureza por meio da biohidrogenação de ácidos graxos que ocorrem no estômago de animais ruminantes. Esses isômeros geométricos apresentam uma conformação denominada trans, a qual é caracterizada por um posicionamento dos carbonos ligados à dupla ligação oposta à conformação observada em ácidos graxos insaturados cis (IQBAL, 2014). A **Figura 12.1** esquematiza a classificação dos ácidos graxos e dá exemplos de suas estruturas.

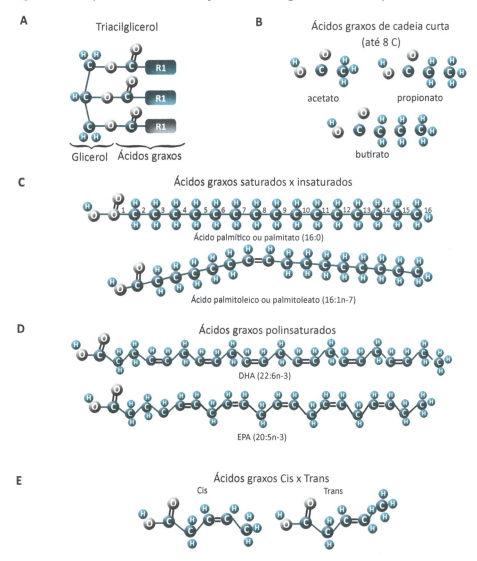

Figura 12.1 Classificação e estrutura dos ácidos graxos.

Ácidos Graxos e seus receptores

Os ácidos graxos modulam diversas funções celulares, levando a importantes mudanças na função imunometabólica dos organismos. Os ácidos graxos provenientes de nossa dieta são substratos para a biossíntese de fosfolipídios da membrana plasmática, assim, o consumo de determinado de ácido graxo pode levar a sua incorporação na membrana celular e alterar a fluidez da membrana. De modo geral, a inflamação pode ser exacerbada pela ingestão de alguns tipos de ácidos graxos, como ácidos graxos poli-insaturados (PUFA) ω-6. Contudo, a inflamação pode ser mais facilmente resolvida pela ingestão de outros ácidos graxos, como PUFA ω-3 (Goto; Kim; Takahashi; Kawada, 2013).

Porém, mais do que seu papel na fluidez da membrana, hoje sabe-se que ácidos graxos se ligam ou modulam a expressão de diversos receptores, os quais exercem papel importante na modulação do metabolismo e do sistema imune. Dentre esses receptores, os mais estudados são os receptores nucleares da família PPAR e alguns receptores de membrana acoplados à proteína G, como GPR120, GPR41 e GPR43 (Goto, Kim, Takahashi, Kawada, 2013; Hara, Kashihara, Ichimura, Kimura *et al.*, 2014).

PPARS

Os receptores nucleares PPAR (do inglês, *peroxissome proliferator-activated receptor*) são considerados "sensores" energéticos, pois, via modulação da transcrição gênica, coordenam respostas celulares adequadas a diversos sinais ambientais, nutricionais e inflamatórios.

Até o momento, foram identificadas três isoformas de PPAR (PPARα, PPARγ e PPAR β/δ), que são expressas diferentemente em cada tecido (Daynes, Jones, 2002; Goto, Kim, Takahashi, Kawada, 2013).

- **PPARα:** O PPARα pode ser ativado por PUFA e alguns ácidos graxos monoinsaturados. O PPARα é amplamente expresso em órgãos/tecidos com alta taxa de oxidação de ácidos graxos, como fígado, coração, músculo esquelético e tecido adiposo marrom. As funções de PPARα são diversas e vão desde coordenar a oxidação de ácidos graxos, o metabolismo de lipoproteínas até a modulação da resposta imune (Daynes, Jones, 2002; Goto, Kim, Takahashi, Kawada, 2013).
- **PPARγ:** Ativado por PUFA, como ácido α- linolênico (C18:3), γ- linolênico (C18:3), ácido araquidônico (C20:4) e ácido eicosapentaenoico (EPA) (C20:5), o PPARγ tem uma grande expressão no tecido adiposo branco, porém, também pode ser expresso no fígado e no tecido adiposo marrom. Esse PPAR modula diversas funções metabólicas, como a regulação da diferenciação de adipócitos, o armazenamento de lipídios, o metabolismo da glicose e a resposta imune.
- O PPARα e o PPARγ inativam por competição o sítio de ligação do NF-kB (do inglês, *nuclear factor kappa B*), suprimem a expressão de genes pró-inflamatórios e, consequentemente, reduzem a produção de citocinas e controlam a inflamação (Daynes, Jones, 2002; Goto, Kim, Takahashi, Kawada, 2013). Por exemplo, parte do efeito anti-inflamatório do exercício físico agudo é dependente de PPARα (Silveira, Pimentel, Souza Biondo *et al.*, 2017). Já a expressão um de fenótipo de monócitos anti-inflamatórios promovidos pelo exercício moderado aeróbio pode ser atribuí-

do, em parte, aos efeitos dependentes de PPARγ (Ruffino, Davies, Morris, Ludgate *et al.*, 2016).
- **PPAR β/δ:** Menos estudado em comparação com outros PPARs, pode interagir com alguns ácidos graxos saturados e monoinsaturados. É expresso em todos os tecidos e tem a função de coordenar o metabolismo de colesterol e a produção de lipoproteínas e pode causar efeitos benéficos no perfil lipídico. Seu papel no sistema imune ainda não foi completamente elucidado, no entanto, o PPAR β/δ parece melhorar a cicatrização de feridas (Daynes, Jones, 2002; Goto; Kim; Takahashi; Kawada, 2013).

A sustentação do exercício físico aeróbio por um longo período é altamente dependente do metabolismo oxidativo. Os ácidos graxos, por terem uma densidade energética maior em relação aos outros substratos energéticos, têm, nesse contexto, um papel fundamental. Por isso, algumas adaptações promovidas pelo treinamento de *endurance* estão ligadas ao aumento da densidade mitocondrial e da atividade de enzimas oxidativas, em parte regulada pela expressão positiva de PPARα e PPARβ/δ no músculo esquelético (Phua, Wong, Liao, Tan, 2018). O aumento da oxidação de lipídios reduz a produção de metabólitos lipídicos que em excesso podem ser potencialmente danosos ao organismo e assim minimizam a produção de fatores inflamatórios.

GPRS

Os GPRs são receptores acoplados à proteína G que podem ser ativados por ácidos graxos. De modo geral, a ativação dos GPRs produz dois efeitos: a primeira é via interação com proteínas do receptor do tipo Gi/o, que causa a inibição da produção de cAMP e a ativação da cascata de sinalização de ERK, a outra é via interação com proteínas do receptor do tipo Gq que causam aumento dos níveis intracelulares de cálcio (Ca^{2+}) e a ativação da cascata de MAPK (do inglês, *mitogen-activated protein kinase*). Os GPRs que são ativados por ácidos graxos são conhecidos, também, como FFARs (do inglês, *free fatty acid receptor*) e são subdivididos de acordo com o tamanho da cadeia de carbono dos seus ligantes, por exemplo: FFA2 (GPR43) e FFA3 (GPR41) são ativados por ácidos graxos de cadeia curta (SCFA, do inglês, *short-chain fatty acids*), enquanto FFA1 (GPR120) é ativado por PUFAs e ácidos graxos de cadeia longa (Hara, Kashihara, Ichimura, Kimura *et al.*, 2014).

Os efeitos imunometabólicos da ativação das diferentes classes de GPR serão mais detalhados nos tópicos seguintes (Hara, Kashihara, Ichimura, Kimura *et al.*, 2014; Kimura, Inoue, Hirano, Tsujimoto, 2014).

ÁCIDOS GRAXOS DE CADEIA CURTA E SISTEMA IMUNOLÓGICO

Ácidos graxos de cadeia curta como acetato (C_2), propionato (C_3) e butirato (C_4) são produtos da microbiota intestinal, obtidos a partir da fermentação anaeróbia de carboidratos complexos e fibras. Esses compostos desempenham papel importante na modulação do sistema imune e metabolismo. O butirato é o SCFA mais estudado, e já foi observado que ele modula a secreção de leptina e PYY no hipotálamo, a migração e a quimiotaxia de macrófagos e neutrófilos, produção de citocinas, até a diferenciação, ativação e migração de células T efetoras e regulatórias (Arpaia, Campbell, Fan Dikiy *et al.*, 2013; Kimura, Inoue, Hirano, Tsujimoto, 2014; Meijer, De Vos, Priebe, 2010; Vinolo, Rodrigues, Nachbar, Curi, 2011). Mais recentemente, o exercício físico de *endurance* vem sendo apontado como capaz de modular o microbioma intestinal e contribuir, assim, com a produção de ácidos graxos de cadeia curta, bem como possibilitar o efeito sistêmico destes (Okamoto, Morino, Ugi, Nakagawa *et al.*, 2019). Para mais detalhes, consulte o capítulo anterior.

- **Migração e quimiotaxia:** A função quimioatraentre de SCFA é dependente da ativação de receptores acoplados a proteína G, GPR43/GPR41. O GPR43 é o marcador de superfície mais expresso em células polimorfonucleares (PMN), principalmente neutrófilos. Já o GPR41 é encontrado em abundância na membrana de células mononucleares, como linfócitos, monócitos e macrófagos. A ligação de SCFA no GPR43/GPR41 promove a ativação destes receptores Gi, resultando em ativação da cascata de sinalização da MAPK. A ativação de GPR43 por SCFA reduz a expressão de alguns receptores quimiotáxicos, como CXCR2, em neutrófilos. Além disso, foi observado que o butirato reduziu a ativação e migração de macrófagos, induzida por LPS. Mostrando que SCFA, via GPR43/GPR41, promovem um efeito inibitório sobre a migração destes leucócitos (Hara, Kashihara, Ichimura, Kimura *et al.*, 2014; Meijer, De Vos, Priebe, 2010).
- **Produção de citocinas:** Além de inibir a migração de macrófagos induzida por LPS, o butirato induz uma mudança no padrão de citocinas produzidas por monócitos, pois inibe a produção de citocinas TH1, como IL-2 e interferon gamma (IFNγ), aumentando a produção de citocinas anti-inflamatórias TH2, como IL-10 e IL-4. Ademais, o butirato previne a translocação de NF-kB para o núcleo, impedindo a transcrição dos genes pró-inflamatórios TNF-α, IL-1β e IL-6. Acetato, propionato e butirato também promovem efeitos anti-inflamatórios em neutrófilos, pois reduzem a expressão de diversos mediadores pró-inflamatórios (TNF-α, CINC-2αβ e NO), via inibição de NF-kB. Com relação aos eicosanoides, os SCFA aumentam a produção principalmente de PG_{E2}, prostaglandina que, por meio da ativação de seu receptor específico favorece a diferenciação de linfócitos T-Helper TH1 para TH17, sendo assim, SCFA podem também modular a função de células T (Meijer, De Vos, Priebe, 2010; Vinolo, Rodrigues, Nachbar, Curi, 2011).
- **Modulação da função de linfócitos T:** Além dos efeitos descritos anteriormente, os SCFA podem modular proliferação, diferenciação e função de células T. De modo geral, foi observado que o butirato inibe a proliferação de linfócitos T frente a diversos estímulos, reduz a produção de IL-2 e IFNγ e aumenta a produção de IL-10. Ademais, a produção e a resposta supressora de células T regulatórias (Treg) podem ser aumentadas por inibidores de HDAC (superfamília das histonas deacetilases), como butirato e propionato (Arpaia, Campbell, Fan, Dikiy *et al.*, 2013; Meijer, De Vos, Priebe, 2010; Vinolo, Rodrigues, Nachbar, Curi, 2011).
- **Ácidos graxos de cadeia curta e exercício físico:** Mudanças na microbiota intestinal são capazes de alterar a função e o metabolismo muscular e, inclusive, podem implicar em melhora no desempenho do exercício físico de *endurance*. A inter--relação entre alterações na microbiota intestinal e no músculo esquelético está, em parte, ligada aos efeitos de ácidos graxos de cadeia curta. As mudanças no metabolismo causadas por estes ácidos graxos estariam ligadas à regulação positiva na sinalização de AMPK, PPAR-δ e PGC1α e pela inibição de HDACs (Frampton, Murphy, Frost, Chambers, 2020).

ÁCIDOS GRAXOS MONOINSATURADOS E SISTEMA IMUNOLÓGICO

Oo papel dos ácidos graxos monoinsaturados sobre a diminuição do risco de desenvolvimento de doenças crônico degenerativa já está bem estabelecido. O ácido oleico (ω-9) é o principal ácido graxo monoinsaturado encontrado em nossa alimentação e, portanto, o mais estudado. Porém cada vez mais os efeitos anti-inflamatórios do ácido palmitoléico (ω-7) tem recebido atenção. Estudos sugerem que os ácidos graxos monoinsaturados podem modular a função de macrófagos e neutrófilos e, assim, alterar a produção de mediadores inflamatórios, efeitos que serão mais detalhados nos tópicos a seguir.

ÁCIDO OLEICO

- **Modulação da função macrófagos:** o ácido oleico altera a polarização de macrófagos M1 para M2 no tecido adiposo (Camell, Smith, 2013). Macrófagos residentes no tecido adiposo têm papel fundamental na regulação da inflamação local e sistêmica, sendo os macrófagos M2 classicamente conhecidos por apresentar um caráter anti-inflamatório. Essa alteração de perfil resulta em menor expressão de TNF-α no tecido adiposo, comparada com uma dieta rica em ácido graxo saturado (Camell, Smith, 2013). Macrófagos tratados com palmitato e LPS aumentam a produção de IL-6 e TNF-α. Já quando tratados com oleato, o inverso ocorre (Wen, Gris, Lei, Jha et al., 2011). Além disso, diferentemente do que acontece com ácidos graxos saturados que aumentam a expressão de IL-1β via ativação do complexo inflamassoma, em macrófagos e monócitos, o ácido oleico previne esse aumento (L'homme, Esser, Riva, Scheen et al., 2013).
- **Regulação da função de neutrófilos:** O ácido oleico inibe a quimiotaxia de neutrófilos por reduzir a expressão endotelial de VCAM-1, E-selectin e ICAM-1 (Carluccio, Massaro, Bonfrate, Siculella et al., 1999). Ademais, o tratamento com esse ácido graxo insaturado reduz a ativação do fator de transcrição pró-inflamatório NF-κB promovida por ácidos graxos saturados. Os principais mecanismos envolvidos na regulação de neutrófilos por oleato decorrem de sua interação no metabolismo do cálcio e alteração da atividade de PKC (proteína quinase C) (Carrillo, Cavia Mdel, Alonso-Torre, 2012).
- **Mediadores inflamatórios e oleato:** O ácido oleico é capaz de diminuir uma série de mediadores inflamatórios. Em macrófagos peritoneais, a administração de ácido oleico diminui a produção de IL-1β, IL-6 e CINC-2αβ (do inglês, *cytokine-induced neutrophil chemoattractant-2ab*) (Magdalon, Vinolo, Rodrigues, Paschoal et al., 2012). Em resposta ao choque endotoxêmico, neutrófilos de animais alimentados com ração suplementada com azeite de oliva (rico em ácido oleico) apresentam menor produção de PGE2 (prostaglandina E2), LTB4 (leucotrieno B4), MCP-1 e TNF-α (Leite, Pacheco, Gomes, Guedes et al., 2005). Além disso, esse ácido graxo diminui a atividade da enzima fosfolipase A2 e, consequentemente, reduz a ativação da cascata inflamatória dependente de ácido araquidônico (Alaoui El Azher, Havet, Singer, Dumarey et al., 2000).

ÁCIDO PALMITOLEICO

Apesar de estruturalmente ser muito semelhante ao principal ácido graxo saturado encontrado em nossa dieta (palmítico, C16:0), o ácido palmitoleico (C16:1 ω-7) é um ácido graxo potencialmente capaz de modular beneficamente o metabolismo e o sistema imunológico (Cao, Gerhold, Mayers, Wiest et al., 2008).

O ácido palmitoleico é um ácido graxo monoinsaturado ômega-7 de 16 carbonos (C16:1n-7), pouco obtido pela dieta, uma vez que não são muitos alimentos que contêm uma concentração de ácido palmitoleico maior que 5% do total de AG. São consideradas boas fontes de ácido palmitoleico: macadâmias, óleo de espinheiro-do-mar e alguns peixes, como salmão e bacalhau. Embora consumido em poucas quantidades, o ácido palmitoleico pode ser produzido endogenamente via dessaturação da cadeia de carbonos do ácido palmítico **(Figura 12.2)**.

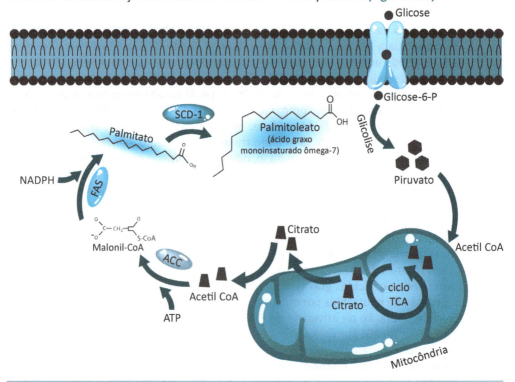

Figura 12.2 A lipogênese *de novo* tem início com a ativação da acetil-CoA-carboxilase (ACC) e da ácido graxo síntase (FAS), enzimas que promovem a síntese de ácidos graxos, principalmente de palmitato (C16:0), a partir do acetil-CoA liberado na glicólise aeróbica. O palmitato pode, então, ser convertido em ácido palmitoleico (C16:1n-7) numa reação catalisada pela delta-9-dessaturase, frequentemente chamada de estearoil-CoA dessaturase-1 (SCD-1). Fonte: Souza *et al.*, 2017.

Alguns autores sugerem que o ácido palmitoleico produzido endogenamente pelo organismo funciona como uma lipocina, porque pode ser produzido por adipócitos e regular positivamente a atividade de órgãos distantes, como o músculo esquelético, o que favorece as ações da insulina e do fígado e reduz o acúmulo ectópico de gordura (esteatose) (Cao, Gerhold, Mayers, Wiest *et al.*, 2008).

Semelhantemente, vários estudos apontam que a suplementação com ácido palmitoleico leva a uma melhora da sensibilidade à insulina sistêmica e reduz a inflamação (Guo, Li, Xu, Halim et al., 2012; Souza, Teixeira, Lima, Batatinha et al., 2014). Adipócitos incubados com ácido palmitoleico apresentaram uma menor expressão de genes relacionados à via do TLR-4 (Shaw, Lambert, Wong, Ralston et al., 2013), enquanto os macrófagos expostos ao ácido palmitoleico apresentaram menor expressão de genes inflamatórios e redução na produção de citocinas pró-inflamatórias (Souza, Teixeira, Biondo, Silveira et al., 2017), bem como maior diferenciação de macrófagos para o fenótipo anti-inflamatório (Souza, Teixeira, Biondo, Silveira et al., 2017). No fígado, foi observado que a suplementação com ácido palmitoleico reduz a inflamação, por diminuir a expressão de citocinas pró-inflamatórias e do fator de transcrição NF-κB, bem como o número de células de Kupffer (Guo, Li, Xu, Halim et al., 2012).

A **Figura 12.3** apresenta alguns dos efeitos anti-inflamatórios do ácido palmitoleico em diferentes tecidos (De Souza, Vannice, Rosa Neto, Calder, 2018):

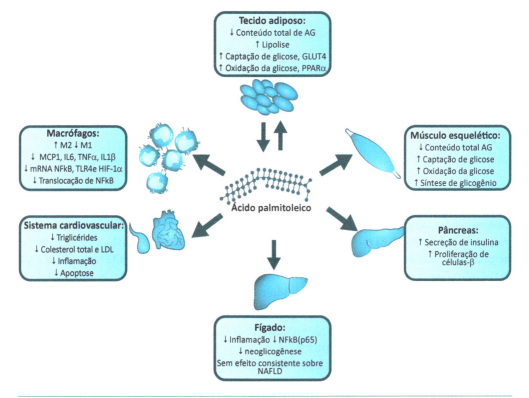

Figura 12.3 O ácido palmitoleico aumenta a secreção de insulina pelo pâncreas, melhora a sensibilidade à insulina no fígado e no músculo esquelético, reduz a inflamação e promove numerosos efeitos metabólicos benéficos no fígado e no sistema cardiovascular. Esses efeitos benéficos do ácido palmitoleico são descritos, principalmente, em estudos de intervenção *in vitro* e animal. Abreviaturas: GLUT, transportador de glicose; HIF, fator induzido por hipóxia; IL, interleucina; LDL, lipoproteína de baixa densidade; MCP, proteína quimioatraente de monócitos; NAFLD, doença hepática gordurosa não alcoólica; NFκB, fator nuclear kappa b; TNF, fator de necrose tumoral.

Fonte: Adaptada de Souza et al., 2017.

ÁCIDOS GRAXOS POLI-INSATURADOS E SISTEMA IMUNOLÓGICO

Ácidos graxos poli-insaturados são hidrocarbonetos de carbono que se caracterizam por apresentar duas ou mais duplas ligações. Dentre os lipídios poli-insaturados abordados neste tópico, destacaremos os efeitos dos ácidos graxos da família ω3 e ω6 sobre o sistema imunológico e o metabolismo. Por serem essenciais, ambos necessitam estar presentes na dieta, uma vez que não são produzidos endogenamente. As principais fontes de ácidos ω-6 da nossa dieta são provenientes em alimentos de origem animal e vegetal, enquanto ácidos graxos ω-3 de cadeia longa como o ácido α-linolênico (18:3 ω-3) são encontrados, principalmente, em uma variedade de alimentos de origem vegetal, em especial na linhaça. Já ácidos graxos como eicosapentaenoico (EPA) e ácido docosahexaenóico (DHA) de cadeias muito longas são encontrados especialmente na gordura de peixes de águas profundas e geladas (Raphael, Sordillo, 2013).

A dieta ocidental é rica em ácido graxo ω-6 e pobre em ácidos graxos da família ω-3, diferentemente do que ocorre em uma dieta mediterrânea. Populações mediterrâneas caracterizam-se pela baixa incidência no desenvolvimento crônico doenças degenerativas causadas pela inflamação persistente de baixo grau, porque, de forma geral, os ácidos graxos da família ω-6 são considerados pró-inflamatórios, enquanto os ácidos graxos da família ω-3 são tidos como anti-inflamatórios (Raphael, Sordillo, 2013).

Efeitos dos ácidos graxos da família ω-3 no sistema imunológico

Modulação da cascata inflamatória: Os ácidos graxos poli-insaturados ω-3, EPA e DHA, modulam a transdução de sinal de vários receptores da família dos *Toll Like Receptors* (TLR), *Nod Like Receptors* (NLR) e *C-type lectin receptors*, suprimindo a resposta inflamatória relacionada à ativação do NF-κB. Os ácidos graxos EPA e DHA parecem alterar os *lipid rafts* da membrana plasmática e, por isso, modulam a ativação destes receptores inflamatórios. Porém, não está claro, ainda, como essas alterações ocorrem nos *lipids rafts* (Chapkin, Kim, Lupton, Mcmurray, 2009; Nicolaou, Mauro, Urquhart, Marelli-Berg, 2014).

Ativação de GPR120: O GPR120, receptor acoplado à proteína G 120 é descrito como um receptor ativado por ácidos graxos insaturados. Dentre esses, ácidos graxos ω-3 são apontados como os mais potentes estimuladores de GPR120 (Zhang, Leung, 2014).

No tecido adiposo, a expressão de mRNA do GPR120 é modulada positivamente pelo PPARγ. A ativação de GPR120 promove a ativação de marcadores que estimulam a diferenciação de adipócitos (FABP4, SREBP e PPARγ), além de melhorar a sensibilidade à insulina por meio da ativação da via PI3K/AKT, que promove também maior translocação de GLUT-4.

Além dos efeitos metabólicos descritos, o GPR120 também modula a cascata inflamatória por meio de repressão das vias IKKβ/NF-κB e JNK/c-JUN, as quais são induzidas por TLR-4 e pelo receptor de TNF-α. Desse modo, é reprimida a cascata pró-inflamatória *downstream*, que induz a produção de MCP-1, TNF-α, IL-6, COX-2 e PGE2. A via do inflamassoma também é modulada negativamente pela ativação de GPR120, o qual prejudica a ativação de NLRP3/1b e reduz a ativação de caspase 1 e a produção de IL-1β. Assim, o GPR120 ativado por ácidos graxos ω-3 melhora a sensibilidade à insulina e promove efeitos anti-inflamatórios importantes (Zhang, Leung, 2014).

Resolução da inflamação: Os ácidos graxos EPA e DHA são apontados como importantes anti-inflamatórios, por serem substratos para potentes mediadores lipídicos que participam do processo de resolução da inflamação. O EPA é precursor do ácido 18-HpETE e origina os mediadores da família E das resolvinas. O DHA é precursor do ácido 17-HpDHA e origina resolvinas da família D, protetinas e maresinas (Buckley, Gilroy, Serhan, 2014).

Esses mediadores especializados na resolução da inflamação (SPM, do inglês *specialized proresolving mediators*) modulam a resposta imune em diversos aspectos: aumentam a função fagocítica de macrófagos e células polimorfonucleares, favorecem a polarização de macrófagos de M1 (pró-inflamatório) para M2 (anti-inflamatório), estimulam a produção de óxido nítrico e alteram o perfil de citocinas, reduzindo os níveis de IL-17, IL-10, prostaglandina E2 e leucotrieno B4. O mecanismo pelo qual resolvinas, protetinas e maresinas produzem os efeitos anti-inflamatórios descritos acima e favorecem a resolução da inflamação parece ser, de forma geral, devido à supressão do NF-kB por um mecanismo dependente de PPARγ (Buckley, Gilroy, Serhan, 2014).

Efeitos dos ácidos graxos da família ω-6 no sistema imunológico

- **Eicosanoides:** O termo eicosanoide descreve compostos bioativos derivados de ácidos graxos de cadeia longa com 20 carbonos, como o ácido araquidônico (AA, 20:4, ω-6) e o ácido dihomo-gammalinolénico (DGLA,20:3 ω-6). A síntese de eicosanoides depende da atividade de fosfolipases e das enzimas ciclooxigenases (COX) e prostaglandina sintetase específicas, cuja função será mais detalhada no tópico a seguir (Raphael, Sordillo, 2013).
- **Síntese de eicosanoides:** As fosfolipases como fosfolipases A2, fosfolipase D e diacilglicerol são responsáveis pela liberação de ácidos graxos da membrana plasmática. O ácido araquidônico é o principal alvo dessas fosfolipases e metabolizado pelas isoformas constitutiva (COX-1) e induzida (COX-2) das ciclooxigenases. Ele dá origem a um composto instável, a prostaglandina H_2 (PGH_2), que, por meio de sintetases de prostaglandinas específicas, dará origem à diversas classes de eicosanoides, incluindo prostaglandinas PGE_2, PGD_2, PGF_2, prostaciclinas (PGI_2) e tromboxanos (TXA_2) (Gupta, Dubois, 2001; Nakanishi, Rosenberg, 2013) (figura 4). Esses mediadores apresentam efeitos importantes na patogênese da inflamação, os quais serão detalhados no tópico seguinte (Raphael, Sordillo, 2013).
- **Efeitos inflamatórios dos eicosanoides:** Dentre os eicosanoides, a PGE_2 exerce efeitos, principalmente, durante a fase inicial da resposta inflamatória, estimulando regiões de nervos sensitivos, aumentando a dor no local inflamado, induzindo vasodilatação e facilitando a migração de células polimorfonucleares (PMN) para a região afetada, o que causa edema e calor. Contudo, PGE_2 também pode modular a maturação de células dendríticas e influenciar a ativação de células T helper TH17, promovendo a produção de IL-17, interleucina pró-inflamatória que favorece a

migração de macrófagos e neutrófilos para o local da inflamação (Kalinski, 2012; Nakanishi, Rosenberg, 2013).

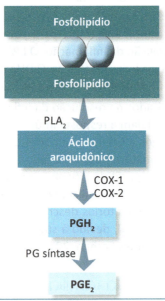

Figura 12.4 Adaptada de Gupta & DuBois (Gupta, Dubois, 2001).

Efeito de suplementos nutricionais sobre o metabolismo de ácidos graxos

Atletas e praticantes de exercício físico comumente fazem uso de estratégias ergogênicas para melhorar o desempenho físico e alterar a composição corporal. Ao longo dos anos, evidências científicas acerca do uso de suplementos nutricionais têm se consolidado cada vez mais, embora o uso desse tipo de estratégia nutricional frequentemente ocorra de maneira indiscriminada e inapropriada, consequência da falta de informação e de alegações equivocadas combinadas com uma fiscalização e regulação, muitas vezes, ineficiente dos órgãos competentes. Discutiremos aqui o efeito da suplementação de L-carnitina e dos triglicerídeos de cadeia média (TCM), lançando luz sobre o papel destes suplementos na redução da massa adiposa e de seus efeitos no metabolismo.

Sabemos que a atividade física promove o aumento do dispêndio energético e que mudanças metabólicas se fazem necessárias para que exista um fluxo contínuo de fornecimento energético. Em especial, durante o exercício de *endurance*, reservas de ácidos graxos do tecido adiposo são mobilizadas e fornecem substratos que podem proporcionar energia ao músculo em atividade. Múltiplas etapas estão envolvidas nesse processo, no qual, uma vez que o ácido graxo (de cadeia longa) se torna disponível para a célula muscular, sua decomposição para o fornecimento de energia (na forma de ATP) pode ser didaticamente dividida: em ativação do ácido graxo, ß-oxidação e fosforilação oxidativa.

Visto que ácidos graxos de cadeia longa são metabolizados exclusivamente na mitocôndria, torna-se necessário que esses se transloquem do ambiente citoplasmático para a matriz mitocondrial (local onde se encontram enzimas responsáveis pela ß-oxidação). Para isso, a ativação dos ácidos graxos (de cadeia longa) e a atividade dos complexos proteicos dependentes de carnitina são necessários.

- **L-carnitina:** A carnitina é uma amina quarternária (3-hidroxi-4-N-trimetilamino-butirato) que é sintetizada endogenamente no fígado, rins e cérebro a partir dos aminoácidos essenciais lisina e metionina. A alegação do efeito da suplementação de L-carnitina como "queimador de gordura" e potencializador da oxidação de lipídios em exercícios de *endurance* é atribuído ao papel da carnitina no transporte de ácidos graxos de cadeia longa do citoplasma para o interior da mitocôndria, local onde são oxidados. Contrariando a popularidade comercial da L-carnitina, dados na literatura são desapontadores e, em geral, não confirmar esse efeito (Gnoni, Longo, Gnoni, Giudetti, 2020). Abundantes concentrações de carnitina são encontradas no músculo e, com exceção da deficiência presente em situações patológicas, o fornecimento de carnitina exógena não é fator limitante para a oxidação de lipídios em indivíduos saudáveis (Gnoni, Longo, Gnoni, Giudetti, 2020).
- **Triglicérides de cadeia média (TCM):** Diferentemente do que é observado com os ácidos graxos de cadeia longa, a translocação de ácidos graxos de cadeia média para a mitocôndria ocorre sem a necessidade de sua ativação, podendo essa molécula difundir-se por meio da membrana mitocondrial com mais facilidade, visto que não há necessidade de sua ativação pelos complexos mitocondriais dependentes de carnitina. Em adição, TCM são mais facilmente digeridos e absorvidos pelo trato gastrointestinal quando comparados a triglicerídeos de cadeia longa.

Essas características tornam plausível sua utilização como estratégia nutricional durante exercícios físicos de longa duração. Seu fornecimento energético mais rápido em relação aos ácidos graxos de cadeia longa contribui com a redução da taxa de depleção do glicogênio muscular e hepático, postergando, assim, o desenvolvimento da fadiga muscular. Além disso, é importante ressaltar que os ácidos graxos fornecem uma maior densidade energética em comparação com os carboidratos. Todavia, deve-se ficar atento ao fato de que concentrações capazes de aumentar o desempenho (30 g/h) são frequentemente acompanhadas de alterações gastrointestinais (Hawley, Brouns, Jeukendrup, 1998).

CONCLUSÃO

Neste capítulo, abordamos a modulação do metabolismo e do sistema imunológico por meio dos ácidos graxos. Esse fenômeno é possível graças à interação com receptores específicos, às proteínas reguladoras do metabolismo e a alterações na fluidez de membrana acarretadas por esse nutriente. Eles, ainda, servem como precursores de diversos mediadores metabólicos que atuam como reguladores da inflamação. No geral, o alto consumo de ácidos graxos saturados e poli-insaturados ω-6 favorecem a inflamação e os distúrbios metabólicos, enquanto determinados ácidos de cadeia curta, monoinsaturados ou poli-insaturados ω-3, previnem alterações do metabolismo e apresentam efeitos anti-

-inflamatórios. O exercício físico diminui a produção de metabólitos lipídicos potencialmente nocivos às células e, consequentemente, minimiz a inflamação. Adicionalmente, discutimos o efeito de suplementos nutricionais e como estes podem influenciar o metabolismo de ácidos graxos.

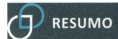

RESUMO

Ácidos graxos de cadeia curta (SCFA) são produtos da microbiota intestinal e ativadores de receptores GPR43/GPR41. A ativação desses receptores por SCFA reduz a expressão de alguns receptores quimiotáxicos e promove um efeito inibitório na migração dê macrófagos e neutrófilos.

O ácido oleico (ω-9) e o ácido palmitoleico (ω-7) são os ácidos graxos monoinsaturados mais investigados. O ácido oleico altera a polarização de macrófagos M1 para M2, reduz a expressão de TNF-α no tecido adiposo e, em neutrófilos, inibe a quimiotaxia, assim como a produção de PGE$_2$, LTB$_4$, MCP-1 e TNF-α. O ácido palmitoleico é uma adipocina que melhora a sensibilidade à insulina no músculo e atenua a inflamação induzida por macrófagos em miócitos. Além disso, essa adipocina reduz a expressão de citocinas pró-inflamatórias e do fator de transcrição NF-κB, bem como o número de células de Kupffer no fígado.

Os ácidos graxos da família ω-3 (EPA e DHA) são tidos como anti-inflamatórios, pois modulam a cascata de sinalização de TLR e NLR suprimindo a resposta inflamatória relacionada à ativação do NF-κB. Ácidos graxos ω-3 são potentes estimuladores de GPR120, o qual também reprime as vias IKKβ/NF-κB e JNK/c-JUN, induzidas por TLR-4. GPR120 também reprime a via do inflamassoma por prejudicar a ativação de NLRP3/1b. Desde modo, a produção de MCP-1, TNF-α, IL-6, COX-2, PGE$_2$ e IL-1β são inibidas. Ademais, o EPA e DHA são precursores de potentes mediadores lipídicos que participam do processo de resolução da inflamação, como resolvinas, protetinas e maresinas.

Ácidos graxos da família ω-6 são considerados pró-inflamatórios. O ácido araquidônico (20:4, ω-6) é o principal precursor dos eicosanoides e, por meio da ação de fosfolipases de membrana, ciclooxigenases 1 e 2, e sintetases de prostaglandinas específicas, dará origem principalmente à prostaglandina PGE$_2$. A PGE$_2$ facilita a migração de células PMN na primeira fase da resposta inflamatória, porém também modula a maturação de células dendríticas e promove a produção de IL-17.

EXERCÍCIOS DE AUTOAVALIAÇÃO

1. Assinale a alternativa correta em relação aos SCFA.
   a) SCFA são ácidos graxos essenciais, pois não são produzidos por nosso organismo.
   b) GPR43 é um receptor ativado por SCFA e promove efeitos anti-inflamatórios.
   c) O butirato aumenta a migração de neutrófilos para a região da inflamação, melhorando a resposta imune.
   d) Nos macrófagos, os SCFA inibem a via de NFκB, reduzindo a produção de IL10 e IL4.

Resposta: B. Ácidos graxos de cadeia curta como acetato (C_2), propionato (C_3), e butirato (C_4) são produtos da microbiota intestinal, obtidos por meio da fermentação anaeróbia de carboidratos complexos e fibras. FFA2 (GPR43) e FFA3 (GPR41) são ativados por ácidos graxos de cadeia curta (SCFA, do inglês, *short-chain fatty acids*). A ativação de GPR43 por SCFA reduz a expressão de alguns receptores quimiotáxicos, como CXCR2, em neutrófilos. Além disso, o butirato previne a translocação de NF-kB para o núcleo, impedindo a transcrição dos genes pró-inflamatórios TNF-α, IL-1β e IL-6.

2. As resolvinas e as protetinas, importantes mediadores lipídicos envolvidos na resolução da inflamação, são produzidas a partir de quais ácidos graxos?
   a) Ácido araquidônico e palmitato.
   b) Butirato e propionato.
   c) EPA e DHA.
   d) Ácido palmitoleico e α-linoleico.

Resposta: C. São mediadores lipídicos derivados de EPA E DHA.

3. Qual alternativa coloca na ordem correta o precursor lipídico e as enzimas relacionadas com a produção de eicosanoides?
   a) Ácido palmitoleico, cox1, cox2, histona desacetilase e diacilglicerol.
   b) Ácido linoleico, prostaglandina sintase, fosfolipase, cox1 e cox2.
   c) Ácido araquidônico, fosfolipase, cox1, cox2 e diacilglicerol.
   d) Ácido araquidônico, fosfolipase, cox1, cox2 e protaglandina sintetase.

Resposta: D. A ordem correta, segundo as opções acima, é: 1) ácido araquidônico; 2) fosfolipase; 3) cox1; 4) cox2; e, por fim, 5) protaglandina sintetase.

4. Assinale a alternativa correta em relação aos ácidos graxos da família ω3 e ω6.
   a) O desbalanço entre essas duas famílias de ácidos graxos essenciais é um dos possíveis dos gatilhos nutricionais responsáveis pelo desenvolvimento de doenças de origem inflamatória.
   b) Os ácidos graxos da família ω3 são considerados pró-inflamatórios por levarem ao aumento da atividade do fator de transcrição NF-κB.
   c) Para a síntese de eicosanoides, a cascata do ácido araquidônico utiliza como matéria-prima estrutural ácidos graxos da família ω3.
   d) Todas as alternativas estão corretas.

Resposta: A. Um desequilíbrio entre consumo de ácidos graxos poli-insaturados da família ω-6 e da família ω-3 é um dos possíveis dos gatilhos nutricionais responsáveis pelo desenvolvimento de doenças de origem inflamatória. Isto porque na dieta ocidental há uma tendência muito maior de ácidos graxos poli-insaturados da família ω-6 em relação aos da família ω-3.

5. Assinale a alternativa incorreta sobre os triglicerídeos de cadeia média.
   a) Os triglicerídeos de cadeia média são também conhecidos como TCM.

b) Os ácidos graxos de cadeia média se difundem mais facilmente através da membrana mitocondrial.

c) Os triglicerídeos de cadeia média são mais facilmente digeridos e absorvidos pelo trato gastrointestinal quando comparados aos triglicerídeos de cadeia longa.

d) Os triglicerídeos de cadeia média são aminas quartenárias (3-hidroxi-4-N-trimetilamino-butirato) sintetizadas endogenamente a partir dos aminoácidos de lisina e metionina.

Resposta: D. A resposta incorreta é a letra D, visto que ácidos graxos de cadeia média não são aminas quartenárias (3-hidroxi-4-N-trimetilamino-butirato) sintetizadas endogenamente a partir de lisina e metionina.

REFERÊNCIAS

1. Alaoui El Azher M, Havet N, Singer M, Dumarey C, et al. Inhibition By Unsaturated Fatty Acids Of Type Ii Secretory Phospholipase A2 Synthesis In Guinea-Pig Alveolar Macrophages Evidence For The Eicosanoid-Independent Pathway. In: Eur J Biochem. 2000;12:3633-9.
2. Arpaia N, Campbell C, Fan X, Dikiy S, et al. Metabolites Produced By Commensal Bacteria Promote Peripheral Regulatory T-Cell Generation. In: Nature. 2013;7480:451-5.
3. Buckley CD, Gilroy DW, Serhan CN. Proresolving Lipid Mediators And Mechanisms In The Resolution Of Acute Inflammation. In: Immunity. 2014;3:315-27.
4. Camell C, Smith CW. Dietary Oleic Acid Increases M2 Macrophages In The Mesenteric Adipose Tissue. In: Plos One. 2013;9:E75147.
5. Cao H, Gerhold K, Mayers JR, Wiest MM, et al. Identification Of A Lipokine, A Lipid Hormone Linking Adipose Tissue To Systemic Metabolism. In: Cell. 2008;6:933-44.
6. Carluccio MA, Massaro M, Bonfrate C, Siculella L, et al. Oleic Acid Inhibits Endothelial Activation: A Direct Vascular Antiatherogenic Mechanism Of A Nutritional Component In The Mediterranean Diet. In: Arterioscler Thromb Vasc Biol. 1999;2:220-8.
7. Carrillo C, Cavia Mdel M, Alonso-Torre S. Role Of Oleic Acid In Immune System; Mechanism Of Action: A Review. In: Nutr Hosp. 2012;4:978-90.
8. Chapkin RS, Kim W, Lupton JR, Mcmurray DN. Dietary Docosahexaenoic And Eicosapentaenoic Acid: Emerging Mediators Of Inflammation. In: Prostaglandins Leukot Essent Fatty Acids. 2009;2-3:187-91.
9. Daynes RA, Jones DC. Emerging Roles Of Ppars In Inflammation And Immunity. In: Nat Rev Immunol. 2002;10:748-59.
10. De Souza CO, Vannice GK, Rosa Neto JC, Calder PC. Is Palmitoleic Acid A Plausible Nonpharmacological Strategy To Prevent Or Control Chronic Metabolic And Inflammatory Disorders? In: Molecular Nutrition & Food Research. 2018;1:1700504.
11. Frampton J, Murphy KG, Frost G, Chambers ES. Short-Chain Fatty Acids As Potential Regulators Of Skeletal Muscle Metabolism And Function. In: Nature Metabolism. 2020;3:30.
12. Gnoni A, Longo S, Gnoni GV, Giudetti AM. Carnitine In Human Muscle Bioenergetics: Can Carnitine Supplementation Improve Physical Exercise? In: Molecules. 2020;1.
13. Goto T, Kim YI, Takahashi N, Kawada T. Natural Compounds Regulate Energy Metabolism By The Modulating The Activity Of Lipid-Sensing Nuclear Receptors. In: Mol Nutr Food Res. 2013;1:20-33.
14. Guo X, Li H, Xu H, Halim V, et al. Palmitoleate Induces Hepatic Steatosis But Suppresses Liver Inflammatory Response In Mice. In: Plos One. 2012;6:E39286.
15. Gupta RA, Dubois RN. Colorectal Cancer Prevention And Treatment By Inhibition Of Cyclooxygenase-2. In: Nat Rev Cancer. 2001;1:11-21.

16. Hara T, Kashihara D, Ichimura A, Kimura I, et al. Role Of Free Fatty Acid Receptors In The Regulation Of Energy Metabolism. In: Biochim Biophys Acta. 2014;9:1292-300.
17. Hawley JA, Brouns F, Jeukendrup A. Strategies To Enhance Fat Utilisation During Exercise. In: Sports Med. 1998;4:241-57.
18. Iqbal MP. Trans Fatty Acids — A Risk Factor For Cardiovascular Disease. In: Pak J Med Sci. 2014;1:194-7.
19. Kalinski P. Regulation Of Immune Responses By Prostaglandin E2. In: J Immunol. 2012;1:21-8.
20. Kimura I, Inoue D, Hirano K, Tsujimoto G. The Scfa Receptor Gpr43 And Energy Metabolism. In: Front Endocrinol (Lausanne). 2014;5:85.
21. L'homme L, Esser N, Riva L, Scheen A, et al. Unsaturated Fatty Acids Prevent Activation Of Nlrp3 Inflammasome In Human Monocytes/Macrophages. In: J Lipid Res. 2013;11:2998-3008.
22. Leite MS, Pacheco P, Gomes RN, Guedes AT, et al. Mechanisms Of Increased Survival After Lipopolysaccharide-Induced Endotoxic Shock In Mice Consuming Olive Oil-Enriched Diet. In: Shock. 2005;2:173-8.
23. Magdalon J, Vinolo MA, Rodrigues HG, Paschoal VA, et al. Oral Administration Of Oleic Or Linoleic Acids Modulates The Production Of Inflammatory Mediators By Rat Macrophages. In: Lipids. 2012;8:803-12.
24. Meijer K, De Vos P, Priebe MG. Butyrate And Other Short-Chain Fatty Acids As Modulators Of Immunity: What Relevance For Health? In: Curr Opin Clin Nutr Metab Care. 2010;6:715-21.
25. Nakanishi M, Rosenberg DW. Multifaceted Roles Of Pge2 In Inflammation And Cancer. In: Semin Immunopathol. 2013;2:123-37.
26. Nicolaou A, Mauro C, Urquhart P, Marelli-Berg F. Polyunsaturated Fatty Acid-Derived Lipid Mediators And T Cell Function. In: Front Immunol. 2014;5:75.
27. Okamoto T, Morino K, Ugi S, Nakagawa F, et al. Microbiome Potentiates Endurance Exercise Through Intestinal Acetate Production. In: Am J Physiol Endocrinol Metab. 2019;5:E956-E966.
28. Phua WWT, Wong MXY, Liao Z, Tan NS. An Apparent Functional Consequence In Skeletal Muscle Physiology Via Peroxisome Proliferator-Activated Receptors. In: Int J Mol Sci. 2018;5.
29. Raphael W, Sordillo LM. Dietary Polyunsaturated Fatty Acids And Inflammation: The Role Of Phospholipid Biosynthesis. In: Int J Mol Sci. 2013;10:21167-88.
30. Ruffino JS, Davies NA, Morris K, Ludgate M, et al. Moderate-Intensity Exercise Alters Markers Of Alternative Activation In Circulating Monocytes In Females: A Putative Role For Ppargamma. In: Eur J Appl Physiol. 2016;9:1671-82.
31. Shaw B, Lambert S, Wong MH, Ralston JC, et al. Individual Saturated And Monounsaturated Fatty Acids Trigger Distinct Transcriptional Networks In Differentiated 3t3-L1 Preadipocytes. In: J Nutrigenet Nutrigenomics. 2013;1:1-15.
32. Silveira LS, Pimentel GD, Souza CO, Biondo LA, et al. Effect Of An Acute Moderate-Exercise Session On Metabolic And Inflammatory Profile Of Ppar-Alpha Knockout Mice. In: Cell Biochem Funct. 2017;8:510-7.
33. Souza CO, Teixeira AA, Biondo LA, Silveira LS, et al. Palmitoleic Acid Reduces The Inflammation In Lps-Stimulated Macrophages By Inhibition Of Nf Kb, Independently Of Ppar S. In: Clinical And Experimental Pharmacology And Physiology. 2017;5:566-75.
34. Souza CO, Teixeira AA, Lima EA, Batatinha HA, et al. Palmitoleic Acid (N-7) Attenuates The Immunometabolic Disturbances Caused By A High-Fat Diet Independently Of Ppar Alpha. In: Mediators Inflamm. 2014;582197.
35. Vinolo MA, Rodrigues HG, Nachbar RT, Curi R. Regulation Of Inflammation By Short Chain Fatty Acids. In: Nutrients. 2011;10:858-76.
36. Wen H, Gris D, Lei Y, Jha S, et al. Fatty Acid-Induced Nlrp3-Asc Inflammasome Activation Interferes With Insulin Signaling. In: Nat Immunol. 2011; 5: 408-415.
37. Zhang D, Leung PS. Potential Roles Of Gpr120 And Its Agonists In The Management Of Diabetes. In: Drug Des Devel Ther. 2014;8:1013-1027.

13

• Aline Venticinque Caris • Edgar Tavares • Ronaldo Thomatieli

Suplementação de CHO, Exercício e Sistema Imunológico

OBJETIVOS DO CAPÍTULO

- Compreender a complexidade do sistema imunológico.
- Diferenciar resposta imunológica inata e adquirida.
- Entender os efeitos do exercício físico sobre o sistema imunológico.
- Explicitar a importância de uma alimentação balanceada para os efeitos do exercício físico.
- Evidenciar o efeito da suplementação de carboidrato para a manutenção da performance e da imunocompetência.

CONCEITOS-CHAVE DO CAPÍTULO

- O sistema imunológico é formado por moléculas, células e órgãos, cuja função crucial é proteger o organismo contra agentes infecciosos e substâncias estranhas.
- Com o exercício físico extenuante (alta intensidade/longa duração), células do sistema imunológico podem ter suas funções prejudicadas, devido à disponibilidade reduzida de substratos energéticos, glicose e glutamina, essenciais para que elas desempenhem suas atividades, assim como podem sofrer ação dos hormônios imunossupressores (catecolaminas e cortisol) liberados durante o exercício.
- O exercício físico pode alterar a funcionalidade das células imunológicas e proporcionar maior susceptibilidade para contrair infecções oportunistas no trato respiratório superior.
- Evidências científicas na área da nutrição esportiva sustentam que o consumo de carboidrato de acordo com as característica individuais do atleta, do exercício físico e do ambiente, quando ingerido antes, durante e após o exercício, contribuirá para fornecimento de energia

rápida (glicose), atenuação dos hormônios imunossupressores, recuperação dos estoques de glicogênio muscular e hepático, ou seja, refletirá em um resposta imunológica eficiente devido à atenuação do estresse provocado pelo exercício físico.

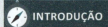
INTRODUÇÃO

O carboidrato é um nutriente de suma importância para a alimentação humana e para manutenção da homeostase do organismo. A praticidade de consumo dos carboidratos, tanto por meio da alimentação quanto na forma de suplementação, proporciona potenciais efeitos relacionados à saúde e ao desempenho esportivo. Em relação às funcionalidades, a literatura apresenta-se consolidada, com grande embasamento científico, principalmente quando o tema é exercício físico.

O carboidrato atua como combustível primário para garantir um bom desempenho do sistema nervoso central, assim como é um substrato energético fundamental para a musculatura esquelética durante o exercício físico. Dessa forma, quando a oferta diária é adequada a estratégias individuais e de treino/competição, o carboidrato é utilizado como um poderoso ergogênico para manter a glicemia, retardar a fadiga, otimizar o desempenho físico, atenuar a liberação de hormônios imunossupressores e manter e/ou recuperar os estoques de glicogênio muscular e hepático.

Diante desse contexto, é possível observar sua relevância na área esportiva, uma vez que contribui para uma melhor performance, atenua a resposta ao estresse provocada pelo exercício físico e possibilita, assim, um sistema imunológico imunocompetente.

SISTEMA IMUNOLÓGICO E FISIOLOGIA DO EXERCÍCIO FÍSICO

O sistema imunológico é constituído por uma complexidade de órgãos, células, moléculas e tem como principais funções manter a homeostase do organismo e combater as agressões em geral. A ação do sistema imunológico pode ser dividida didaticamente em resposta imune inata e resposta imune adquirida, no entanto, essas respostas são intimamente conectadas (Walsh *et al.*, 2011).

A imunidade inata está preparada para responder rapidamente às infecções por meio das barreiras físicas e químicas, como os epitélios e os agentes antimicrobianos, que correspondem à primeira linha de defesa do organismo, além das proteínas sanguíneas, incluindo o sistema complemento e outros mediadores da inflamação, como leucotrienos e prostaglandinas. Em contrapartida, respondendo mais tardiamente e com capacidade de distinguir entre diferentes patógenos, está a imunidade adquirida, com habilidade de desenvolver memória imunológica e produção de anticorpos. Todas as células do sistema imunológico secretam, também, citocinas, assim como expressam receptores específicos de sinalização para várias citocinas e hormônios, como os hormônios relacionados à resposta ao estresse (Kennedy, 2010).

As catecolaminas (epinefrina e norepinefrina) são secretadas por meio de estímulos do sistema nervoso simpático pela medula adrenal (Zouhal *et al.*, 2008). Após ocorrer a liberação, as catecolaminas agem de forma rápida e específica nos receptores alfa e beta adrenérgicos, que aumentam, principalmente, a frequência cardíaca e a respiratória (Zouhal *et al.*, 2008). Os níveis plasmáticos de catecolaminas permanecem aumentados durante o exercício e são proporcionais à intensidade, retornando a valores de repouso rapidamente após o final da sessão de exercício. As ações no sistema imunológico estão relacionadas, principalmente, com a leucocitose durante o exercício e a diminuição da resposta imunológica pós-exercício (Nieman, 1994).

Já a produção do cortisol ocorre no eixo hipotálamo-pituitária-adrenal (HPA). O cortisol desempenha papel fundamental para a resposta do organismo durante uma situação de estresse, especialmente pela atuação no metabolismo energético (Hackney, Walz, 2013). O cortisol é reconhecido por ser um hormônio com elevada capacidade catabólica que modula o metabolismo dos carboidratos, gorduras e proteínas e estimula, no fígado, a gliconeogênese e a glicogenólise, contribuindo decisivamente para a regulação do metabolismo da glicose (Hackney, Walz, 2013).

No exercício, ao contrário das catecolaminas, o cortisol tem efeito tardio, atuando principalmente na fase de recuperação, e sua concentração plasmática é diretamente proporcional à intensidade e ao volume do exercício físico (Nieman *et al.*, 1997). O cortisol é conhecido como hormônio com elevado poder anti-inflamatório e imunossupressor. Esses efeitos se devem a sua ação diversa e incluem: inibição da proliferação de linfócitos, indução da morte de linfócitos T e B imaturos e apoptose em timócitos e esplenócitos e a redução da atividade de células NK (Pedersen, Hoffman-Goetz, 2000).

AÇÃO DO EXERCÍCIO FÍSICO NO SISTEMA IMUNOLÓGICO

A incorporação de boas práticas alimentares como parte de um programa de treinamento é uma estratégia de otimizar as adaptações ao treino e a imunocompetência. Garantir que o atleta esteja consumindo calorias suficientes para compensar o gasto de energia com quantidades adequadas de carboidratos, proteínas e micronutrientes, essenciais para fornecer substratos necessários para potencializar a funcionalidade das células do sistema imunológico é imperativo (ACSM, 2016; Kerksick *et al.*, 2018).

Além da ingestão ideal de energia, consumir quantidades adequadas de carboidratos por meio da alimentação, seguindo as necessidades individuais, condições ambientais, especificidade do treino (intensidade e volume), frequência diária e semanal, em particular antes, durante e após o exercício físico, proporcionará um adequado abastecimento e a posterior recuperação dos estoques de glicogênio muscular e hepático, assim como a manutenção da massa magra e de substratos para o sistema nervoso central e o sistema imunológico (Burke *et al.*, 2011).

Em termos de necessidades de carboidrato, a recomendação estabelecida pelo Colégio Americano de Medicina do Esporte visa garantir o aporte de carboidratos para treinamentos/competições, de acordo com os níveis de atividades:

1. nível leve (atividade de baixa intensidade): 3 a 5 g/kg de massa corporal/dia de carboidrato;
2. nível moderado (atividades mais intensas com, aproximadamente, 30 minutos de duração ou cerca de 1 hora de exercício físico por dia): 5 a 7 g/kg de massa corporal/dia de carboidrato;

3. nível alto (exercício físico de *endurance* – 1 a 3 horas/dia de moderada a alta intensidade): 6 a 10 g/kg de massa corporal/dia de carboidrato; e
4. nível muito alto (> 4 a 5 horas/dia de moderada a alta intensidade): 8 a 12 g/kg de massa corporal/dia de carboidrato, a fim de manter os níveis de glicogênio muscular e glicose sanguínea.

Especificamente sobre exercício físico, a literatura científica postula que a realização de exercícios extenuantes aumenta a incidência de sintomas de infecções oportunistas, principalmente no trato respiratório superior (Walsh, 2011), enquanto indivíduos que treinam em intensidade e volumes moderados apresentam menores riscos de infecções oportunistas no trato respiratório superior (Nieman, 1994). São descritas duas teorias não excludentes para explicar o efeito imunomodulador do exercício físico. Uma delas relacionada ao metabolismo energético e outra à liberação hormonal (Costa Rosa, 2004). Por característica, exercícios extenuantes reduzem reservas energéticas, que pode ser observada por meio da diminuição nas concentrações plasmáticas de glicose e glutamina, substratos fundamentais para a manutenção da funcionalidade das células imunológicas (Costa Rosa, 2004).

Até o final dos anos 1970, acreditava-se que tanto linfócitos como macrófagos tinham a glicose como principal fonte energética. Estudos *in vitro* demonstram que as células imunológicas apresentam grande capacidade de utilização de glutamina, tão importante quanto à glicose para a função e o metabolismo celular, até mesmo em estado quiescente (Newsholme *et al.*, 1985). Sendo assim, uma diminuição na concentração plasmática de glutamina pode gerar menor funcionalidade de células como linfócitos e macrófagos em atletas submetidos a sessões extenuantes de treinamento (Castell, 2003).

Linfócitos e macrófagos, dois dos principais tipos de células do sistema imunológico, apresentam metabolismo parecido e caracterizado pela grande utilização de glicose e glutamina (Newsholme *et al.*, 1985). Enquanto a glicólise contribui para a formação de ribose 5-fosfato, para a síntese e reparo de DNA e RNA, e glicerol para a formação de fosfolipídios, a glutaminólise fornece glutamato, amônia e aspartato para a formação de purinas e pirimidinas para síntese de DNA e RNA (Newsholme, Calder, 1997; Castell, 2003).

Estudos têm demonstrado que, com ausência ou redução da concentração plasmática de glutamina e/ou de glicose, há diminuição da proliferação de linfócitos e redução na produção *in vitro* de citocinas e na taxa de fagocitose por macrófagos (Newsholme, Calder, 1997; Castell, 2003). O produto do metabolismo da glicose é a formação de lactato, enquanto a glutamina é transformada principalmente em glutamato e aspartato. Apesar do consumo e da utilização desses substratos serem elevados, a oxidação de ambos é apenas parcial (Newsholme, Calder, 1997). Além de produzir energia a partir da oxidação de glicose e glutamina, linfócitos e macrófagos também podem oxidar ácidos graxos que contribuem significativamente para a formação de energia (Newsholme, Calder, 1997).

Nesse sentido, foi postulada a teoria do período de "janela aberta" após a realização de exercícios extenuantes. O período de "janela aberta" está relacionado ao momento após a realização de exercícios extenuantes, que pode durar de 3 a 72 horas (Nieman, Pedersen, 1999), sendo observada uma menor funcionalidade do sistema imunológico e um aumento no risco de os atletas apresentarem sintomas de infecções oportunistas (Nieman, 2007).

CARBOIDRATO: PAPEL IMUNOMODULADOR NO EXERCÍCIO FÍSICO

Sendo o processo de recuperação fundamental para os atletas, a nutrição esportiva aliada à imunologia desenvolveu, por meio de diferentes trabalhos científicos, estratégias nutricionais que possam auxiliar os indivíduos expostos as elevadas cargas de treinamento (Walsh *et al.*, 2011; Gleeson, 2016). Está demonstrada que a suplementação de macro e micronutrientes, como carboidratos, vitaminas, minerais como ferro e zinco, além do consumo diário de probióticos, colostro bovino e polifenóis podem modular as respostas imunológicas de pessoas que praticam exercício físico (Gleeson, 2016).

É evidente a importância da inclusão dos carboidratos no plano alimentar de atletas e praticantes de exercício, principalmente quando temos ciência da sua função no organismo e consideramos a facilidade de consumo, uma vez que a presença de carboidratos na composição dos alimentos é extensa.

Por outro lado, alguns atletas de elite ou engajados em alto volume/intensidade de treino podem não conseguir atender às necessidades calóricas simplesmente consumindo uma dieta equilibrada, visto que isso pode representar uma quantidade excessiva de comida diariamente (Brouns *et al.*,1989). Tal fato, foi explicitado por Burke (2001), que demonstrou que as necessidades de carboidratos não são atingidas, em grande parte, pelos atletas de alto nível. Wardenaar *et al.* (2015) reportaram a dificuldade de consumir alimentos suficientes e manter o conforto gastrointestinal para treinar ou correr em níveis máximos. Além disso, o treinamento intenso geralmente suprime o apetite e faz que muitos atletas não se alimentem adequadamente ou os horários de viagem e treinos limitem a disponibilidade de alimentos e/ou os tipos de alimentos que os atletas estão acostumados a consumir (Burke *et al.*, 2011). Devido a essas preocupações, a estratégia prática utilizada por muitos profissionais é recomendar o consumo de quatro a seis refeições por dia e oferecer, entre elas, lanches com alimentos de alta densidade energéticas, além de suplementos de carboidratos/proteínas, a fim de manter a ingestão de energia adequada (Kerksick *et al.*, 2018).

Um exemplo a ser observado são os praticantes ou atletas de modalidades de longa duração, com duração maior que 60 minutos, que necessitam consumir, como meta para a manter a glicemia, de 30 a 60g de carboidrato/hora durante o exercício e, se o exercício apresentar duração superior a 2,5 ou 3 horas, de até 90g de carboidratos/hora de atividade (ACSM, 2016). Outros estudos sugerem a ingestão de 0,7 g de carboidrato/kg de massa corporal/hora durante o exercício em uma solução de 6 a 8% (ou seja, 6 a 8 g por 100 ml de água) principalmente na forma de polímeros de glicose (maltodextrina), que podem ser vantajosos pela osmolaridade mais baixa e pelo potencial de esvaziamento gástrico (Burke *et al.*, 2011; Kerksick *et al.*, 2018).

Desde os primeiros relatos até os dias atuais, podemos dizer que a suplementação de carboidrato é a estratégia mais estudada e com mais evidência científica em relação aos demais recursos ergogênicos da área esportiva, devido, principalmente, a atuar na melhora do desempenho físico, na oferta de glicose, no retardo da fadiga, além de na ação sobre o sistema imunológico (Walsh *et al.*, 2011; Kerksick *et al.*, 2018).

A suplementação de carboidrato durante o exercício tem sido associada a fatores como: mitigação das alterações de cortisol, contagem do número de leucócitos e atividade fagocitária e oxidativa dos granulócitos e monócitos, que pode atenuar a imunossupressão derivada do exercício (Nieman *et al.*, 1997; Nieman *et al.*, 2003).

Em razão disso, a ingestão de carboidratos durante o exercício prolongado pode influenciar o sistema imunológico por meio de seus efeitos sobre o nível de glicose plasmática e produção do hormônio do estresse. Nieman *et al.* (2001) estudaram atletas que correram uma maratona e foram divididos entre grupos placebo e suplementado com carboidrato. Uma solução de 6 % de carboidrato, sendo 650 ml de carboidrato ou de placebo, foi oferecida antes e após a corrida, aproximadamente 1 l/h durante o percurso. O grupo suplementado apresentou uma atenuada elevação da concentração de cortisol plasmático e citocinas anti-inflamatórias, IL-10 e IL-1ra, que estão envolvidas na inibição da inflamação.

Já em outro estudo, ciclistas submetidos a 8 dias de treino intenso participaram de duas situações. Os participantes ingeriram bebida com 2% de carboidratos antes, durante e após o exercício. Na segunda ocasião, soluções de 6% de carboidratos foram ingeridas antes, durante e após o exercício. As amostras de sangue foram coletadas antes e imediatamente após o exercício, e os resultados obtidos indicaram aumento de leucócitos em repouso, aumento após o exercício, assim como da proporção da razão neutrófilos: linfócitos e porcentagem de linfócitos CD4+, sem diferenças entre as duas bebidas com concentrações de carboidratos, ou seja, nesse caso, a maior ingestão de carboidratos não foi capaz de atenuar as alterações imunológicas (Svendsen *et al.*, 2016).

Especificamente dos carboidratos, sabe-se que a suplementação de 250 ml com concentração de 6% a cada 15 minutos é eficaz para reduzir níveis plasmáticos de cortisol e interleucina 6 (IL-6) (Nieman *et al.*, 2003). Com o prolongamento do exercício físico, a musculatura esquelética secreta na corrente sanguínea IL-6, citocina reconhecida pela ativação da resposta imunológica. Porém, durante o exercício físico, desempenha funções metabólicas, estimulando a secreção de glicose pelo fígado por meio da liberação de cortisol com maior ativação do eixo HPA (Nieman *et al.*, 2003).

Da mesma maneira, a ingestão de carboidratos (30-60g/h) por ciclistas reduziu a concentração plasmática de IL-6, sendo essa redução acompanhada por menores concentrações de catecolaminas e cortisol (Halson *et al.*, 2004). Além de fatores relacionados às concentrações hormonais, a suplementação de carboidratos em jovens saudáveis que realizaram exercícios em altitude simulada de 4.200 m modificou a concentração plasmática de IL-6 e TNF-α e o balanço das citocinas IL-2 e IL-4, favorecendo a resposta imunológica dos indivíduos (Caris *et al.*, 2016).

Sabendo do impacto dos hormônios sobre a funcionalidade imunológica e a importância das citocinas plasmáticas para a resposta imunológica efetiva, a suplementação com carboidratos se torna eficaz e benéfica para os praticantes de exercícios extenuantes. Porém, algumas ressalvas devem ser levadas em consideração.

O consenso publicado em 2017 pela Sociedade Internacional de Imunologia e Exercício descreve que realização de exercícios em intensidade de 70% do VO_{2max} por até uma hora, em condições de restrição severa de carboidrato (10% da dieta) pré-exercício por alguns dias, aumenta os níveis de catecolaminas e cortisol, com maiores concentrações de neutrófilos, acompanhados por leve diminuição de linfócitos. Em contrapartida, com dietas ricas em carboidrato (70% ou mais) após a realização de exercícios físicos, é observada uma maior concentração plasmática de citocinas anti-inflamatórias como IL-1ra e IL-10, que reduz a necessidade de IL-6 plasmática com impacto no metabolismo energético. Dietas além desses valores não demonstraram modificações significativas (Bermon *et al.*, 2017).

A despeito dos efeitos da suplementação com carboidratos, é preciso lembrar que o consumo diário de quantidades preconizadas é a primeira e essencial etapa para qualquer atleta, principalmente quando se inicia o exercício em estado de jejum ou em casos de janela limitada de recuperação. Desse modo, tem-se o incremento do glicogênio muscular, a garantia da manutenção da glicemia durante o exercício, a atenuação dos hormônios do estresse e, por fim, a promoção de uma sadia atividade imunológica.

CARBOIDRATO: DIFERENTES TIPOS E SEUS EFEITOS

Todos os aspectos da refeição pré, durante ou pós-treino/competição, como tipo, tempo e quantidade de carboidratos, precisam ser individualizados de acordo com a modalidade do atleta, conforto intestinal e suas preferências. Embora as recomendações nutricionais para melhorar o desempenho esportivo sejam frequentemente baseadas em informações relacionadas ao índice glicêmico (IG) das fontes de carboidratos, há uma discussão sobre a consistência dos resultados na literatura.

O conceito de índice glicêmico avalia quanto a ingestão de 50 g de um determinado alimento pode aumentar a glicemia pós-prandial quando comparada com a do alimento de referência, que pode ser glicose ou pão branco. Os alimentos de alto IG são digeridos, absorvidos e metabolizados rapidamente, consequentemente promovem elevados picos glicêmicos; por essa característica de disponibilidade rápida de substrato são muito utilizados em vários esportes de resistência.

Em contrapartida, os alimentos de baixo IG refletem a digestão e a absorção mais lenta, que resultam em glicemia e insulinemia pós-prandial atenuada. Desse modo, alguns estudos a têm utilizado como estratégia pré-exercício para a manutenção da glicemia durante período de exercícios prolongados, uma vez que, há maior oxidação de ácidos graxos para serem utilizados como substrato energético, disponibilidade sustentada de carboidratos durante o exercício, melhor manutenção da concentração de glicose plasmática, o que previne a depleção de glicogênio muscular (Lawrence, 2014).

Alterar o IG das refeições consumidas antes do exercício pode oferecer benefícios para algumas situações em que é difícil consumir carboidratos durante o treino/evento ou para aqueles indivíduos que são sensíveis a uma resposta hiperinsulinêmica e apresentam letargia, fraqueza e/ou náusea. No entanto, ainda não há um consenso na literatura científica sobre o uso de alimentos de baixo índice glicêmico e possíveis benefícios envolvidos no aumento do desempenho esportivo (ACSM, 2016).

Nesse contexto, além dos alimentos, nos últimos anos, tem-se observado uma valorização dos diferentes tipos de suplementos alimentares à base de carboidratos. Os carboidratos podem ser encontrados em várias formas, incluindo monossacarídeos como glicose/dextrose, frutose, galactose e ribose; dissacarídeos, como maltose, sacarose e lactose; oligossacarídeos, como a maltodextrina; e polissacarídeos, amido. Estes se diferenciam quanto à digestão, à absorção intestinal e ao metabolismo hepático de carboidratos, características importantes ao escolher uma estratégia nutricional para otimizar o desempenho durante o exercício ou recuperação.

A glicose é rapidamente absorvida por meio do transportador SGLT-1 (*sodium glucose transporter 1*) do lúmen intestinal para o enterócito e do transportador GLUT-2, do enterócito para a corrente sanguínea, elevando a glicemia. Da mesma forma, a maltodextrina, um oligossacarídeo, obtida da hidrólise do amido de milho, formado por ligações glicosídicas α-1,4, é facilmente digerida e absorvida. Ela apresenta grande utilidade em muitas modalidades esportivas devido a sua facilidade de preparo, rápido esvaziamento gástrico, baixo custo e palatabilidade. Por essas razões, exercícios de moderada a alta intensidade e curta duração conseguem efeitos benéficos apenas com o enxágue bucal, ou seja, o suplemento é colocado na boca, mas não é ingerido e, dessa forma, a hipótese é que os carboidratos podem modular respostas cerebrais a partir dos receptores gustativos localizados na cavidade bucal, proporcionando maior excitabilidade de áreas relacionadas à motivação (estriado e córtex cingulado) e ao controle motor/atenção (insula e opérculo frontal) (Campbell *et al.*,2013; Kerksick *et al.*, 2018).

Já a frutose e a galactose precisam ser transportadas até o fígado para serem convertidas em glicose e, posteriormente, utilizadas como substrato. Devido a esse metabolismo hepático, as respostas glicêmicas e insulinêmicas à ingestão de frutose ou galactose são atenuadas quando comparadas à ingestão somente de glicose. Como a taxa de oxidação de carboidratos exógenos é limitada principalmente pela cinética de saturação dos transportadores intestinais, a literatura apoia o consumo de carboidratos utilizando múltiplos transportadores, como uma mistura de glicose e sacarose ou maltodextrina e frutose, na taxa de 60-90 g/h durante exercícios com duração de 2,5 horas ou mais, uma vez que a frutose, diferentemente da glicose, será absorvida de maneira independente por meio do transportador GLUT-5, considerando a proporção de 1–1,2 g/min para maltodextrina para 0,8–1,0 g/min frutose, o que possibilita maiores taxas de oxidação de carboidratos durante o exercício, conforto gastrointestinal e as propriedades de hidratação de uma bebida de carboidratos ingerida a fim de maximizar os benefícios no desempenho esportivo (Burke *et al.*, 2011). Por outro lado, a diluição de frutose errônea em bebidas com outros carboidratos pode promover desconfortos gastrointestinais como diarreia, cólicas abdominais, náuseas e vômitos.

A ribose é um monossacarídeo vital para a síntese de novo e a recuperação de nucleotídeos de adenina (ATP, ADP e AMP), que estão intimamente envolvidas com o metabolismo energético. No entanto, a literatura apresenta evidência limitada sobre isso, que pode melhorar na capacidade de exercício em populações clínicas, enquanto estudos em populações saudáveis e treinadas geralmente não relatam resultados positivos para a suplementação de ribose (Campbell *et al.*,2013; Kerksick *et al.*, 2018).

Já a isomaltulose/palatinose, um dissacarídeo isômero da sacarose, unido por ligações glicosídicas α-1,6, proporciona uma taxa de hidrólise pela isomaltase drasticamente mais lenta do que a da sacarose (glicose + frutose unidas por ligações glicosídicas α-1,2). A isomaltulose, portanto, produz uma resposta glicêmica e insulinêmica mais baixa. No entanto, devido a essa taxa lenta de digestão e absorção, a isomaltulose agrava o desconforto gastrointestinal quando consumida em grandes quantidades durante o exercício. Já o *waxymaize*, extraído do milho ceroso, é um polímero de glicose unido por ligações glicosídicas de α-1,4 (amilose) e α-1,6 (amilopectina) e, por ser rico em amilopectina, também apresenta uma digestão mais lenta e menor liberação de insulina (Gonzalez *et al.*, 2017).

Portanto, a escolha do tipo do carboidrato, assim como da forma de consumo: bebida, gel, barra ou alimento, dependerá da modalidade de exercício praticada, do tempo e das preferências e limitações individuais do atleta. Desse modo, testar a estratégia nutricional durante o período de treino é de extrema importância para avaliar as percepções quanto ao esvaziamento gástrico, a fim de evitar desconforto gastrointestinal durante o exercício físico e consequente comprometimento do desempenho.

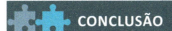

CONCLUSÃO

Os carboidratos são fontes energéticas cruciais para diferentes tecidos corporais. Praticantes de exercícios físicos, independentemente da intensidade e do volume devem consumir quantidades adequadas e suficientes para suprir as demandas metabólicas, sendo necessária a suplementação de acordo com a intensidade e o volume de treinamento. Além do impacto na performance, os carboidratos também agem sobre a resposta imunológica dos atletas, tendo em vista que a realização de exercício físico exerce elevada capacidade imunomoduladora. Um dos principais mecanismos de ação se dá por meio do aumento na disponibilidade de glicose circulante e da mitigação nas concentrações plasmáticas de hormônios presentes em situações de estresse como cortisol e catecolaminas. Os carboidratos auxiliam no processo de treinamento, durante o exercício e na fase de recuperação, restaurando os estoques de glicogênio muscular e hepático, bem como reduzindo infecções oportunistas, principalmente no trato respiratório superior.

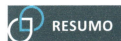

RESUMO

O sistema imunológico funciona de maneira complexa e interligada entre respostas inatas e adaptativas. A resposta inata é rápida e inespecífica, além de ser a primeira linha de defesa do organismo. A resposta adaptativa ou adquirida (habilidade de desenvolver memória) acontece mais tardiamente, porém com maior especificidade e com capacidade de produção de anticorpos.

Observa-se alterações momentâneas causadas pela realização de exercícios físicos sobre a resposta imunológica. Nesse sentido, exercícios moderados são considerados imunoestimuladores, enquanto exercícios extenuantes são imunodepressores.

Infecções oportunistas acometem atletas expostos a elevadas cargas de treino e após realização de exercícios prolongados como uma prova de maratona. Já a realização de exercícios moderados reduz a quantidade de infecções.

São descritas duas teorias para explicar o efeito imunomodulador do exercício físico. Uma delas está relacionada ao metabolismo energético: glicose e glutamina são fundamentais para as células do sistema imunológico e a liberação de hormônios como cortisol e catecolaminas tem elevada capacidade imunodepressora e influenciam sobremaneira a resposta imunológica, aumentando o risco de infecções oportunistas nos atletas.

Por isso, o consumo adequado de nutrientes é vital para a performance dos indivíduos durante e após o exercício no processo de recuperação dos estoques de glicogênio muscular e hepático. Os carboidratos, além de serem utilizados durante o exercício como fonte energética, também são importantes para funcionalidade normal das células imunológicas.

Dessa forma, a suplementação de carboidratos supre demandas calóricas dos atletas devido a sua praticidade, além de mitigar, durante e após o exercício físico, o aumento exacerbado de hormônios com elevada capacidade imunomoduladora. A quantidade necessária de ingestão de carboidratos varia de acordo com a intensidade e duração do exercício físico.

EXERCÍCIOS DE AUTOAVALIAÇÃO

1. Qual(is) informação(ões) está(ão) correta(s)?
   a) A reposta imunológica é realizada de forma conjunta entre sistema inato e adaptativo.
   b) Pessoas submetidas a elevadas cargas de treinamento são menos susceptíveis a infecções oportunistas do que indivíduos que treinam em intensidade moderada.
   c) Faz-se necessária a suplementação de carboidratos para a melhora da resposta imunológica em atletas.

   Resposta: A alternativa A é a correta. A resposta imunológica é dividida didaticamente e suas ações são realizadas em conjunto, sendo a resposta inata fundamental para uma resposta adaptativa efetiva.

   B e C estão incorretas. Atletas com elevada carga de treino são mais susceptíveis a infecções oportunistas e a suplementação de carboidrato não atua na melhora imunológica, e sim em uma atenuação sobre os efeitos deletérios do exercício físico no sistema imunológico.

2. Quais são os principais gatilhos do aumento de catecolaminas e cortisol durante o exercício físico?
   a) ( ) Diminuição nos níveis plasmáticos de glutamina e glicose e aumento na ativação do sistema nervoso autônomo parassimpático.
   b) ( ) Ativação do sistema nervoso autônomo simpático e aumento nas concentrações de glicose plasmática oriunda da suplementação de carboidratos.
   c) ( ) Ativação do sistema nervoso autônomo simpático e redução na concentração plasmática de glicose durante o exercício físico.

   Resposta: Opção correta C.

3. Qual informação está correta?
   a) ( ) As catecolaminas são liberadas rapidamente, porém demoram a retornar aos níveis basais após o exercício físico.

b) ( ) Assim como as catecolaminas, o cortisol é liberado rapidamente após o início da atividade.

c) ( ) A liberação de catecolaminas e cortisol está relacionada com o aumento da oferta de nutrientes e oxigênio aos tecidos. Com o término do exercício físico, as concentrações hormonais voltam rapidamente aos níveis basais.

d) ( ) A liberação de catecolaminas está diretamente relacionada com a intensidade do exercício físico, e o cortisol, com o incremento no volume da atividade.

Resposta: Opção correta D.

4. Qual é a recomendação estabelecida pelo Colégio Americano de Medicina do Esporte para praticantes de exercícios com nível moderado e alto?

a) ( ) – 5 a 7 g/kg e 8 a 12g/kg.
b) ( ) – 3 a 5 g/kg e 8 a 12g/kg.
c) ( ) – 3 a 5 g/kg e 6 a 10 g/kg.
d) ( ) – 5 a 7g/kg e 6 a 10 g/kg.

Resposta: Opção correta D.

5. Assinale a alternativa mais adequada.

I. A suplementação de carboidrato é recomendada para praticantes de exercícios físicos com elevadas intensidades e cargas de treinamento, visando manter a ingestão de energia adequada.

II. Os efeitos da suplementação de carboidratos sobre infecções oportunistas são mais evidentes em indivíduos que treinam em intensidade de leve a moderada.

As afirmações acima estão:

a) ( ) I correta e II incorreta.
b) ( ) I incorreta e II incorreta.
c) ( ) I correta e II correta.
d) ( ) I incorreta e II correta.

Resposta: Opção correta A.

REFERÊNCIAS

1. Bermon S, Castell LM, Calder PC, Bishop NC, Blomstrand E, Mooren FC, et al. Consensus Statement Immunonutrition and Exercise. In: Exercise Immunology Review. 2017;23:8-50.
2. Brouns F, Saris WH, Stroecken J, Beckers E, Thijssen R, Rehrer NJ, Ten Hoor F. Eating, drinking, and cycling. A controlled tour de France simulation study, part ii. Effect of diet manipulation. In: Int J Sports Med. 1989;10:41-8.
3. Burke LM, Hawley JA, Wong SH, Jeukendrup AE. Carbohydrates for training and competition. In: J Sports Sci. 2011;29:17-27.
4. Burke LM. Energy needs of athletes. In: Can J Appl Physiol. 2001;26:202-19.

5. Campbell B, Wilborn C, La Bounty P, Taylor L, Nelson MT, Greenwood M, et al. International Society of Sports Nutrition position stand: energy drinks. In: JISSN. 2013;10(1):1.
6. Caris AV, Da Silva ET, Dos Santos SA, Lira FS, Oyama LM, Tufik S, Dos Santos RV. Carbohydrate Supplementation Influences Serum Cytokines after Exercise under Hypoxic Conditions. In: Nutrients. 2016;8:706.
7. Castell L. Glutamine supplementation in vitro and in vivo, in exercise and in immunodepression. In:Sports Med. 2003;33:323–45.
8. Costa Rosa LSBP. Exercise as a Time-conditioning Effector in Chronic Disease: a Complementary Treatment Strategy. In: Evid Based Complt Alternat Med. 2004;1:63-70.
9. Gleeson M. Immunological aspects of sport nutrition. In: Immunol Cell Biol. 2016;94:117-23.
10. Gonzalez JT, Fuchs CJ, Betts JA, van Loon LJ. Glucose Plus Fructose Ingestion for Post-Exercise Recovery-Greater than the Sum of Its Parts? In: Nutrients. 2017;9(4):344.
11. Hackney AC, Walz EA. Hormonal adaptation and the stress of exercise training: the role of glucocorticoids. In: Trends Sport Sci. 2013;20:165-71.
12. Halson SL, Lancaster GI, Achten J, Gleeson M, Jeukendrup AE. Effect of carbohydrate supplementation on performance and carbohydrate oxidation following intensified cycling training. In: J Appl Physiol. 2004;97:1245-53.
13. Kennedy MA. A brief review of the basics of immunology: the innate and adaptive response. In: Vet Clin North Am Small Anim Pract. 2010;40:369-79.
14. Kerksick CM, Wilborn CD, Roberts MD, Smith-Ryan A, Kleiner SM, Jäger R, et al. ISSN exercise & sports nutrition review update: research & recommendations. In: J Int Soc Sports Nutr. 2018;15:1-57.
15. Lawrence L. Spriet. New Insights into the Interaction of carbohydrate and Fat Metabolism During Exercise. In: Sports Med. 2014;44.
16. Newsholme EA, Calder PC. The proposed role of glutamine in some cells of the immune system and speculative consequences for the whole animal. In: Nutrition. 1997;13:728-30.
17. Newsholme EA, Crabtree B, Ardawi MS. The role of high rates of glycolysis and glutamine utilization in rapidly dividing cells. In: Biosci Rep. 1985;5:393-400.
18. Nieman DC, Davis JM, Henson DA, Walberg-Rankin J, Shute M, Dumke CL, et al. Carbohydrate ingestion influences skeletal muscle cytokine mRNA and plasma cytokine levels after a 3-h run. In: J Appl Physiol. 2003;94:1917-25.
19. Nieman DC, Fagoaga OR, Butterworth DE, Warren BJ, Utter A, Davis JM, et al. Carbohydrate supplementation affects blood granulocyte and monocyte trafficking but not function after 2.5 h or running. In: Am J Clin Nutr. 1997;66:153-9.
20. Nieman DC, Henson DA, Smith LL, Utter AC, Vinci DM, Davis JM, et al. Cytokine changes after a marathon race. In: J Appl Physiol. 2001;91:109-14.
21. Nieman DC, Pedersen BK. Exercise and immune function. Recent developments. In: Sports Med. 1999;27:73-80.
22. Nieman DC. Exercise, upper respiratory tract infection, and the immune system. In: Med Sci Sports Exerc. 1994;26:128-39.
23. Nieman DC. Marathon Training And Immune Functioning. In: Journal Sports Medicine. 2007;37:412-5.
24. Pedersen BK, Hoffman-Goetz L. Exercise and the immune system: regulation, integration, and adaptation. In: Physiol Rev. 2000;80:1055-81.
25. Svendsen IS, Killer SC, Carter JM, Randell RK, Jeukendrup AE, Gleeson M. Impact of intensified training and carbohydrate supplementation on immunity and markers of overreaching in highly trained cyclists. Eur J Appl Physiol. 2016;116:867-77.
26. Thomas DT, Erdman KA, Burke LM. Position of the Academy of Nutrition and Dietetics, Dietitians of Canada, and the American College of Sports Medicine: Nutrition and Athletic Performance. In: J Acad Nutr Diet. 2016;116:501-28.
27. Walsh NP, Gleeson M, Pyne DB, Nieman DC, Dhabhar FS, Shephard RJ, et al. Position statement. Part two: Maintaining immune health. In: Exerc Immunol Rev. 2011;17:64-103.
28. Zouhal H, Jacob C, Delamarche P, Gratas-Delamarche A. Catecholamines and the effects of exercise, training and gender. In: Sports Med. 2008;38:401-23.

14

• Camila de Souza Padilha • Vitor Hugo Fernando de Oliveira • Rafael Deminice

Suplementação Proteica, Exercício e Sistema Imunológico

OBJETIVOS DO CAPÍTULO

- Abordar as principais interações entre o metabolismo de proteínas, o exercício e o sistema imunológico.
- Apresentar os principais suplementos proteicos investigados por possuírem interação com o sistema imunológico.
- Discutir os suplementos proteicos com evidências fortes de interação com o sistema imunológico.
- Discutir alguns suplementos proteicos com evidência moderada ou com potencial de interação com o sistema imunológico.

CONCEITOS-CHAVE DO CAPÍTULO

- Desaminação é o processo em que o aminoácido libera seu grupo amino na forma de amônia e se transforma em um a-cetoácido. Essa reação ocorre no fígado e é catalisada pelas enzimas desaminases ou desidrogenases.
- *Pool* de aminoácidos é o conjunto de aminoácidos liberados pela hidrólise de proteínas provenientes da dieta misturados a outros aminoácidos livres distribuídos no organismo.
- Aminoácidos essenciais são os aminoácidos que não são sintetizados pelo corpo humano, mas são necessários para seu funcionamento. Os aminoácidos essenciais são: fenilalanina, histidina, isoleucina, lisina, leucina, metionina, treonina, triptofano e valina.

- Glutationa é uma proteína encontrada em todas as células do corpo humano e sua principal função é proteger as células contra os radicais livres, por ter um papel antioxidante não enzimático.
- Antioxidante é uma molécula capaz de inibir a oxidação de outras moléculas geradas pela atuação dos radicais livres, espécies reativas ao oxigênio e nitrogênio.
- Oxidação é uma reação química que transfere elétrons ou hidrogênio de uma substância para um agente oxidante.

INTRODUÇÃO

As funções do sistema imunológico e o metabolismo de proteínas estão intimamente ligados. Em condições de infecção ou imunossupressão, há aumento acentuado na demanda de aminoácidos pelo sistema imunológico, no qual aminoácidos provenientes do catabolismo muscular ou da alimentação são demandados para fornecer energia (de forma direta, ou após sua conversão em outros aminoácidos, por exemplo glutamina) e são utilizados como precursores da síntese de novas células, como as moléculas efetoras e reguladoras (por exemplo, anticorpos, citocinas, proteínas de fase aguda) e as protetoras (por exemplo, glutationa). O exercício físico é, também, um importante modulador do sistema imunológico e do metabolismo de proteínas. O estado catabólico gerado pelo exercício extenuante está associado ao aumento da suscetibilidade a infecções. Isso pode estar relacionado a um suprimento subótimo de substratos ao sistema imunológico, incluindo aminoácidos.

Assim, a ingestão adequada de proteínas é certamente necessária para manter a função imunológica normal. Já a suplementação com proteínas ou aminoácidos tem sido debatida por muitos anos na literatura. Estudos têm demonstrado que a suplementação com proteínas pode atenuar alguns aspectos da depressão imune pós-exercício (Witard *et al.*, 2014). Entretanto, questões relacionadas a quais suplementos, qual a quantidade a ser ingerida e quais os mecanismos por meio dos quais os suplementos proteicos atuam para promover efeitos benéficos no sistema imunológico ainda são pautas de debate.

PRINCIPAIS INTERAÇÕES E MECANISMOS ENTRE SUPLEMENTAÇÃO PROTEICA, EXERCÍCIO E SISTEMA IMUNE

As proteínas são os constituintes mais abundantes do sistema de defesa do organismo. O sistema imune humoral é representado por um conjunto de proteínas tanto no plasma (anticorpos também conhecidos como imunoglobinas e proteínas de fase aguda) como expressas pelas células do sistema imunológico (citocinas e receptores específicos). As proteínas são as principais mediadoras do crescimento e da diferenciação das células imunológicas, da ativação de funções efetoras dos linfócitos e dos fagócitos, bom como do movimento direcionado de células imunológicas do sangue em direção aos tecidos. Portanto, o conteúdo proteico do organismo é essencial para a imunização contra agentes agressores (exercício físico, vírus e bactérias).

A suplementação proteica parece otimizar a proliferação das células imunológicas, em especial, as células reguladoras (linfócitos T *helper*), sinalizando vias de síntese de proteína (via ativação do complexo *mammalian target of rapamycin* mTOR) e modulando a expressão de genes cruciais (Tbx-21 e eomesodermina) para a determinação do seu papel efetor ou de memória dos linfócitos. A interação entre a suplementação proteica e a resposta imunológica provocada pelo exercício agudo tem sido estudada extensivamente. Sabe-se que, durante a sessão de exercício físico, ocorre a depleção de glicogênio muscular acompanhado do aumento da produção da interleucina-6 após esforço, o que resulta na resposta inflamatória local. Diante disso, o aporte proteico após a sessão de exercício resulta no estado de hiperaminoacidemia, importante para o reestabelecimento energético (inibição da 5' proteína quinase ativada por adenosina monofosfato) e para suprir a demanda energética das células imunológicas. Por outro lado, estudos indicam que a ingestão insatisfatória de proteínas resulta em maior suscetibilidade à ocorrência de infecções oportunistas. Embora atletas de alto nível sejam frequentemente expostos ao exercício de alta intensidade ou a programas de treinamento exaustivos, estudos demonstram que eles são menos suscetíveis a infecções quando comparados a indivíduos treinados recreacionalmente com altas cargas de exercício. Essa relação entre risco de infecção e carga de treinamento se assemelha a uma curva em formato de "S". Portanto, supõe-se que o atleta de elite apresenta um sistema imunológico mais robusto e capaz de resistir a infecções, mesmo durante períodos de estresse físico elevado (Bermon *et al.*, 2017).

A dose ótima do consumo de proteína para a obtenção de benefícios no sistema imunológico durante períodos de treinamento intenso parece estar entre 1,5 e 3 gramas de proteína por quilo de massa corporal (g/kg). Contudo, essa recomendação ainda não está estabelecida. Nesse sentido, foi desenvolvido um padrão de pontuação de proteínas que indica as quantidades desses aminoácidos essenciais que devem estar presentes por grama de proteína total para atender as recomendações (Burke *et al.*, 2019). A realização de treinamento de alta intensidade com uma dieta diária rica em proteínas (entre 1,5 a 3 g/kg) restaurou o tráfico de leucócitos e os aspectos da vigilância imunológica (leucócitos, linfócitos T CD8, granulócitos e células efetoras de memória) aos níveis observados durante o treinamento físico de intensidade normal (Witard *et al.*, 2014). Por outro lado, embora a maioria dos atletas consumam quantidades satisfatória de proteínas, alguns indivíduos podem consumir quantidades abaixo do ideal, por exemplo, durante períodos de treinamento exaustivo. Atletas com dieta vegetariana e/ou vegana também podem apresentar menor resposta das células imunológicas e maior susceptibilidade a infecções, devido ao baixo consumo de proteínas (Williams *et al.*, 2019).

SUPLEMENTOS COM EVIDÊNCIAS FORTES DE INTERAÇÃO COM O SISTEMA IMUNE

Aminoácidos de cadeia ramificada

Dos aminoácidos nutricionalmente classificados como essenciais, três são os aminoácidos de cadeia ramificada, também conhecidos como BCAA (do inglês *branched-chain amino acids*): L-valina, L-leucina e L-isoleucina. Apesar dos BCAA exercerem pouco efeito sobre o desempenho atlético, estudos têm demonstrado que a suplementação com BCAA antes e após o exercício diminui o dano muscular induzido pelo exercício, aumenta a síntese de proteínas musculares e atua na regulação imune. Os principais mecanismos propostos para explicar os efeitos benéficos dos BCAA incluem o aumento da síntese e da disponibilidade de L-glutamina, que atenua as respostas inflamatórias e a dor muscular induzida por exercício intenso (Cruzat *et al.*, 2014).

Bassit *et al.*, (2002) avaliaram os efeitos da suplementação aguda e crônica com BCAA em atletas de *endurance* (triatletas e corredores de longa distância). Os autores observaram atenuação na queda das concentrações plasmáticas de L-glutamina e a diminuição de citocinas pró-inflamatórias após o exercício. Acredita-se que a suplementação com BCAA aumente a captação celular de L-leucina, que, por sua vez, pode melhorar a síntese e a disponibilidade de L-glutamina, fornecendo glutamato no compartimento intracelular. Portanto, acredita-se que os efeitos imunes do BCAA possam depender do metabolismo da L-glutamina nos tecidos, em especial no músculo esquelético.

Outros possíveis mecanismos de proteção do BCAA podem ser mediados pelo sistema antioxidante ou pela microbiota intestinal. Estudos em modelos animais demonstraram que a suplementação com BCAA aumentou a expressão de genes envolvidos na defesa antioxidante, além de melhorar a proliferação de enterócitos e melhorar as defesas imunológicas (Donati Zeppa *et al.*, 2019). Entretanto, são necessários estudos específicos para entender os efeitos da suplementação com BCAA no equilíbrio redox e na microbiota intestinal em humanos.

COLOSTRO BOVINO

O colostro (também conhecido como "primeiro leite" ou "leite precoce") é a secreção mamária que todos os mamíferos fornecem aos seus recém-nascidos durante as 24 a 48 horas pós-parto. É uma rica fonte de nutrição, abundante em fatores imunológicos e de crescimento e antimicrobianos em uma concentração mais alta que a do leite comum, com potencial de melhorar a função imune tanto em pacientes saudáveis quanto em doentes crônicos. Dessa forma, o colostro bovino apresenta muitas aplicações clínicas ou terapêuticas e tem recebido considerável atenção nos campos de nutrição esportiva e imunologia do exercício nos últimos anos (Bagwe *et al.*, 2015).

O exercício extenuante afeta a integridade da barreira intestinal, aumentando sua permeabilidade, o que pode resultar na passagem de toxinas para a circulação. Por outro lado, a suplementação crônica (14 semanas) de colostro bovino demonstrou ser benéfica para a manutenção da barreira intestinal após sessões de exercício físico (Marchbank *et al.*, 2011). Resultados semelhantes foram observados em condições de exercício físico em temperaturas elevadas por March *et al.* (2019), que demonstraram que a suplementação com colostro bovino pode ser eficaz na redução de lesões intestinais após exercícios no calor. Os resultados podem ser explicados, em parte, pela redução da apoptose induzida pelo aumento da temperatura corporal e pelo aumento das proteínas de estresse térmico. Em síntese, essas evidências indicam que a suplementação com colostro bovino pode manter a integridade da barreira intestinal e a função imunológica, além de reduzir as chances de sofrer infecções ou sintomas no trato respiratório superior, em atletas envolvidos em treinamento extenuante por meio de seus componentes bioativos que sobrevivem à digestão e estão disponíveis biologicamente após o consumo. Futuros estudos ainda devem estabelecer a dose mínima e/ou ideal de colostro bovino para se atingir esses benefícios.

CREATINA

A creatina tornou-se um dos suplementos alimentares mais populares na área esportiva e do *fitness*, depois que Harris *et al.*, (1992) demonstraram que a suplementação com esse composto aumenta o conteúdo intramuscular de creatina e creatina fosfato. Trabalhos recentes têm demonstrado que, para além da sua capacidade de aumentar o *pool* energético, a creatina apresenta propriedades anti-inflamatórias (Bassit *et al.*, 2010; Deminice *et al.*, 2013).

Nomura *et al.* (2003) foram os primeiros a demonstrar que a creatina tem atividades anti-inflamatórias. Os autores demonstraram que o tratamento com creatina suprimiu a adesão de neutrófilos e inibiu a expressão de moléculas de adesão intercelular 1 e da selectina E (dois importante moduladores inflamatórios), quando células endoteliais foram incubadas com TNF-α. Poucos anos depois, Santos *et al.* (2004) demonstraram que cinco dias de suplementação com creatina (20g/kg de peso corporal) minimizam a elevação das concentrações de TNF-α e prostaglandina E2 (PGE2) em humanos submetidos ao esforço extenuante (corrida de 30 km). Esses resultados foram reproduzidos mais tarde por outros autores, que demonstraram que a suplementação com creatina inibe/atenua o aumento de interleucinas pró-inflamatórias (TNF-α, interferon- α, interleucina-1b e PGE2) e marcadores indiretos de dano muscular (creatina kinase, lactato desidrogenase e aldolase) no sangue de roedores e humanos submetidos ao exercício extenuante.

O mecanismo pelo qual a creatina exerce capacidade anti-inflamatória ainda não está totalmente elucidado. No entanto, essa capacidade pode ser, em parte, atribuída à aptidão dessa molécula de aumentar a concentração de fosfato e o *pool* energético intracelular, o que promove ação anti-inflamatória pela ativação de receptores A_{2A} da adenosina. Ainda, a suplementação com creatina pode aumentar a hidratação e estabilizar membranas celulares, além de prevenir o estresse oxidativo e danos celulares, eventos envolvidos no processo de inflamação (Wyss & Schulze, 2002; Nomura *et al.*, 2003).

SUPLEMENTOS COM EVIDÊNCIAS MODERADAS OU COM POTENCIAL DE INTERAÇÃO COM O SISTEMA IMUNE

Proteínas do leite: caseína e soro do leite

Os constituintes do leite tornaram-se reconhecidos como alimentos funcionais, com impacto direto na saúde humana. O leite tem duas "frações" primárias de proteínas: caseínas e soro de leite. O soro de leite é a porção líquida que representa ±20% do conteúdo total de proteínas do leite bovino. A proteína de soro de leite (do inglês *whey protein*) é um suplemento nutricional amplamente consumido entre praticantes de exercício, conhecido por melhorar a síntese de proteínas musculares pós-exercício (Cruzat *et al.*, 2014). A composição de aminoácidos essenciais na proteína do soro do leite é muito semelhante à encontrada no músculo esquelético. Além disso, os componentes do soro incluem lactoferrina, glutamina, imunoglobulinas, outros peptídeos (por exemplo, lisossomos, beta-lactoglobulina e alfa-lactalbumina) e compostos bioativos que demonstraram não somente funções imunorregulatórias e antimicrobianas, mas também benefícios para a composição corporal e a força muscular (Marshall, 2004). Por isso, a suplementação com proteína do soro do leite é promissora quando se visa atenuar a imunossupressão provocada pelo treinamento vigoroso ou excessivo.

Com base nos estudos envolvendo a suplementação com proteína do soro do leite associado ao exercício físico sobre as respostas das células imunológicas, é razoável afirmar que seus efeitos estão diretamente associados ao estado de condicionamento físico dos indivíduos. Forbes e Bell (2019) examinaram o efeito da suplementação com proteína do soro do leite em 18 ciclistas altamente treinados antes e após seis semanas de treinamento aeróbio. Não foram observadas alterações na contagem de neutrófilos e leucócitos ou na atividade das células *natural killers*, o que leva a concluir que a suplementação com proteína de soro de leite isolada durante o treinamento aeróbio não alterou a resposta imune. Com relação ao treinamento de força, Hulmi *et al*. (2010) analisaram o efeito agudo da ingestão de proteínas do leite (proteína do soro do leite e caseína) e não encontraram efeito significativo na resposta de leucócitos ou plaquetas no sangue. Logo, concluíram que o número de células imunes e, provavelmente, sua função podem não ser afetados pela ingestão de proteínas do leite.

Em suma, apesar de a proteína do soro do leite aumentar a capacidade antioxidante das células, especificamente porque aumenta o *pool* celular de aminoácidos sulfurados (especialmente cisteína), importantes precursores da glutationa, o efeito imunoprotetor da suplementação com proteína de soro de leite não é comprovado, especialmente em indivíduos treinados.

PROTEÍNA DA CARNE

A carne é um alimento rico em nutrientes, constituída por proteínas de alta qualidade e micronutrientes essenciais, como vitaminas B6 e B12, ferro e zinco. É reconhecido que a proteína da carne tem alta disponibilidade biológica devido à sua alta digestibilidade e contém todos os aminoácidos essenciais, em comparação com a proteína vegetal (Pereira & Vicente, 2013). Foi observado que o consumo de carne (vermelha e branca) diminuiu a expressão da proteína de ligação a lipopolissacarídeos no soro de ratos com relação àqueles alimentados com proteína de soja. Nesse sentido, resultados preliminares indicam funções benéficas das proteínas da carne vermelha e branca, mediando ações antioxidantes e anti-inflamatórias (Zhu *et al*., 2015). No entanto, ainda não está elucidada a relação do consumo de carne branca associada ao exercício físico nos parâmetros imunológicos.

Outro potencial benefício atribuído à carne bovina está associado ao alto conteúdo em ferro-heme, que melhora o conteúdo de ferro em atletas (Valenzuela *et al*., 2019). Atletas de *endurance* apresentam maior tendência em desenvolver tanto a depleção quanto a deficiência de ferro, que a longo prazo podem causar anemia e interferir no seu desempenho (Burke *et al*., 2019). Nesse sentido, o consumo da proteína proveniente da carne bovina é sugerido como estratégia para garantir melhor resposta imunológica em atletas de elite.

Um dos mecanismos atribuídos aos efeitos da proteína da carne é por meio da ativação das defensinas. As defensinas são peptídeos antimicrobianos que contribuem para a proteção da mucosa do hospedeiro, atuando contra a invasão de patógenos. Os peptídeos de neutrófilos humanos salivares 1 e 3 abrangem um grupo específico de alfa-defensinas que aumenta em resposta à síndrome do desconforto respiratório. Por outro lado, uma redução dos níveis basais e das taxas de secreção das defensinas foi observada após um programa de treinamento de *endurance* de oito semanas em homens jovens que consumiram regularmente uma bebida pós-treino contendo proteínas hidrolisadas da carne bovina (Naclerio *et al.*, 2017). Todavia, os efeitos da ingestão regular de um suplemento pós-treino que forneça apenas proteína da carne bovina parecem ser otimizados com a adição de carboidratos para atenuação da imunossupressão transitória em triatletas *masters* (Naclerio *et al.*, 2019).

PROTEÍNA DA SOJA

A dieta asiática tradicional, rica em soja, desempenha um papel fundamental na prevenção de doenças crônicas, como a aterosclerose. Estudos envolvendo humanos e animais geralmente adotam o uso de produtos de proteína da soja para avaliar seus efeitos na saúde. Esses produtos incluem a proteína da soja isolada (90-92% proteína), a proteína da soja concentrada (65-72% proteína), a farinha de soja e proteínas vegetais texturizadas (56-59% proteína). Apesar disso, o processo de desaminação dos aminoácidos das proteínas intactas provenientes da soja é menor em relação à proteína do leite e, consequentemente, apresenta menor capacidade em sustentar a síntese de proteínas devido ao menor conteúdo de aminoácidos essenciais (~36%) e leucina (~6%) da proteína da soja em relação a proteína de soro de leite (Devries & Phillips, 2015).

A proteína da soja apresenta efeitos antioxidantes e antiaterogênicos. Esses efeitos podem ser diretos, por meio da atenuação de radicais livres, ou indiretos, por meio da supressão da produção de radicais livres pelos fagócitos. Foi demonstrado por Nagarajan *et al.* (2006) que o efeito ateroprotetor da proteína da soja ocorre por meio da inibição da adesão de monócitos ao endotélio vascular e resulta na diminuição da inflamação utilizando linhagens celulares monocíticas humanas. Os autores sugerem que existe efeito direto da proteína da soja na inibição dos mediadores inflamatórios, como moléculas de adesão celular vascular, TNF-α e proteína quimioatraente de monócitos-1 dependente do fator de transcrição NF-kB.

Apesar dos efeitos favoráveis demonstrados na saúde, não é possível afirmar que a proteína de soja exerça proteção sobre a ação imunossupressora transitória induzida pela sessão aguda do exercício físico. Portanto, até o presente momento, os resultados sobre a utilização de proteína de soja como um imunoprotetor na área esportiva são controversos. Futuros estudos são necessários para compreender o real efeito da suplementação com essa proteína sobre os marcadores imunológicos associada ao exercício físico.

GLUTAMINA E TEANINA

A L-glutamina é um dos aminoácidos mais estudados como imunoprotetor, pois atua como combustível importante para células imunológicas (em particular linfócitos e macrófagos), além de ser precursor da síntese de ácidos nucléicos e de um potente antioxidante endógeno, a glutationa (Wernerman, 2008). Com base em dados clínicos nutricionais, sabe-se que a suplementação com L-glutamina pode atenuar a redução drástica desse aminoácido no sangue e nos tecidos, causada por infecções ou situações imunossupressoras (Wernerman, 2008). O uso de L-glutamina na área esportiva aumentou consideravelmente nos anos 90 (Williams et al., 2019). No entanto, os bons dados clínicos obtidos com a suplementação com glutamina não foram reproduzidos na área esportiva e do *fitness*. Uma recente revisão sistemática demonstrou que a suplementação com glutamina não aumenta a contagem de leucócitos, linfócitos e neutrófilos e conclui que a maioria dos estudos analisados não encontrou associação entre a ingestão de glutamina e a imunossupressão (Ramezani Ahmadi et al., 2019). Esse efeito é justificado por dados que demonstraram que a redução de glutamina plasmática promovida pelo esforço físico não contribui significativamente para o comprometimento imunológico (Cruzat et al., 2014). Provavelmente por esse motivo, o consenso internacional de imunologia e saúde não recomendou suplementos com L-glutamina para praticantes de esportes e exercícios (Walsh et al., 2011).

Estudos mais recentes têm sugerido a teanina (um aminoácido com estrutura análoga a da glutamina, encontrado no chá verde) como um importante imunoprotetor. Isso porque a suplementação com teanina tem demonstrado aumentar a concentração de glutationa, regular os linfócitos T helper (Th1 e Th2) e promover respostas de linfócitos citotóxicos (Mu et al., 2015). Entretanto, poucos são os estudos envolvendo suplementação com teanina e exercício. Em um dos poucos estudos encontrados, Murakami et al. (2009) demonstraram que a suplementação com teanina amenizou a redução de linfócitos circulantes induzida pelo exercício extenuante. Entretanto, esses dados não foram reproduzidos por Juszkiewicz et al. (2019). Assim, o uso de suplementos com teanina como um imunoprotetor ainda é controverso e qualquer recomendação é precipitada.

CONCLUSÃO

De maneira geral, os bons dados clínicos, especialmente os obtidos com pacientes em condição de imunossupressão, não são reproduzidos na área esportiva e do *fitness*. De fato, não há dados consistentes até o presente momento que suportam a suplementação com L-glutamina, além de proteínas da soja, da carne e do soro do leite. Mais robustos são os dados que demonstram algum efeito benéfico da suplementação com aminoácidos de cadeia ramificada, colostro bovino e creatina na resposta imunomodulatória após esforços agudos. Apesar de alguma ação comprovada sobre o sistema imunológico, mais estudos são necessários para determinar a dose mínima e/ou ideal a ser ingerida para atingir os benefícios. É importante destacar que a ingestão de proteínas abaixo das recomendações dietéticas pode prejudicar de forma significativa a defesa imunológica. Assim, um alerta é necessário: suplementos proteicos que causam imunoproteção são raros e devem ser usados em casos específicos.

A **Tabela 14.1** sintetiza os principais suplementos proteicos investigados quanto ao seu potencial de interação com o sistema imunológico do praticante de exercícios físicos.

Tabela 1. Suplementos proteicos capazes de promover benefícios ao sistema imunológico do praticante de exercícios físicos

Evidência forte	Evidência moderada ou em potencial	Sem evidências
BCAA	Proteína do soro do leite	Glutamina
Leucina	Proteína da carne	
Colostro bovino	Proteína da soja	
Creatina	Caseína	
	Teanina	

BCAA=Aminoácidos de cadeia ramificada (*Branched-chain amino acids*).

RESUMO

A interação entre o consumo e o metabolismo de proteínas com o exercício físico tem papel fundamental na resposta do sistema imunológico. Os suplementos proteicos com evidências científicas para melhorar a resposta imunossupressora provocada pelo exercício físico são: suplementos com BCAA, creatina e colostro bovino.

Apesar de alguma ação comprovada sobre o sistema imunológico, mais estudos são necessários para determinar a dose mínima e/ou ideal a ser ingerida para atingir esses benefícios.

Os suplementos com proteína do soro do leite, suplementos com proteína da carne, proteína da soja, L-glutamina e teanina apresentam pouca evidência de melhora ou são comprovadamente não efetivos para melhorar o sistema imunológico em resposta ao exercício extenuante. É importante destacar que a ingestão de proteínas abaixo das recomendações dietéticas pode prejudicar de forma significativa a defesa imunológica.

Contudo, suplementos proteicos que causam imunoproteção são raros e devem ser usados em casos específicos.

EXERCÍCIOS DE AUTOAVALIAÇÃO

1. Quais os principais mecanismos de atuação da suplementação proteica no sistema imunológico do praticante de exercícios físicos?
   _____
   _____
   _____

2. Tendo em vista os efeitos no sistema imunológico gerados pela suplementação proteica, todos os praticantes de exercício podem se beneficiar dessa suplementação?
   _____
   _____

3. Quais são os suplementos proteicos com comprovado efeito benéfico para o sistema imunológico? De quais fontes eles são extraídos?

4. Quais os fatores individuais (relacionados aos sujeitos da pesquisa), que podem influenciar nas respostas imunológicas observadas nos diferentes estudos com suplementação proteica e exercício?

5. Considerando sua vivência no dia a dia, existe algum suplemento que seja utilizado por praticantes de exercícios como um potencial modulador do sistema imunológico, mas que não apresenta evidências científicas que suportam o seu uso? Em caso positivo, por que você acredita que isso ocorre?

REFERÊNCIAS

1. Bagwe S, Tharappel LJ, Kaur G, Buttar HS. Bovine colostrum: an emerging nutraceutical. In: J Complement Integr Med. 2015;12:175-85.
2. Bassit RA, Pinheiro CH, Vitzel KF, Sproesser AJ, Silveira LR, Curi R. Effect of short-term creatine supplementation on markers of skeletal muscle damage after strenuous contractile activity. In: Eur J Appl Physiol. 2010;108:945-55.
3. Bassit RA, Sawada LA, Bacurau RF, Navarro F, Martins E, Santos RV, et al. Branched-chain amino acid supplementation and the immune response of long-distance athletes. In: Nutrition, 2002;18:376-9.
4. Bermon S, Castell LM, Calder PC, Bishop NC, Blomstrand E, Mooren FC, et al. Consensus Statement Immunonutrition and Exercise. In: Exerc Immunol Rev. 2017;23:8-50.
5. Burke LM, Castell LM, Casa DJ, Close GL, Costa RJS, Desbrow B, et al. International Association of Athletics Federations Consensus Statement 2019: Nutrition for Athletics. In: Int J Sport Nutr Exerc Metab. 2019;29:73-84.
6. Cruzat VF, Krause M, Newsholme P. Amino acid supplementation and impact on immune function in the context of exercise. In: J Int Soc Sports Nutr. 2014;11:61.
7. Deminice R, Rosa FT, Franco GS, Jordao AA, de Freitas EC. Effects of creatine supplementation on oxidative stress and inflammatory markers after repeated-sprint exercise in humans. In: Nutrition. 2013;29:1127-32.
8. Devries MC, Phillips SM. Supplemental protein in support of muscle mass and health: advantage whey. In: J Food Sci. 2015;80(Suppl 1):A8-A15.
9. Donati Zeppa S, Agostini D, Gervasi M, Annibalini G, Amatori S, Ferrini F, et al. Mutual Interactions among Exercise, Sport Supplements and Microbiota. In: Nutrients. 2019;12.
10. Forbes SC, Bell GJ. Whey Protein Isolate Supplementation While Endurance Training Does Not Alter Cycling Performance or Immune Responses at Rest or After Exercise. In: Front Nutr, 2019;6:19.

11. Harris RC, Söderlund K, Hultman E. Elevation of creatine in resting and exercised muscle of normal subjects by creatine supplementation. In: Clin Sci (Lond). 1992;83: 367-74.
12. Hulmi JJ, Myllymäki T, Tenhumäki M, Mutanen N, Puurtinen R, Paulsen G, Mero AA. Effects of resistance exercise and protein ingestion on blood leukocytes and platelets in young and older men. In: Eur J Appl Physiol. 2010;109:343-53.
13. Juszkiewicz A, Glapa A, Basta P, Petriczko E, Żołnowski K, Machaliński B, et al. The effect of L-theanine supplementation on the immune system of athletes exposed to strenuous physical exercise. In: J Int Soc Sports Nutr. 2019;16:7.
14. March DS, Jones AW, Thatcher R, Davison G. The effect of bovine colostrum supplementation on intestinal injury and circulating intestinal bacterial DNA following exercise in the heat. In: Eur J Nutr. 2019;58:1441-51.
15. Marchbank T, Davison G, Oakes JR, Ghatei MA, Patterson M, Moyer MP, Playford RJ. The nutriceutical bovine colostrum truncates the increase in gut permeability caused by heavy exercise in athletes. In: Am J Physiol Gastrointest Liver Physiol. 2011;300: G477-484.
16. Marshall K. Therapeutic applications of whey protein. In: Altern Med Rev. 2004;9:136-56.
17. Mu W, Zhang T, Jiang B. An overview of biological production of L-theanine. In: Biotechnol Adv. 2015;33:335-42.
18. Murakami S, Kurihara S, Koikawa N, Nakamura A, Aoki K, Yosigi H, et al. Effects of oral supplementation with cystine and theanine on the immune function of athletes in endurance exercise: randomized, double-blind, placebo-controlled trial. In: Biosci Biotechnol Biochem. 2009;73:817-21.
19. Naclerio F, Larumbe-Zabala E, Ashrafi N, Seijo M, Nielsen B, Allgrove J, Earnest CP. Effects of protein-carbohydrate supplementation on immunity and resistance training outcomes: a double-blind, randomized, controlled clinical trial. In: Eur J Appl Physiol. 2017;117:267-77.
20. Naclerio F, Larumbe-Zabala E, Seijo M, Ashrafi N, Nielsen BV, Earnest CP. Effects of Protein Versus Carbohydrate Supplementation on Markers of Immune Response in Master Triathletes: A Randomized Controlled Trial. In: J Am Coll Nutr. 2019;38:395-404.
21. Nagarajan S, Stewart BW, Badger TM. Soy isoflavones attenuate human monocyte adhesion to endothelial cell-specific CD54 by inhibiting monocyte CD11a. In: J Nutr. 2006;136:2384-90.
22. Nomura A, Zhang M, Sakamoto T, Ishii Y, Morishima Y, Mochizuki M, et al. Anti-inflammatory activity of creatine supplementation in endothelial cells in vitro. In: Br J Pharmacol. 2003;139:715-20.
23. Pereira PM, Vicente AF. Meat nutritional composition and nutritive role in the human diet. In: Meat Sci. 2013;93:586-92.
24. Ramezani Ahmadi A, Rayyani E, Bahreini M, Mansoori A. The effect of glutamine supplementation on athletic performance, body composition, and immune function: A systematic review and a meta-analysis of clinical trials. In: Clin Nutr. 2019;38:1076-91.
25. Santos RV, Bassit RA, Caperuto EC, Costa Rosa LF. The effect of creatine supplementation upon inflammatory and muscle soreness markers after a 30km race. In: Life Sci, 2004;75:1917-24.
26. Valenzuela PL, Mata F, Morales JS, Castillo-García A, Lucia A. Does Beef Protein Supplementation Improve Body Composition and Exercise Performance? A Systematic Review and Meta-Analysis of Randomized Controlled Trials. In: Nutrients. 2019;11.
27. Walsh NP, Gleeson M, Shephard RJ, Woods JA, Bishop NC, Fleshner M, et al. Position statement. Part one: Immune function and exercise. In: Exerc Immunol Rev. 2011;17:6-63.
28. Wernerman J. Clinical use of glutamine supplementation. In: J Nutr. 2008;138:2040s-44s.
29. Williams NC, Killer SC, Svendsen IS, Jones AW. Immune nutrition and exercise: Narrative review and practical recommendations. In: Eur J Sport Sci. 2019;19:49-61.
30. Witard OC, Turner JE, Jackman SR, Kies AK, Jeukendrup AE, Bosch JA, Tipton KD. High dietary protein restores overreaching induced impairments in leukocyte trafficking and reduces the incidence of upper respiratory tract infection in elite cyclists. In: Brain Behav Immun. 2014;39:211-9.
31. Wyss M, Schulze A. Health implications of creatine: can oral creatine supplementation protect against neurological and atherosclerotic disease? In: Neuroscience. 2002;112:243-60.
32. Zhu Y, Lin X, Zhao F, Shi X, Li H, Li Y, et al. Meat, dairy and plant proteins alter bacterial composition of rat gut bacteria. In: Sci Rep. 2015;5:15220.

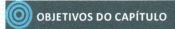

• Flávia M. S. de Branco   • Larissa S. Limirio   • Heitor O. Santos e Erick P. de Oliveira

Outros Suplementos na Prática Esportiva e Sistema Imunológico

OBJETIVOS DO CAPÍTULO

- Descrever alguns nutrientes e/ou suplementos que são comumente utilizados com o objetivo de melhorar a imunidade em praticantes de exercício;
- Elucidar se há evidência científica para o uso destas substâncias.

CONCEITOS-CHAVE DO CAPÍTULO

- O exercício físico parece influenciar diretamente o sistema imune. A imunossupressão induzida pelo exercício físico pode aumentar a ocorrência de infecções de vias aéreas superiores, como resfriados, dores de garganta e tosses, o que pode prejudicar o desempenho de atletas
- As vitaminas C, E e D e o mineral zinco têm funções fisiológicas relacionadas ao sistema imune.
- A suplementação desses nutrientes poderia ser uma estratégia para melhorar o sistema imune do atleta; entretanto, parece ser necessária apenas quando há consumo inadequado ou deficiência.

INTRODUÇÃO

O impacto do exercício físico no sistema imune é dependente de alguns fatores, como intensidade, duração e volume de treinamento (Simpson *et al.* 2020). Assim, o sistema imune de pessoas que realizam exercício físico de alta intensidade e/ou com elevado volume de treino pode ser comprometido, o que aumenta o risco de infecção. Essas infecções ocorrem, principalmente, nas vias aéreas superiores (p. ex.: infecções respiratórias, resfriados, dores de garganta, tosse), o que pode resultar em redução de desempenho.

Diante desse cenário, existem alguns suplementos que são frequentemente consumidos por atletas ou praticante de exercício físico, que supostamente podem ter efeitos na melhora do sistema imune. Alguns desses suplementos são as vitaminas C, E e D, além do mineral zinco. Portanto, neste capítulo, nós discutiremos se há evidência científica para recomendar a suplementação destes nutrientes para melhorar o sistema imune de atletas.

EFEITO DA SUPLEMENTAÇÃO DE VITAMINAS E ZINCO NO SISTEMA IMUNE DE ATLETAS

Vitamina C

A vitamina C (ou ácido ascórbico) é uma vitamina hidrossolúvel com importante função antioxidante no nosso organismo. Essa vitamina pode ser encontrada em frutas e vegetais, especialmente nas frutas cítricas como laranja, acerola e limão. De acordo com *Dietary reference intakes* (DRI), a recomendação do consumo diário de vitamina C para pessoas adultas é de 75 mg/dia para mulheres e 90 mg/dia para homens. Por ser uma vitamina hidrossolúvel, não há estoque desse nutriente no nosso organismo; portanto, é importante seu consumo diário. De forma geral, a recomendação de vitamina C é facilmente atingida pela alimentação, como pode ser visualizado na Tabela 15.1, a qual mostra a quantidade de vitamina C presente em alguns alimentos. Por exemplo, 100 ml de suco de laranja-baía fornecem 94,5 mg de vitamina C, que é um pouco mais do que a recomendação diária preconizada para homens adultos.

A vitamina C pode ter efeitos importantes no sistema imune. Primeiramente, a vitamina C é um fator essencial na função dos fagócitos e na produção dos linfócitos T e de interferon (Hemilä, 2003). Além disso, a vitamina C é um potente antioxidante que reduz as espécies reativas de oxigênio, restaura outros antioxidantes celulares e pode reduzir o dano celular. A vitamina C também parece atenuar os aumentos do cortisol induzido pelo exercício, uma vez que a glândula adrenal, que produz cortisol, está entre os órgãos com maior concentração de vitamina C no organismo, especialmente no córtex e na medula (Patak *et al.*, 2004). Devido a essas funções no sistema imune, o efeito da suplementação de vitamina C na ocorrência de sintomas de infecções de vias aéreas superiores induzidos pelo exercício tem sido testado por diversos estudos. Um estudo avaliou o efeito da suplementação de 600 mg de vitamina C (aproximadamente, 6 vezes a RDA), durante 21 dias antes de uma ultramaratona, nos sintomas de infecções de vias aéreas superiores. Foi observado que os atletas que suplementaram vitamina C tiveram uma incidência de 33% na ocorrência de infecções, enquanto os atletas que ingeriram placebo tiveram uma incidência de 68% (Peters *et al.*, 1993). Entretanto, a avaliação dos sintomas foi autorrelatada, sem avaliação médica dos sintomas clínicos, o que é uma importante limitação do estudo. Em adição, uma meta-análise comparou a ingestão de pelo menos 200 mg de vitamina

Tabela 15.1 Quantidade de vitamina C a cada 100 g de alimentos.	
Item alimentar	**Vitamina C (mg)/ 100 g**
abóbora-cabotiá cozida	7,5
acerola	941,4
brócolis cru	34,3
batata-doce cozida	23,8
caju	219,3
caqui	29,3
couve-manteiga crua	96,7
goiaba vermelha	80,6
kiwi	70,8
laranja-lima	43,5
limão-galego	34,5
mamão-papaia	82,2
manga-tommy ou atkins	7,9
morango	63,6
pimentão amarelo cru	201,4
tangerina	48,8
tomate	21,2

Adaptada de TACO, 2011.

C com a de placebo na ocorrência de resfriados comuns. Os autores encontraram que, para a população em geral, a suplementação de vitamina C não parece exercer influência na imunidade. Entretanto, separando a amostra somente em atletas (598 indivíduos), foi encontrado que a suplementação de vitamina C reduziu a ocorrência de resfriados nessa população (Hemilä & Chalker, 2013). Dessa forma, em pessoas que realizam treinamento intensos, a suplementação de vitamina C parece ter um efeito clínico. Contudo, é importante ressaltar que a meta-análise avaliou o efeito de doses de, no mínimo, 200 mg de vitamina C, que é possível atingir por meio da alimentação ingerindo ~2-5 porções de frutas (principalmente frutas cítricas). Portanto, doses de vitamina C maiores que as propostas pela RDA parecem ter influência na incidência de infecções de vias aéreas superiores após exercícios extenuantes, mas essas doses podem ser ingeridas pela alimentação com uma dieta rica em frutas e vegetais. Caso o atleta não consiga atingir a dose ideal pela alimentação, há a possibilidade de adequar por meio de suplementação.

Vitamina E

A vitamina E (ou tocoferol) é uma vitamina lipossolúvel com importante ação antioxidante. Como a vitamina E é sintetizada por plantas, as principais fontes alimentares são provenientes de fontes vegetais, como óleos vegetais (girassol, soja e milho) e vegetais verdes escuros. Os alimentos de origem animal, de forma geral, são pobres nesse nutriente, mas a vitamina E pode ser encontrada na gema do ovo e no fígado. A ingestão diária recomendada dessa vitamina, de acordo com as DRIs, é de 15 mg/dia para pessoas adultas. No sistema imune, como a vitamina

E é um antioxidante, ela pode atenuar o aumento das espécies reativas de oxigênio induzidas pelo exercício e assim, aumentar a imunidade. Entretanto, o possível efeito positivo da vitamina E na imunidade durante o exercício não está totalmente elucidado.

Um estudo avaliou o efeito da suplementação de vitamina E (800 UI/dia) nas citocinas pró-inflamatórias após um exercício de corrida em esteira inclinada. Os autores encontraram que os indivíduos que suplementaram vitamina E tiveram a secreção de IL-6 atenuada em comparação ao grupo placebo (Cannon et al., 1991). Porém, outros estudos não encontraram efeito benéfico após a suplementação de vitamina E em marcadores relacionados à imunidade. Em um estudo realizado com triatletas, a vitamina E foi suplementada durante dois meses antes da competição e foram avaliados os efeitos dessa suplementação nas citocinas plasmáticas, em parâmetros de imunidade e estresse oxidativo. Os atletas que realizaram a suplementação de vitamina E tiveram maior aumento de citocinas inflamatórias, estresse oxidativo e a peroxidação lipídica em relação ao grupo placebo (Nieman et al., 2004). Assim, a suplementação de altas doses de vitamina E teve efeito contrário ao esperado, ou seja, aumentou o estresse oxidativo e a inflamação induzida pelo exercício físico (Nieman, 2008). Além disso, a vitamina E não parece exercer influência sobre os sintomas de infecções de vias aéreas superiores. Um estudo realizado com ultramaratonistas testou três tipos de suplementação: somente vitamina C (500 mg), vitamina C (500 mg) e vitamina E (400 UI) e outro grupo com vitamina C (300 mg), vitamina E (300 UI) e betacaroteno (18 mg). Os autores encontraram que a vitamina C sozinha foi mais efetiva para redução dos sintomas de infecções de vias aéreas superiores do que a combinação com os outros suplementos (Peters et al., 1996).

Portanto, não há evidência suficiente para suplementar vitamina E para melhorar o sistema imune de atletas. É recomendado que a vitamina E seja ingerida dentro do preconizado pelas RDAs e o uso da suplementação só pode ser utilizado para complementar a dieta, com o objetivo de atingir a recomendação diária.

Zinco

O zinco é um mineral essencial, encontrado principalmente em alimentos de origem animal, como carnes vermelhas, peixes, ovos, fígado e miúdos. Também está disponível em moderada quantidade em nozes, castanhas, leguminosas e cereais integrais. Entretanto, as frutas e hortaliças não são boas fontes de zinco. De acordo com a DRIs, o consumo recomendado de zinco para adultos é de 8 mg/dia para mulheres e 11 mg/dia para homens. De forma geral, para pessoas que seguem dietas onívoras, a ingestão diária de zinco é facilmente atingida com a alimentação. Por exemplo, uma porção de 100 g de bife bovino contém aproximadamente 7 mg desse mineral. Contudo, atletas vegetarianos ou veganos podem ter risco aumentado de deficiência de zinco, pois apesar de fontes vegetais terem zinco na composição, a quantidade de fibra pode reduzir a absorção desse nutriente. Além disso, alguns fatores podem contribuir de forma adicional para a deficiência de zinco, como o aumento da excreção desse mineral no suor e na urina de atletas que realizam treinamento intenso e a ingestão de zinco reduzida em atletas que fazem restrição calórica.

A deficiência de zinco pode causar alterações no sistema imune, como atrofia e redução da proliferação de linfócitos, além de reduzir a produção de citocinas anti-inflamatórias (IL-2) e diminuir a atividade citolítica das células *natural killers* (NK). A função do zinco na imunidade e, principalmente, nos sintomas de infecções de vias aéreas superiores tem sido estudada na literatura. Uma meta-análise que avaliou 15 estudos mostrou o efeito da suplementação de zinco no resfriado comum. Os autores encontraram uma redução da duração e da incidência dos sintomas em pessoas que suplementaram esse mineral nas primeiras 24 horas do início dos sintomas (Singh & Das, 2011). Além disso, uma revisão sistemática mostrou efeitos protetores na ocorrência de resfriado comum com a suplementação de pastilhas contendo pelo menos 75 mg desse mineral, mas nenhum resultado foi encontrado nos estudos que suplementaram doses inferiores a essa (Hemilä, 2011). É importante ressaltar que, apesar desse resultado positivo, a dose da suplementação foi elevada, sendo aproximadamente sete vezes a recomendada pelas RDAs. Doses de zinco acima de 30 mg/dia podem resultar em alguns efeitos adversos como náuseas, sabor ruim na boca, alteração na absorção de nutrientes (p. ex.: cobre), redução de HDL e diminuição da função de algumas células imunes. Entretanto, existem poucos estudos avaliando o efeito da suplementação de zinco na incidência de infecções de vias aéreas superiores em atletas ou em pessoas que realizam exercícios intensos. Um estudo realizado com cadetes da Força Aérea dos Estados Unidos, que são indivíduos que frequentemente estão susceptíveis a infecções de vias aéreas superiores, testou a suplementação de 15 mg/dia de zinco na incidência desse tipo de infecções. Os autores encontraram que os militares que suplementaram zinco experimentaram significativamente mais episódios livres de sintomas do que os do grupo que ingeriu placebo, de acordo com os questionários realizados. Porém, não foi encontrada diferença entre os grupos quando o diagnóstico foi realizado por médicos (Veverka *et al.*, 2009).

Dessa forma, o efeito da suplementação de zinco na imunidade de atletas não é totalmente conhecido. Portanto, ainda não há evidência suficiente para suplementar zinco para reduzir a incidência de infecções de vias aéreas superiores em atletas. Além disso, o consumo de altas doses de zinco pode causar efeitos adversos indesejáveis. Por isso, para evitar que o atleta tenha deficiência de zinco devido à alta carga de treinamento, é importante que seja recomendada a ingestão de fontes de zinco durante períodos de treinamento e competições, não sendo necessária a suplementação. Para atletas vegetarianos ou veganos, devido à menor disponibilidade desse nutriente, a ingestão pode ser de 10 a 20 mg/dia para evitar a deficiência. Caso não seja possível atingir essa quantidade pela alimentação, pode-se utilizar suplementos para adequar a dose.

Vitamina D

A vitamina D é uma vitamina lipossolúvel produzida endogenamente pela conversão de um dos precursores do colesterol (7-desidrocolesterol). Isso ocorre quando a radiação solar ultravioleta B atinge as células da camada epidérmica (Gleeson *et al.*, 2004). Essa substância, que também é um hormônio, está naturalmente presente em alguns alimentos de origem animal (vitamina D_3) e em cogumelos (vitamina D_2). Também pode ser ingerida por meio de alimentos fortificados com vitamina D, além da suplementação dietética na forma de vitamina D_3 (He *et al.*, 2016).

A vitamina D obtida por meio da exposição solar, de alimentos e de suplementos é biologicamente inerte e sofre duas hidroxilações no organismo para ativação (Bermon *et al.*, 2017). A primeira ocorre no fígado que converte a vitamina D_3 em 25OHD, conhecida como calcidiol, a principal forma circulante da vitamina D (Gleeson *et al.*, 2004). A segunda ocorre, principalmente, no rim e forma 1,25-di-hidroxivitamina D (1,25OH$_2$ D), fisiologicamente ativa e conhecida também como calcitriol (He *et al.*, 2016). Algumas células, além das renais, incluindo as do cérebro, do pulmão, do músculo, da pele, do tecido adiposo e do sistema imunológico, podem converter, por meio de mecanismos enzimáticos, 25OHD em 1,25OH$_2$D. Nesse sentido, nos últimos anos, foi estabelecido que a vitamina D não é apenas relevante para a homeostase do cálcio, a saúde óssea e a função ideal do músculo esquelético, assim como para a manutenção do sistema imunológico (He *et al.*, 2016).

A deficiência de vitamina D é diagnosticada quando as concentrações séricas de 25OHD são inferiores a 30 nmol/L (Medicine, 2011). Essa deficiência não é incomum em atletas, como foi descrito em uma revisão sistemática e na meta-análise que incluiu diversas modalidades esportivas, como futebol, atletismo, luta livre e ginástica (Farrokhyar *et al.*, 2015). Baixas concentrações de vitamina D apresentam relação com a função imunológica comprometida, juntamente com o aumento de infecções respiratórias (Gleeson *et al.*, 2004). Isso ocorre devido ao grande número de células e funções imunes diferentes que são influenciadas pela vitamina D e que promovem respostas inatas e adaptativas do sistema imunológico (He *et al.*, 2016). Dentre essas respostas, destacam-se: (i) efeitos diretos nas células imunológicas mediadas pela circulação de 1,25OH$_2$D; (ii) ações intracelulares diretas da 1,25OH$_2$D, após a conversão 25OHD para 1,25OH$_2$D, dentro das células imunes; e (iii) ações parácrinas da 1,25OH$_2$D produzida e secretada a partir de células apresentadoras de antígenos, em linfócitos e neutrófilos locais (He *et al.*, 2016). Também foi demonstrado o efeito da 1,25OH$_2$D na ativação da imunoglobulina A salivar (SIgA), que é primeira linha de defesa contra a invasão de patógenos e impede que antígenos e micro-organismos adiram às superfícies das mucosas, interrompendo a replicação de patógenos intracelulares (He *et al.*, 2016). Além disso, a vitamina D regula positivamente a expressão gênica de peptídeos antimicrobianos de amplo espectro (AMPs) (por exemplo, catelicidina e defensinas), que são importantes reguladores da imunidade inata e ajudam a defender contra doenças agudas, incluindo tuberculose, influenza e resfriado comum. Em adição, exercem um efeito imunomodulador nos linfócitos T e B na imunidade adaptativa (He *et al.*, 2016; Bermon *et al.*, 2017). Como tal, a ação da vitamina D parece desempenhar um papel importante para a ativação do sistema imunológico e no controle de doenças inflamatórias e infecciosas (Gleeson *et al.*, 2004).

Evidências demonstram o papel benéfico do *status* adequado de vitamina D na imunidade inata e na imunidade das mucosas em atletas (He *et al.*, 2016). Um recente ensaio clínico randomizado avaliou o efeito da suplementação de vitamina D_3 (5.000 UI/dia) em atletas de taekwondo, insuficientes em vitamina D (25OHD, 31,3 ± 1,39 nmol/L), durante treinamento de 4 semanas no inverno (Jung *et al.*, 2018). Os participantes que receberam a suplementação apresentaram aumento nas concentrações séricas de vitamina D para níveis adequados e tiveram menores escores de sintomas de infecção do trato respiratório superior (nariz escorrendo, espirros) (Jung *et al.*, 2018).

Levantamentos realizados pelo *Consensus Statement Immunonutrition and Exercise* sugerem que os atletas que apresentam concentrações "suficientes" de vitamina D (>50 nmol/L) ainda podem ter um risco aumentado de contrair infecções no trato respiratório superior, em comparação com os atletas que apresentam concentrações séricas de 25OHD >75 nmol/L. Nesse sentido, atletas parecem se beneficiar quando têm maiores concentrações séricas de vitamina D do que as recomendadas para a população geral (Bermon et al., 2017). Nesse sentido, foi preconizado pelo *Consensus Statement Immunonutrition and Exercise* que as concentrações séricas ideais de vitamina D, para garantirem a saúde imunológica dos atletas, devem ser >75 nmol/L (Bermon et al., 2017).

Está bem documentado na literatura que atletas de elite podem ter deficiência de vitamina D, particularmente aqueles que vivem no hemisfério norte durante os meses de inverno, os que treinam em locais fechados, aqueles que usam roupas de proteção que cobrem a pele (devido à redução da radiação solar) e os têm uma pele mais escura (devido à relação de pigmentação da pele para síntese de vitamina D) (He et al., 2016; Bermon et al., 2017). Como já mencionado, os períodos de inverno e outros fatores acarretam uma baixa exposição à luz solar, que, em combinação com as práticas alimentares inadequadas, podem aumentar a susceptibilidade à deficiência de vitamina D (Bermon et al., 2017). Como estima-se que a contribuição da luz solar para o *status* de vitamina D é de apenas 20% durante o inverno e 80% durante a primavera e o verão, ressalta-se a importância do aumento da contribuição da dieta durante o inverno para prevenir a deficiência de vitamina D (He et al., 2016).

No que diz respeito às recomendações para os atletas alcançarem a adequação de vitamina D, é necessário que no verão os atletas realizem exposição da pele à luz solar por ~15 minutos entre 10 h e 15 h, vestindo camisetas e shorts na maioria dos dias, para garantir, ao mesmo tempo, que não sofram queimaduras solares (He et al., 2016). Além disso, as fontes alimentares e os suplementos de vitamina D tornam-se relevantes durante os meses de inverno, quando a luz solar está ausente ou reduzida (He et al., 2016). Para tanto, evidências demonstraram que o consumo 1.000 UI/dia de vitamina D_3 durante o inverno pode adequar as concentrações séricas de vitamina D (He et al., 2016).

De acordo com as recomendações da Sociedade Brasileira de Endocrinologia e Metabologia (SBEM), a adoção de estratégias que visem o consumo de alimentos fontes de vitamina D (Tabela 15.2) ou consumo de um suplemento de vitamina D_3, que varia entre 400 e 2.000 UI/dia, podem ser utilizadas para manutenção das concentrações séricas de vitamina D. Essas orientações devem ser avaliadas de acordo com o tom de pele do indivíduo ou com o grau de exposição da pele à luz solar (Maeda et al., 2014), principalmente naqueles que precisam usar roupas (por razões de proteção ou religiosas) que restringem a exposição à luz solar da pele no verão (He et al., 2016; Bermon et al., 2017).

Tabela 15.2 Fontes alimentares de vitamina D

Alimento	Porção	Conteúdo de vitamina D por porção
Salmão selvagem	100 g	~ 600-1.000 UI de vitamina D_3
Salmão de criatórios	100 g	~ 100-250 UI de vitamina D_3
Sardinha em conserva	100 g	~ 300 UI de vitamina D_3
Atum em conserva	100 g	~ 250 UI de vitamina D_3
Gema de ovo	100 g	~ 20 UI de vitamina D_3
Cogumelos frescos	100 g	~ 100 UI de vitamina D_2
Cogumelos secos ao sol	100 g	~ 1.600 UI de vitamina D_2

Adaptada de Meada, Borba et al. (2014).

CONCLUSÃO

As vitaminas C, E e D e o mineral zinco têm funções fisiológicas relacionadas ao sistema imune. Portanto, é essencial que o profissional fique atento à possíveis inadequações na alimentação para a ingestão desses micronutrientes. O uso de suplementação é recomendado, principalmente, se houver baixo consumo ou deficiência.

Até o momento, não há evidência para suplementar vitamina E para melhorar o sistema imune de atletas. Com relação ao zinco, existem poucos estudos que avaliaram o efeito da suplementação deste mineral no sistema imune de atletas. Portanto, ainda não deve ser recomendado na prática clínica. O consumo de vitamina C superior às recomendações das DRIs (~200 mg) parece melhorar sintomas de infecções de vias aéreas superiores, mas essa quantidade é facilmente atingida pela alimentação, não sendo necessária a suplementação para a maioria dos atletas. A suplementação de vitamina D parece ter efeito no sistema imune, principalmente, de atletas que apresentam deficiência dessa vitamina, mas não é necessária para pessoas sem deficiência.

RESUMO

Doses de vitamina C maiores que as propostas pela RDA parecem ter influência na incidência de infecções de vias aéreas superiores após exercícios extenuantes, mas essas doses podem ser ingeridas pela alimentação com uma dieta rica em frutas e vegetais. Caso o atleta não consiga atingir a dose ideal pela alimentação, há possibilidade de adequação por meio de suplementação.

Por outro lado, não há evidência suficiente para suplementar vitamina E para melhorar o sistema imune de atletas. Portanto, é recomendado que a vitamina E seja ingerida dentro do preconizado pelas DRIs.

Já o efeito da suplementação de zinco na imunidade de atletas não é totalmente conhecida. Portanto, ainda não há evidência suficiente para suplementar esse mineral para reduzir a incidência de infecções de vias aéreas superiores em atletas. Para atletas vegetarianos ou veganos, devido à menor disponibilidade desse nutriente, a ingestão deve ser maior (10-20 mg/dia) do que as dos onívoros para evitar a deficiência. Caso não seja possível atingir pela alimentação, é possível utilizar suplementos para adequar essa dose.

E, por fim, a vitamina D pode desempenhar várias funções no sistema imunológico. Essa substância pode apresentar um papel importante no controle de infecções respiratórias do trato superior, principalmente em atletas com baixa quantidade de vitamina D. Sendo assim, estratégias que visem a manutenção das concentrações séricas de vitamina D podem ser interessantes para essa população.

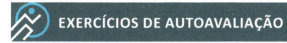

EXERCÍCIOS DE AUTOAVALIAÇÃO

1. Qual a função da vitamina C no sistema imunológico?

   Resposta: A vitamina C é um fator essencial na função dos fagócitos e da produção dos linfócitos T e de interferon. Além disso, é um potente antioxidante que reduz as espécies reativas de oxigênio e restaura outros antioxidantes celulares, podendo reduzir o dano celular.

2. Qual a função da vitamina E no sistema imunológico?

   Resposta: No sistema imune, como a vitamina E é um antioxidante, ela pode atenuar o aumento das espécies reativas de oxigênio induzidas pelo exercício e, assim, aumentar a imunidade.

3. Atletas têm maior concentração sérica de zinco quando comparados com indivíduos não treinados? Explique.

   Resposta: Não. Pelo contrário, atletas podem apresentar menor concentração sérica de zinco em comparação com não atletas, devido ao aumento da excreção de zinco no suor e urina relacionados ao treinamento intenso. Dessa forma, o atleta pode ter risco aumentado de desenvolver deficiência de zinco

4. Em relação aos atletas veganos ou vegetarianos, qual a recomendação de consumo de zinco? Por que a recomendação deve ser diferente dos atletas onívoros?

   Resposta: Para atletas vegetarianos ou veganos, devido à menor disponibilidade desse nutriente, a ingestão pode ser entre 10 e 20 mg/dia para evitar a deficiência. Caso não seja possível atingir pela alimentação, é possível utilizar suplementos para adequar esas dose.

5. Quais fatores podem influenciar a produção de vitamina D?

Resposta: A produção de vitamina D pode ser influenciada pelo tom de pele do indivíduo e pelo grau de exposição da pele à luz solar, principalmente naqueles que treinam em locais fechados e/ou precisam usar roupas (por razões de proteção ou religiosas) que restringem a exposição à luz solar da pele.

REFERÊNCIAS

1. Bermon S, Castell LM, et al. Consensus Statement Immunonutrition and Exercise. In: Exerc Immunol Rev. 2017;23:8-50.
2. Cannon JG, Meydani SN, et al. Acute phase response in exercise. II. Associations between vitamin E, cytokines, and muscle proteolysis. In: Am J Physiol. 1991;260(6 Pt 2):R1235-40.
3. Farrokhyar F, Tabasinejad R, et al. Prevalence of vitamin D inadequacy in athletes: a systematic-review and meta-analysis. In: Sports Med. 2015;45(3):365-78.
4. Gleeson M, Nieman DC, et al. Exercise, nutrition and immune function. J Sports Sci. 2004;22(1):115-125.
5. He C S, Aw Yong XH, et al. Is there an optimal vitamin D status for immunity in athletes and military personnel? In: Exerc Immunol Rev. 2016;22:42-64.
6. Hemilä H. Vitamin C and SARS coronavirus. In: J Antimicrob Chemother. 2003;52(6): 1049-50.
7. Hemilä H. Zinc lozenges may shorten the duration of colds: a systematic review. In: Open Respir Med J. 2011;5:51-8.
8. Hemilä H, and Chalker E. Vitamin C for preventing and treating the common cold. In: Cochrane Database Syst Rev. 2013;(1):Cd000980.
9. Jung HC, Seo M-W, et al. Vitamin D$_3$ Supplementation Reduces the Symptoms of Upper Respiratory Tract Infection during Winter Training in Vitamin D-Insufficient Taekwondo Athletes: A Randomized Controlled Trial. In: International journal of environmental research and public health. 2018;15(9):2003.
10. Maeda SS, Borba VZC, et al. Recomendações da Sociedade Brasileira de Endocrinologia e Metabologia (SBEM) para o diagnóstico e tratamento da hipovitaminose D. In: Arquivos Brasileiros de Endocrinologia & Metabologia. 2014;58: 411-33.
11. Medicine IO. Food and Nutrition Board. Dietary Reference Intakes for Calcium and Vitamin D. Washington (DC): National Academies Press (US); 2011.
12. Nieman DC, Henson DA, et al. Vitamin E and immunity after the Kona Triathlon World Championship. In: Med Sci Sports Exerc. 2004;36(8):1328-35.
13. Nieman DCJNR. Immunonutrition support for athletes. 2008;66(6):310-20.
14. Patak P, Willenberg HS, et al. Vitamin C is an important cofactor for both adrenal cortex and adrenal medulla. In: Endocr Res. 2004;30(4): 871-5.
15. Peters E, Goetzsche JM, et al. Vitamin C as effective as combinations of anti-oxidant nutrients in reducing symptoms of upper respiratory tract infection in ultramarathon runners. 1996;11(3):23-7.
16. Peters EM, Goetzsche JM, et al. Vitamin C supplementation reduces the incidence of postrace symptoms of upper-respiratory-tract infection in ultramarathon runners. In: Am J Clin Nutr. 1993;57(2):170-4.
17. Simpson RJ, Campbell JP, et al. Can exercise affect immune function to increase susceptibility to infection? In: Exercise Immunology Review. 2020;26:8-22.
18. Singh M., and Das RR. Zinc for the common cold. In: Cochrane Database Syst Rev. 2011;(2):Cd001364.
19. Taco. Banco de dados Tabela Brasileira de Composição de Alimentos. 4th ed. 2011. Disponível em: www.nepa.unicamp.br/taco/tabela.php?ativo=tabela. Acesso em: 24 jul. 2022.
20. Veverka DV, Wilson, C, et al. Use of zinc supplements to reduce upper respiratory infections in United States Air Force Academy Cadets. 2009;15(2):91-5.

16

• Bruna Melo Giglio • Patrícia Cristina Barreto Lobo • Gustavo Duarte Pimentel

Dietas e Comportamento Alimentar para Perda de Peso

OBJETIVOS DO CAPÍTULO

- Evidenciar que a obesidade é uma doença complexa e multifatorial e que o processo de emagrecimento é influenciado por fatores genéticos, ambientais, emocionais e estilo de vida.
- Compreender algumas modificações dietéticas e alimentares decorrentes da transição nutricional.
- Fornecer evidências científicas do tratamento dietético para a obesidade, ressaltando as características e a aplicabilidade das dietas.
- Discutir sobre a necessidade de modificações comportamentais relacionadas aos hábitos alimentares durante o processo de emagrecimento.
- Reforçar a importância da intervenção dietética e estratégias individualizada na prevenção e melhora das complicações relacionadas à obesidade.

CONCEITOS-CHAVE DO CAPÍTULO

- Alimentos ultraprocessados: produzidos com a adição de diversos ingredientes como sal, açúcar, gorduras e substâncias sintetizadas a partir de outras fontes orgânicas. Apresentam maior durabilidade e alteração dos aspectos sensoriais.
- Cetogênese: formação de corpos cetônicos a partir da oxidação de ácidos graxos.
- Dietas restritivas: aquelas que promovem modificação na ingestão de macronutrientes e no valor calórico total da alimentação. São acompanhadas de privação ou monotonia alimentar.
- Glicemia: níveis sanguíneos de glicose.
- Glicemia pós-prandial: níveis sanguíneos de glicose duas horas após a ingestão de alimentos.

- Jejum: privação parcial ou total da ingestão de alimentos durante um determinado tempo.
- *Low-carb:* dietas com quantidades de carboidratos abaixo das recomendações (<45% da ingestão calórica total).
- *Mindfulness*: estado de atenção plena, capacidade de se concentrar nas atividades e sensações do momento presente.
- *Mindful eating:* refere-se ao comer com atenção plena de modo consciente no momento presente. Essa ação envolve pensamentos e sensações relacionados aos alimentos sem julgamentos e críticas.
- Obesidade: excesso de massa corporal proveniente do aumento da adiposidade, caracterizada por um índice de massa corporal maior ou igual a 30 kg/m².

 INTRODUÇÃO

A nutrição é considerada um dos pilares para a prevenção de doenças crônicas como a obesidade. Sabe-se que o excesso de gordura corporal tem repercussões negativas à saúde e que a principal causa do ganho de massa corporal é o desequilíbrio entre a ingestão calórica e o gasto energético (González-Muniesa *et al.*, 2017). Dessa maneira, o emagrecimento pode contribuir para a redução da adiposidade e de fatores de risco para o desenvolvimento de doenças crônicas como diabetes *mellitus* tipo 2 (DM2), hipertensão e dislipidemias (Blüher, 2019).

Nesse contexto, muito se tem questionado sobre qual é a melhor estratégia alimentar para a redução de gordura corporal. A resposta a essa pergunta, aparentemente simples, vem sendo bastante discutida nos últimos anos. Embora diversas publicações mostrem efeitos positivos com dietas hipocalóricas, a longo prazo, a sua aderência é baixa e os indivíduos tendem a recuperar a massa corporal perdida (Dansinger *et al.*, 2005).

A palavra "dieta" é derivada do grego *diaita*, que significa "modo de vida", ou seja, é um conjunto de ações que consolidam um comportamento prolongado. Apesar do seu significado, a mídia e os profissionais de saúde frequentemente a utilizam como sinônimo apenas de restrição alimentar visando à perda de massa corporal. Muitas dietas encorajam práticas alimentares que, por longo prazo, podem ser prejudiciais à saúde. Outras, quando são devidamente prescritas e acompanhadas, proporcionam modificações de hábitos e comportamentos alimentares de maneira saudável (Cena & Calder, 2020; González-Muniesa *et al.*, 2017).

É importante lembrar que o processo de emagrecimento é complexo e que a nutrição, mais especificamente a comida, tem papel fundamental na formação da cultura, da identidade, das preferências e das crenças de cada pessoa. Dessa forma, há uma busca contínua por estratégias alimentares que promovam o emagrecimento de forma eficaz e que contribuam de maneira positiva para a melhora da qualidade de vida do indivíduo.

CONSIDERAÇÕES SOBRE OS TIPOS DE DIETAS

Dietas *low-carb*

Nas últimas décadas, dietas com baixas quantidades de carboidratos, definidas como *low-carb*, tornaram-se amplamente conhecidas e populares, não apenas na comunidade científica, como também para o público em geral. Dentre essas dietas, podemos citar a de Atkins, *Zone Diet*, *South Beach Diet*, Duncan e cetogênica. Alguns estudos que apoiam que altos níveis de carboidratos não são saudáveis se baseiam em suposições sobre como o homem se alimentava antes da revolução agrícola e industrial, quando a dieta era rica, principalmente, em gordura e proteína. No entanto, dados históricos mostram que, há 50 mil anos, cerca de 35% da ingestão energética total dos indivíduos era representada pelo consumo de carboidratos ricos em fibras, provenientes majoritariamente de frutas e vegetais (Eaton, 2006).

Alguns pesquisadores também propõem a hipótese "carboidrato-insulina" para sustentar a dieta *low-carb*. Teoricamente, essa hipótese assume a ideia de que a insulina, por ser um hormônio anabólico liberado em resposta ao aumento da glicose sanguínea, é responsável pela diminuição do gasto energético e do ganho de massa e gordura corporal (Ludwig & Friedman, 2014). Uma vez que a ingestão de carboidratos promove a liberação de insulina, acredita-se que, ao reduzir o seu consumo, o organismo teria uma "vantagem metabólica", por aumentar o gasto energético e reduzir o armazenamento de gordura, além de promover o aumento da saciedade, o que auxilia no processo de emagrecimento. No entanto, essa hipótese é considerada um modelo teórico sem validações experimentais suficientes (Hall, 2017; Ludwig & Friedman, 2014).

Inicialmente, o termo *low-carb* foi utilizado para caracterizar dietas com quantidades de carboidratos abaixo das recomendações atuais, ou seja, ingestão inferior a 45% do consumo energético diário (Brouns, 2018). Apesar dessa padronização, ainda há uma grande diferença nas quantidades de carboidratos utilizados nos estudos, sendo que, no Brasil, o consumo varia de 26% a 45%, com ingestão inferior a 130g por dia (Feinman *et al.*, 2015). Dessa maneira, vale a pena lembrar que a maioria dos alimentos que são fontes de carboidratos são ricos em vitaminas, minerais e fibras alimentares. Por esse motivo, indivíduos que consomem a dieta *low-carb* e não se atentam à qualidade do alimento podem ter o funcionamento intestinal prejudicado (Brinkworth *et al.*, 2009) e inadequação da ingestão de nutrientes (Churuangsuk *et al.*, 2019; Adam-Perrot *et al.*, 2006). Sendo assim, é importante ressaltar a relevância das orientações e dos cuidados nutricionais com relação às dietas com baixo teor de carboidratos, uma vez que essa dieta pode prejudicar a qualidade nutricional da alimentação com implicações negativas à saúde.

Alguns estudos observaram efeitos positivos das dietas *low-carb* na redução da massa corporal no curto prazo. Embora essas mudanças impliquem em diminuição de fatores de risco para o desenvolvimento de doenças cardiovasculares, os autores consideram que os resultados decorrem, principalmente, da redução da massa corporal e da restrição calórica, e não necessariamente da diminuição da ingestão de carboidratos. (Adam-Perrot *et al.*, 2006; Bravata *et al.*, 2003). Gardner *et al.* (2018) também observaram que, quando há melhora da qualidade nutricional da dieta e esta tem baixa quantidade de carboidratos ou baixo teor de gordura, a redução de massa corporal ocorre de forma semelhante. Além do mais, a adesão de indivíduos que começam a dieta *low-carb* parece não ser superior ao que inicia outras dietas (Dansinger *et al.*, 2005). Logo, aqueles que seguem dietas restritas podem recuperar a massa corporal perdida no longo prazo e ter o risco aumentado para desenvolver transtornos alimentares (Coelho, Polivy & Herman, 2006).

De fato, há um notável debate sobre a intervenção nutricional para o controle da glicemia em indivíduos com DM2. Embora alguns estudos reforcem a ideia de que a dieta *low-*

-carb pode ser benéfica na melhora do controle glicêmico em um curto prazo, a partir de um ano de intervenção, os efeitos são semelhantes quando comparados com dietas com alto teor de carboidratos (>45%) (Sainsbury *et al.*, 2018). Sabe-se que o tipo de carboidrato tem grande relevância nas concentrações de glicose no sangue. Os que contêm fibras resultam em um aumento prolongado e uma queda lenta das concentrações de glicose. Já aqueles consumidos na forma de açúcares ou amidos apresentam efeito contrário. O monitoramento da quantidade de carboidrato nas refeições é considerado uma estratégia eficaz para a melhora dos níveis glicêmicos pós-prandiais. No entanto, vale ressaltar que dietas extremamente restritivas em carboidratos podem apresentar efeitos cetogênicos em indivíduos com risco de cetoacidose ou em uso de inibidores do cotransportador sódio--glicose 2 ou insulina (SBD, 2019).

Nesse sentido, não é recomendada a ingestão inferior a 130 g por dia de carboidratos para adultos sem diabetes, por ser um nutriente importante para processos metabólicos e substrato energético para a realização de diversos tipos de atividades (IOM, 2005). Vale a pena ressaltar que, tanto a ingestão reduzida quanto a elevada em carboidratos, associada a um inadequado padrão alimentar, rico em gorduras saturadas, pode aumentar o risco de mortalidade (Seidelmann *et al.*, 2018). Portanto, atentar-se à qualidade da alimentação e reduzir a ingestão, especialmente de alimentos e bebidas industrializados, ricos em açúcares refinados, pode ser considerada uma estratégia mais eficaz para a melhora da saúde do que restringir radicalmente o consumo de carboidratos.

Dieta cetogênica

A dieta cetogênica clássica consiste em elevado consumo de lipídios (80% da ingestão calórica total), adequada ingestão de proteínas (15%) e baixo consumo de carboidratos (5% ou até 20g/dia) (Paoli *et al.*, 2015). O alto teor de gordura da dieta combinado com a baixa ingestão de carboidratos visa a estimular a oxidação e a perda de gordura, com consequente produção de corpos cetônicos (cetogênese) e sua oxidação (cetose) (Krebs, 1966).

A cetogênese ocorre no fígado e é comum durante o jejum ou o exercício físico prolongado, em decorrência da depleção dos estoques de glicogênio hepático. Na dieta cetogênica, ocorre o estímulo da oxidação de gordura (β-oxidação) e a síntese e a utilização de corpos cetônicos como fonte de energia, conforme indicado na Figura 1. A redução de glicose sérica ativa a gliconeogênese, que tem como um de seus substratos o oxalacetato, derivado do ciclo de Krebs. Quando o acetil-CoA da β-oxidação excede o nível de oxalacetato e não é mais condensado em citrato, torna-se precursor dos corpos cetônicos. Esse processo ocorre por meio da formação de acetoacetil-CoA, que leva à produção dos corpos cetônicos: acetoacetato, acetona e β-hidroxibutirato, que na corrente sanguínea reduzem o pH (acidose) (Longo *et al.*, 2019).

A dieta cetogênica devido à restrição calórica, adquiriu grande popularidade entre indivíduos que buscavam perder massa corporal e tornou-se uma estratégia no manejo da obesidade (Joshi *et al.*, 2019). Mas por não ser uma dieta palatável, a aderência a longo prazo pode não ser sustentável. Além disso, a adoção desse tipo de dieta deve se estender por até, no máximo, oito semanas, pois alterações metabólicas, como deficiência enzimática (Schoeler & Cross, 2016), e o risco de desequilíbrio hidroeletrolítico, dislipidemias e hiperuricemia podem impedir o seu uso por períodos prolongados (JAMA, 1973).

Devido à limitação de carboidratos, muitos alimentos fontes de fibras são retirados da dieta, o que pode implicar em alterações do funcionamento intestinal e maior risco cardiovascular (Joshi et al., 2019). Além disso, é importante considerar a necessidade do ajuste proteico da alimentação, pois o consumo em excesso favorece a formação de corpos cetônicos e a ingestão inadequada promove a perda de massa magra (Paoli et al., 2015).

Ao longo do tempo, a dieta cetogênica evoluiu com algumas adaptações, que incluem maior flexibilidade quanto ao consumo de carboidratos e ácidos graxos de cadeia média, maior consumo de proteínas e menor de lipídios (dieta Atkins modificada) ou escolha do tipo de carboidrato a ser consumido (Schoeler & Cross, 2016). Vale ressaltar que a perda de massa corporal observada durante a dieta cetogênica é semelhante à perda proveniente da restrição calórica (Jama, 1973). Desse modo, verifica-se a inexistência de um consenso a respeito de qual é a melhor versão da dieta cetogênica e são necessárias evidências que indiquem a sua aplicação no controle da obesidade.

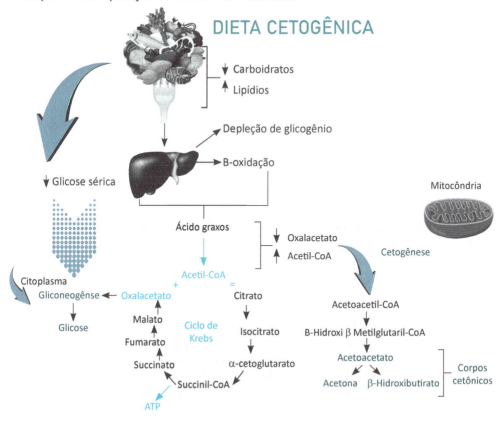

Figura 16.1 Síntese de corpos cetônicos a partir da dieta cetogênica. CoA: coenzima-A; ATP: trifosfato de adenosina

Dieta paleolítica

A dieta paleolítica baseia-se em replicar o padrão alimentar da era paleolítica e é composta pela alimentação natural e predominantemente vegetal. O consumo de frutas, vegetais, carnes magras, peixes e castanhas é permitido. No entanto, o sal, o açúcar refinado, grãos e produtos lácteos são excluídos. Estes últimos não faziam parte dessa alimentação, pois, naquela época, a domesticação de animais ainda não existia. Por outro lado, mariscos e peixes eram componentes importantes da dieta nas regiões costeiras, e uma variedade de produtos naturais, como o mel e o favo, era consumida (Eaton & Konner, 1985).

As referências à dieta paleolítica começaram em 1970, e sua popularidade aumentou após a publicação do livro *The Paleo Diet*, em 2002, como alternativa para perda de massa corporal de maneira saudável. Acredita-se que as características gerais da dieta paleolítica podem ser eficazes para reduzir a incidência de doenças crônicas, uma vez que promove redução de massa corporal em um curto prazo. Conduto, a ausência de evidência de longo prazo questiona o seu benefício na manutenção da massa corporal perdida (Kuchkuntla *et al.*, 2018) e no controle glicêmico de indivíduos com metabolismo de glicose alterado, quando comparada à outros tipos de dietas (Jamka *et al.*, 2020). Embora a dieta paleolítica alcance as recomendações de ingestão de fibra alimentar por meio do consumo de frutas e vegetais, o perfil dessas fibras é alterado devido à exclusão de leguminosas e cereais integrais, o que reduz o consumo de amido resistente considerado importante no controle da massa corporal (Genoni *et al.*, 2019).

Ao longo do tempo, o consumo alimentar sofreu modificações com o avanço da agricultura, da pecuária e do surgimento de produtos ultraprocessados. Os defensores da dieta paleolítica acreditam que o genoma humano não acompanhou essa transição nutricional e não está, portanto, adaptado para o consumo de alimentos. Apesar da hipótese de que essa dieta seria o padrão alimentar mais adequado para o perfil genético humano (Macaulay *et al.*, 1999), é necessário considerar as mudanças atuais no estilo de vida e a oferta de alimentos. Nesse sentido, é importante uma avaliação individual para estabelecer assertivamente um plano alimentar que contemple os alimentos disponíveis na região, garantindo o adequado aporte de nutrientes e a prevenção de doenças.

Jejum intermitente

O jejum intermitente apresenta três variações: alimentação de tempo restrito, jejum de dias alternados e método 5:2. A de tempo restrito envolve um intervalo de jejum de até 16 horas, seguido por um período de alimentação de aproximadamente 8 horas. No de dias alternados, o indivíduo fica um dia em restrição energética e, no dia seguinte, pode fazer uma alimentação normal. Já no método 5:2, deve-se fazer restrição energética em dois dias da semana não consecutivos e nos outros cinco dias manter a dieta habitual (Kuchkuntla *et al.*, 2018).

Até o momento, são poucos os estudos sobre o jejum de tempo restrito, principalmente em indivíduos com excesso de adiposidade. No entanto, observa-se que, independentemente do tipo de jejum, a perda de massa corporal acontece quando o gasto energético é superior ao consumo. Lecheminant *et al.*, (2013) avaliaram o efeito desse jejum em indivíduos eutróficos por duas semanas e observaram redução de massa corporal e maior queixa de fome, sem alterações nos aspectos relacionados à estados de humor como tensão, depressão e fadiga.

O jejum de dias alternados pode resultar em uma modesta perda de massa corporal em indivíduos eutróficos e levar a melhorias em alguns parâmetros metabólicos em mulheres, como o aumento das lipoproteínas de alta densidade (HDL-c) e a redução das lipoproteínas de baixa densidade (LDL-c), e em homens, reduzir os triglicerídeos (Heilbronn et al., 2005). Entretanto, relatos de fome extrema durante o jejum, aumento da distração e queda do desempenho no trabalho indicam que talvez esta não seja uma intervenção viável e possível de ser realizada por muito tempo (Appleton, Baker, 2015).

No método 5:2, o consumo de energia é limitado a 20-25% das necessidades energéticas por dois dias da semana. Evidências apontam perda de massa corporal e alterações em marcadores inflamatórios nesse tipo de jejum, porém não são observadas diferenças quando comparadas com dietas de restrição calórica (Kuchkuntla et al., 2018). Scholtens et al. (2020) avaliaram a ingestão alimentar de indivíduos submetidos ao jejum 5:2 e observaram maior tendência ao consumo de proteínas e restrição de carboidratos, o que prejudica a ingestão de fibras e micronutrientes como cálcio, magnésio, zinco e potássio. Por esse motivo, é preciso atentar-se para a oferta adequada de nutrientes, uma vez que esse tipo de jejum pode comprometer a saúde a longo prazo.

Além dessas modalidades de jejum relacionados à alteração da composição corporal e de marcadores bioquímicos, ele também tem sido empregado em seitas religiosas, onde, apesar de utilizado para fins espirituais, pode ter impacto na saúde. Por envolver contextos de difícil controle, como sazonalidade do ano, culturas e modificações de hábitos de vida, os estudos nesta área ainda são limitados (Trepanowski & Bloomer, 2010).

Portanto, ressalta-se a importância de avaliar as limitações individuais antes de pensar a estratégia para a perda de massa corporal. O jejum pode ser adotado como estratégia complementar, mas não como dieta exclusiva, uma vez que outros critérios como estilo de vida, fatores genéticos e psicossociais também têm participação no excesso de adiposidade. Além disso, o jejum intermitente mostra-se eficaz apenas quando feito com o acompanhamento de um profissional, ou seja, caso a pessoa perca aderência ao tratamento, a perda de massa corporal não será mantida. Sendo assim, deve-se refletir sobre de que maneira a privação alimentar durante o jejum impactará na saúde humana, uma vez que já existem evidências de inadequação do consumo de nutrientes e fibras, além da alteração de humor e de marcadores bioquímicos.

MODIFICAÇÕES NO COMPORTAMENTO ALIMENTAR

Diferentes protocolos são propostos como estratégias para o emagrecimento, porém se ressalta a necessidade da compreensão multifatorial da obesidade para aprimorar os objetivos do tratamento dietético. A perda de massa corporal do indivíduo com obesidade deve ser sustentada tendo como foco principal a manutenção ou a recuperação da saúde. Nesse sentido, as intervenções dietéticas devem ser realizadas em conjunto com mudanças no comportamento e atitudes alimentares, que são importantes tanto na aderência ao tratamento quanto na promoção de hábitos saudáveis (Warren, Smith, Ashwell, 2017; Carrière et al., 2017).

A abordagem comportamental tem sido bastante estudada, e um dos seus principais objetivos é tirar a ênfase do fato de a alimentação não está interligada somente a aspectos biológicos, como também a componentes emocionais, culturais e sociais. Dessa forma, existem estratégias que não se baseiam em dietas, mas em mudanças de comportamento (Warren, Smith, Ashwell, 2017). Dentre as principais técnicas que contemplam a terapia--cognitiva comportamental e se aplicam à terapêutica do comportamento alimentar, podemos citar a automonitoração (Wilson, Vitousek, 1999). Ela consiste em orientar o indivíduo a registrar o tipo de alimento consumido, a frequência, o local onde se consome e a sua condição emocional naquele momento. Por meio desses registros, é possível identificar os períodos de maior ingestão alimentar e calórica, assim como as modificações necessárias para a melhora dos hábitos alimentares.

Propor tarefas graduais (metas) também ajuda a regular o comportamento alimentar. Elas consistem em atividades com níveis crescentes de dificuldade, que auxiliam o indivíduo a encarar as mudanças de forma progressiva. Outra abordagem conhecida e estudada é a atenção plena, ou *mindfulness* (Bishop *et al*., 2004). Ela permite que o indivíduo se concentre no momento presente sem interferências do passado. Nesse contexto, o comer com atenção plena ou *mindful eating*, visa a promover a conscientização sobre o ato de comer, que envolve desde experiências sensoriais, emoções, pensamentos e atitudes de não julgamento até sensações de fome e saciedade. (Warren, Smith, Ashwell, 2017; Carrière *et al*., 2017).

Embora a terapia comportamental não seja considerada uma estratégia mais eficiente no sentido de redução de massa corporal a curto prazo, ela pode contribuir de maneira expressiva para a melhora do estilo de vida e o consumo alimentar (Carrière *et al*., 2017). Além disso, ela auxilia o indivíduo a focar no momento presente, para que as mudanças ocorram com um controle consciente de suas ações. Assim, tendo em vista a complexidade e os aspectos multifatoriais da obesidade (Figura 16.2), é necessário que o tratamento seja realizado por uma equipe multiprofissional, para que a melhora dos hábitos alimentares, da saúde e da qualidade de vida estejam associados a um tratamento sustentável.

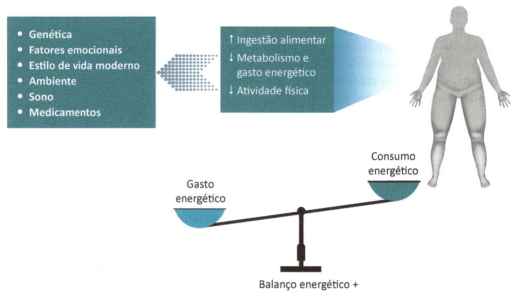

Figura 16.2 Aspectos multifatoriais relacionados à obesidade

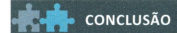
CONCLUSÃO

A perda de massa corporal, apesar de importante, não deve ser considerada o único foco durante o emagrecimento. O principal objetivo da intervenção dietética deve ser a melhora da saúde e a qualidade de vida do indivíduo. Para o planejamento nutricional, devem ser consideradas as necessidades individuais, as condições financeiras, as doenças metabólicas associadas ou não à obesidade, a prática de atividade física e as preferências alimentares de cada pessoa.

Nesse contexto, a avaliação crítica embasada em fundamentação científica se torna importante no que se diz respeito à prescrição de dietas restritivas. Embora essas dietas possam ser usadas como estratégias alimentares, elas não são sustentáveis e saudáveis a longo prazo.

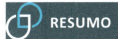
RESUMO

Dietas *low-carb* apresentam poucas vantagens em relação ao emagrecimento, uma vez que qualquer dieta hipocalórica promove perda de massa corporal. A restrição extrema de carboidratos limita a ingestão de fibras e pode ser prejudicial para o funcionamento intestinal. Os tipos de carboidratos influenciam os índices glicêmicos pós-prandiais, logo, sua qualidade e sua quantidade são importantes para indivíduos saudáveis e diabéticos.

Na dieta cetogênica tradicional, o alto teor de gordura combinado com a baixa ingestão de carboidratos visa a produzir corpos cetônicos como fonte de energia. Contudo, por promover alterações metabólicas e limitar o consumo de fibras, não deve ser adotada por muito tempo.

A dieta paleolítica, por sua vez, replica os hábitos alimentares dos indivíduos da era paleolítica. É composta por alimentos naturais, excluindo produtos derivados da domesticação de animais. Essa dieta pode ser útil no tratamento de doenças crônicas, porém ela não é considerada superior na perda de massa corporal em relação a dietas hipocalóricas. Além disso, devido à alteração do perfil das fibras consumidas e à ausência de evidências a longo prazo, questiona-se o seu impacto na saúde.

Já o jejum pode apresentar diferentes variações, além de ser utilizado para fins religiosos. Evidências de fome, distração e deficiência de nutrientes questionam a sua aplicabilidade a longo prazo. Logo, o jejum pode ser utilizado como estratégia complementar no manejo da massa corporal, mas não de maneira exclusiva, uma vez que não é melhor que dietas com reduzido teor energético.

Por fim, a intervenção dietética utilizada durante o emagrecimento é mais bem-sucedida quando aliada a um programa de modificação comportamental. Sendo assim, o planejamento nutricional deve ter como objetivo a reeducação alimentar, considerando as preferências individuais e garantindo a adesão a longo prazo. Além disso, o guia alimentar da população brasileira traz importantes conceitos sobre a combinação de alimentos e pratos típicos de cada região do Brasil.

EXERCÍCIOS DE AUTOAVALIAÇÃO

1. Marque a alternativa correta.
   a) As dietas *low-carb* auxiliam na redução da glicemia de indivíduos com DM2 e podem contribuir para a melhora do funcionamento intestinal devido ao seu alto teor de fibras.
   b) Indivíduos que adotam a dieta *low-carb* não apresentam melhores resultados na perda de massa corporal quando comparadas a outras dietas hipocalóricas de longo prazo.
   c) Recomenda-se a ingestão de < 130g por dia de carboidrato para adultos sem diabetes, por se tratar de um nutriente importante para processos metabólicos.
   d) Os carboidratos consumidos na forma de açúcares ou amido resultam em um aumento prolongado e uma queda lenta das concentrações de glicose. Já aqueles com fibras apresentam efeito contrário.

2. Os três corpos cetônicos produzidos durante a cetogênese são:
   a) acetil-CoA, acetoacetato e β-hidroxibutirato.
   b) acetil-CoA, acetona e acetoacetato.
   c) acetoacetato, acetona e β-hidroxibutirato.
   d) acetoacetato, citrato e acetona.

3. São alimentos permitidos na dieta paleolítica:
   a) frutas, vegetais, grãos, carnes magras e laticínios.
   b) frutas, vegetais, carnes magras, peixes e castanhas.
   c) frutas, grãos, carnes magras, peixes e castanhas.
   d) frutas, carnes, peixes, laticínios e castanhas.

4. Marque a alternativa incorreta.
   a) Os tipos de jejum são: de tempo restrito, de dias alternados, método 5:2 e religioso
   b) O tempo de jejum do tipo restrito é de até 16 horas.
   c) Na dieta de jejum alternado, o indivíduo deve fazer restrição energética em um dia e, no outro, não.
   d) O método 5:2 estabelece 5 dias de jejum e 2 dias de alimentação habitual.

5. Marque a alternativa incorreta.
   a) Dietas restritivas, apesar de não serem sustentáveis, podem ser usadas por um período limitado.
   b) Mudanças no comportamento e nas atitudes alimentares têm um papel importante tanto na aderência ao tratamento quanto na promoção de hábitos saudáveis.
   c) Mudanças comportamentais são mais eficientes a curto prazo na perda de massa corporal em comparação com dietas restritivas.
   d) Um dos principais objetivos da abordagem comportamental é tirar a ênfase de que a alimentação não está interligada apenas a aspectos biológicos, mas também a componentes emocionais, culturais e sociais.

REFERÊNCIAS

1. Adam-Perrot A, Clifton P, Brouns F. Low-carbohydrate diets: Nutritional and physiological aspects. In: Obesity Reviews. 2006;7:49-58.
2. Appleton KM, Baker S. Distraction, not hunger, is associated with lower mood and lower perceived work performance on fast compared to non-fast days during intermittent fasting. In: J Health Psychol. 2015;20:702-11.
3. Bishop SR, Lau M, Shapiro S, Carlson L, et al. Mindfulness: A proposed operational definition. In: Clin Psychol Sci Pract. 2004;11:230-41.
4. Blüher M. Obesity: global epidemiology and pathogenesis. In: Nat Rev Endocrinol. 2019;15:288-98.
5. Bravata DM, Sanders L, Huang J, Krumhoz HM, et al. Efficacy and safety of low-carbohydrate diets. In: JAMA. 2003;289:1837-50.
6. Brinkworth GD, Noakes M, Clifton PM, Bird AR. Comparative effects of very low-carbohydrate, high-fat and high-carbohydrate, low-fat weight-loss diets on bowel habit and faecal short-chain fatty acids and bacterial populations. In: Br J Nutr. 2009;101:1493-502.
7. Brouns F. Overweight and diabetes prevention: is a low-carbohydrate–high-fat diet recommendable? In: Eur J Nutr. 2018;57:1301-12.
8. Carrière K, Khoury B, Günak MM, Knäuper B. Mindfulness-based interventions for weight loss: a systematic review and meta-analysis. In: Obesity Reviews. 2017;19:164-77.
9. Cena H, Calder PC. Defining a healthy diet: evidence for the role of contemporary dietary patterns in health and disease. In: Nutrients. 2020;12:1-15.
10. Churuangsuk C, Griffiths D, Lean MEJ, Combet E. Impacts of carbohydrate-restricted diets on micronutriente intakes and status: A systematic review. In: Obesity Reviews. 2019;20:1-16.
11. Coelho JS, Polivy J, Herman PC. Selective Carbohydrate or Protein Restriction: Effects on subsequent food intake and cravings. In: Appetite. 2006;47:352-60.
12. Dansinger ML, Gleason JA, Griffith JL, Selker HP, et al. Comparison of the Atkins, Ornish, Weight Watchers, and Zone Diets for weight loss and heart disease risk reduction: A randomized trial. In: J Am Med Assoc. 2005;293:43-53.
13. Eaton SB. The ancestral human diet: what was it and should it be a paradigm for contemporary nutrition? In: Proc Nutr Soc. 2006;65:1-6.
14. Feinman RD, Pogozelski WK, Astrup A, Bernstein RK, et al. Dietary carbohydrate restriction as the first approach in diabetes management: Critical review and evidence base. In: Nutrition. 2015;31:1-13.
15. Gardner CD, Trepanowski JF, Gobbo LCD, Hauser ME, et al. Effect of low-fat vs low-carbohydrate diet on 12-month weight loss in overweight adults and the association with genotype pattern or insulin secretion. In: JAMA. 2018;319:667-79.
16. Genoni A, Lo J, Lyons-Wall P, Boyce MC, et al. A Paleolithic diet lowers resistant starch intake but does not affect serum trimethylamine-N-oxide concentrations in healthy women. In: British Journal of Nutrition. 2019;121:322-9.
17. González-Muniesa P, Mártinez-González MA, Hu FB, Després JP, et al. In: Obesity Nat Ver Dis Primers. 2017;3:1-18.
18. Hall KD. A review of the carbohydrate-insulin model of obesity. In: Eur J Clin Nutr. 2017;71:323-6.
19. Heilbronn LK, Smith SR, Martin CK, Anton SD, et al. Alternate-day fasting in nonobese subjects: Effects on body weight, body composition, and energy metabolism. In: Am J Clin Nutr. 2005; 81:69-73.
20. Institute of Medicine (IOM). Food and Nutrition Board (FBN). Dietary Reference Intakes for Energy, Carbohydrate, Fiber, Fat, Fatty Acids, Cholesterol, Protein, and Amino Acids (Macronutrients). 2005. Avaiable from: https://doi.org/10.17226/10490. [Accessed 20th april 2020].
21. JAMA. A critique of low-carbohydrate ketogenic wheight reduction regimens. A Review of Dr. Atkins' Diet Revolution. JAMA. 1973; 224:1415-9.
22. Jamka M, Kulczynski B, Juruc A, Gramza-Michalowska A, et al. The effect of the Paleolithic Diet vs. Healthy Diets on glucose and insulin homeostasis: A systematic review and meta-analysis of randomized controlled trials. In: J Clin Med. 2020;9:1-23.

23. Joshi S, Ostfeld RJ, McMacken M. The Ketogenic Diet for Obesity and Diabetes - Enthusiasm Outpaces Evidence. In: JAMA. 2019;179:1163-4.
24. Krebs HA. The regulation of the release of ketone bodies by the liver. Advances in Enzyme Regulation. 1966;4:339-53.
25. Kuchkuntla AR, Limketkai B, Nanda S, Hurt RT, et al. Fad Diets: Hype or Hope? In: Current Nutrition Reports. 2018;7:-310-23.
26. Lecheminant JD, Christenson E, Bailey BW, Tucker LA. Restricting night-time eating reduces daily energy intake in healthy young men: A short-term cross-over study. In: Br J Nutr. 2013;110:2108-13.
27. Longo R, Peri C, Cricrì D, Coppi L, et al. Ketogenic diet: A new light shining on old but gold biochemistry. In: Nutrients. 2019;11:2497-518.
28. Ludwig DS, Friedman MI. Increasing adiposity: Consequence or cause of overeating? In: JAMA. 2014;311:2167-8.
29. Macaulay V, Richards M, Hickey E, Vega E, et al. The emerging tree of west Eurasian mtDNAs: A synthesis of control-region sequences and RFLPs. In: Am J Hum Genet. 1999;64:232-49.
30. Paoli A, Bianco A, Grimaldi KA. The Ketogenic Diet and Sport: A Possible Marriage? In: Exerc Sport Sci Rev. 2015;43:153-62.
31. Sainsbury E, Kizirian NV, Partridge SR, Gill T, et al. Effect of dietary carbohydrate restriction on glycemic control in adults with diabetes: A systematic review and meta-analysis. In: Diabetes Res Clin Pract. 2018;139:239-52.
32. Schoeler NE, Cross JH. Ketogenic dietary therapies in adults with epilepsy: A practical guide. In: Pract Neurol. 2016;16:208-14.
33. Scholtens EL, Krebs JD, Corley BT, Hall RM. Intermittent fasting 5:2 diet: What is the macronutrient and micronutrient intake and composition? In: Clinical Nutrition. 2020;S0261-5614:30085-6.
34. Seidelmann SB, Claggett B, Cheng S, Henglin M, et al., Dietary carbohydrate intake and mortality: a prospective cohort study and meta-analysis. In: Lancet Public Health. 2018:3-419-428.
35. Sociedade Brasileira de Diabetes. SBD Diretrizes. Brasil: 2019-2020. Avaiable from: https://www.diabetes.org.br/profissionais/images/DIRETRIZES-COMPLETA-2019-2020.pdf. [Accessed 20th april 2020].
36. Trepanowski JF, Bloomer RJ. The impact of religious fasting on human health. In: Nutr J. 2010;9:1-9.
37. Warren JM, Smith N, Ashwell M. A structured literature review on the role of mindfulness, mindful eating and intuitive eating in changing eating behaviours:effectiveness and associated potential mechanisms. In: Nutrition Res Rev. 2017;30:272-83.
38. Wilson GT, Vitousek KM. Self-monitoring in the assessment of eating disorders. In: Psychol Assess. 1999;11:480-9.

17

• Daniela Caetano Gonçalves • Thiago Barros Estanislau

Doenças Metabólicas
Nutrigenômica e Exercício Físico como Estratégia de Tratamento

OBJETIVOS DO CAPÍTULO

- Introduzir o conceito de genômica nutricional.
- Compreender a aplicação e os desafios envolvendo a nutrigenômica.
- Conhecer os principais compostos bioativos relacionados à saúde e ao desempenho esportivo.
- Entender os mecanismos pelos quais os compostos bioativos podem atuar na prevenção de doenças e melhora do desempenho esportivo.

CONCEITOS-CHAVE DO CAPÍTULO

Este capítulo aborda os conceitos básicos da genômica nutricional, com foco na nutrigenômica, ciência que estuda a interação entre compostos alimentares e seu papel na modulação gênica, atuando na prevenção e na terapia de doenças metabólicas, bem como na melhora do desempenho esportivo.

INTRODUÇÃO

Os avanços e investigações científicos do século passado levaram a humanidade a importantes descobertas no campo da Biologia Molecular. Com o mapeamento do genoma humano, associado a outras técnicas na área da Genética e Biologia Molecular, capazes de identificar a presença de genes específicos em indivíduos, assim como a produção e o conteúdo de seu RNA mensageiro, foram marcos importantes para estudos que relacionassem com a interação dos nossos genes com a nutrição. Atualmente, denomina-se Genômica Nutricional a área da ciência da nutrição que inclui estudos relacionados à nutrigenômica, nutrigenética e epigenômica nutricional. Além disso, estudos mais recentes determinam a influência não só da nossa alimentação, como também do exercício físico na modulação dos nossos genes e como tal modulação pode levar à prevenção e à terapia de doenças metabólicas (Bouchard et al., 2012).

Dessa forma, o estudo de compostos bioativos e nutrientes capazes de promover alterações metabólicas importantes para promoção da saúde e a melhoria do desempenho esportivo, assim como a investigação do mapa genético dos indivíduos, associado ao estudo de treinamento físico apropriado a cada característica genética e ao objetivo central dos indivíduos, caminham para a proposta de uma prescrição nutricional e de exercícios individualizada e que atinja de forma mais específica os objetivos pretendidos. Não obstante às descobertas e às inúmeras pesquisas realizadas nas últimas décadas sobre o tema, a individualização da nutrição e do exercício físico pautada no mapa genético ainda merece cautela, pois muitos fatores devem ser levados em consideração e merecem ser mais amplamente estudados, como o papel das demais interferências do meio ambiente, desde o momento em que somos concebidos até o transcorrer de nossa vida (German et al, 2011).

NUTRIGENÔMICA

A nutrigenômica estuda nutrientes e substâncias alimentares capazes de modular a expressão gênica, ou seja, alterar a síntese de RNA mensageiro a partir de estímulos específicos dessas substâncias alimentares, que podem incluir nutrientes como ácidos graxos insaturados, aminoácidos isolados ou peptídeos bioativos e carboidratos. Algumas vitaminas também podem desempenhar funções específicas na modulação gênica, como é o caso da vitamina A. Além disso, outras substâncias alimentares podem desempenhar essa função, como os nutracêuticos e os fitoquímicos encontrados em alimentos (Fergusson et al., 2016). A nutrigenômica é baseada em três "ômicas" que nos auxiliam na compreensão do papel dessas substâncias alimentares no nosso DNA, levando a consequentes mudanças no metabolismo.

TRANSCRIPTÔMICA

A transcriptômica estuda como os fatores ambientais são capazes de modular a expressão gênica (alimentação, sedentarismo, consume de drogas como tabaco, álcool, exposição a substâncias tóxicas e radioativas, ritmo circadiano, entre outros). O DNA é uma molécula que contém nosso código genético, ou seja, nossos genes herdados de nossos pais e que são responsáveis pelas características comuns à nossa espécie, assim como por nossas características individuais. Os genes são responsáveis por fornecer as informações necessárias para a síntese de nossas proteínas. Para que ocorra esse mecanismo, estímulos específicos intracelulares iniciam o processo de transcrição gênica, isto é, a partir desse gene presente no nosso DNA, há a formação de RNAs mensageiros, uma espécie de cópia do gene. Esses RNAs mensageiros serão decodificados pelos nossos ribossomos, para a produção de proteínas.

Alguns compostos bioativos presentes nos alimentos são capazes de regular esses estímulos responsáveis pelo início da transcrição gênica, chamados de fatores de transcrição. Essas substâncias podem agir de forma direta ou indireta na regulação da transcrição gênica, de forma positiva ou negativa. Dessa forma, as substâncias alimentares podem tanto estimular a produção de RNA mensageiro de determinadas proteínas, aumentando a síntese proteica da mesma, quanto diminuir a sua produção (Position, 2014).

Proteômica

Após compreender o papel de um determinado agente na modulação gênica (como substâncias alimentares), a proteômica investiga o quanto de proteína, de fato, é produzida por meio da modulação do gene. Um RNA mensageiro pode dar origem a várias proteínas, assim como podem ocorrer mudanças pós-translacionais que impeçam a formação delas. Portanto, analisar a expressão proteica de uma célula induzida por determinado agente é importante para compreender sua função na mesma (Fergusson, 2016).

Metabolômica

A metabolômica estuda o impacto da alteração da expressão proteica da célula no metabolismo como um todo. Para tanto, utiliza-se de alguns parâmetros bioquímicos que podem avaliar de forma precisa se há uma alteração metabólica em consequência da modulação gênica/proteica ocasionada por algum composto alimentar. Podemos colocar, por exemplo, o impacto da utilização de ácidos graxos poliinsaturados no perfil lipídico de indivíduos com dislipidemias. Apesar de comprovados os efeitos de modulação da expressão gênica e proteica promovidos por esses ácidos graxos, há uma necessidade de verificação de parâmetros metabólicos, como a dosagem da concentração de triglicérides no sangue, para comprovação de seu efeito (Kussmann, 2010).

Nutrigenética

A nutrigenética é a ciência que estuda como os nossos genes influenciam nos aspectos nutricionais de forma individual. A existência de doenças nutricionais genéticas já é de conhecimento científico há algum tempo. Essas doenças são caracterizadas, na maioria das vezes, pela ausência de um gene responsável pelo metabolismo de algum nutriente específico, o que leva a síndromes em decorrência desses erros inatos do metabolismo. Como exemplo, temos a fenilcetonúria, doença que ocorre pela falta da enzima fenilalanina hidroxilase, impedindo a metabolização da fenilalanina e levando ao seu acúmulo. Como nesses casos há uma deficiência genética da proteína, é importante que se faça o teste do pezinho ao nascer, pois o controle dietético se faz necessário desde os primeiros dias de vida (German, 2011).

Apesar do conhecimento das doenças genéticas nutricionais, com o desenvolvimento do Projeto Genoma, houve a detecção de inúmeros genes alelos que têm pequenas diferenças estruturais na sua cadeia de nucleotídeos. Essas pequenas diferenças não comprometem a sua função e a formação de proteínas, mas podem conferir características diferenciadas aos genes. Essas variações encontradas com relação a um mesmo gene são chamadas de polimorfismos (Kussmann, 2010).

Atualmente, os estudos de nutrigenética avaliam a presença de polimorfismos em genes específicos que podem estar ligados a condições nutricionais como carências nutricionais, metabolismo de nutrientes e doenças metabólicas. Há, também, estudos que relacionam esses polimorfismos com características fisiológicas e o desempenho de determinados atletas. Muitos estudos procuram relacionar a presença de polimorfismos em um grupo de indivíduos que apresentem a mesma condição clínica, como a obesidade, uma das doenças mais estudadas na nutrigenética. Esses estudos recebem o nome de *genome-wide association study* (GWAS).

Os testes genéticos são capazes de detectar doenças genéticas metabólicas não identificadas pelo teste do pezinho, pois, nesses casos, a intervenção dietética se faz necessária de forma precoce. Os testes genéticos também são capazes de identificar os polimorfismos que, na literatura, estão relacionados a algumas condições clínicas e doenças, apontadas pelos GWAS. Apesar de esses testes serem muito eficientes nos estudos de relação de polimorfismos e doenças, na prática clínica, ainda merecem ser utilizados com cautela, pois não são capazes de nos oferecer diagnósticos precisos e definitivos a respeito de uma determinada situação (Bergman, 2008).

NUTRIGENÔMICA APLICADA A DOENÇAS METABÓLICAS E AO DESEMPENHO ESPORTIVO

Na literatura científica, destacam-se os crescentes achados acerca das substâncias alimentares e compostos bioativos (CBAs) que atuam na modulação gênica, tanto na prevenção e terapia de doenças metabólicas, como na melhora da *performance*. Atualmente, alguns exemplos desses compostos alimentares englobam aminoácidos (p. ex.: leucina), ácidos graxos polinsaturados ômega 3 e a ampla classe dos polifenóis, com destaque para a curcumina (*Curcuma longa L.*), as catequinas (*Camellia sinensis*), o resveratrol (*trans*-3,5,4'-triidroxiestilbeno) e substâncias alimentares como o ácido ursólico (AU), a alicina e a capsaicina (CAP). De maneira geral, alimentos de origem vegetal, dietas onívoras com grande variabilidade alimentar ou com características vegetarianas são consideradas as principais fontes de CBAs (Leri *et al.*, 2020).

POLIFENÓIS

Encontrados exclusivamente no reino vegetal, os polifenóis (POLI) são um grupo de substâncias naturais que apresentam relevante poder antioxidante e são produzidas como metabólitos secundários das plantas, como forma de proteção contra ataques de bactérias, fungos e insetos. Nos últimos anos 30 anos, vêm despertando grande interesse na literatura científica devido à sua capacidade antioxidante e a seus prováveis efeitos na saúde humana (Leri *et al.*, 2020). Eles são divididos em não flavonoides e flavonoides, que são subsequentemente divididos em flavonóis, flavononóis, flavonas, antocianinas, procianidinas, ácidos fenólicos, estilbenos e taninos, dependendo de sua natureza, do número de radicais hidroxila em sua molécula e da posição de outros substitutos. De maneira geral, os polifenóis e seus metabólicos apresentam efeito pleiotrófico no metabolismo humano, ou seja, atuam em vários tecidos corporais, muitas das vezes, por meio da modulação da expressão gênica, aumentando a expressão de proteínas com potencial antioxidante, anti-inflamatório e antiagregação, como: SIRT1, SIRT2, SIRT3, NRF2, HSP70, HSP90, e diminuindo a expressão de fatores pró-inflamatórios, como: STAT1, NLRP3, NF-kB, IL-1B e a secreção de seus metabólicos (Leri et al., 2020; Craig et al., 2015; Manach et al., 2004).

CURCUMINA

O açafrão-da-terra (Curcuma longa L.) é uma erva oriental de coloração amarela da família do gengibre (Zingiberaceae) utilizada frequentemente em países asiáticos como erva medicinal e como tempero na culinária, devido a seu aroma agradável e sabor levemente picante e amargo. O açafrão-da-terra tem em sua composição três tipos de curcuminoides: a curcumina (60-80%), a demetoxicurcumina (20-27%) e o bisdemetoxicurcumin (10-15%), além de outros compostos, como óleos voláteis, proteínas, açúcares e resinas (Jurenka, 2009; Nelson et al., 2017). A curcumina (1,7-bis (4-hidroxi-3 metoxifenil) -1,6 heptadieno-3,5-diona) é o principal composto fenólico encontrado no açafrão-da-terra e apresenta efeito antioxidante, anti-inflamatório, antiviral, antifúngico e antitumoral (Hewlings e Kalman, 2017).

Demonstrou-se in vitro que a curcumina atua na modulação de diversos alvos moleculares, como NF-kB, e da expressão de genes induzidos por esse fator que estão correlacionados com o desenvolvimento de patologias, como: fatores de necrose tumoral-α (TNF- α), interferon gamma (IFN-γ), molécula de adesão celular vascular 1 (VCAM-1), interleucinas 1 (IL-1), IL-6, IL-8 e IL-12 e ciclo oxigenase 2 (COX-2) (Hewlings e Kalman, 2017). Os efeitos benéficos se dão por uma gama de efeitos diretos e indiretos.

A suplementação de curcumina apresenta efeitos benéficos no exercício físico, seja por prevenir a fadiga e o dano muscular, seja por melhorar a recuperação muscular (Huang et al., 2015; Sahin et al., 2016). Os efeitos benéficos no exercício relacionados à inflamação e ao dano muscular se devem ao potencial efeito de inibição de fatores de transcrição pró-inflamatórios, como já citado, como: NF-kB e AP-1, responsáveis por induzir a expressão e a secreção da ciclo-oxigenase 2 (COX-2), lipo oxigenase 5 (LOX-5), TNF-α e interleucinas, como IL-6 e IL-8. Além disso, sugere-se que modulação da ativação de NF-kB possa favorecer a proliferação e a diferenciação de mioblastos, o que, por sua vez, possibilita o aumento de força e do reparo muscular. Por outro lado, os efeitos antioxidantes favorecem a reparação do tecido celular muscular via modulação da atividade das enzimas glutationa peroxidase (GPx), superóxido dismutase (SOD) e catalase (CAT), que auxiliam na redução de espécies reativas de oxigênio (EROS), e de nitrogênio (ERN), como o ânion superóxido (O_2^-) e o peroxinitrito ($ONOO^-$).

A curcumina é considerada segura, de acordo com o Federal Drug Administration (FDA), a European Food Safety Authority (EFSA) e o The Joint United Nations and World Health Organization Expert Committee on Food Additives (JECFA) (Gupta, Patchva e Aggarwal, 2013). Coloca-se que a ingestão diária recomendada (IDR) de curcumina é de 0-3mg/kg corporal (Sharma et al., 2004). No exercício, os trabalhos utilizam doses de suplementação que variam de 0,01-6g/dia. Entretanto, doses até 12g/dia por até 3 meses parecem ser seguras e apresentam boa tolerabilidade (Suhett et al., 2020).

CATEQUINAS

Encontradas abundantemente no chá verde (*Camellia sinensis*) e no cacau, a maior parte dos efeitos benéficos e saudáveis atribuídos a esses alimentos devem-se aos elevados teores de polifenóis, em especial, as catequinas. Existem diferentes tipos de catequinas, que incluem a epicatequina, a epigalocatequina, a epicatequina galato (ECG) e a epigalocatequinagalato (EGCG) (Craig *et al.*, 2015), embora a proporção exata desses compostos e a sua biodisponibilidade nos alimentos dependam da origem, do cultivo, das práticas agrícolas e de pós-colheita e do processamento (Manach *et al.*, 2004; Williamson *et al.*, 2009).

Demonstrou-se *in vitro* que as catequinas atuam na expressão gênica e desempenham efeito anti-inflamatório, inibindo a ativação de KF-kB concomitantemente à inibição do IKB-alpha induzida pela ativação celular mediada pelo TNF-alpha. No caso do chá verde (EGCG), o efeito parece estar associado à diminuição da atividade da proteína IKK, também envolvida na fosforilação do IKB-α (inibidor do fator de transcrição NF-kB) (Craig *et al.*, 2015; Bastos *et al.*, 2009).

Uma revisão recente reuniu estudos clínicos em humanos e demonstrou que tanto o uso agudo como os usos subcrônico (2 semanas antes do exercício) e crônico (mais de 3 meses antes do exercício) dos polifenóis presentes no cacau pode proporcionar duplo efeito ergogênico: o primeiro, devido às metilxantinas (incluindo a cafeína e a teobromina), atuando diretamente no SNC e diminuindo a percepção de fadiga (Meeusen, 2014); e o segundo, devido aos polifenóis, atuando na redução da desregulação do balanço redox e da inflamação induzidos pelo exercício. De maneira consistente, os trabalhos mostram que os polifenóis presentes no cacau desempenham importante efeito antioxidante, reduzem o acúmulo de lipídios e a oxidação de proteínas e aumentam a capacidade antioxidante de atletas (Massaro *et al.*, 2019). Por sua vez, os efeitos sobre o desempenho, a recuperação e a inflamação são controversos e necessitam de mais estudos. Dessa forma, apesar dos resultados promissores, não há evidências que sustentem a utilização de cacau ou de chocolate amargo como substância ergogênica no exercício.

ALICINA

O alho (*Allium sativum L.*) é rico em substâncias organosulfuradas, além de flavonoides, como a quercetina (flavonol) e a apigenina (flavona) e terpenoides. Dentre todos os compostos bioativos, a alicina (ou tiosulfinato de dialila) é o mais abundante, representando de 70-80% dos tiosulfinatos (Lawson e Hunsaker, 2018). Ela apresenta diversos efeitos benéficos, como: atividade antibacteriana, antiaterosclerótica, hipolipemiante anti-hipertensiva, anticancerígena e anti-inflamatória, com estudos em animais e em humanos (Xu *et al.*, 2017). Xu *et al.* 2017 demonstraram, em um trabalho randomizado, duplo-cego e controlado por placebo, que 3,6 g de extrato de alho padronizado em alicina durante 6 semanas reduziram marcadores inflamatórios como IL-6 e TNF-α e a concentração de LDL-c colesterol em 51 adultos com obesidade grau 2, em comparação com o PLA. Em contrapartida, até a presente data, foi encontrado um único trabalho investigando os efeitos da suplementação de alicina no exercício. Su *et al.* (2008) demonstraram, em estudo randomizado, controlado por placebo e composto por 8 adultos saudáveis (8 homens e 8 mulheres), que a suplementação oral de 80 mg/dia de alicina durante 2 semanas diminuiu a concentração de interleucina 6 (IL-6), creatina quinase (CK), creatina quinase específica muscular (CK-MM) e a percepção subjetiva de esforço (PSE), após protocolo na esteira motorizada simulando corrida em declive. Além disso, verificou-se um aumento da atividade antioxidante total (TAC).

Os resultados sugerem que a suplementação crônica de 80 mg/dia de alicina auxilia na redução do dano muscular induzido pelo exercício. Apesar de escassos, os trabalhos disponíveis apresentam potencial benefício anti-inflamatório. Entretanto, não há um consenso sobre a quantidade exata a ser utilizada. Ainda, sugere-se que os efeitos possam ser crônicos.

Apesar de existirem centenas de CBA já descritos, a maioria apresenta benefícios à saúde metabólica de humanos em comum, como demonstra-se a seguir, na **Figura 17.1.**

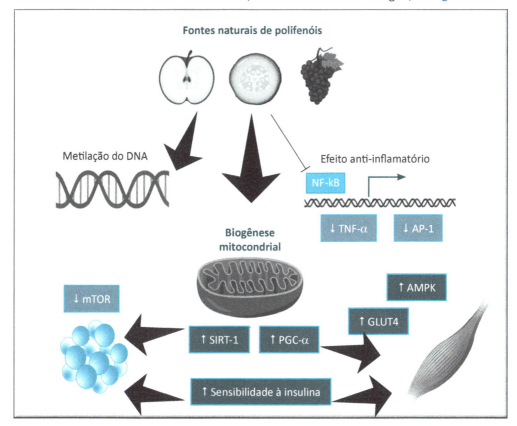

Figura 17.1 Polifenóis e seus efeitos no metabolismo humano de indivíduos saudáveis. O efeito direto sobre os genes (metilação do DNA) modulam a expressão de novas proteínas, podendo promover efeito protetor. Além disso, tem-se a diminuição da ativação e expressão de proteínas de caráter pró-inflamatório, auxiliando na homeostase celular. Ainda, o estímulo e/ou aumento da biogênese mitocondrial promove o aumento na produção de proteínas anti-inflamatórias (SIRT-1 e PGC-a) que, por sua vez, refletem efeitos em diferentes tecidos. No tecido adiposo, melhoram a sensibilidade à insulina e diminuem o crescimento celular, enquanto no músculo esquelético, tem-se maior oxidação de carboidratos, além de aumento da atividade de AMPK, criado com BioRender.

CAPSAICINA

Composto bioativo encontrado abundantemente nas pimentas e presente em outros alimentos condimentados, a capsaicina (CAP, 8-metil-N-vanilil-trans-6-nonamida) representa de 80-90% do total de capsainoides (Asnin e Park, 2015; Srinivasan, 2016; Gannon *et al.*, 2016), responsáveis pelo seu sabor pungente (Srinivasan, 2016). A literatura aponta que a CAP apresenta efeito antioxidante, antimicrobiano, anti-inflamatório, anticancerígeno e antitumoral, antiobesidade, cardio e gastroprotetor, bem como modulador metabólico (Lu *et al.*, 2019; Gannon *et al.*, 2016). Além disso, a CAP é um potente agonista do receptor vanilóide de potencial transitório 1 (TRPV1), localizado nos neurônios nociceptivos do sistema nervoso periférico em diversos órgãos, como boca, estômago e intestino delgado, sendo responsável pela sensação de calor, ativação do sistema nervoso simpático e de potencial aumento da lipólise, beta oxidação de ácidos graxos (Josse *et al.*, 2010; Kawada *et al.*, 1986; Ludy *et al.*, 2012) e gasto calórico, por meio da ativação das proteínas desacopladoras (UCP), por aumentar a termogênese, reduzir a adipogênese e o apetite e atuar na grelina, além de melhorar a homeostase metabólica via efeito na microbiota intestinal (Karri *et al.*, 2019; Song *et al.*, 2017). Devido ao seu efeito analgésico, a CAP é comumente utilizada como agente tópico na forma de gel e pomada em dores crônicas de condições como osteoartrite, neuropatia diabética, artrite reumatoide, entre outras (Stevens *et al.*, 2019).

Demonstrou-se, em células de ratos, que a CAP atua sobre a expressão gênica, promovendo a biogênese mitocondrial e a liberação citosólica de cálcio nos miotúbulos (Luo *et al.*, 2012). Além disso, no exercício, parece atuar preservando os estoques de glicogênio muscular (Oh e Ohta, 2003) e aumentando o tempo até a exaustão (Kim *et al*,. 2010) e o desempenho no *endurance* (Kim *et al.*, 2010; Luo *et al.*, 2012; Oh e Ohta, 2003).

Existem poucos trabalhos sobre humanos no exercício em comparação com trabalhos sobre células e ratos. Embora mais trabalhos sejam necessários, dado ao rigor metodológico dos estudos disponíveis sobre humanos, sugere-se que a suplementação aguda de CAP em cápsulas de grânulos possa apresentar efeito ergogênico. Parte dos efeitos pode estar relacionada com a ativação do receptor TRPV-1 no tecido muscular, desempenhando efeito analgésico no exercício e aumentando da liberação de cálcio do retículo endoplasmático (Lotteau *et al.*, 2013; Lebovitz *et al.*, 2012). Teoricamente, o aumento intracelular de cálcio durante o exercício melhora a interação entre os filamentos de actina e miosina, resultando em maior produção de potência e melhora do desempenho no *endurance* (De Freitas *et al.*, 2018; Lotteau *et al.*, 2013).

ÁCIDO URSÓLICO

Presente na folha de várias plantas, como o alecrim, a manjerona, a lavanda e o tomilho, mas encontrado abundantemente também na casca da maçã-verde (Jäger *et al.*, 2009), o ácido ursólico (AU, ácido carboxílico triterpenoide pentacíclico) é considerado um composto bioativo que desempenha efeitos terapêuticos no metabolismo humano (Wozniak *et al.*, 2015; Seo *et al.*, 2018), apresentando propriedades anti-inflamatórias, antioxidantes, anti-carcinogênicas, antiobesogênicas, antidiabéticas, cardio, neuro e hepatoprotetoras, antiatrofia esquelética muscular (Bakhtiari *et al.*, 2015; Bakhtiari *et al.*, 2016; Seo *et al.*,

2018), modulando uma série de vias de sinalizações relacionadas à prevenção da saúde metabólica (Mancha-Ramirez e Slaga, 2016; Seo et al., 2018).

Embora todos os mecanismos por trás de seus benefícios à saúde ainda não estejam totalmente elucidados, sabe-se que alguns dos efeitos envolvem a regulação de fatores como: sinalização de insulina no tecido adiposo; expressão de marcadores de dano cardíaco, inflamação e antioxidantes no nível cerebral; sinalização metabólica e antioxidantes hepáticos; sinalização metabólica e de atrofia no músculo esquelético; inibição do fator nuclear kappa B (NF-kB); e sinalização apoptótica em células cancerígenas (Seo et al., 2018).

Demonstrou-se *in vitro* e *in vivo* que os efeitos do AU no tecido muscular e no desempenho esportivo estão associados à modulação da expressão gênica por meio da interação de diversas vias metabólicas, o que aumenta o nível e a expressão de proteínas relacionadas à biogênese mitocondrial, como: SIRT1, PGC-1α e AMPK, e ao anabolismo celular, como: insulina-IGF-1, Akt/p70S6k/mTOR (Jeong et al., 2015), aumentando a síntese proteica muscular, a força de preensão (Ebert et al., 2015) e o número de células-satélites (Bakhtiari et al., 2015), além de reduzir a expressão de proteínas relacionadas à degradação proteica muscular, como atrogina-1 e MuRF-1 (Kunkel et al., 2011; Jeong et al., 2015). No exercício, observou-se aumento da expressão de SIRT-1, PGC-1α, p70S6K e do complexo mTOR (Bakhtiari et al., 2015; Ogasawara, 2013); redução do batimento cardíaco de repouso; e aumento do desempenho (Bakhtiari et al., 2015) de maneira dose dependente (Bakhtiari et al., 2015).

Até a presente data, foram encontrados apenas 4 estudos clínicos com humanos saudáveis. Embora escassos, os trabalhos apresentam resultados interessantes. Bang et al. (2014) foram os primeiros a demonstrar que a suplementação de 450 mg/dia de AU reduziu o percentual de gordura corporal e aumentou de maneira significativa as concentrações de IGF-1, irisina e a força isocinética máxima com comparação com o grupo PLA e o início do estudo, sem a suplementação. Anos mais tarde, Bang et al. (2017) observaram a redução de marcadores de dano muscular, tais como: creatina quinase (CK), subunidade creatina quinase MB (CK-MB), mioglobina, lactato desidrogenase (LDH) e peptídeo natriurético do tipo B (BNP) em homens adultos saudáveis treinados comparados com o grupo PLA após 8 semanas, mas não observaram nenhum efeito sobre a composição corporal. De modo contrário, outros estudos não observaram efeito ergogênico sobre o desempenho ou parâmetros associados (Cho et al., 2016; Church et al., 2016).

Observa-se que existem limitados e poucos trabalhos com humanos (total: 4) que, se comparados aos estudos *in vitro* e *in vivo*, mostram dados conflitantes. Além isso, os trabalhos não apresentam um consenso sobre a dosagem a ser utilizada, controle dietético e equivalência nos protocolos utilizados. Entretanto, os dados sugerem que a dose de 450 mg/dia durante 8 semanas parece ser segura. Nesse sentido, por mais que os trabalhos *in vitro* e *in vivo* mostrem efeitos promissores relacionados ao metabolismo humano, não se pode afirmar que a suplementação de AU desempenha efeito ergogênico sobre o desempenho esportivo.

ÁCIDOS GRAXOS POLI-INSATURADOS ÔMEGA 3

Presentes em peixes gordurosos de água fria, como o salmão e o arenque, e em óleos de peixes, os ácidos graxos poli-insaturadas de cadeia muito longa (AGPI-CML) da série ω-3, o ácido eicosapentaenoico (EPA) e o ácido docosaexaenoico (DHA) apresentam diversos efeitos benéficos para a saúde humana, atuando na melhora do perfil imunológico, na cognição, na função neuromuscular, na regulação de lipídios sanguíneos, na saúde do tecido muscular (Calder, 2017; McGlory, Calder e Nunes, 2019) e na alimentação, e são considerados as principais fontes de ômega 3 (Malta, Estadella e Gonçalves, 2019). Embora as recomendações variem entre diferentes países, indica-se para populações saudáveis o consumo de 0,25 g a 2 g de ω-3 (EPA + DHA), valor facilmente atingido pelo consumo dos pescados citados. As frações EPA e DHA podem ser sintetizadas em pequenas quantidades no corpo humano, a partir do ácido graxo essencial alfa-linolênico (ALL), encontrado em óleos vegetais, como de canola e de linhaça. Considera-se que a proporção convertida em EPA fique em torno de 5%, enquanto de DHA seja <0,5% (Goyens et al., 2006). Entretanto, do ponto de vista clínico, observa-se que existe uma certa dificuldade no consumo de pescados, seja pelo difícil acesso, pelo custo ou pela falta de hábito alimentar.

Nas últimas décadas, o perfil de dieta ocidental onívora se caracteriza por um alto consumo de ácidos graxos saturados (AGS) e ácidos graxos trans (AGT) e por ser pobre em ômega 3. Do ponto de vista nutricional, esse é um dos fatores relacionados ao estímulo obesogênico associado à dieta e à alta prevalência de doenças crônicas não trasmissíveis (DCNT) e com o comprometimento da saúde metabólica (Cordain et al., 2005).

As frações EPA e DHA apresentam ação anti-inflamatória, por meio da modulação da expressão gênica, diminuindo a ativação dos fatores de transcrição NF-kB e proteína AP-1, e de mecanismos epigenéticos, como metilação do DNA, de miRNAs e da modificação de histonas (González-Becerra et al., 2019). A família de receptores nucleares, como o receptor X hepático (LXR), que se subdivide em LXR-α e LXR-beta, e o receptor ativo por PPAR e suas subdivisões PPAR-α, PPAR-β e PPAR-γ, regulam positiva e negativamente a expressão gênica por meio do estímulo de diversos fatores, como metabólicos e hormonais derivados de lipídios. O receptor LXR atua, principalmente, no metabolismo de colesterol: regulação da absorção e da excreção, efluxo celular, e no metabolismo celular da lipoproteína de muito baixa densidade (VLDL), enquanto o PPAR atua na regulação de diversos fatores do metabolismo de lipídios, incluindo a oxidação de ácidos graxos e o metabolismo de glicose (Bastos et al., 2009).

A dieta atua como oriunda de moduladores de PPAR, uma vez que os ácidos graxos poli-instaurados ω-3 e os ácidos graxos monoinsaturados, como o ácido oleico, atuam na ativação das subunidades de PPAR. Demonstrou-se que a ativação do PPAR-α está relacionada com a redução da concentração plasmática de triacilgliceróis plasmáticos, enquanto a ativação do PPA-γ atua no controle do metabolismo de glicose e na melhora da sensibilidade à insulina (Bastos et al., 2009; Kennedy et al., 2009). De modo contrário, os ácidos graxos saturados (AGS) e os ácidos graxos trans (AGT) apresentam efeito pró-inflamatório. Além da expansão do tecido adiposo branco, a menor capacidade de ligação a esses fatores de transcrição (p. ex.: PPAR), é uma das características relacionadas ao estímulo pró-inflamatório. Ademais, os AGS podem causar diretamente inflamação e resistência à insulina no tecido muscular, aumentando a expressão e a secreção de citocinas pró-inflamatórias (IL-6 e TNF-α), mediado pelo palmitato, em resposta ao acúmulo de lipídios no tecido muscular. Ainda, o desequilíbrio no consumo de AGS promove aumento da expressão de IL-6 e TNF-α em outros tecidos, uma vez que os AGS têm a capacidade de ativar a via de sinalização do

NF-kB. Similarmente, sabe-se que dietas ricas em AGT promovem estímulo inflamatório apresentando maiores concentrações plasmáticas de proteína C reativa (PCR), IL-6, ICAM-1 e VCAM-1 (Bastos *et al.*, 2009; Kennedy A *et al.*, 2009).

Condições patológicas como a sarcopenia, a caquexia no câncer ou até mesmo a obesidade são similarmente caracterizadas por condições inflamatórias e em diferentes níveis de catabólicos proteico muscular. Evidências recentes sugerem que os efeitos anti-inflamatórios do ω-3 podem auxiliar no anabolismo muscular esquelético, aumentando a fosforilação de p70S6K1 e do complexo proteico mTOR (McGlory *et al.*, 2019) e auxiliando na manutenção da massa muscular esquelética e na atenuação da redução de força muscular, embora uma série de fatores, como: nível de treinamento e de atividade física, idade, sexo e microbiota intestinal estejam envolvidos com a magnitude do efeito (McGlory *et al.*, 2019; Serini e Calviello, 2020; Swanson, Block e Mousa, 2012).

AMINOÁCIDOS

Encontrados em alimentos de origem vegetal e animal, os aminoácidos (AAs) desempenham uma série de funções importantes no metabolismo humano, atuando como cofatores de reações celulares ao reparo tecidual e na síntese de novas proteínas, entre as quais se destaca a atuação na regulação da massa muscular esquelética (MME) (McLeod, Stokes e Phillips, 2019; ACSM, 2016; Jäger *et al.*, 2017, Devries *et al.*, 2019). Dos 20 aminoácidos proteicos, o de cadeia ramificada com ação sinalizadora leucina (LEU) destaca-se por sua modulação na expressão gênica, atua diretamente no complexo proteico mTOR de maneira chave quando comparada a outros aminoácidos e desempenham um papel importante na regulação das taxas de síntese proteica muscular (SPM) e no *turn-over* proteico muscular (Areta *et al.*, 2014; Devries *et al.*, 2019), que, por sua vez, se correlaciona com a melhora de desfechos metabólicos importantes, como a redução da degradação proteica muscular (DPM), que atenua a perda de massa, de força muscular e a atrofia/desuso muscular, os quais, por sua vez, tendem a melhorar a captação de glicose, a sensibilidade à insulina e, num contexto de longevidade, a redução de fatores de risco relacionados à diminuição da MME (Devries *et al.*, 2019; McLeod, Stokes e Phillips, 2019).

A mTOR (*mechanistic ou mammaliam target of rapamycin*) controla o/a crescimento/atividade celular em resposta a fatores exógenos e endógenos. Logo, o equilíbrio em seu funcionamento está relacionado com desfechos metabólicos benéficos, tais como: reparo celular e anabolismo proteico, ao passo que a disfunção está relacionada ao aparecimento de doenças, dentre as quais se destaca o câncer (Boutouja *et al.*, 2019; Laplante e Sabatini, 2012). Fatores como a insulina, o fator semelhante à insulina (IGF-1), o estímulo mecânico (p. ex.: exercício físico/contração muscular), o estado energético (ex: superávit calórico) e a alimentação (p. ex.: proteínas/aminoácidos) são reguladores positivos do complexo proteico mTOR (Boutouja *et al.*, 2019; Laplante e Sabatini, 2012).

Particularmente, a leucina estimula a SPM por mecanismos independentes da insulina, por meio da modulação de fatores eucarísticos da iniciação (EIFs), de maneira dependente, mas também independente de mTOR (Crozier *et al.*, 2005; Anthony *et al.*, 2002; Proud, 2013). Propõe-se que, além da suplementação isolada de leucina ou na forma de, por exemplo, *whey protein,* alimentos como leite e seus derivados, como o iogurte, queijos e ricota, são excelentes fontes alimentares para agregar proteínas de alto valor biológico e com alta concentração de leucina, sobretudo para idosos, pois trazem benefícios intestinais a desfechos anabólicos. Atualmente, recomenda-se: a ingestão de 2-3 g de leucina para adultos e de 3-6 g de leucina para idosos, por refeição, a ingestão proteica diária de 1,6 g/kg/dia, sendo 0,25-0,30 g/kg/dia para adultos e 0,30-0,40 g/kg/dia para idosos, por refeição, devido à condição de resistência anabólica, e de aproximadamente 0,40 g/kg de proteínas intactas antes de dormir, devido ao jejum noturno (Snijders *et al.*, 2019).

Nesse sentido, considera-se que a alimentação, assim como o treinamento de força (p. ex.: musculação) são dois fatores modificáveis, isto é, ambientais/fenotípicos, que atuam sobre a expressão gênica, aumentando fatores de transcrição e de tradução relacionados ao anabolismo celular, que, em última instância, podem estar relacionados com melhora de parâmetros associados ao desempenho (p. ex.: hipertrofia) e à melhora da qualidade de vida em adultos e idosos saudáveis, indo na contramão da sarcopenia e da condição de resistência anabólica, visto que a atenuação do catabolismo proteico muscular está associada com uma gama de efeitos positivos, como: melhora da captação de glicose, da sensibilidade à insulina, da mobilidade e da locomoção (Morton *et al.*, 2018; McLeod, Stokes e Phillips, 2019).

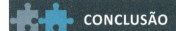

CONCLUSÃO

Em suma, conclui-se que a genômica nutricional é uma importante ciência emergente, que estuda a atuação da nossa alimentação no funcionamento dos nossos genes. Esses achados das últimas décadas são importantes para nos direcionar e propiciar uma nutrição individualizada, não apenas de acordo com os objetivos pessoais, mas também levando em consideração as características genéticas. Apesar dos resultados promissores, muitas pesquisas ainda devem ser realizadas nesse campo, para que tenhamos uma maior compreensão da ação de cada nutriente composto e de sua interação com outros fatores ambientais/genéticos.

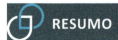

RESUMO

Neste capítulo, abordamos a genômica nutricional, conceituando nutrigenômica e nutrigenética. Após a introdução dos conceitos básicos desta ciência, foram discutidos os principais compostos bioativos alimentares que estão relacionados com o processo de modulação gênica na prevenção de doenças metabólicas e na melhora do desempenho esportivo. Nesse âmbito, foram abordados os polifenóis, ácidos graxos ômega-3 e aminoácidos. A classe de polifenóis constitui uma ampla classe de compostos, subdivididos em subclasses, de acordo com suas características químicas. Nesse grupo extenso, discutimos os que apresentam muitos estudos na área, como curcumina, catequinas, alicina, capsaicina, ácido ursólico e o resveratrol. Esses compostos têm uma importante função antioxidante e anti-inflamatória e atuam em fatores de transcrição, como o NF-kB, inibindo a transcrição de citocinas pró-inflamatórias e auxiliando na prevenção de doenças metabólicas. Além disso, cada composto apresenta sua peculiaridade e pode atuar em diferentes vias metabólicas, relacionadas ao tecido adipose, muscular, entre outros, com diversos efeitos genômicos importantes. O conhecimento sobre as diferentes formas de ação desses compostos é de suma importância. Logo, devemos considerá-los como parte da alimentação e de estilos de vida saudáveis. Entretanto, é importante entender as limitações das pesquisas existentes e, nesse sentido, mais estudos relacionados à área se fazem necessários.

EXERCÍCIOS DE AUTOAVALIAÇÃO

1. O que é a nutrigenética? E a nutrigenômica?

2. De que modo o conhecimento sobre a nutrigenética e a nutrigenômica contribuem com a saúde?

3. Os compostos bioativos (CBAs) são substâncias naturais encontradas abundantemente em alimentos de origem vegetal. Cite 3 mecanismos de ação dos CBAs no metabolismo humano.

4. Quais são as principais limitações encontradas nos estudos em humanos quando comparados aos estudos *in vivo* e *in vitro* no que diz respeito à suplementação de CBAs?

5. Sabendo dos benefícios do ômega 3 e da sua escassez na alimentação ocidental, a suplementação se faz necessária para todos os indivíduos?

REFERÊNCIAS

1. American College of Sports Medicine Joint Position Statement. Nutrition and athletic performance. Special communications. In: Med Sci Sports Exerc. 2016;48(3):543-68.
2. Anthony JC, et al. Orally administered leucine enhances protein synthesis in skeletal muscle of diabetic rats in the absence of increases in 4E-BP1 or S6K1 phosphorylation. Diabetes, v. 51, n. 4, p. 928–936, 2002b.
3. Areta JL, et al. Increasing leucine concentration stimulates mechanistic target of rapamycin signaling and cell growth in C2C12 skeletal muscle cells. In: Nutr Res. 2014;34(11):1000-7.
4. Asnin, L, Park SW. Isolation and Analysis of Bioactive Compounds in Capsicum Peppers. In: Crit Rev Food Sci Nutr. 2015;55(2):254-89.
5. Bakhtiari N, et al. Short-term ursolic acid promotes skeletal muscle rejuvenation through enhancing of SIRT1 expression and satellite cells proliferation. In: Biomed Pharmacother. 2016;78:185-96.
6. Bakhtiari N, et al. Ursolic acid ameliorates aging-metabolic phenotype through promoting of skeletal muscle rejuvenation. In: Med Hypotheses. 2015;85:1-6.
7. Bang HS, et al. Ursolic Acid-induced elevation of serum irisin augments muscle strength during resistance training in men. In: Korean J Physiol Pharmacol. 2014;18:441-6.
8. Bang HS, et al. Ursolic acid supplementation decreases markers of skeletal muscle damage during resistance training in resistance-trained men: a pilot study. In: Korean J Physiol Pharmacol. 2017;21:651-56.
9. Bastos HMD, Rogero MM, Arêas JAG. Mecanismos de ação de compostos bioativos dos alimentos no contexto de processos inflamatórios relacionados à obesidade. In: Arq Bras Endocrinol Metab. 2009;53:5.
10. Bergmann MM, Görman U, Mathers JC. Bioethical Considerations for Human Nutrigenomics. In: Annu Rev Nutr. 2008;28:447-67.
11. Bouchard C, Ordovas JM. Fundamentals of Nutrigenetics and Nutrigenomics. In: Prog Mol Biol Transl Sci. 2012;2018:1-15.
12. Boutouja F, Stiehm CM, Platta HW. mTOR: A Cellular Regulator Interface in Health and Disease. In: Cell. 2019;8(1).
13. Calder P. Omega 3 fatty acids and inflammatory processes: from molecular to man. In: Biochem Soc Trans. 2017(5):1105-15.
14. Camp KM, Trujillo E. Position of the Academy of Nutrition and Dietetics: Nutricional Genomics. In: J Acad Nutr Diet. 2014;114(2):299-312.
15. Cardoso C, Afonso C, Bandarra NM. Dietary DHA and Health: Cognitive Function Ageing. In: Nutr Res Rev. 2016;29(2):281-94.
16. Cho YH, et al. Effect of loquat leaf extract on muscle strength, muscle mass, and muscle function in healthy adults: a randomized, double-blinded, and placebo-controlled trial. In: Evid Based Complement Alternat Med. 2016;2016:4301621.
17. Church DD, et al. Leucine increases skeletal muscle IGF-1 but does not differentially increase Akt/mTORC1 signaling and serum IGF-1 compared to ursolic acid in response to resistance exercise in resistance-trained men. In: J Am Coll Nutr. 2016;35:627-38.
18. Cordain L. Origins and evolution of the Western diet: health implications for the 21st century. In: Am J Clin Nutr. 2005;81:341-54.
19. Craig D, et al. Utilizing small nutrient compounds as enhancers of exercise-induced mitochondrial biogenesis. In: Front Physiol. 2015;6:296.
20. Crozier SJ, et al. Oral leucine administration stimulates protein synthesis in rat skeletal muscle. In: The Journal of Nutrition, 2005;135(3):376-82.
21. Ebert SM, et al. Identification and small molecule inhibition of an activating transcription factor 4 (ATF4)-dependent pathway to age-related skeletal muscle weakness and atrophy. In: J Biol Chem. 2015;290:25497-511.

22. Fergusson LR. The Value of Nutrigenomics Science. OMICS. 2016;20(2):122.
23. de Freitas MC, et al. Acute capsaicin supplementation improves resistance training performance in trained men. In: J Strength Cond Res. 2018;32:2227-32.
24. Gannon NP, Lambolot ML, Vaughan RA. The effects of Capsaicin and capsaicinoid Analogs on Metabolic Molecular Targets in Highly Energetic Tissues and Cell Types. Biofactors. 2016;42(3):229-46.
25. German BJ. Nutrigenomics and Personalized Diets: What Will They Mean for Food? In: Annu Rev Food Sci Technol. 2011;2:97-123.
26. González-Becerra K, et al. Fatty acids, epigenetic mechanisms and chronic diseases: a systematic review. In: Lipids Health Dis. 2019;18:178.
27. Goyens PL, et al. Conversion of α-linolenic acid in humans is influenced by the absolute amounts of α-linolenic acid and linoleic acid in the diet and not by their ratio. In: Am J Clin Nutr. 2006;84:44-53.
28. Gupta SC, Patchva S, Aggarwal BB. Therapeutic Roles of Curcumin: Lessons Learned from Clinical Trials. In: AAPS J. 2013;15:195-218
29. Hewlings SJ, Kalman DS. Curcumin: A review of Its's Effects on Human Health. In: Foods. 2017;6(10):92.
30. Jäger R, et al. International Society of Sports Nutrition Position Stand: protein and exercise. In: J Int Soc Sport Nutr. 2017;14(1):1-20.
31. Jäger S, et al. Pentacyclic triterpene distribution in various plants - rich sources for a new group of multi-potent plant extracts. In: Molecules. 2009;14:2016-31.
32. Jeong JW, et al. Apple pomace extract improves endurance in exercise performance by increasing strength and weight of skeletal muscle. In: J Med Food. 2015;18:1380-6.
33. Josse AR, et al. Effects of capsinoid ingestion on energy expenditure and lipid oxidation at rest and during exercise. In: Nutr Metab. 2010;7:65.
34. Jurenka JS. Anti-inflammatory properties of curcumin, a major constituent of Curcuma longa: A review of preclinical and clinical research. In: Altern Med Rev J Clin Ther. 2009;14:141-53.
35. Karri SS, et al. Natural anti-obesity agents and their therapeutic role in management of obesity: A future trend perspective. In: Biomed Pharmacother. 2019;110:224-38.
36. Kawada T, Hagihara K, Iwai K. Effects of capsaicin on lipid metabolism in rats fed a high fat diet. In: J Nutr. 1986;116:1272-8.
37. Kennedy A. Saturated fatty acid-mediated inflammation and insulin resistance in adipose tissue: mechanisms of action and implications. In: J Nutr. 2009;139(1):1-4.
38. Kim DH, et al. Diferencial Expression of Skeletal Muscle Proteins in High-Fat Diet-Fed Rats in Response to capsaicin Feeding. In: Proteomics. 2010;10(15):2870-81.
39. Kunkel SD, et al. mRNA expression signatures of human skeletal muscle atrophy identify a natural compound that increases muscle mass. In: Cell Metab. 2011;13:627-38.
40. Kussmann M, Krause L, Siffert W. Nutrigenomics: where are we with genetic and epigenetic markers for disposition and susceptibility? In: Nutr Rev. 2010;68(1):S38-S47.
41. La Plante M, Sabatini DM. mTor signalling in growth control and disease. In: Cell. 2012;149(2):274-93.
42. Lawson LD, Hunsaker SM. Allicin bioavailability and Bioequivalence from Garlic Supplements and Garlic Foods. In: Nutrients. 2018;10:812.
43. Lebovitz EE, et al. Positive Allosteric Modulation of TRPV1 as a Novel Analgesic Mecanism. 2012;8:70.
44. Leri M, et al. Healthy Effects of Plant Polyphenols: Molecular Mechanisms. In: Int J Mol Sci. 2020;21:1250.
45. Lotteau S, et al. Characterization of funcional TRPV1 Channels in the Sarcoplasmic Reticulum of Mouse Skeletal Muscle. In: PLoS One. 2013;8(3):e58673.
46. Lu M, et al. Capsaicin — The Major Bioactive Ingredient of Chili Peppers: Bio-Efficacy and Delivery Systems. Food Funct. 2020;11(4):2848-60.
47. Ludy MJ, Moore GE, Mattes RD. The effects of capsaicin and capsiate on energy balance: critical review and meta-analyses of studies in humans. In: Chemical senses. 2012;37(19):103-212.
48. Luo Z, et al. TRP1v Activation Improves Exercise Endurance and Energy Metabolismo Through PGC-1alpha Upregulation in Mice. In: Cell Res. 2012;22(3):551-64.

49. Malta FAPS, Estadella D, Gonçalves DC. The role of omega 3 fato acids in suppressing mescle protein catabolism: A possible therapeutic strategy to reverse câncer cachexia? In: J Func Foods. 2019;54:1-12.
50. Manach C, et al. Polyphenols: food sources and bioavailability. In: Am J Clin Nutr. 2004;79:727-47.
51. Mancha-Ramirez AM, Slaga TJ. Ursolic acid and chronic disease: an overview of UA's effects on prevention and treatment of obesity and cancer. In: Adv Exp Med Biol. 2016;928:75-96.
52. Meeusen R. Exercise, nutrition and the brain. In: Sports Med. 2014;44:S47-S56.
53. McGlory C, Calder PC, Nunes EA. The influence of Omega-3 Fatty Acids on Skeletal Muscle Protein Turnover in Health, Disse and Disease. In: Front Nutr. 2019;6:144.
54. McLeod JC, Stokes T, Phillips SM. Resistance exercise training as a primary countermeasure to age-related chronic disease. In: Front Physiol. 2019;10:645.
55. Massaro M, et al. Products and Its Polyphenolic Constituents on Exercise Performance and Exercise-Induced Muscle Damage and Inflammation: A Review of Clinical Trials. In: Nutrients. 2019;11(7):1471.
56. Nelson KM, et al. The Essential Medicinal Chemistry of Curcumin. In: J Med Chem. 2017; 60(5):1620-37.
57. Oh TW, Ohta F. Capsaicin Increases Endurance Capacity and Spared Tissue Glycogen Through Lipolytic Function in Swimming Rats. In: J Nutr Sci Vitaminol. 2003;49(2):107-11.
58. Ogasawara R, et al. Ursolic acid stimulates mTORC1 signaling after resistance exercise in rat skeletal muscle. In: Am J Physiol Endocrinol Metab. 2013;305:E760-765.
59. Proud CG. mTORC1 regulates the efficiency and cellular capacity for protein synthesis. In: Biochemical Society transactions. 2013;41(4):923-6.
60. Seo DY. Ursolic Acid in Health and Disease. In: Korean J Physiol Pharmacol. 2018;22(3):235-48.
61. Serini S, Calviello G. Omega-3 PUFA Responders and Non-Responders and Prevention of Lipid Dysmetabolism and Related Diseases. Nutrients. 2020;12(5):E1363.
62. Sharma RA, et al. Phase I clinical trial of oral curcumin: Biomarkers of systemic activity and compliance. In: Clin Cancer Res. 2004;10:6847-54.
63. Snijders T, et al. The Impact of Pre-sleep Protein Intestino on the Skeletal Muscle Adaptive Response to Exercise in Humans: An Update. In: Front Nutr. 2019;6:17.
64. Song JX, et al. Chen, Dietary capsaicin improves glucose homeostasis and alters the gut microbiota in obese diabetic ob/ob mice. In: Front Physiol. 2017;8:602.
65. Srinivasan K. Biological Activities of Red Pepper (Capsicum Annuum) and Its Pungent Principle Capsaicin: A Review. In: Crit Rev Food Sci Nutr. 2016;56(9):1488-500.
66. Stevens RM, et al. Randomized, Double-blind, Placebo-Controlled Trial of Intraarticular Trans-Capsaicin for Pain Associated With Osteoarthritis of the Knee. In: Arthritis Rheumatol. 2019;71(9):1524-33.
67. Suhett LG, et al. Effects of Curcumin Supplementation on Sport and Physical Exercise: A Systematic Review. In: Crit Rev Food Sci Nutr. 2020;1-13.
68. Swanson D, Block R, Mouse SA. Omega-3 Fatty Acids EPA and DHA: Health Benefits Throughout Life. In: Adv Nutr. 2012;3(1):1-7.
69. Williamson G. Bioavailability and Health Effects of Cocoa Polyphenols. In: Inflammopharmacology. 2009;17(2):111.
70. Wozniak Ł, Skapska S, Marszalek K. Ursolic acid — a pentacyclic triterpenoid with a wide spectrum of pharmacological activities. In: Molecules. 2015;20:20614-41.
71. Xu C, et al. Aged garlic Extract supplementation modifies inflammation and immunity of adults with obesity: A randomized, double-blind, placebo-controlled clinical trial. In: Clin Nutr. 2017; e1-e8.

18

• Alexandre Abilio de Souza Teixeira • Luana Amorim Biondo

Metformina e Imunometabolismo

OBJETIVOS DO CAPÍTULO

- Demonstrar os mecanismos de ação da metformina.
- Evidenciar os efeitos da metformina quando associada ou não à prática de exercício físico.
- Entender os efeitos da metformina sobre diferentes desordens metabólicas como diabetes *mellitus* tipo 2, câncer, obesidade e na microbiota intestinal.

CONCEITOS-CHAVE DO CAPÍTULO

- Metformina é um fármaco hipoglicemiante da família das biguanidas.
- Farmacocinética: absorção e excreção da metformina.
- Ativação de AMPK (proteína quinase ativada por adenosina monofosfato (AMP)).
- Diabetes *mellitus* tipo 2: contribui com a sensibilidade à insulina e metabolismo de glicose.
- Metformina e câncer: redução na mortalidade e incidência, inibição do crescimento e desenvolvimento de células neoplásicas.
- Metformina na obesidade e comorbidades associadas: redução de peso corporal, ingestão alimentar e perfil inflamatório.
- Metformina e efeitos na microbiota: aumento de *Akkermansia muciniphila.*
- Metformina e exercício físico: melhora nos parâmetros metabólicos em indivíduos com doenças cardiopulmonares e DM2.

INTRODUÇÃO

A metformina é, atualmente, o agente hipoglicemiante de uso oral mais prescrito para o tratamento da diabetes *mellitus* tipo 2 (DM2). É composta por guanidina, sendo esse composto proveniente da lilás francesa, conhecida como *Galega officinalis,* uma planta que foi utilizada na medicina popular para o tratamento de diabetes durante vários séculos (Stumvoll, Haring, Matthaei, 2007).

A classe de medicamentos das biguanidas incluem a metformina, bunformina e fentormina. Esses fármacos têm sido utilizados para o tratamento da diabetes desde a década de 1950, porém, na década de 1970, a fentormina foi retirada do mercado devido ao aparecimento de acidose láctica como um efeito adverso grave (Stumvoll, Haring, Matthaei, 2007).

A metformina foi usada pela primeira vez na Europa e foi aprovada pelo Food and Drug Administration (FDA) para o tratamento de diabetes nos Estados Unidos em 1994. Atualmente, mais de 150 milhões de pessoas em todo o mundo a utilizam como tratamento. Entretanto, esse fármaco tem apresentado utilidade em outros processos patológicos, e pesquisas recentes mostram uma redução na incidência de câncer em pacientes com DM2, bem como em outras doenças crônicas não-transmissíveis (Landman et al., 2010).

Em sujeitos obesos, a metformina é capaz de reduzir a hemoglobina glicada (HbA1C) e prevenir o ganho de peso nesses indivíduos, com eficácia e baixo risco de toxicidade. Também foi observada uma redução de morte por doenças cardiovasculares em pacientes em tratamento com metformina, comparando com pacientes que usavam outros agentes antidiabéticos (U.K. prospective diabetes study 16. Overview of 6 years' therapy of type II diabetes: a progressive disease. U.K. Prospective Diabetes Study Group, 1995).

FARMACOCINÉTICA DA METFORMINA

A metformina é uma droga que não é metabolizada no fígado e é excretada sem sofrer alterações em sua composição. A sua principal via de excreção é a urina, tendo meia vida em torno de 4 a 6 horas.

A droga é distribuída em diversos tecidos, incluindo intestino, fígado, músculos e rins, por meio de transportadores de cátion orgânico (OCTs). Os OCTs transportam uma diversidade de substratos, inclusive drogas, toxinas e compostos endógenos, sendo que a sua localização estratégica na célula e os tecidos em que são expressos têm um papel essencial na secreção de compostos nocivos ao organismo. Considerando isso, a captação de metformina por cada tecido é descrita a seguir.

ABSORÇÃO INTESTINAL

A absorção intestinal da metformina pode ser primariamente mediada pelo transportador de monoaminas da membrana plasmática (PMAT, do inglês, *plasma membrane mono amine transporter*), que é expresso na região da luz dos enterócitos.

A captação da metformina ocorre, principalmente, pelo OCT3 localizado nas microvilosidades dos enterócitos. Ainda, na membrana basolateral e no citoplasma dos enterócitos, há o OCT1, que pode facilitar a transferência da metformina para dentro do fluido intersticial (GONG et al., 2012).

Captação pelo fígado

No fígado, a captação primária da metformina é feita por meio do OCT1 e, possivelmente, pelo OCT3. Ambos os transportadores são expressos na membrana basolateral dos hepatócitos (GONG et al., 2012).

A presença do OCT1 no fígado é essencial para a captação de metformina, como mostrado em camundongos deficientes de OCT1 que apresentaram uma concentração de metformina significantemente menor no fígado quando comparados com camundongos controle (SHU et al., 2008). Entretanto, há estudos que mostram que a metformina atravessa a membrana plasmática por difusão passiva, o que sugere que o OCT1 não é o único mecanismo de absorção no fígado (SHU et al., 2008).

Captação renal

A captação de metformina da circulação sanguínea pelas células epiteliais dos rins é primariamente absorvida pelo OCT2, que é expresso predominantemente na membrana basolateral dos túbulos renais.

Já a excreção renal da metformina para o lúmen é mediada por MATE1 e 2 (do inglês, *multi drug and toxin extrusion protein*), que estão expressos na membrana apical na região proximal das células renais.

O OCT1 também parece ser expresso no domínio do lado apical e subapical de ambas as extremidades proximal e distal dos túbulos renais e pode desempenhar um papel importante na reabsorção de metformina. PMAT (SLC29A4 gene) é expressa na membrana apical das células epiteliais renais e também pode desempenhar um papel na reabsorção renal de metformina (GONG et al., 2012). A farmacocinética da metformina pode ser observada na **Figura 18.1**.

FARMACODINÂMICA DA METFORMINA

Os mecanismos moleculares envolvidos na ação da metformina incluem a fosforilação e a ativação da AMPK, que podem conduzir a efeitos farmacológicos, incluindo a inibição da síntese da glicose e dos lipídios (GONG et al., 2012).

A ativação da metformina por meio da AMPK ainda não está bem elucidada. Estudos indicam que o fármaco atravessa a membrana plasmática por difusão passiva e/ou se liga ao OCT-1, estimulando a LKB-1/STK 11 (serina/threonina quinase 11) e ativando reações subsequentes em cascata (SHU et al., 2008).

A metformina também é capaz de inibir o complexo 1 da cadeia respiratória e diminuir, assim, a síntese de ATP e o aumento da taxa AMP/ATP e ADP/ATP e, com isso, promover o estímulo da AMPK (GONG et al., 2012).

Ainda, a ativação da AMPK pela metformina leva ao aumento na oxidação de ácidos graxos e inibição da lipogênese. Esses processos são regulados pela inativação de enzimas

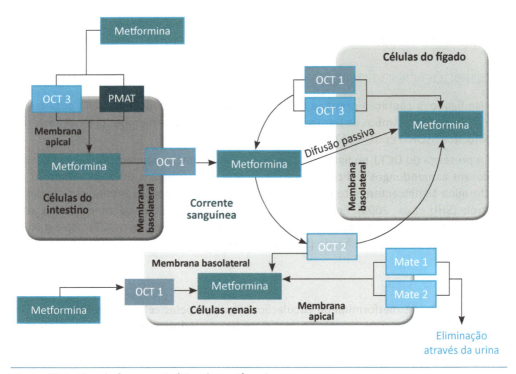

Figura 18.1 Vias da farmacocinética da metformina.

Fonte: Adaptada de Gong e colaboradores (Gong *et al.*, 2012) e Shu e colaboradores (Shu *et al.*, 2008).

da via lipogênica como a acetil-CoAcarboxilase (ACC) e 3-hidroxi-3-metilglutaril (HMG)--CoAredutase, concomitantemente ao aumento da atividade das enzimas lipolíticas como a carnitinapalmitoiltransferase (CPT) e malonil-CoAcarboxilase, além de promover a inibição do fator de transcrição SREBP – 1C (proteína 1c ligadora do elemento regulador de esterol), envolvido na síntese de ácidos graxos (GONG *et al.*, 2012). Na **Figura 18.2**, observa-se a farmacodinâmica da metformina.

Metformina e diabetes *mellitus* tipo 2 (DM2)

O DM2 é uma doença metabólica caracterizada por níveis elevados de glicose no sangue e a presença de resistência à insulina periférica. De acordo com a Federação Internacional de Diabetes, mais de 350 milhões de pessoas em todo o mundo tiveram diabetes em 2013. A previsão é de que esse número suba para quase 600 milhões em 2035 (Coughlan *et al.*, 2014).

Um dos principais fatores de risco para DM2 é a obesidade, enfermidade na qual a ingestão alimentar inadequada pode contribuir para gerar hiperglicemia, resistência à insulina e deficiência de funções metabólicas (Stumvoll, Haring, Matthaei, 2007). A DM2 está associada com diversas comorbidades, incluindo doenças cardiovasculares, hipertensão, doença renal crônica, depressão, apneia obstrutiva do sono, retinopatia, esteatose hepáti-

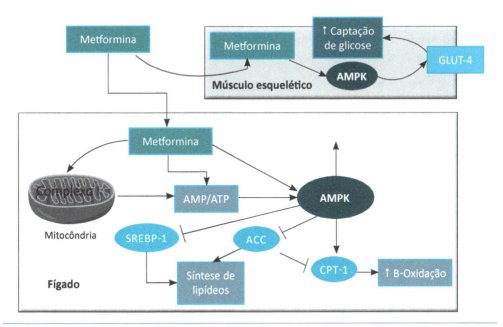

Figura 18.2 Vias da farmacodinâmica da metformina.

Fonte: Adaptada de Gong e colaboradores (GONG et al., 2012), Hardie e colaboradores (Hardie, Ross, Hawley, 2012) e O'neill e colaboradores (O'Neill, Holloway, Steinberg, 2013).

ca não-alcoólica, entre outras. Além disso, pode gerar complicações graves, cegueira, insuficiência renal e amputação dos membros inferiores (Coughlan et al., 2014).

Atualmente, há centenas de excelentes publicações abordando a eficácia da metformina no tratamento da DM2. Esses trabalhos tratam desde estudos clínicos que mostram como a metformina é capaz de diminuir a glicemia de indivíduos diabéticos sem produzir efeitos colaterais, até estudos que apontam mecanismos moleculares ativados pela metformina, bem como seus efeitos em diferentes doenças como a obesidade, câncer e doenças cardiovasculares.

A metformina é amplamente utilizada na prática clínica, sendo indicada para pacientes que necessitam reduzir cerca de 70 mg/dL da glicemia de jejum e de 1,5% a 2% da hemoglobina glicada (HbA1C), com uma posologia mínima de 1000 mg e máxima de 2550 mg de 2 a 3 vezes por dia.

A metformina tem sido indicada para indivíduos pré-diabéticos por ser um medicamento altamente seguro a longo prazo que diminui a incidência de diabetes nesses pacientes.

Uma das principais vias envolvidas na manutenção da homeostase energética que tem sido grande alvo para a manipulação farmacológica para combater a resistência à insulina e disfunções metabólicas é a da AMPK, importante enzima reguladora do metabolismo. Por meio de detecção de serina/treonina-quinase, ela é ativada quando os níveis de energia celulares são baixos, ou seja, a razão o AMP/ATP intracelular é alta. Após a ativação, a cascata de respostas da AMPK, restauram-se os níveis normais de energia por meio de processos que geram o ATP (tais como oxidação dos ácidos graxos) e estimulam a inibir as vias que o utilizam (como a síntese de proteínas e triacilglicerol) (Stumvoll, Haring, Matthaei, 2007).

No geral, a ativação da AMPK melhora a sensibilidade à insulina e a homeostase da glicose, tornando-se um alvo atraente para DM2 e síndrome metabólica.

Metformina e câncer

O câncer é a segunda causa de morte no mundo, ficando atrás apenas das doenças cardiovasculares. No último século, houve um aumento exponencial no número de mortes por essa doença, que atingiu cerca de 7,6 milhões de mortes em 2008. No entanto, visto o impacto do câncer na sociedade e, inclusive, na qualidade de vida dos indivíduos, terapias que possam reduzir esses índices e ajudem a minimizar os efeitos deletérios de determinados tratamentos para a doença são cada vez mais necessárias.

Sendo assim, estudos epidemiológicos recentes têm surgido indicando que o uso da metformina pode reduzir o risco do desenvolvimento de câncer em pacientes com DM2. Lee e colaboradores (Lee et al., 2011) identificaram que a dose de 500 mg/dia de metformina a longo prazo foi associada com uma redução significativa na incidência de câncer no fígado, no pâncreas e colorretal.

Pesquisas recentes in vitro e in vivo têm demonstrado que a metformina tem ação antiproliferativa em diversos tipos de câncer, por exemplo, câncer de ovário (Kim et al., 2014) e de pâncreas (BODMER et al., 2012). Além disso, seu uso tem sido relacionado com a redução na mortalidade e na incidência para câncer de fígado, colorretal e mama.

Durante o tratamento contra o câncer, os pacientes geralmente têm prejuízos como atrofia dos músculos esqueléticos, perda de tecido adiposo, resistência à insulina, além de apresentarem sintomas como anorexia, vômitos, diarreia e mucosite. No entanto, a metformina é estudada, atualmente, como uma terapia adjuvante ao tratamento quimioterápico (Jalving et al., 2010), que podesa contribuir com a qualidade de vida dos pacientes.

Os mecanismos antineoplásicos da metformina que têm sido sugeridos recentemente estão relacionados a seguir.

Insulina e IGF-1

Drogas utilizadas no tratamento de câncer também podem causar o diabetes, bem como agravar um pré-existente. O DM2 é caraterizado pela maior quantidade de glicose na circulação sanguínea e pela redução na sensibilidade dos tecidos à insulina, que leva, então, ao mecanismo compensatório de hipersecreção de insulina e aumento de IGF-1 (fator de crescimento estimulado pela insulina) circulante.

O excesso de insulina promove a ativação do receptor IGF-1 e gera um aumento de IGF-1 circulante que estimula o crescimento celular, inclusive em células cancerígenas. A hiperinsulinemia e a hiperglicemia desempenham papéis essenciais na proliferação de células cancerígenas e, consequentemente, geram um maior risco de desenvolvimento de tumores (Pollak, 2008).

Com a utilização da metformina e consequente diminuição da insulina, de glicose e IGF-1 circulantes, há uma melhora nos efeitos negativos da hiperinsulinemia, que dificultam o crescimento e o desenvolvimento das células neoplásicas (Kim et al., 2014).

Indução de estresse metabólico

A metformina promove uma redução de ATP e o aumento da razão AMP/ATP intracelular por meio da inibição do complexo 1 da cadeia respiratória mitocondrial, fatores essenciais para que as células possam manter suas atividades metabólicas (Kim *et al.*, 2014).

Consequentemente, a célula reprograma todo seu metabolismo energético a fim de manter os níveis de ATP. Um dos mecanismos para que ocorra essa reprogramação do metabolismo energético é a ativação da AMPK, que pode ser ativada pela metformina ou quando há um aumento da razão AMP/ATP. A AMPK regula negativamente os processos anabólicos, ou seja, inibe a síntese proteica. Então, a sua ativação resulta também na redução nos processos celulares que requerem energia, inclusive modulando as vias de proliferação das células neoplásicas (Jalving *et al.*, 2010).

Por meio da via de ativação da AMPK, ocorre a inibição da mTOR (proteína alvo da rapamicina de mamíferos). A mTOR tem um papel importante na carcinogênese por modular o crescimento e a proliferação das células. Essa proteína encontra-se superexpressa em células cancerígenas malignas e é associada com a resistência de alguns medicamentos utilizados no tratamento de câncer (Jalving *et al.*, 2010; Kim *et al.*, 2014).

Inflamação

A inflamação sistêmica crônica pode promover a carcinogênese e a progressão do câncer, e estudos vêm mostrando a eficácia da metformina na redução da produção de citocinas inflamatórias, que são amplamente expressas no câncer, por exemplo, o fator de necrose tumoral alfa (TNF-α), a interleucina-6 (IL-6) e o fator de crescimento vaso-endotelial (VEGF) (Kim *et al.*, 2014).

Um dos fatores para que essas citocinas pró-inflamatórias estejam menos expressas é que a metformina promove a inibição das respostas inflamatórias por meio da redução do fator nuclear kappa B (NF-κB) e da ativação da AMPK. O NF-κB é um fator nuclear de transcrição que modula diversos processos relacionados ao câncer, como inflamação, resposta imunológica, sobrevivência e progressão das células cancerígenas. Diversos estudos demonstram que o tratamento com a metformina leva a uma redução no crescimento tumoral, pela alteração da angiogênese neoplásica, que reduz a vascularização e a infiltração de macrófagos (Kim *et al.*, 2014).

Espécies reativas de oxigênio

A inibição do complexo 1 da cadeia respiratória mitocondrial pela metformina também tem impacto positivo no câncer. Seus efeitos moleculares ainda não estão bem elucidados, no entanto, sugere-se que esse mecanismo gere maior produção de espécies reativas de oxigênio, resultando em estresse oxidativo pelas células neoplásicas (Kim *et al.*, 2014).

Em contrapartida, visto os efeitos benéficos da metformina no câncer, alguns estudos epidemiológicos não encontraram uma associação protetiva dessa droga para riscos de alguns tipos de câncer. Portanto, estudos futuros são necessários para entender o papel dela na incidência do câncer, o seu uso como terapia coadjuvante em pacientes oncológicos e os mecanismos celulares envolvidos nesse processo.

Metformina e quimioterapia

Diversas vantagens ao uso de metformina tem sido demonstradas com pacientes durante a quimioterapia. A metformina é um tratamento adjuvante eficaz contra alguns prejuízos que a quimioterapia pode causar e leva à a redução da mortalidade e incidência do câncer (Zhang; Guo, 2016).

Os quimioterápicos mais comumente utilizados na prática clínica são a cisplatina, doxorrubicina, 5-fluorouracil, paclitaxel, entre outros, que podem ser utilizados isoladamente ou em conjunto no paciente, dependendo do câncer que o paciente apresenta (Zhang, Guo, 2016). Alguns efeitos colaterais dos tratamentos contra o câncer podem ser amenizados com o uso da metformina, por exemplo: cardiotoxicidade (Zilinyi *et al.*, 2018), fibrose em alguns órgãos como tecido adiposo branco (Biondo *et al.*, 2018) e pulmão (Azmoonfar *et al.*, 2018), resistência das células tumorais ao quimioterápicos (Davies *et al.*, 2017).

Os efeitos positivos da metformina têm sido vistos em diversos tipos de câncer. Pacientes com câncer de mama, próstata, pulmão, colorretal e gástrico com tratamento adjuvante de metformina junto com a quimioterapia têm demonstrado inibição do crescimento do tumor e redução de metástases (Zhang, Guo, 2016).

A metformina também pode contribuir com o uso de doses menores do quimioterápico, uma vez que aumenta a sensibilidade das células tumorais. Assim, doses menores do quimioterápico podem ser suficientes para controlar o crescimento tumoral, prolongar o período de remissão e diminuir a toxicidade dos quimioterápicos aos órgãos saudáveis, prevenindo dessa maneira, por exemplo, sintomas como vômito, fadiga, diarreia, cardiotoxicidade (Zhang, Guo, 2016).

Um dos feitos adversos de alguns agentes quimioterápicos é sua toxicidade aos cardiomiócitos, que leva ao desenvolvimento de doenças como disfunção ventricular, cardiomiopatia e insuficiência cardíaca, mesmo muito tempo após a quimioterapia ter terminado. A administração de metformina junto com a quimioterapia é capaz de auxiliar na sobrevivência dos cardiomiócitos (Zilinyi *et al.*, 2018).

Metformina e obesidade

A obesidade tem representado um grave problema para a saúde pública e está afetando não apenas os países de alta renda, como também países em desenvolvimento. As comorbidades associadas com a obesidade podem ser graves, como DM2, aterosclerose, doença gordurosa não alcoólica do fígado, síndrome metabólica, apneia do sono, doenças cardiovasculares e o ponto central de união entre essas doenças: a inflamação crônica de baixo grau.

A obesidade é caracterizada pelo acúmulo excessivo de gordura corporal e identificada pelo índice de massa corporal (IMC) acima de 30 Kg/m². De acordo com a pesquisa "Vigilância de fatores de risco e proteção para doenças crônicas por inquérito telefônico" (Vigitel, 2019), aproximadamente 20,3% da população brasileira é obesa, sendo que, em 2006, o índice era de 11%. Esses dados demonstram que as taxas de obesidade, bem como o sobrepeso, aumentam a cada ano no Brasil. Em países desenvolvidos, a prevalência da obesidade é ainda maior, conforme os índices apresentados pela Organização Mundial da Saúde (OMS) (WHO, 2017).

A utilização da metformina na obesidade, inicialmente, tinha como objetivo apenas o controle da hiperglicemia e da resistência à insulina, uma vez que ela é um medicamento hipoglicemiante. No entanto, considerando que essa ação é decorrente da redução de glicose produzida pelo fígado, de menor absorção de glicose gastrointestinal e do aumento da sensibilidade de tecidos periféricos à insulina, estudos verificaram que a metformina pode contribuir nas comorbidades associadas à obesidade, bem como na ingestão alimentar e perda de peso (Woo *et al*., 2014).

A seguir, estão descritas as ações da metformina em pacientes com obesidade e as comorbidades relacionadas.

Doença gordurosa não alcoólica do fígado

É uma doença caracterizada pelo acúmulo de gordura no fígado em indivíduos que não fazem ingestão elevada de álcool e leva a disfunções hepáticas como necrose e aumento da expressão de citocinas pró-inflamatórias, que causam, consequentemente, quadros mais graves, como esteato-hepatite ou cirrose. O tratamento da esteatose é essencial, já que está associada ao risco aumentado para doenças cardiovasculares, doença renal crônica, resistência à insulina e DM2.

É uma condição comumente encontrada em pacientes obesos e com síndrome metabólica. No entanto, pode ser facilmente diagnosticada na prática clínica por meio de exames bioquímicos, dos níveis de AST (aspartato transaminase) e ALT (alanina transaminase), de avaliações por imagem (ultrassonografia, tomografia computadoriza e ressonância magnética) e de biópsia hepática. Alterações nas concentrações de AST e ALT são indicadores de lesões no fígado que comprometem a função das células hepáticas (Milic, Lulic, Stimac, 2014).

Evidências sugerem que a metformina pode ser um tratamento potencial para a esteatose hepática. Em um estudo realizado em animais induzidos à obesidade por meio de uma alimentação rica em gordura, foi verificada a diminuição do acúmulo de lipídeos nos hepatócitos e a inibição das respostas inflamatórias (Woo *et al*., 2014). Em nosso estudo, foi observado que a metformina foi capaz de reduzir o peso dos animais obesos e diminuir o acúmulo de gordura no fígado. Além disso, ela promoveu um efeito anti-inflamatório no tecido adiposo e nos macrófagos intraperitoneais (De Souza Teixeira *et al*., 2018). Já em humanos, a droga tem demonstrado melhoras nos marcadores bioquímicos AST e ALT, porém ainda não há um consenso quanto a modificações histológicas dos hepatócitos (Ozturk, Kadayifci, 2014). Contudo, o seu uso na prática clínica para o tratamento da esteatose hepática não-alcoólica ainda não está bem estabelecido.

Perda de peso e ingestão alimentar

Inicialmente, foi verificado que o uso de metformina em pacientes obesos não-diabéticos levou à perda de peso, sendo então descoberto como um "efeito adverso" da droga. Dessa forma, foi constatado que esse medicamento pode ser uma via de tratamento para obesidade em pacientes não-diabéticos. Além disso, em pacientes com doenças psiquiátricas e síndrome do ovário policístico, o tratamento gera ganho de peso e resistência à insulina, e o uso da metformina tem demonstrado efeitos benéficos (Stevanovic et al., 2012).

As vias de regulação do apetite no sistema nervoso central são afetadas pelo tratamento com metformina, assim como modificações no tecido adiposo e no trato gastrointestinal, que podem modular também a ingestão alimentar pela produção de mediadores do comportamento alimentar, como a leptina, o peptídeo YY, a gastrina e o peptídeo semelhante a glucagon 1 (GLP-1). Pesquisas sugerem que a perda de peso em pacientes não-diabéticos com sobrepeso e obesidade pode ser uma consequência da redução do consumo alimentar, geralmente apresentada nos indivíduos em tratamento com metformina (Malin, Kashyap, 2014).

A metformina promove alterações no hipotálamo, um órgão essencial para determinar o comportamento alimentar, responsável pela regulação do apetite. Peptídeos orexígenos como o neuropetídeo-Y (NPY) e a agoutirelated-protein (AgRP) encontram-se reduzidos com o uso de metformina. Esses mecanismos estão relacionados com a ativação da AMPK que, por sua vez, gera efeitos sistêmicos. Portanto, a metformina promove alterações não somente hipotalâmicas, mas também em outros órgãos essenciais na regulação metabólica, como músculo esquelético, fígado e tecido adiposo (Stevanovic et al., 2012).

O tecido adiposo branco produz um hormônio regulador do balanço energético e do consumo alimentar denominado leptina. A leptina se liga ao seu receptor Ob-Rb presente no hipotálamo e promove alterações na produção e na liberação de neuropeptídios orexígenos (NPY e AgRP) e anorexígenos (hormônio melanócito estimulante e cocaine and amphetamine-regulated transcript, respectivamente, α-MSH e CART). A secreção desse hormônio é proporcional ao tamanho da massa adiposa. No entanto, na obesidade, há uma maior secreção de leptina, porém indivíduos com essa condição normalmente apresentam baixa sensibilidade à leptina, o que gera um ciclo que o torna resistente à ação da leptina. A metformina pode reverter esse quadro, já que melhora a sensibilidade à leptina por meio de dois mecanismos: pela diminuição da sua secreção e pelo aumento da expressão de seus receptores (Stevanovic et al., 2012).

A metformina também pode levar à redução da massa adiposa, inibindo as vias lipogênicas e promovendo a oxidação de lipídeos. No entanto, pela ativação da AMPK, as enzimas lipolíticas estão mais ativadas, como a acetyl-coAsintetase e carnitinapalmitoil transferase-1, e a biossíntese de lipídeos está reduzida, como a expressão da esterol-coA dessaturase-1(SCD-1) (Stevanovic et al., 2012).

Ainda, a metformina pode levar à perda de peso por meio do aumento da liberação de sinalizadores intestinais que regulam a saciedade. O glucagon like-peptide1 (GLP-1) é um hormônio produzido pelas células L do íleo e tem como função aumentar a saciedade por meio do retardo do esvaziamento gástrico, no entanto, a metformina aumenta a saciedade e inibe a secreção de glucagon. Ela potencializa a redução do apetite e afeta a absorção de carboidratos, tanto pelo aumento da secreção de GLP-1 quanto pela diminuição da dipeptidil peptidase IV (DPP-IV), enzima degradante de GLP-1 (Stevanovic et al., 2012).

Síndrome metabólica, resistência à insulina e inflamação

A síndrome metabólica tem como base a resistência à insulina e sua associação com diversas doenças crônicas não-transmissíveis, como o DM2, hipertensão arterial, dislipidemias, doenças cardiovasculares e acúmulo excessivo de tecido adiposo. A mortalidade cardiovascular na síndrome metabólica é cerca de duas vezes maior, e várias condições fisiopatológicas graves estão relacionadas a ela, como a síndrome de ovários policísticos, acanthosisnegricans, hiperuricemia, estados pró-trombóticos, disfunções endoteliais e alterações pró-inflamatórias (Brandão, 2005).

O indivíduo com síndrome metabólica tem circunferência abdominal aumentada devido ao acúmulo excessivo de tecido adiposo, principalmente na região central. Esse acúmulo é identificado na prática clínica por antropométrica — circunferência abdominal para homens ≥102 cm e, para mulheres, ≥88cm. O acúmulo de gordura visceral nessa região promove um desequilíbrio na função de diversos órgãos, bem como prejuízos inflamatórios e surgimento de diversas comorbidades associadas, como o DM2, doença gordurosa não-alcoólica do fígado, aterosclerose, apneia do sono, entre outras.

O papel do tecido adiposo é fundamental para a manutenção da homeostasia, tanto que a sua importância como órgão endócrino já é bem estabelecida, pela sua alta capacidade de remodelamento e de produção de adipocinas com elevada capacidade pleiotrófica (Murdolo et al., 2013). O tecido adiposo, além de ter atividade endócrina, tem um papel importante no balanço energético. Em humanos, o tecido adiposo branco visceral e subcutâneo secretam adipocinas pró e anti-inflamatórias que atuam na modulação de diversas comorbidades. Em obesos, a secreção de leptina, IL-6, angiotensina, TNF-α, IL-10 (interleucina-10) e outros fatores inflamatórios têm secreção e ação alteradas. Essa inflamação crônica de baixo grau gera alterações na sinalização da insulina, promovendo a resistência a ela.

No entanto, a metformina tem papel essencial na melhora desse quadro de resistência à insulina e de intolerância à glicose e é um tratamento utilizado na prática clínica nos casos de síndrome metabólica. Além disso, pacientes com obesidade que usam metformina têm melhor perfil inflamatório, apresentando diminuição de TNF-α, Tolllikereceptors4 e 2 (TLR-4 e 2) e proteína C reativa.

Portanto, a metformina é uma droga com potencial para o tratamento da síndrome metabólica, pois, além de sua ação classicamente conhecida na melhora da resistência à insulina, na hemoglobina glicada e glicemia de jejum, também pode reduzir o quadro inflamatório, promover perda de peso e controlar a ingestão alimentar.

Metformina e microbiota intestinal

A microbiota intestinal é considerada um fator essencial na regulação de diversas vias metabólicas e, nos últimos anos, houve um crescimento exponencial de pesquisas nessa área devido ao importante papel da microbiota em diversas doenças de alta incidência como o DM2, obesidade e doenças cardiovasculares (Tilg, Moschen, 2014).

A metformina promove alterações na microbiota intestinal, porém ainda são necessários mais estudos para entender essa associação. Lee & Ko (2014) identificaram que animais alimentados com dieta hiperlipídica e tratados com metformina tiveram um aumento de *Akkermansia muciniphila* e *Clostridium cocleatum*, resultado confirmado em trabalhos *in vitro* utilizando meio de cultura suplementado com a droga.

A *A. muciniphila* é uma bactéria gram-negativa residente na camada mucosa e constitui de 3% a 5% da microbiota intestinal. Diversos estudos mostraram que há uma correlação inversa com a presença de diabetes e obesidade, e a administração da bactéria em camundongos promoveu perda de peso, melhora na inflamação no tecido adiposo e metabolismo de glicose. Já a *C. cocleatum* foi correlacionada positivamente com AMPK e concentração de triglicérides (Tilg, Moschen, 2014).

A *A. muciniphila* utiliza o muco produzido pelas células caliciformes do intestino como fonte de nutrientes para sua sobrevivência. No entanto, Shin e colaboradores (Shin *et al.*, 2014) verificaram que os animais tratados com metformina apresentaram maior número de células caliciformes funcionantes por vilo localizado no íleo, de forma independente da composição da dieta, sendo hiperlipídica ou não e também foi demonstrada uma correlação positiva do número de células caliciformes com a quantidade dessa bactéria.

Ainda, a administração de *A. muciniphila* melhorou algumas desordens metabólicas ocasionadas por dieta hiperlipídica, como o ganho de peso, inflamação no tecido adiposo, resistência à insulina e endotoxemia, em animais obesos e diabéticos tipo 2. O uso do prébiótico oligo frutose nesses animais também normalizou a população de bactéria gram-negativa (Everard *et al.*, 2013).

No entanto, esses estudos sugerem que a *A. muciniphila* tem papel importante no metabolismo de glicose, acúmulo de gordura corporal e inflamação do tecido adiposo. Porém, mais pesquisas são necessárias para elucidar a correlação dos diversos constituintes da microbiota com os biomarcadores metabólicos.

Além disso, devido à farmacocinética da metformina administrada via oral, o pH fisiológico favorece uma ação prolongada da droga no trato gastrointestinal e maior absorção pelos enterócitos por meio do OCT-1, OCT-3 e de outros transportadores. Dessa forma, Napolitano e colaboradores (Napolitano *et al.*, 2014) sugerem que a administração intravenosa de metformina não promove melhoras relevantes no metabolismo da glicose quando comparado com o tratamento por via oral.

Metformina e exercício físico

Como visto ao longo do capítulo, o principal mecanismo de ação da metformina é por meio da ativação da AMPK, quando há um aumento da taxa AMP/ATP e ADP/ATP. O exercício físico também é um grande ativador da AMPK. Do ponto de vista metabólico, o tecido muscular esquelético é caracterizado pela sua profunda capacidade de aumentar as taxas de rotatividade de energia durante a contração muscular, podendo aumentar o consumo de energia em até 100 vezes durante essa ação, e isso representa um grande desafio metabólico para a fibra muscular (Sahlin, Tonkonogi, Soderlund, 1998).

Partindo do pressuposto que a metformina e o exercício físico são excelentes ativadores da AMPK e ambos são indicados para tratamentos contra a DM2, síndrome metabólica, obesidade, entre outras doenças, será que a combinação de ambos apresenta um sinergismo positivo?

Cadeddu e colaboradores (Cadeddu *et al.*, 2014) demonstraram que os efeitos cardiopulmonares negativos induzidos pela metformina, como a diminuição do consumo de oxigênio pico (VO_{2pico}), foram compensados com a associação da atividade física em pacientes com resistência à insulina. Nesse estudo, os pacientes foram submetidos a exercícios físicos supervisionados no desempenho cardiopulmonar e avaliados por meio do questionário HRQoL (do inglês, *health-related quality of life*). Além disso, 12 semanas de treinamento físico com e sem uso de metformina em homens e mulheres com pré-diabetes mostraram melhora na sensibilidade à insulina. Após avaliar isoladamente cada tratamento, os autores sugerem que a adição de metformina anulou o efeito completo de treinamento físico (Malin *et al*., 2012).

Pacientes com insuficiência cardíaca crônica não-diabéticos, mas identificados com resistência à insulina, foram tratados com metformina. Esses pacientes apresentaram uma melhora significativa na sensibilidade à insulina e na razão VE/VCO2 (relação entre a ventilação (VE) e a produção de dióxido de carbono (VCO2)), bem como uma perda de peso significativa. No entanto, não apresentaram melhora no VO2pico (Wong *et al*., 2012).

Além disso, estudos controversos identificaram que a associação do treinamento físico de resistência e/ou aeróbio concomitante com o uso de metformina em pacientes diabéticos não promoveu melhora na hemoglobina glicada (HbA1c) (Boule *et al*., 2013). Faltam mais estudos para elucidar o possível papel adjuvante da coterapia de metformina com o treinamento físico.

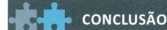

CONCLUSÃO

O tratamento com metformina é amplamente utilizado na prática clínica, por meio da ativação da AMPK, e promove melhora na sensibilidade à insulina e na homeostase da glicose, tornando-se um recurso atraente para tratar DM2 e síndrome metabólica.

O seu uso pode contribuir com diversos efeitos benéficos em diferentes doenças. Na obesidade e na síndrome metabólica, pode promover perda de peso, redução na ingestão alimentar, bem como melhora em casos de esteatose hepática não-alcoólica.

Além disso, é um fármaco em potencial para promover alterações importantes na microbiota intestinal que estão associadas com a modulação do metabolismo de glicose e do peso corporal. Ainda, devido à sua ação antiproliferativa em células neoplásicas, a metformina vem ganhando ampla área de pesquisa no tratamento e prevenção do câncer.

Quando associado ao exercício físico, esse medicamento pode desempenhar um importante papel na normalização de parâmetros metabólicos em indivíduos acometidos por doenças cardiopulmonares e diabéticos.

Portanto, apesar de a metformina ter um papel já conhecido na hiperglicemia e na resistência à insulina, novos efeitos vêm sendo pesquisados recentemente e demonstram suas ações no controle de diversos mecanismos reguladores do metabolismo energético.

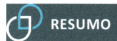

RESUMO

A metformina é, atualmente, o agente hipoglicemiante de uso oral mais prescrito para o tratamento da DM2.

Uma das principais vias envolvidas na manutenção da homeostase energética e que tem sido grande alvo para manipulação farmacológica para combater a resistência à insulina e disfunções metabólicas é a via da AMPK.

A AMPK é uma enzima que gera efeitos em diferentes órgãos importantes para o metabolismo energético, tanto órgãos periféricos como tecido adiposo e músculo esquelético, quanto o sistema nervoso central.

Dessa maneira, a metformina tem sido associada a diversos efeitos benéficos em diferentes doenças. No entanto, neste capítulo, as suas ações foram descritas relacionadas com os seguintes assuntos:

- farmacodinâmica e farmacocinética da metformina: foi descrita a absorção, mecanismo de ação e excreção desse medicamento;
- ação no DM2: melhora a sensibilidade à insulina e o metabolismo da glicose;
- efeitos no tratamento e prevenção do câncer: o fármaco pode dificultar o crescimento e desenvolvimento das células neoplásicas e promover redução na mortalidade e incidência;
- tratamento da obesidade e comorbidades associadas: contribuindo com perda peso, redução na ingestão alimentar e melhora do perfil inflamatório;
- modulação da microbiota intestinal: pode alterar as vias metabólicas, parcialmente, por meio da modulação da microbiota; e
- associação de metformina com o exercício físico: a metformina pode contribuir com alguns parâmetros metabólicos em indivíduos acometidos por doenças cardiopulmonares e diabéticos.

Futuros estudos são necessários para entender o papel da metformina nesses diversos processos patológicos e no exercício físico e seus efeitos, bem como os mecanismos celulares aí envolvidos.

EXERCÍCIOS DE AUTOAVALIAÇÃO

1. Quais são os principais transportadores de metformina? Especifique em quais órgãos agem?

2. Qual é o mecanismo clássico de ação da metformina? Explique os seus efeitos na glicemia.

3. Quais os benefícios da metformina na síndrome metabólica? Descreva os principais mecanismos de ação nessa doença.

4. O exercício físico e a metformina podem gerar efeitos em populações específicas? Descreva os efeitos benéficos.

5. Explique resumidamente a ação antiproliferativa da metformina em células neoplásicas.

REFERÊNCIAS

1. AZMOONFAR R, et al. Metformin Protects Against Radiation-Induced Pneumonitis and Fibrosis and Attenuates Upregulation of Dual Oxidase Genes Expression. In: Adv Pharm Bull. 2018;8(4):697-704.
2. BIONDO LA, et al. Metformin Mitigates Fibrosis and Glucose Intolerance Induced by Doxorubicin in Subcutaneous Adipose Tissue. In: Front Pharmacol. 2018;9:452.
3. BODMER M, et al. Use of antidiabetic agents and the risk of pancreatic cancer: a case-control analysis. In: American Journal of Gastroenterology. 2012;107(4):620-6.
4. BOULE NG, et al. Does metformin modify the effect on glycaemic control of aerobic exercise, resistance exercise or both? In: Diabetologia. 2013;56(11):2378-82.
5. BRANDÃO A. I Diretriz Brasileira de Diagnóstico e Tratamento da Síndrome Metabólica. In: Arq.Bras. Cardiologia. São Paulo; 2005.
6. CADEDDU C, et al. Effects of metformin and exercise training, alone or in association, on cardiopulmonary performance and quality of life in insulin resistance patients. In: Cardiovasc Diabetol. 2014;13:93.
7. COUGHLAN KA, et al. AMPK activation: a therapeutic target for type 2 diabetes? In: Diabetes Metab Syndr Obes. 2014;7:241-53.
8. DAVIES G, et al. Metformin inhibits the development, and promotes the resensitization, of treatment-resistant breast cancer. In: PLoS One. 2017;12(12):e0187191.
9. DE SOUZA TEIXEIRA AA, et al. Short-term treatment with metformin reduces hepatic lipid accumulation but induces liver inflammation in obese mice. In: Inflammopharmacology, 2018.
10. EVERARD A, et al. Cross-talk between Akkermansia muciniphila and intestinal epithelium controls diet-induced obesity. In: Proc Natl Acad Sci U S A. 2013;110(22):9066-71.
11. GONG L, et al. Metformin pathways: pharmacokinetics and pharmacodynamics. In: Pharmacogenet Genomics. 2012;22(11):820-7.
12. HARDIE DG, ROSS FA, HAWLEY SA. AMP-activated protein kinase: a target for drugs both ancient and modern. In: Chem Biol. 2012;19(10):1222-36.
13. JALVING M, et al. Metformin: taking away the candy for cancer? In: Eur J Cancer. 2010;46(13):2369-80.
14. KIM TH, et al. Metformin against cancer stem cells through the modulation of energy metabolism: special considerations on ovarian cancer. In: Biomed Res Int. 2014:132702.

15. LANDMAN GW, et al. Metformin associated with lower cancer mortality in type 2 diabetes: ZODIAC-16. In: Diabetes Care. 2010;33(2):322-6.
16. LEE H, KO G. Effect of Metformin on Metabolic Improvement and the Gut Microbiota. In: Appl Environ Microbiol, 2014.
17. LEE MS, et al. Type 2 diabetes increases and metformin reduces total, colorectal, liver and pancreatic cancer incidences in Taiwanese: a representative population prospective cohort study of 800,000 individuals. In: BMC Cancer. 2011;11:20.
18. MALIN SK, et al. Independent and combined effects of exercise training and metformin on insulin sensitivity in individuals with prediabetes. In: Diabetes Care. 2012;35(1): 131-6.
19. MALIN SK, KASHYAP SR. Effects of metformin on weight loss: potential mechanisms. In: Curr Opin Endocrinol Diabetes Obes. 2014;21(5):323-9.
20. MILIC S, LULIC D, STIMAC D. Non-alcoholic fatty liver disease and obesity: Biochemical, metabolic and clinical presentations. In: World J Gastroenterol. 2014;20(28): 9330-7.
21. MURDOLO G, et al. Lipokines and oxysterols: novel adipose-derived lipid hormones linking adipose dysfunction and insulin resistance. In: Free Radic Biol Med. 2013;65:811-20.
22. NAPOLITANO A, et al. Novel gut-based pharmacology of metformin in patients with type 2 diabetes mellitus. In: PLoS One. 2014;9(7):e100778.
23. O'NEILL HM, HOLLOWAY GP, STEINBERG GR. AMPK regulation of fatty acid metabolism and mitochondrial biogenesis: implications for obesity. In: Mol Cell Endocrinol. 2013;366(2):135-51.
24. OZTURK ZA, KADAYIFCI A. Insulin sensitizers for the treatment of non-alcoholic fatty liver disease. In: World Journal of Hepatology. 2014;6(4):199-206.
25. POLLAK M. Insulin and insulin-like growth factor signalling in neoplasia. In: Nat Rev Cancer. 2008;8(12):915-28.
26. SAHLIN K, TONKONOGI M, SODERLUND K. Energy supply and muscle fatigue in humans. In: Acta Physiol Scand. 1998;162(3):261-6.
27. SHIN NR, et al. An increase in the Akkermansia spp. population induced by metformin treatment improves glucose homeostasis in diet-induced obese mice. In: Gut. 2014;63(5):727-35.
28. SHU Y, et al. Effect of genetic variation in the organic cation transporter 1, OCT1, on metformin pharmacokinetics. In: Clin Pharmacol Ther. 2008;83(2):273-80.
29. STEVANOVIC D, et al. Intracerebroventricular administration of metformin inhibits ghrelin-induced hypothalamic AMP-kinase signalling and food intake. In: Neuroendocrinology, 2012.
30. STUMVOLL M, HARING HU, MATTHAEI S. Metformin. In: Endocr Res. 2007;32(1-2):39-57.
31. TILG H, MOSCHEN AR. Microbiota and diabetes: an evolving relationship. In: Gut. 2014;63(9):1513-21.
32. U.K. prospective diabetes study 16. Overview of 6 years' therapy of type II diabetes: a progressive disease. U.K. Prospective Diabetes Study Group. In: Diabetes. 1995;44(11):1249-58.
33. VIGITEL. Departamento de Análise de Situação de Saúde, Secretaria de Vigilância em Saúde, Ministério da Saúde. Vigilância de Fatores de Risco e Proteção para Doenças Crônicas por Inquérito Telefônico. 2019.
34. WHO. Obesity. https://www.who.int/health-topics/obesity#tab=tab_1. 2017.
35. WONG AK, et al. The effect of metformin on insulin resistance and exercise parameters in patients with heart failure. In: Eur J Heart Fail. 2012;14(11):1303-10.
36. WOO SL, et al. Metformin ameliorates hepatic steatosis and inflammation without altering adipose phenotype in diet-induced obesity. In: PLoS One. 2014;9(3):e91111.
37. ZHANG HH, GUO XL. Combinational strategies of metformin and chemotherapy in cancers. In: Cancer Chemother Pharmacol. 2016;78(1):13-26.
38. ZILINYI R, et al. The Cardioprotective Effect of Metformin in Doxorubicin-Induced Cardiotoxicity: The Role of Autophagy. In: Molecules. 2018;23(5).

19

- Bruno Rodrigues • Olívia Moraes Ruberti • Jeferson Oliveira Santana • Érico Chagas Caperuto

Neuroinflamação, Nutrição e Exercício Físico

OBJETIVOS DO CAPÍTULO

- Apresentar os principais fatores indutores da neuroinflamação.
- Relacionar a neuroinflamação com a neurodegeneração.
- Apontar os principais tratamentos farmacológicos.
- Apontar a importância da nutrição para a neuroinflamação.
- Apontar a importância do exercício físico para a neuroinflamação.

CONCEITOS-CHAVE DO CAPÍTULO

A inflamação é um processo comum em resposta a injúrias que ocorrem nas células. Geralmente, uma resposta inflamatória elimina os patógenos inflamatórios e inicia o processo de recuperação. No entanto, quando a inflamação é exacerbada e ocorre no sistema nervoso central, pode ser preocupante. A neuroinflamação prolongada pode culminar em quadro de neurodegeneração (*i.e.*, morte celular ou perda progressiva do funcionamento dos neurônios) e resultar no desenvolvimento de distúrbios cerebrais crônicos.

INTRODUÇÃO

A inflamação é um processo biológico em resposta a doenças, injúrias e traumas que ocorrem nas células e nos tecidos. Uma resposta inflamatória satisfatória elimina os patógenos e inicia o processo de recuperação (Shabab *et al.*, 2017). Dessa forma, tal processo contribui com a homeostase dos tecidos de diversas formas: removendo o tecido acometido, promovendo a morte celular e iniciando o processo de cicatrização (Carson *et al.*, 2006). Essas respostas ocorrem por meio de vias que incluem a produção de substâncias citotóxicas, quimiocinas e citocinas, que coordenam as respostas de células estromais, vasculares e do sistema imune (Carson *et al.*, 2006). No entanto, quando ocorre no sistema nervoso central, a inflamação pode contribuir para o desenvolvimento de distúrbios cerebrais crônicos (Shabab *et al.*, 2017).

A neuroinflamação pode ser decorrente de diversos agentes biológicos ou externos ao nosso corpo, como: injúrias, infecções, doenças, fatores genéticos e fatores ambientais. Tais acometimentos, ao ativarem a micróglia, iniciam uma grande cascata inflamatória que pode culminar em neurodegeneração (Shabab *et al.*, 2017). A neurodegeneração, por sua vez, está associada a diversas doenças, como Parkinson, Alzheimer e esclerose múltipla (Jang *et al.*, 2017; Patel & Hamadeh, 2009; Virmani *et al.*, 2013). É importante ressaltar que, para o manejo dessas alterações, são desejáveis protocolos terapêuticos farmacológicos e não farmacológicas (*i.e.*, aspectos nutricionais e exercícios físicos) (Jang *et al.*, 2017; Virmani *et al.*, 2013).

Neste capítulo, discutiremos especialmente o papel da nutrição e dos exercícios físicos na neuroinflamação, bem como as principais vias envolvidas nesse processo.

FATORES INDUTORES DA NEUROINFLAMAÇÃO

O sistema nervoso central (SNC) desempenha um papel crucial para a sobrevivência e no auxílio à defesa contra patógenos. Diversos estudos discutem o papel do sistema imune na homeostase controlada pelo SNC, bem como para a promoção da neurodegeneração, uma vez que, os linfócitos e os macrófagos ativados produzem moléculas inflamatórias neurotóxicas (Carson *et al.*, 2006; Hendriks *et al.*, 2005). Vale ressaltar que o cérebro é envolvido por um crânio rígido, fato que não permite edemas excessivos associados aos processos inflamatórios (Carson *et al.*, 2006).

O processo inflamatório atinge as diversas células que compõem o SNC (*i.e.*, neurônios, oligodendrocitos, microglia e astroglia) e pode ser amplificado por fatores genéticos, ambientais, idade e comorbidades (Carson *et al.*, 2006; Shabab *et al.*, 2017). Deve-se considerar que o processo inflamatório pode desencadear tanto a regeneração celular como culminar em sua morte (Carson *et al.*, 2006).

A neuroinflamação pode ocasionar neurodegeneração por meio dos ativadores microgliais (*i.e.* lipopolissacarídeos, citocinas, espécies reativas de oxigênio). Dessa forma, patógenos, neurotoxinas, infecções e injúrias ativam a micróglia, que até então estava em repouso, tornando-a ativa. A microglia ativa resulta em mudanças morfológicas, secreção de fatores solúveis, fagocitose e liberação de diversas proteínas e citocinas (IL-18, peróxido de hidrogênio, prostaglandina E2, entre outras), processos que, caso não sejam impedidos, poderão culminar em disfunção neuronal e morte celular (Shabab *et al.*, 2017) **(Figura 1)**.

Apesar de já ser bem estabelecido que o aparecimento da neuroinflamação está associada a injúrias ou doenças pré-existentes, como acidente vascular cerebral, condições de dor crônica, diabetes *mellitus tipo 2* e infecção pelo vírus da imunodeficiência humana (HIV) (Pugazhenthi *et al.*, 2017). Um estilo de vida associado a comportamentos nocivos (incluindo a inatividade física e a alimentação deficitária em nutrientes, tabagismo e estresse) também está diretamente relacionado com o início do processo neuroinflamatório (Guillemot-Legris, Muccioli, 2017; Miller & Spencer, 2014). Evidências apontam que a neuroinflamação derivada da obesidade pode afetar diversas estruturas cerebrais (*i.e.*, hipocampo, córtex cerebral, tronco cerebral ou amígdala). Importantemente, esse fato está associado ao aumento da ocorrência de distúrbios centrais, como depressão e prejuízo da função cognitiva (Guillemot-Legris & Muccioli, 2017). Nesse sentido, a obesidade relaciona à alimentação com alto teor de gordura resulta em inflamação sistêmica e aumento de ácidos graxos livres circulantes. Os ácidos graxos livres, juntamente com as citocinas circulantes e as células imunes, atingem o cérebro na região do hipotálamo, iniciando uma inflamação local, com consequente proliferação da microglia. Assim, essa cascata inflamatória pode culminar na remodelação sináptica e na neurodegeneração no interior hipotalâmico (Miller & Spencer, 2014).

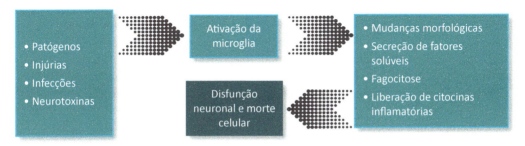

Figura 19.1 Fatores indutores da neuroinflamação.

NEUROINFLAMAÇÃO INDUZ À NEURODEGENERAÇÃO

As doenças relacionadas à inflamação no sistema nervoso periférico incluem a fibromialgia e a dor crônica periférica; enquanto as doenças relacionadas à inflamação no SNC incluem, mas não se limitam, a doença de Parkinson, doença de Alzheimer, esclerose múltipla, doença do neurônio motor, isquemia, depressão, lesão cerebral traumática e autismo (Skaper *et al.*, 2018). Diversos estudos mostram os mecanismos pelos quais isso acontece e enfatizam a linha de comunicação existente entre o sistema imune e o sistema nervoso (Miller & Spencer, 2014; Shabab *et al.*, 2017; Skaper *et al.*, 2018). Tipos celulares importantes para os processos neuropatológicos citados são a microglia e os mastócitos, juntamente com os astrócitos e oligodentrócitos (Skaper *et al.*, 2018). Além disso, uma importante parte do processo neuroinflamatório é a interação celular entre glia e mastócitos (Skaper *et al.*, 2018).

A microglia é a principal célula efetora do sistema imunológico do cérebro e, quando ativada, fagocita "restos" celulares, disponibiliza antígenos às células T e libera citocinas e quimiocinas. Dessa forma, a microglia consegue regular tanto a morte celular quanto a neuroregeneração. Importantemente, a microglia também envolve ativamente o material sináptico e desempenha um papel importante na poda sináptica no período pós-natal. Esse processo, por sua vez, depende da atividade neural e da via de fagocitose induzida pela microglia (Skaper *et al.*, 2018). No entanto, essa via normal é ativada no cérebro no início da doença de Alzheimer e está associada à perda massiva de sinapses (Hong *et al.*, 2016; Skaper *et al.*, 2018).

Embora a ativação das células microgliais participe dos mecanismos determinantes para manter a homeostase e promover a maturação sináptica, a exposição em longo prazo a fatores patogênicos ou a inflamação sistêmica, muito comuns em condições como diabetes ou obesidade, pode resultar em mudanças funcionais e estruturais, bem como em morte neuronal (*i.e.*, neurodegeneração) (Skaper *et al.*, 2018).

Outras células também são importantes para a regulação da neuroinflamação. Os astrócitos, por exemplo, são as células mais abundantes no SNC e participam de diversas funções fisiológicas, que incluem a manutenção da integridade da barreira hematoencefálica, a regulação do crescimento axonal externo, a mielinização e a formação de redes de comunicação intracelular. Por outro lado, as injúrias resultam no aumento da reatividade dos astrócitos, alterando sua morfologia e aumentando a expressão da proteína glial fibrilar ácida, a proliferação e a secreção de moléculas pró-inflamatórias e fatores de crescimento (Skaper *et al.*, 2018). Já os oligodentrócitos são responsáveis pela produção de mielina no SNC. As células dos oligodentrócitos respondem especificamente a fatores que regulam a proliferação, a migração, a diferenciação e a sobrevivência celular (Skaper *et al.*, 2018). Alguns estudos já propuseram um *crosstalk* (*i.e.*, influência de componentes de determinada via de transdução sobre outra via; comunicação cruzada entre células) entre oligodentrócitos e microglia que envolvem exossomos (*i.e.,* pequenas vesículas que fornecem um meio de comunicação intercelular e de transmissão de macromoléculas entre células), influenciando assim o sistema imunológico (Peferoen *et al.*, 2014; Skaper *et al.*, 2018).

TRATAMENTO FARMACOLÓGICO

Diversos estudos mostram possíveis tratamentos farmacológicos para a neuroinflamação associada à comorbidades (Dabrowska *et al.*, 2019; Peruzzotti-Jametti & Pluchino, 2018; Wu *et al.*, 2018). Por exemplo, o tratamento com oxigênio hiperbárico já se mostrou eficaz para diminuir a neuroinflamação em ratos. Essa terapia, administrada duas vezes ao dia, foi capaz de aliviar a dor neuropática, inibir a via do TLR-4 dependente de Gal-3 e suprimir a ativação da microglia e de macrófagos em modelo experimental (Wu *et al.*, 2018).

Por outro lado, ainda existe uma falta de opções de tratamento eficazes para condições neurológicas crônicas, que aponta a necessidade de analisar a fisiopatologia da doença e, assim, identificar possíveis alvos terapêuticos. Na esclerose múltipla, por exemplo, a ativação contínua de fagócitos mononucleares (*i.e.*, microglia residente e macrófagos) é uma das principais causas da neurodegeneração e culmina em danos no SNC. Assim, estes são, possivelmente, os responsáveis por várias respostas mal-adaptativas, que incluem neurotoxicidade e inibição da remielinização. Esses fagócitos mononucleares são influenciados pelo metabolismo mitocondrial que desempenha um papel importante na sinalização da inflamação. Um grande desafio tem sido entender como as mudanças no metabolismo das células imunes sustentam um estado crônico de neuroinflamação para, assim, propor novas terapias moleculares e celulares (Peruzzotti-Jametti & Pluchino, 2018). Interessantemente, as células-tronco neurais interferem no metabolismo dos fagócitos mononucleares por meio da captação seletiva de metabólitos específicos e da secreção de enzimas metabólicas acumuladas em vesículas extracelulares.

Existem diversas formas de modificar o metabolismo dos fagócitos mononucleares, incluindo o desenvolvimento de terapêuticas específicas que modulam as vias metabólicas intracelulares. Sobre tal aspecto, alguns potenciais fármacos já foram sugeridos para o tratamento da neuroinflamação: ácido lipóico, teriflunomida (Aubagio, Genzyme Therapeutics), éster metílico dimetila de ácido fumárico (DMF, Tecfidera, Biogen Idec.), biotina e vitamina B7 (Peruzzotti-Jametti & Pluchino, 2018).

Por fim, a terapia com células-tronco exógenas também pode ser uma estratégia interessante para suprir muitas limitações existentes em pequenas moléculas e produtos biológicos, pois é capaz de adaptar seu fenótipo e sua função, ao mesmo tempo em que secreta e absorve múltiplas pequenas moléculas terapêuticas, de acordo com a resposta tecidual. O intuito final dessas terapias direcionadas ao metabolismo das células mitocondriais é bloquear a ativação contínua das respostas imunes inatas no SNC, favorecer a neuroproteção e promover a regeneração tecidual (Peruzzotti-Jametti & Pluchino, 2018). O transplante de células-tronco mesenquimais é capaz de modular a resposta imunológica e agir como neuroprotetora, por meio da estimulação da neurogênese, oligodendrogênese, astrogênese e angiogênese (Dabrowska *et al.*, 2019). Interessantemente, estratégias não farmacológicas também apresentam diversos benefícios para o manejo na neuroinflamação e prevenção da neurodegeneração (Estrada & Contreras, 2019).

TRATAMENTO NÃO FARMACOLÓGICO: ASPECTOS NUTRICIONAIS

Além do tratamento farmacológico, outras formas terapêuticas vêm se mostrando importantes para o controle da neuroinflamação, como a nutrição. Nesse sentido, o eixo intestino-microbioma-cérebro já é reconhecido como uma parte importante na regulação do metabolismo sistêmico e da homeostase. Alguns estudos apontam que os padrões alimentares podem favorecer o desenvolvimento de alterações metabólicas e processos inflamatórios, que, possivelmente, ocorre por meio dos efeitos dos nutrientes na composição do microbioma, na liberação de produtos microbianos, nas moléculas de sinalização gastrointestinal e nos neurotransmissores. De fato, essas moléculas sinalizadoras estão associadas à regulação do sistema imunológico, por meio da promoção ou da inibição da produção de citocinas pró-inflamatórias e de leucócitos específicos (p. ex., Th17 e Treg), importantes para a fisiopatologia de condições neuroinflamatórias e de doenças neurodegenerativas (Estrada & Contreras, 2019). A neurogênese adulta, definida como um processo complexo em que as células-tronco cerebrais do hipocampo se diferenciam e proliferam em novos neurônios ou em outras células cerebrais residentes, parece também ser afetada por diversos fatores intrínsecos e extrínsecos, incluindo o padrão dietético (Poulose *et al.*, 2017).

Já é bem sabido que as doenças metabólicas (*i.e.*, obesidade e diabetes *mellitus* tipo 2) estão associadas a padrões alimentares inadequados. Esses padrões podem promover variações em diversas vias de sinalização nos sujeitos acometidos e culminar em alterações das funções neuronais. Dessa forma, a manutenção de padrões dietéticos adequados deve ser um fator fundamental de protocolos que objetivam a prevenção de doenças neurológicas resultantes de alterações metabólicas sistêmicas (Estrada & Contreras, 2019).

Adicionalmente, as dietas com alto teor de gordura e açúcar, além do alto consumo de álcool e opioides, afetam negativamente a neurogênese adulta. Em contrapartida, muitos componentes da alimentação, incluindo a curcumina, o resveratrol, os polifenóis de mirtilo, o sulforafano, o ácido salviônico e os ácidos graxos poli-insaturados foram propostos para induzir a neurogênese em cérebros de adultos (Poulose et al., 2017).

As mudanças nos padrões alimentares são sugeridas de acordo a especificidade de cada condição patológica. A doença de Parkinson, por exemplo, está comprovadamente associada ao estresse oxidativo, à disfunção mitocondrial, à homocisteína e à neuroinflamação, além de aos fatores ambientais, que também exercem seu papel. No caso deste último, destacam-se os aspectos nutricionais, por serem um fator de risco modificável. Embora vários estudos já tenham procurado elucidar a influência da nutrição na doença de Parkinson, ainda existem muitas controvérsias. De fato, as diferenças metodológicas entre os estudos, além da diversidade de fatores genéticos e fatores específicos de gênero, acabam dificultando a análise dos mecanismos associados. No entanto, algumas evidências apontam para um potencial efeito protetor do ácido úrico, dos ácidos graxos poli-insaturados, do café e do chá, especialmente em homens. Por outro lado, laticínios, principalmente o leite, podem elevar o risco da doença devido ao efeito mediado por contaminantes (Boulos et al., 2019).

Na esclerose lateral amiotrófica, a vitamina E, o ácido fólico, o ácido alfa-lipóico, o vinho tinto liofilizado, a coenzima Q10, o galato de epigalocatequina, a melatonina, os quelantes de cobre, bem como tratamentos com catalase e L-carnitina, parecem mitigar os efeitos da doença. Entretanto, a restrição calórica e a desnutrição são contraindicadas para essa comorbidade (Patel & Hamadeh, 2009).

Em outro estudo, a "dieta periódica que imita o jejum" foi proposta como uma abordagem alternativa para aumentar a proteção de vários sistemas em camundongos e possivelmente em humanos. Esse tipo de dieta parece amenizar os danos no SNC, aumentar os níveis de corticosterona e os números de células T reguladoras, bem como reduzir os níveis de citocinas pró-inflamatórias, células TH1 e TH17 e células apresentadoras de antígenos (Peruzzotti-Jametti & Pluchino, 2018). Por fim, as estratégias não farmacológicas têm sido largamente estudadas e já se mostraram eficazes para a melhoria do processo neuroinflamatório, bem como para prevenção de doenças neurodegenerativas. Além da nutrição, o exercício físico também pode ser uma terapêutica fundamental (Poulose et al., 2017).

TRATAMENTO NÃO FARMACOLÓGICO: EXERCÍCIO FÍSICO

Como já mencionado anteriormente, fatores ambientais que incluem mudanças no estilo de vida parecem desempenhar um papel importante para o controle da neuroinflamação e, consequentemente, para prevenção da neurodegeneração (Patel & Hamadeh, 2009). O exercício físico, em especial, desempenha um papel importante na manutenção e na melhoria de aspectos relacionados à saúde e função cerebral e pode ser uma intervenção altamente eficaz para prevenir doenças relacionadas à neuroinflamação, como Alzheimer, Parkinson, esclerose lateral amiotrófica e esclerose múltipla (Seo et al., 2019). Os benefícios do exercício físico para a neuroproteção incluem a melhora da neuroplasticidade (alterando a estrutura sináptica e a função em várias regiões do cérebro) e a modulação de diversos sistemas que regulam a neuroinflamação e a ativação glial (Mee-Inta et al., 2019).

Muitas evidências já mostraram o papel protetor do exercício físico em diversas doenças associadas à neurodegeneração (Seo *et al*., 2019). Na doença de Alzheimer, por exemplo, o treinamento físico aeróbio em esteira ergométrica se mostrou eficaz para diminuir a neuroinflamação e a disfunção mitocondrial de camundongos (Kim *et al*., 2019). Vinte semanas de treinamento aeróbio em esteira melhoraram a neuroinflamação e a morte celular neuronal apoptótica em um modelo de Alzheimer para camundongos tratados com dieta rica em gordura (Kim *et al*., 2017). Outros estudos com camundongos mostraram que a corrida na roda foi capaz de aumentar a ativação da microglia, diminuir a produção de citocinas da microglia e proteger contra os efeitos negativos da ativação do sistema imunológico (Barrientos *et al*., 2011; Kohman *et al*., 2012; Seo *et al*., 2019). Além disso, o treinamento aeróbio é capaz de diminuir a formação de espécies reativas de oxigênio, reduzir o dano oxidativo do DNA mitocondrial, aumentar enzimas antioxidantes mitocondriais, bem como a superfície e o volume da microglia (Seo *et al*., 2019).

Já na doença de Parkinson, o treinamento físico pode ser uma das estratégias terapêuticas mais promissoras, uma vez que é capaz de inibir os fatores que promovem as doenças neurodegenerativas e aumentar os níveis de fatores neurotróficos (Seo *et al*., 2019). Nesse sentido, um estudo mostrou que quatro semanas de corrida na esteira ergométrica foram capazes de reduzir os processos neuroinflamatórios, a ativação de astrócitos, microglia e o estresse oxidativo em camundongos, diminuindo assim o risco de desenvolvimento da doença de Parkinson (Real *et al*., 2017). O treinamento resistido, realizado de 3 a 5 vezes por semana, diminuiu o estresse oxidativo de pacientes com doença de Parkinson após 8 semanas de protocolo (Bloomer *et al*., 2008).

O treinamento físico aeróbio também desempenha um papel importante para a prevenção da esclerose lateral amiotrófica, pois regula a neuroinflamação. Os efeitos dele incluem: aumento do fator neurotrófico derivado do cérebro (BDNF), do citrato sintase, da ativação da microglia, da contagem dos neurônios motores e da ativação da proteína quinase A (PKA). De forma geral, exercícios de vários tipos e intensidades podem influenciar diversos aspectos dessa doença (Seo *et al*., 2019). Em pacientes com esclerose múltipla, o treinamento resistido foi capaz de diminuir os níveis de TNF-α, IL-4, IL-10, proteína C reativa e interferon-gama (Seo *et al*., 2019). O exercício aeróbio, por sua vez, realizado 1 hora por dia a 60% do consumo máximo de oxigênio, diminuiu os níveis plasmáticos de TNF-α (Donia *et al*., 2019).

Por fim, novas evidências apontam que, além de ter propriedades modificadoras da inflamação periférica, o treinamento físico pode modificar a inflamação no SNC. Sendo assim, o exercício físico resulta em inúmeros benefícios para o cérebro, uma vez que está associado à neurogênese, à expressão do BDNF, ao fator de crescimento endotelial vascular (VEGF) e ao fator neurotrófico derivado da linha de células gliais (GDNF). Em linhas gerais, no cérebro saudável, o exercício físico previne o aparecimento de doenças neurológicas relacionadas com a neuroinflamação, enquanto, no cérebro acometido por diferentes condições clínicas, o exercício físico é capaz de melhorar o prognóstico dessas doenças (Spielman *et al*., 2016). A Figura 2 resume esses processos.

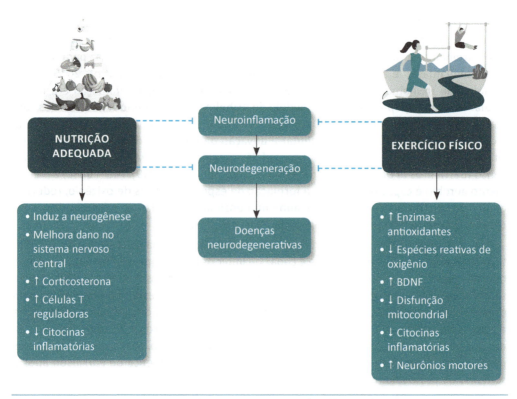

Figura 19.2 Aspectos relacionados à nutrição e ao exercício físico em mitigar e prevenir a neuroinflamação. As setas pretas representam as consequências e as setas vermelhas os bloqueios ou prevenções.

CONCLUSÃO

Os principais fatores indutores da neuroinflamação são: injúrias, infecções, patologias, fatores genéticos ou ambientais, como alimentação inadequada e inatividade física. Esses fatores, ao ativarem a micróglia, iniciam uma grande cascata inflamatória que pode culminar na neurodegeneração. O tratamento está relacionado com estratégias terapêuticas farmacológicas (incluindo o ácido lipoico, a teriflunomida, o éster metílico dimetila de ácido fumárico, a biotina e células tronco) e não farmacológicas, como mudanças no estilo de vida, incluindo mudanças no padrão alimentar, bem como aderência ao treinamento físico. O exercício físico, em especial, pode prevenir o aparecimento de doenças neurológicas associadas à neuroinflamação e melhorar o prognóstico de doenças já existentes.

RESUMO

A neuroinflamação envolve as diversas células que compõe o sistema nervoso central e muitos são os fatores que contribuem para a neuroinflamação: injúria inicial, fatores genéticos, fatores ambientais, idade ou um conjunto de experiências que podem ativar a microglia. A ativação da microglia resulta na ativação de uma grande via inflamatória e a inflamação pode gerar tanto a regeneração celular como também a morte celular.

A neuroinflamação pode culminar em neurodegeneração por meio dos ativadores microgliais. A microglia ativa resulta em mudanças morfológicas, secreção de fatores solúveis, fagocitose e liberação de diversas proteínas e citocinas que resultarão em disfunção neuronal e morte celular.

O ácido lipoico, a teriflunomida, o éster metílico dimetila de ácido fumárico e a biotina são potenciais terapias farmacológicas para a neuroinflamação. Contudo, a manutenção de padrões dietéticos adequados deve ser um fator fundamental das estratégias que objetivam a prevenção de patologias neurológicas resultantes de alterações metabólicas sistêmicas.

Além disso, o treinamento físico pode modificar a inflamação no sistema nervoso central e resultar em inúmeros benefícios para o cérebro, uma vez que ele está associado à neurogênese, à expressão do BDNF, ao fator de crescimento endotelial vascular, ao fator neurotrófico derivado da linha de células gliais e à diminuição da neuroinflamação.

EXERCÍCIOS DE AUTOAVALIAÇÃO

1. Quais são os principais fatores indutores da neuroinflamação?

2. Qual é a relação da neuroinflamação com a neurodegeneração?

3. Quais são os principais tratamentos farmacológicos?

4. Qual é a importância a nutrição para a neuroinflamação?

5. Qual é a importância do exercício físico para a neuroinflamação?

_____

_____

_____

_____

 REFERÊNCIAS

1. Barrientos RM, Frank MG, Crysdale NY, Chapman TR, Ahrendsen JT, Day HE, et al. Little exercise, big effects: reversing aging and infection-induced memory deficits, and underlying processes. In: J Neurosci. 2011;31:11578-86. doi: 10.1523/JNEUROSCI.2266-11.2011.
2. Bloomer RJ, Schilling BK, Karlage RE, Ledoux MS, Pfeiffer RF, & Callegari J. Effect of resistance training on blood oxidative stress in Parkinson disease. In: Med Sci Sports Exerc. 2008;40:1385-9. doi: 10.1249/MSS.0b013e31816f1550.
3. Boulos C, Yaghi N, El Hayeck R, Heraoui GN, & Fakhoury-Sayegh N. Nutritional Risk Factors, Microbiota and Parkinson's Disease: What Is the Current Evidence? In: Nutrients. 2019;11. doi: 10.3390/nu11081896.
4. Carson MJ, Doose JM, Melchior B, Schmid CD, & Ploix CC. CNS immune privilege: hiding in plain sight. In: Immunol Rev. 2006;213:48-65. doi: 10.1111/j.1600-065X.2006.00441.x.
5. Dabrowska S, Andrzejewska A, Lukomska B, & Janowski M. Neuroinflammation as a target for treatment of stroke using mesenchymal stem cells and extracellular vesicles. In: J Neuroinflammation. 2019;16:178. doi: 10.1186/s12974-019-1571-8.
6. Donia SA, Allison DJ, Gammage KL, & Ditor DS. The effects of acute aerobic exercise on mood and inflammation in individuals with multiple sclerosis and incomplete spinal cord injury. In: NeuroRehabilitation. 2019;45:117-24. doi: 10.3233/NRE-192773.
7. Estrada JA, & Contreras I. Nutritional Modulation of Immune and Central Nervous System Homeostasis: The Role of Diet in Development of Neuroinflammation and Neurological Disease. In: Nutrients. 2019;11. doi: 10.3390/nu11051076.
8. Guillemot-Legris O, & Muccioli GG. Obesity-Induced Neuroinflammation: Beyond the Hypothalamus. In: Trends Neurosci. 2017;40:237-53. doi: 10.1016/j.tins.2017.02.005
9. Hendriks JJ, Teunissen CE, de Vries HE, & Dijkstra CD. Macrophages and neurodegeneration. In: Brain Res Brain Res Rev. 2005; 48:185-195. doi: 10.1016/j.brainresrev.2004.12.008.
10. Hong S, Beja-Glasser VF, Nfonoyim BM, Frouin A, Li S, Ramakrishnan S, Merry KM, et al. Complement and microglia mediate early synapse loss in Alzheimer mouse models. In: Science. 2016;352:712-716. doi: 10.1126/science.aad8373.
11. Jang Y, Koo JH, Kwon I, Kang EB, Um HS, Soya H, et al. Neuroprotective effects of endurance exercise against neuroinflammation in MPTP-induced Parkinson's disease mice. In: Brain Res. 2017;1655:186-193. doi: 10.1016/j.brainres.2016.10.029.
12. Kim D, Cho J, & Kang H. Protective effect of exercise training against the progression of Alzheimer's disease in 3xTg-AD mice. In: Behav Brain Res. 2019;374:112105. doi: 10.1016/j.bbr.2019.112105.
13. Kim D, Cho J, Lee I, Jin Y, & Kang H. Exercise Attenuates High-Fat Diet-induced Disease Progression in 3xTg-AD Mice. In: Med Sci Sports Exerc. 2017;49:676-686. doi: 10.1249/MSS.0000000000001166.
14. Kohman RA, DeYoung EK, Bhattacharya TK, Peterson LN, & Rhodes JS. Wheel running attenuates microglia proliferation and increases expression of a proneurogenic phenotype in the hippocampus of aged mice. In: Brain Behav Immun. 2012;26:803-10. doi: 10.1016/j.bbi.2011.10.006.
15. Mee-Inta O, Zhao ZW, & Kuo YM. Physical Exercise Inhibits Inflammation and Microglial Activation. In: Cells. 2019;8. doi: 10.3390/cells8070691.

16. Miller AA, & Spencer SJ. Obesity and neuroinflammation: a pathway to cognitive impairment. In: Brain Behav Immun. 2014;42:10-21. doi: 10.1016/j.bbi.2014.04.001.
17. Patel BP, & Hamadeh MJ. Nutritional and exercise-based interventions in the treatment of amyotrophic lateral sclerosis. In: Clin Nutr. 2009;28:604-617. doi: 10.1016/j.clnu.2009.06.002.
18. Peferoen L, Kipp M, van der Valk P, van Noort JM, & Amor S. Oligodendrocyte-microglia cross-talk in the central nervous system. In: Immunology. 2014;141:302-313. doi: 10.1111/imm.12163.
19. Peruzzotti-Jametti L, & Pluchino S. Targeting Mitochondrial Metabolism in Neuroinflammation: Towards a Therapy for Progressive Multiple Sclerosis. In: Trends Mol Med. 2018; 24:838-855. doi: 10.1016/j.molmed.2018.07.007
20. Poulose SM, Miller MG, Scott T, & Shukitt-Hale B. Nutritional Factors Affecting Adult Neurogenesis and Cognitive Function. In: Adv Nutr. 2017;8:804-811. doi: 10.3945/an.117.016261.
21. Pugazhenthi S, Qin L, & Reddy PH. Common neurodegenerative pathways in obesity, diabetes, and Alzheimer's disease. In: Biochim Biophys Acta Mol Basis Dis. 2017;1863:1037-45. doi: 10.1016/j.bbadis.2016.04.017.
22. Real CC, Garcia PC, & Britto LRG. Treadmill Exercise Prevents Increase of Neuroinflammation Markers Involved in the Dopaminergic Damage of the 6-OHDA Parkinson's Disease Model. In: J Mol Neurosci. 2017;63:36-49. doi: 10.1007/s12031-017-0955-4.
23. Seo DY, Heo JW, Ko JR, & Kwak HB. Exercise and Neuroinflammation in Health and Disease. In: Int Neurourol J. 2019;23:S82-92. doi: 10.5213/inj.1938214.107.
24. Shabab T, Khanabdali R, Moghadamtousi SZ, Kadir HA, & Mohan G. Neuroinflammation pathways: a general review. In: Int J Neurosci. 2017;127:624-633. doi: 10.1080/00207454.2016.1212854.
25. Skaper SD, Facci L, Zusso M, & Giusti P. An Inflammation-Centric View of Neurological Disease: Beyond the Neuron. In: Front Cell Neurosci. 2018;12:72. doi: 10.3389/fncel.2018.00072.
26. Spielman LJ, Little JP, & Klegeris A. Physical activity and exercise attenuate neuroinflammation in neurological diseases. In: Brain Res Bull. 2016;125:19-29. doi: 10.1016/j.brainresbull.2016.03.012.
27. Virmani A, Pinto L, Binienda Z, & Ali S. Food, nutrigenomics, and neurodegeneration--neuroprotection by what you eat! In: Mol Neurobiol. 2013;48:353-362. doi: 10.1007/s12035-013-8498-3.
28. Wu ZS, Lo JJ, Wu SH, Wang CZ, Chen RF, Lee SS, et al. Early Hyperbaric Oxygen Treatment Attenuates Burn-Induced Neuroinflammation by Inhibiting the Galectin-3-Dependent Toll-Like Receptor-4 Pathway in a Rat Model. In: Int J Mol Sci. 2018; 19. doi: 10.3390/ijms19082195.

20

• Ana Maria Teixeira • Luciele Guerra Minuzzi

Imunosenescência e Atletas Master

🎯 OBJETIVOS DO CAPÍTULO

- Descrever as principais alterações do sistema imunitário com o envelhecimento.
- Explicar como o exercício físico pode influenciar a imunosenescência.
- Apresentar as principais hipóteses explicativas da interação entre o exercício e a imunosenescência.
- Responder à questão: Pode o exercício ao longo da vida retardar a imunosenescência?

🔓 CONCEITOS-CHAVE DO CAPÍTULO

- **Imunosenescência:** complexo fenômeno multifatorial caracterizado por uma série de eventos biológicos que afetam a função e o fenótipo das células do sistema imunitário e, consequentemente, diminuem sua resposta imune.
- **Atletas *master*:** indivíduos que sistematicamente treinam e competem em formas organizadas de desporto ao longo da vida, mantendo altos níveis de aptidão física, mesmo em idade avançada.

🧭 INTRODUÇÃO

A resistência de um organismo à doença e à infecção fica comprometida com o avanço da idade, devido ao aparecimento de declínios inevitáveis no funcionamento normal do sistema imune (Simpson *et al.*, 2012). O processo de declínio progressivo do sistema imunológico que ocorre com o envelhecimento é denominado imunosenescência.

A imunosenescência afeta a função e o fenótipo celular imune, diminuindo a resposta imune e, consequentemente, aumentando a suscetibilidade a infecções, doenças autoimunes e câncer. Embora muitos aspectos da função imune mudem com o envelhecimento, algumas alterações podem ser restauradas transitoriamente pelo exercício físico. Assim, o exercício tem sido considerado uma estratégia não farmacológica eficaz para combater a imunosenescência, por atrasar o início do envelhecimento imunológico ou mesmo melhorar a resposta do sistema imune em pessoas mais velhas (Simpson, 2011a; Simpson et al., 2012; Müller & Pawelec, 2013; Turner, 2016).

Essa teoria tem sido desenvolvida com base na evidência de que o exercício "estimula" a função imune (Walsh et al., 2011a e 2011b). Em particular, o treino moderado ou intenso ao longo da vida leva a respostas imunes mais fortes e por um maior tempo, por exemplo, pode produzir uma melhor resposta de vacinas contra a gripe, resultando em indivíduos mais protegidos (Araújo et al., 2015). Atletas *master* geralmente mantêm seu treino físico ao longo da vida e apresentam menor incidência de doenças crônicas quando comparados com indivíduos saudáveis da mesma idade (Kettunen et al., 2006). Esses indivíduos representam, assim, um modelo de "envelhecimento bem-sucedido" (Tanaka & Seals, 2008; Mikkelsen et al., 2013; Kusy & Zieliński, 2015), o que sugere que uma prática regular e sistemática de exercícios ao longo da vida tem efeito benéfico sobre o processo de envelhecimento.

Neste capítulo, serão abordados os principais mecanismos envolvidos na imunosenescência e como o exercício físico regular pode modular positivamente os efeitos deletérios do envelhecimento do sistema imune. Utilizando o modelo de atletas *master*, será evidenciado como a manutenção do exercício durante a vida parece ser determinante para o sistema imunitário manter uma boa capacidade em responder a novos desafios antigénicos. Além disso, a prática regular de exercício pode prevenir o acúmulo de células senescentes e preservar a proporção de células T CD4+ *naive*, o que indica um sistema imunológico "mais jovem" nos atletas *master*.

ENVELHECIMENTO E SISTEMA IMUNE

A imunosenescência é um complexo fenômeno multifatorial, caracterizado por uma série de eventos biológicos que contribuem substancialmente para problemas de saúde na velhice (Pawelec, 2012; Fülöp et al., 2013; Farber et al., 2014). Ela afeta a função e o fenótipo das células imunológicas, o que colabora para reduzir a resposta imune (Sellami et al., 2018). As principais características da imunosenescência incluem: comprometimento da migração e a função antimicrobiana de neutrófilos e monócitos (Li, 2013; Drew et al., 2018); citotoxicidade reduzida das células *Natural Killer* (NK) (Chiu et al., 2013); redução da qualidade e da quantidade de anticorpos derivados dos linfócitos B (Moro-García et al., 2012; Turner et al., 2014); atrofia tímica e aumento da frequência de células T altamente diferenciadas (Strioga et al., 2011; Moro-García et al., 2013).

A deficiência nas funções de macrófagos em idosos pode prolongar o processo de infecção, levando ao aumento da vida útil do agente patogênico e a um maior potencial de danos ao hospedeiro. O decréscimo no número, na função e na proliferação dos linfócitos B (e a consequente produção de anticorpos) poderia se traduzir em uma resposta imune adaptativa mais fraca ao agente patogênico, que conduziria ao aumento da gravidade e do tempo de infecção. Em relação aos linfócitos T, a imunosenescência se caracteriza pelos baixos números de células T *naive* (em especial, nas células T CD8+) e por um elevado número de células T de memória (células T CD8+ no estágio final de diferenciação) (Fülöp *et al.*, 2013; Appay & Sauce 2014), e uma razão CD4:CD8 menor que 1.0 (Luz Correa *et al.*, 2014). Estas alterações são também potencializadas pela infecção por citomegalovírus (Wills *et al.*, 2011).

A reativação de infecções crónicas ocorre com uma frequência maior nos idosos. Infecções virais persistentes provocam a expansão de clones de linfócitos senescentes e ocupam uma grande proporção do espaço imune que, em condições de baixa exposição a patógenos e reativações virais menos latentes, seria ocupado principalmente por linfócitos T *naive*. O acúmulo supérfluo de células T antígeno-experientes (memória) pode impedir que as populações de células *naive* sejam capazes de proliferar e expandir em número suficiente, o que diminui o número e a porcentagem de células capazes de montar respostas imunitárias a novos agentes patogênicos (Senchina & Kohut, 2007). Nessa situação, as células T resistentes à apoptose e altamente diferenciadas sobrecarregam o espaço imune, resultando numa vigilância imunológica reduzida e num risco aumentado de infeção (Simpson, 2011a).

Detalhadamente, a expansão clonal de células T, em resposta a um estímulo antigénico, resulta em um processo fundamental da imunidade adaptativa, que permite a ativação de células T efetoras para combater agentes patogênicos invasores. A estimulação antigénica faz com que células T proliferem (expansão clonal via divisão celular) e se diferenciem em células T efetoras que desempenham funções especializadas, como a secreção de citocinas, o reconhecimento e a morte de células-alvo e a ativação de macrófagos. No entanto, essa expansão clonal não é infinita e, após ciclos repetidos e excessivos de divisão celular, as células T sofrem paragem (*arrest*) do ciclo celular e tornam-se senescentes. Nesse estado, as células T não serão mais clonalmente expandidas sob futura estimulação antigénica, mas mantêm as propriedades de células efetoras (por exemplo, reconhecer e matar as células infectadas por vírus) e ainda são capazes de produzir grandes quantidades de citocinas pró-inflamatórias, como TNF-α (Spielmann *et al.*, 2011). Assim, a exposição antigênica repetida (isto é, durante todo o tempo de vida), aumenta a frequência de células T senescentes no sangue e nos tecidos. Isso, juntamente com a redução do número células T *naive* recém-geradas em decorrência do timo atrofiado, contribui para a diminuição do repertório de células T *naive* (ou seja, reduzido espaço imunitário). Assim, a exposição repetida a estímulos antigênicos ao longo da vida (nomeadamente, a reativação de infecções virais latentes) leva a maiores rondas de divisão celular e à senescência prematura. Como essas células T senescentes ainda preservam funções de células efetoras (ou seja, morte de células infetadas por vírus) e são altamente pró-inflamatórias, o seu acúmulo no sangue e nos tecidos também pode contribuir para um certo número de patologias associadas com a inflamação.

IMUNOSENESCÊNCIA E EXERCÍCIO FÍSICO

Não é claro o quanto essas mudanças relacionadas com a idade no sistema imunitário são evitáveis e/ou modificáveis devido ao exercício regular. Spielmann *et al.* (2011) demonstraram que as proporções de células T CD4$^+$ e CD8$^+$ senescentes aumentaram com a idade avançada a uma taxa de 10% e 10,2% por década, respectivamente. Isso foi acompanhado por uma redução, por década, nas proporções de células T CD4$^+$ e CD8$^+$ *naive* (de 10% e 9,9%, respetivamente). Interessantemente, os autores descobriram que indivíduos que tinham valores de VO_{2max} acima da média tinham menos células T CD4+ e CD8+ senescentes e mais células T CD8+ *naive* do que aqueles com valores mais baixos de VO_{2max}, mesmo após ajuste para idade, índice de massa corporal e percentual de gordura corporal. Surpreendentemente, os autores verificaram que a associação bem aceita entre idade e células T senescentes já não existia quando a idade foi ajustada para VO_{2max}, o que indica que a aptidão aeróbica pode ser um forte determinante de mudanças fenotípicas nas células T e ter maior impacto do que a idade cronológica. Esse efeito foi limitado às células senescentes, sendo que o VO_{2max} não foi associado com o aumento das células de memória após o ajuste para a idade. Os autores consideraram que seu estudo foi o primeiro a mostrar que a aptidão aeróbica está associada a uma moderação do acúmulo natural relacionado com a idade de células T senescentes no sangue periférico, com destaque para os efeitos benéficos da manutenção de um estilo de vida fisicamente ativo sobre o envelhecimento do sistema imunitário.

Num interessante estudo, também publicado em 2011, R. J. Simpson propôs um modelo teórico para explicar como séries frequentes de exercício agudo poderiam criar um espaço imune por meio da remoção do excesso de clones de células T antígeno-específicas terminalmente diferenciadas e, potencialmente, limitar os efeitos negativos do envelhecimento e de infecções virais persistentes sobre a imunidade mediada por células T. (Simpson, 2011b). O exercício agudo provoca a mobilização de células T altamente diferenciadas, vírus-específicas e senescentes dos tecidos periféricos para o sangue durante o exercício, num processo denominado linfocitose, sob a influência de catecolaminas (Simpson *et al.*, 2007, 2010; Campbell *et al.*, 2009; Minuzzi *et al.*, 2018). O exercício, por sua vez, aumenta a produção de espécies reativas de oxigênio, glicocorticoides, e citocinas pró-inflamatórias, expondo, assim, as células T senescentes a um meio de estímulos pró-apoptóticos (Krüger *et al.*, 2009). Receptores de morte na superfície celular (Fas/ligante Fas (FasL)) são *up*-regulados em linfócitos T senescentes, que também estão sujeitos a danos oxidativos no seu DNA. Assim, essas células suscetíveis à apoptose, juntamente com células T *naive* e de memória danificadas, extravasam a partir do sangue (linfocitopenia) e migram para os tecidos periféricos e/ou inflamados (processo denominado *homing*) de 1 a 2 horas após o exercício (Walsh *et al.*, 2011a, 2011b). Nesses locais, uma parte destas células T senescentes subsequentemente sofrem apoptose, criando um "espaço vago". Em seguida, o reduzido número de células T conduz a um *feedback* positivo, no qual o repertório de células T *naive* é capaz de expandir em resposta ao "espaço vago" que foi criado (Simpson, 2011a). As células T *naive* seriam originárias do timo ou de locais de desenvolvimento de células T extra-timo (isto é, fígado, intestinos). O exercício físico regular poderia, assim, levar à destruição do excesso de clones virais específicos de células T por meio de apoptose, liberando o "espaço imune" que poderia, então, ser ocupado pelas células T *naive* e expandir o repertório antigênico de células T (Simpson *et al.*, 2010; Minuzzi *et al.*, 2018). Repetições desse processo em resposta ao exercício habitual reduziriam a frequência de células T senescentes ao longo do tempo, diminuindo o risco de infecção e aumentando a longevidade saudável.

TREINAMENTO AO LONGO DA VIDA E MELHORIA DO ENVELHECIMENTO IMUNOLÓGICO — O MODELO DOS ATLETAS *MASTER*

O treinamento moderado ou intenso ao longo da vida leva a respostas imunes mais fortes e por um maior tempo, por exemplo, respostas de anticorpos mais fortes e duradouras à vacina contra influenza, que resulta em indivíduos mais protegidos (de Araújo *et al.*, 2015). Alguns tipos de exercício são anti-inflamatórios e, se repetidos regularmente ao longo da vida, resultam numa menor morbidade e mortalidade por doenças com etiologia imunológica e inflamatória (Gleeson *et al.*, 2011). Além disso, a imunovigilância exercida pelos linfócitos, células que têm a capacidade de reconhecer antígenos associados a vírus, bactérias ou tumores e de desenvolver respostas específicas, pode ser facilitada pela linfocitose transitória e subsequente linfopenia induzida por sessões de exercício (Turner, 2016).

Nesse contexto, atletas *master* com uma prática regular de treinamento são um grupo interessante, que pode ser utilizado como um modelo para estudar o envelhecimento no contexto do comportamento otimizado em relação a um envelhecimento saudável e ativo (Tanaka & Seals, 2008; Mikkelsen *et al.*, 2013).

Atletas *master* são indivíduos que aderem a um programa estruturado de exercícios ao longo da vida adulta e, interessantemente, apresentam menor incidência de doenças crónicas quando comparados com indivíduos saudáveis da mesma idade (Kettunen *et al.*, 2006). Esses indivíduos representariam, assim, um modelo de "envelhecimento bem-sucedido", sugerindo que uma prática regular e sistemática de exercício ao longo da vida (desporto organizado) tem efeito benéfico sobre o processo de envelhecimento.

Atletas *master* sistematicamente treinam e competem em formas organizadas de desporto. Cada organização desportiva, nacional ou internacional, determina a idade de um atleta *master*. Em geral, a idade em que se inicia uma categoria *master* é definida pela idade em que o recorde mundial para a elite do esporte atingiu o limite máximo, ou seja, enquanto atletas *master* têm, geralmente, 35 anos de idade ou mais, a competição para atletas *master* começa: na natação, aos 25 anos de idade; no atletismo, aos 35 anos; e, no golfe, aos 50 anos.

A preparação e a participação de atletas *master* em competições tem sido associada com perspectivas favoráveis em termos de qualidade de vida e uma menor incidência de novos casos de doença isquêmica do coração, hipertensão e diabetes, em pelo menos 750 atletas entrevistados num período de 7 anos (Shephard *et al.*, 1995). Os níveis de atividade física adotados pelos competidores eram substancialmente elevados, e os autores desse estudo realizado há 25 anos, já levantavam a questão do quão longe a manutenção da saúde pode ser atribuída aos altos níveis de condicionamento físico. Foi sugerido por eles que indivíduos mais velhos poderiam sustentar tais níveis de atividade sem uma influência negativa sobre a sua resistência às doenças infecciosas (Shephard *et al.*, 1995).

O estilo de vida do atleta ao longo da vida é capaz de modular a inflamação crônica e o estresse oxidativo, proporcionando atletas *master* com um melhor equilíbrio redox e sinais reduzidos de inflamação crônica do que indivíduos destreinados de meia idade. O menor nível de estresse oxidativo e de inflamação em atletas *master* foi associado à manutenção de baixa adiposidade e maior massa muscular esquelética (Aguiar *et al.*, 2020). Praticantes de exercício físico ao longo da vida, além de manterem sua capacidade aeróbica, apresentam marcadores anti-inflamatórios favoráveis, semelhantes ao observado em adultos-jovens saudáveis (Minuzzi *et al.*, 2017, 2019; Lavin *et al.*, 2020). Indivíduos com histórico de prática de treinamento aeróbico ao longo da vida mostraram níveis basais mais altos de IL-10, TGF-β e a expressão de EP4 (um receptor anti-inflamatório da prostaglandina E2) em comparação com idosos não exercitados saudáveis. Dados seus papéis anti-inflamatórios, esses fatores provavelmente contribuem para a supressão da atividade de transcrição e sinalização de fatores pró-inflamatórios. Curiosamente, a intensidade do treinamento ao longo da vida parece ter um efeito mínimo nesse padrão (Lavin *et al.*, 2020).

De fato, o treinamento ao longo da vida parece não ter efeitos deletérios no equilíbrio das citocinas pró e anti-inflamatórias. Pelo contrário, é capaz de reverter parcialmente os efeitos pro-inflamatórios do envelhecimento. Assim, a resposta das citocinas ao exercício regular pode ser um dos mecanismos anti-inflamatórios que podem ajudar os atletas a "neutralizar" o processo de envelhecimento (Minuzzi *et al.*, 2019).

O treinamento a longo-prazo (49 ± 8 anos) foi associado a baixos níveis de IL-6, IL-10, IL-1ra e TNFR1, à melhora do perfil de saúde em idosos (Gonzalo-Calvo, *et al.*, 2012). O exercício de resistência/força realizado ao longo da vida (28 ± 2 anos) foi relacionado ao abrandamento da redução do volume muscular e à diminuição de alguns marcadores inflamatórios (CRP e IL-6), características que geralmente estão aumentadas com o envelhecimento. Isso sugere que o exercício físico regular pode ser importante na redução da inflamação sistémica e na manutenção da massa muscular com a idade (Mikkelsen *et al.*, 2013).

Além disso, o treinamento tem profundo impacto sobre a manutenção de níveis elevados de IL-10 e, consequentemente, sobre a manutenção do número das células T reguladoras (Minuzzi *et al.*, 2017). As células T reguladoras (Tregs) são cruciais na manutenção da tolerância imunológica e no controle negativo de respostas imunes patológicas e têm um papel central na homeostasia do sistema imune. Embora o treinamento ao longo da vida não interfira na perda ou aumento no número dessas células, as Tregs parecem estar mais ativadas nos atletas *master* em comparação com indivíduos saudáveis da mesma idade (Minuzzi *et al.*, 2017).

A involução do timo e a redução no repertório de linfócitos T *naive* pode explicar a frequência reduzida de células T que podem produzir e responder a IL-2 com o avanço da idade. A IL-2 é maior em idosos que praticam exercício habitualmente, em comparação com os seus homólogos sedentários. Mulheres atletas *master* tinham mais do que o dobro do número de células T CD8[+] que expressam IL-2 intracelular após estimulação por mitogênios, em comparação com não-atletas da mesma idade. Curiosamente, o exercício não teve efeito sobre os números de células T CD4[+] que expressam IL-2 intracelular (Beshgetoor *et al.*, 2004).

Existem diferenças importantes entre as populações de células T CD4[+] e CD8[+]. A baixa funcionalidade do timo em idosos mostra uma produção de timócitos tendenciosa para as células T CD4[+] (Ferrando-Martínez *et al.*, 2011). Isso sugere uma desregulação da homeostasia, que afeta, principalmente, o subgrupo de células T CD8[+] *naive*. As células T CD8[+] sofrem uma grande expansão após a ativação e podem estabelecer um conjunto estável de células de memória altamente diferenciadas em repouso. Ao contrário, a capacidade das células T CD4+ expandirem e sobreviverem parece ser menor, de modo que a grande maioria das células T CD4+ ativadas pode sofrer apoptose rapidamente. Mais ainda, o conjunto total de células T CD4+ parece ter menos tendência para a diferenciação tardia em comparação com os linfócitos T CD8+ (Appay & Sauce, 2014). Resultados de um estudo que avaliou atletas *master* com mais de 20 anos de treinamento ao longo da vida e indivíduos saudáveis, porém não-treinados, mostraram que a idade tem efeito negativo na % de células T CD8+ *naive*, enquanto o VO_{2max} influencia positivamente a proporção de células T CD4+ *naive* (Minuzzi et al., 2018). De fato, isso sugere que o efeito da idade é superior ao efeito do treinamento nas células T CD8+ *naive*: indivíduos com uma melhor condição física, que apresentem valores mais altos de VO_{2max}, tendem a apresentar um número maior de células T CD4+ *naive*.

Atletas *master* (65-85 anos) que tinham hábitos regulares de treinamento intenso e moderado apresentaram menor proporção de linfócitos T terminalmente diferenciados e maior comprimento dos telômeros em comparação com indivíduos sedentários (Silva et al., 2016). Atletas *master* com mais de 40 anos de idade e histórico de 20 anos ou mais de treinamento ao longo da vida apresentaram valores menores na % das subpopulações de células T CD4+ *naive* e memória-central senescentes e para as subpopulações de células T CD8+ *naive*, memória-central e memória-efetora senescentes comparado aos indivíduos não-treinados, o que sugere efeitos do treinamento ao longo da vida na senescência dessas células (Minuzzi et al., 2018). Minuzzi e colaboradores (2018) sugeriram que a manutenção de altos níveis de aptidão aeróbica durante o toda a vida pode ajudar a prevenir o acúmulo de células T senescentes e, ao mesmo tempo, manter um número suficiente de células T *naive* capazes de reconhecer e responder a novos antígenos.

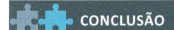 CONCLUSÃO

A manutenção de altos níveis de aptidão aeróbica durante o curso natural do envelhecimento parece ser determinante para o sistema imunitário manter uma boa capacidade em responder a novos desafios antigénicos. O exercício ao longo da vida pode prevenir o acúmulo de células senescentes e criar espaço para o desenvolvimento de um maior número de células *naive*, tornando o sistema imunitário de atletas *master* mais jovem. Atletas *master* são, portanto, um modelo de envelhecimento excepcionalmente bem-sucedido.

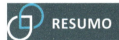 RESUMO

A imunosenescência é caracterizada pelo decréscimo da eficiência do sistema imunitário para montar uma resposta contra novos patógenos. O número de células produzidos pela medula óssea diminui e a resposta à vacinação é menos eficiente, provavelmente, devido ao decréscimo na proliferação dos linfócitos B e menor produção de anticorpos. Existe ainda uma acumulação de células de memória senescentes que leva a uma maior dificuldade em detectar e neutralizar novos patógenos. No entanto, outros fatores como o estresse e o exercício podem modular esse envelhecimento. Idosos que praticam exercício regular têm níveis de inflamação sistêmica de baixo grau menores, respondem melhor à vacina da gripe com maior número de anticorpos e apresentam os maiores níveis de VO_{2max} negativamente associados ao número de células T senescentes. Usando populações de atletas *master* como modelos em que a prática de exercício físico ao longo de toda a vida, foi possível perceber que essa determinava maior proporção de células T CD4+ *naive*, enquanto a idade tem um efeito negativo na % de células T CD8+ *naive*. O exercício ao longo da vida parece ser determinante para o sistema imunitário manter uma boa capacidade em responder a novos desafios antigénicos, provavelmente por aumentar a capacidade do sistema para eliminar células danificadas e senescentes e criar espaço para o desenvolvimento de um maior número de células *naive*.

EXERCÍCIOS DE AUTOAVALIAÇÃO

1. Quais as principais características da imunosenescência no sistema imunitário?
2. Qual é o efeito do exercício na resposta à vacinação?
3. Qual é o efeito do exercício ao longo da vida no que se refere à inflamação e ao estresse oxidativo?
4. Qual é o efeito do envelhecimento e do exercício nas células T CD8+?
5. Como pode o exercício ao longo da vida criar "espaço vago" no sistema imunitário?

REFERÊNCIAS

1. Aguiar, SS, Sousa, CV, Deus, LA, Rosa, TS, Sales, MM, Neves, RVP, et al. Oxidative stress, inflammatory cytokines and body composition of master athletes: The interplay. Exp Gerontol. 2020;130:110806. Elsevier Inc. doi: 10.1016/j.exger.2019.110806.
2. Appay, V, and Sauce, D. Naive T cells: The crux of cellular immune aging? Exp Gerontol. 2014;54:90–3. doi: 10.1016/j.exger.2014.01.003.
3. Araújo, AL de, Silva, LCR, Fernandes, JR, Matias, M de ST, Boas, LS, Machado, CM, et al. Elderly men with moderate and intense training lifestyle present sustained higher antibody responses to influenza vaccine. Age (Dordr). 2015;37(6):105. doi: 10.1007/s11357-015-9843-4.
4. Beshgetoor, D, Arrues, S, and McGuire, K. Effect of competitive training on T-cell mediated immune function in Master's female athletes. Int J Sport Med. 2004;25(7):553–8. doi: 10.1055/s-2004-820944.
5. Campbell, JP, Riddell, NE, Burns, VE, Turner, M, van Zanten, JJCSV, Drayson, MT, et al. Acute exercise mobilises CD8+ T lymphocytes exhibiting an effector-memory phenotype. Brain Behav Immun. 2009;23(6):767–75. Elsevier Inc. doi: 10.1016/j.bbi.2009.02.011.
6. Chiu, B-C, Martin, BE, Stolberg, VR, and Chensue, SW. The Host Environment Is Responsible for Aging-Related Functional NK Cell Deficiency. J Immunol. 2013;191(9):4688–98. NIH Public Access. doi: 10.4049/jimmunol.1301625.
7. Drew, W, Wilson, DV, and Sapey, E. Inflammation and neutrophil immunosenescence in health and disease: Targeted treatments to improve clinical outcomes in the elderly. 2018. doi: 10.1016/j.exger.2017.12.020.
8. Farber, DL, Yudanin, NA, and Restifo, NP. Human memory T cells: generation, compartmentalization and homeostasis. Nat Rev Immunol. 2014;14(1):24–35. Nature Publishing Group. doi: 10.1038/nri3567.

9. Ferrando-Martínez, S, Ruiz-Mateos, E, Hernández, A, Gutiérrez, E, Rodríguez-Méndez, MDM, Ordoñez, A, and Leal, M. Age-related deregulation of naive T cell homeostasis in elderly humans. Age (Omaha). 2011;33(2):197–207. doi: 10.1007/s11357-010-9170-8.
10. Fülöp, T, Larbi, A, and Pawelec, G. Human T cell aging and the impact of persistent viral infections. Front Immunol. 2013;4(September):271. doi:10.3389/fimmu.2013.00271.
11. Gleeson, M, Bishop, NC, Stensel, DJ, Lindley, MR, Mastana, SS, and Nimmo, MA. The anti-inflammatory effects of exercise: mechanisms and implications for the prevention and treatment of disease. Nat Rev Immunol. 2011;11(9):607–15. doi:10.1038/nri3041.
12. Gonzalo-Calvo, D de, Fernández-García, B, de Luxán-Delgado, B, Rodríguez-González, S, García-Macia, M, Suárez, FM, et al. Long-term training induces a healthy inflammatory and endocrine emergent biomarker profile in elderly men. Age (Dordr). 2012;34(3):761–71. Springer. doi:10.1007/s11357-011-9266-9.
13. Kettunen, JA, Kujala, UM, Kaprio, J, and Sarna, S. Health of master track and field athletes: a 16-year follow-up study. Clin J Sport Med. 2006;16(2):142–8. Available from http://www.ncbi.nlm.nih.gov/pubmed/16603884 [accessed 1 August 2016].
14. Krüger, K, Frost, S, Most, E, Völker, K, Pallauf, J, and Mooren, FC. Exercise affects tissue lymphocyte apoptosis via redox-sensitive and Fas-dependent signaling pathways. Am J Physiol Regul Integr Comp Physiol. 2009;296(5):R1518-27. American Physiological Society. doi:10.1152/ajpregu.90994.2008.
15. Kusy, K, and Zieliński, J. Sprinters versus long-distance runners: how to grow old healthy. Exerc Sport Sci Rev. 2015;43(1):57–64. doi: 10.1249/JES.0000000000000033.
16. Lavin, KM, Perkins, RK, Jemiolo, B, Raue, U, Trappe, SW, and Trappe, TA. Effects of aging and lifelong aerobic exercise on basal and exercise-induced inflammation. J Appl Physiol. 2020;128(1):87–99. doi: 10.1152/japplphysiol.00495.2019.
17. Li, W. Phagocyte dysfunction, tissue aging and degeneration. 2013, September. NIH Public Access. doi: 10.1016/j.arr.2013.05.006.
18. Luz Correa, B, Ornaghi, AP, Cerutti Muller, G, Engroff, P, Pestana Lopes, R, Gomes Da Silva Filho, I, et al. The inverted CD4:CD8 ratio is associated with cytomegalovirus, poor cognitive and functional states in older adults. Neuroimmunomodulation. 2014;21(4):206–12. doi: 10.1159/000356827.
19. Mikkelsen, UR, Couppé, C, Karlsen, A, Grosset, JF, Schjerling, P, Mackey, AL, et al. Life-long endurance exercise in humans: circulating levels of inflammatory markers and leg muscle size. Mech Ageing Dev. 2013;134(11–12):531–40. doi: 10.1016/j.mad.2013.11.004.
20. Minuzzi, LG, Chupel, MU, Rama, L, Rosado, F, Muñoz, VR, Gaspar, RC, et al. Lifelong exercise practice and immunosenescence: Master athletes cytokine response to acute exercise. Cytokine. 2019;115(June 2018):1–7. Elsevier. doi: 10.1016/j.cyto.2018.12.006.
21. Minuzzi, LG, Rama, L, Bishop, NC, Rosado, F, Martinho, A, Paiva, A, and Teixeira, AM. Lifelong training improves anti-inflammatory environment and maintains the number of regulatory T cells in masters athletes. Eur J Appl Physiol. 2017;117(6):1131–40. doi: 10.1007/s00421-017-3600-6.
22. Minuzzi, LG, Rama, L, Chupel, MU, Rosado, F, Dos Santos, JV, Simpson, R, et al. Effects of lifelong training on senescence and mobilization of T lymphocytes in response to acute exercise. Exerc Immunol Rev. 2018;24:72–84. Available from http://www.ncbi.nlm.nih.gov/pubmed/29461967 [accessed 26 April 2018].
23. Moro-García, MA, Alonso-Arias, R, and López-Larrea, C. When Aging Reaches CD4+ T-Cells: Phenotypic and Functional Changes. Front Immunol. 2013;4(May):107. doi: 10.3389/fimmu.2013.00107.
24. Moro-García, MA, Alonso-Arias, R, López-Vázquez, A, Suárez-García, FM, Solano-Jaurrieta, JJ, Baltar, J, and López-Larrea, C. Relationship between functional ability in older people, immune system status, and intensity of response to CMV. Age (Dordr). 2012;34(2):479–95. Springer. doi: 10.1007/s11357-011-9240-6.
25. Müller, L, and Pawelec, G. Aging and immunity - Impact of behavioral intervention. Brain Behav Immun. 2013;39:8–22. doi: 10.1016/j.bbi.2013.11.015.
26. Pawelec, G. Hallmarks of human "immunosenescence": adaptation or dysregulation? Immun. Ageing 9(1): 2012;15. doi: 10.1186/1742-4933-9-15.

27. Sellami, M, Gasmi, M, Denham, J, Hayes, LD, Stratton, D, Padulo, J, and Bragazzi, N. Effects of acute and chronic exercise on immunological parameters in the elderly aged: Can physical activity counteract the effects of aging? Front Immunol. 2018;9(Oct):1–17. doi: 10.3389/fimmu.2018.02187.
28. Senchina, DS, and Kohut, ML. Immunological outcomes of exercise in older adults. Clin Interv Aging. 2007;2(1):3–16. Available from http://www.pubmedcentral.nih.gov/articlerender.fcgi?artid=2684080&tool=pmcentrez&rendertype=abstract [accessed 10 April 2014].
29. Shephard, RJ, Kavanagh, T, Mertens, DJ, Qureshi, S, and Clark, M. Personal health benefits of Masters athletics competition. Br J Sports Med. 1995;29(1):35–40. BMJ Group. doi: 10.1136/bjsm.29.1.35.
30. Silva, LCR, de Araújo, AL, Fernandes, JR, Matias, M de ST, Silva, PR, Duarte, AJS, et al. Moderate and intense exercise lifestyles attenuate the effects of aging on telomere length and the survival and composition of T cell subpopulations. Age (Dordr). 2016;38(1):24. doi: 10.1007/s11357-016-9879-0.
31. Simpson, RJ. Aging, persistent viral infections, and immunosenescence: can exercise "make space"? Exerc Sport Sci Rev. 2011a;39(1):23–33. doi: 10.1097/JES.0b013e318201f39d.
32. Simpson, RJ. Aging, Persistent Viral Infections, and Immunosenescence. Exerc Sport Sci Rev. 2011b;39(1):23–33. doi: 10.1097/JES.0b013e318201f39d.
33. Simpson, RJ, Cosgrove, C, Chee, MM, McFarlin, BK, Bartlett, DB, Spielmann, G, et al. Senescent phenotypes and telomere lengths of peripheral blood T-cells mobilized by acute exercise in humans. Exerc Immunol Rev. 2010;16(713):40–55. doi: TNK0120.
34. Simpson, RJ, Florida-James, GD, Cosgrove, C, Whyte, GP, Macrae, S, Pircher, H, and Guy, K. High-intensity exercise elicits the mobilization of senescent T lymphocytes into the peripheral blood compartment in human subjects. J Appl Physiol. 2007;103(1):396–401. doi: 10.1152/japplphysiol.00007.2007.
35. Simpson, RJ, Lowder, TW, Spielmann, G, Bigley, AB, LaVoy, EC, and Kunz, H. Exercise and the aging immune system. Ageing Res Rev. 2012;11(3):404–20. Elsevier B.V. doi: 10.1016/j.arr.2012.03.003.
36. Spielmann, G, McFarlin, BK, O'Connor, DP, Smith, PJW, Pircher, H. and Simpson, RJ. Aerobic fitness is associated with lower proportions of senescent blood T-cells in man. Brain Behav Immun. 2011;25(8):1521–9. doi: 10.1016/j.bbi.2011.07.226.
37. Strioga, M, Pasukoniene, V, and Characiejus, D. CD8+ CD28− and CD8+ CD57+ T cells and their role in health and disease. Immunology. 2011;134(1):17–32. doi: 10.1111/j.1365-2567.2011.03470.x.
38. Tanaka, H, and Seals, DR. Endurance exercise performance in Masters athletes: age-associated changes and underlying physiological mechanisms. J Physiol. 2008;586(1):55–63. doi: 10.1113/jphysiol.2007.141879.
39. Turner, JE. Is immunosenescence influenced by our lifetime "dose" of exercise? Biogerontology. 2016;17(3):581–602. doi: 10.1007/s10522-016-9642-z.
40. Turner, JE, Campbell, JP, Edwards, KM, Howarth, LJ, Pawelec, G, Aldred, S, M, et al. Rudimentary signs of immunosenescence in Cytomegalovirus-seropositive healthy young adults. Age (Dordr). 2014;36(1):287–97. doi: 10.1007/s11357-013-9557-4.
41. Walsh, N, Gleeson, MM, Shephard, R, Woods, J, Bishop, N, Fleshner, M, et al. Position statement. Part one: Immune function and exercise. Exerc Immunol Rev. 2011a;17:6–63.
42. Walsh, NP, Gleeson, M, Pyne, DB, Nieman, DC, Dhabhar, FS, Shephard, RJ, et al. Position statement. Part two: Maintaining immune health. Exerc Immunol Rev. 2011b;17:64–6103. Available from: http://www.ncbi.nlm.nih.gov/pubmed/21446353 [accessed 24 November 2017].
43. Wills, M, Akbar, A, Beswick, M, Bosch, J, Caruso, C, Giuseppina, C-R, et al. Report from the second cytomegalovirus and immunosenescence. Immun Ageing. 2011;8(1). doi: 10.1186/1742-4933-8-10.

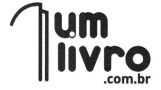